KB235309

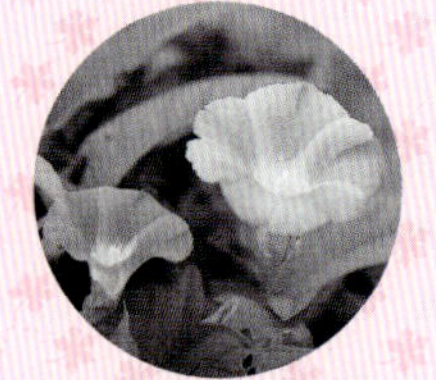 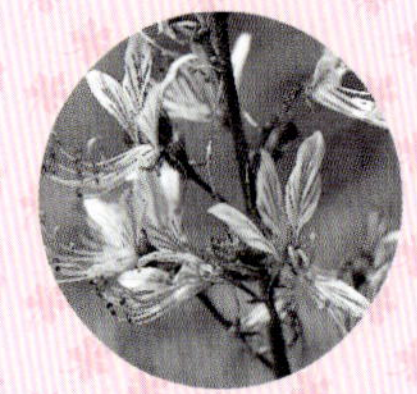 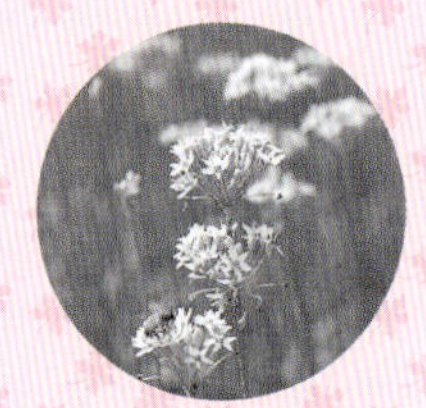 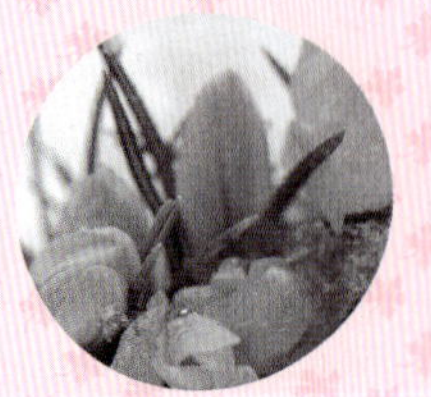

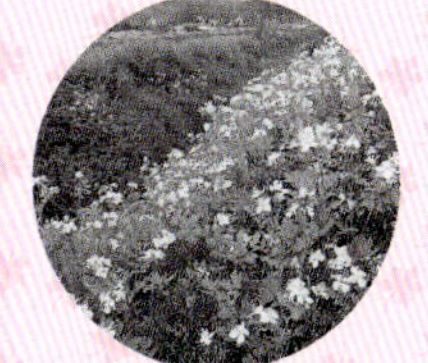 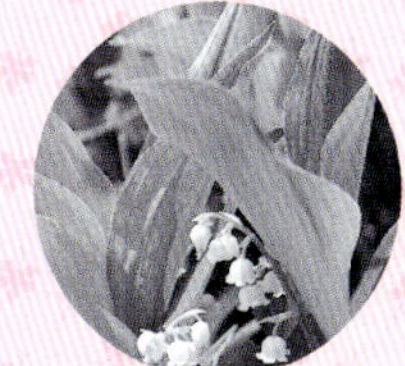 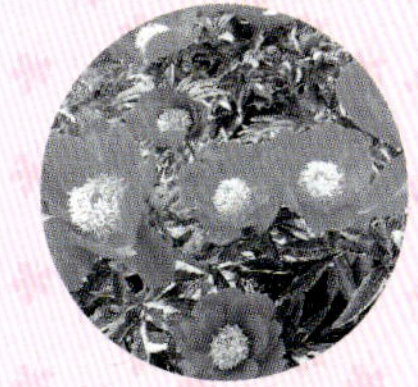 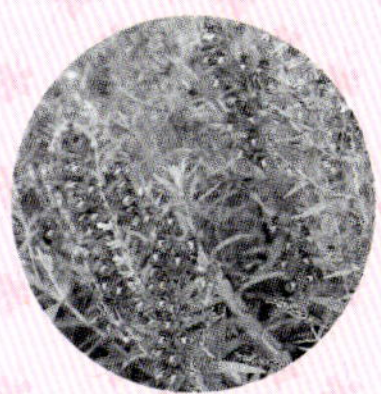

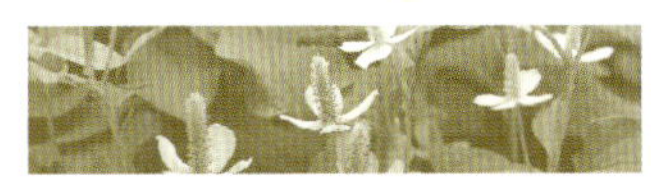

우리 야생화 지킴이 **김태정**, TV·라디오 동의보감 **신재용**의

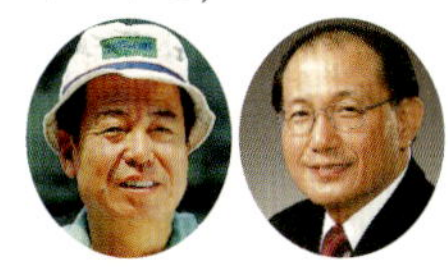

우리 **약초**로 지키는

생활한방

2

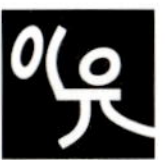

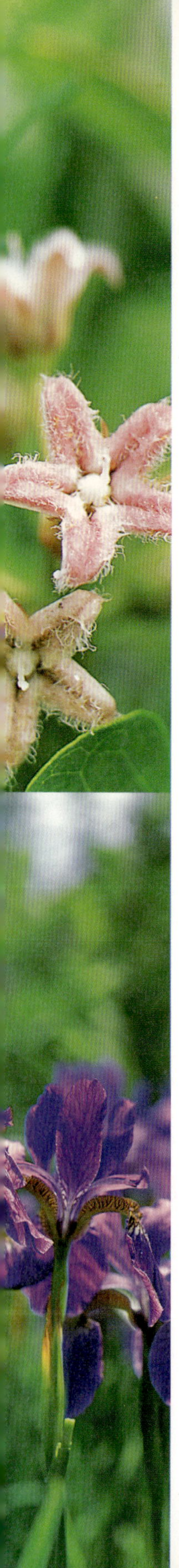

김태정, 신재용의
우리 약초로 지키는 생활한방 ❷

ⓒ 도서출판 이유 2001

글쓴이 · 김태정 · 신재용
펴낸이 · 김래수

초판 발행 · 2001. 12. 20
초판 2쇄 발행 · 2002. 3. 20

기획 · 정숙미
편집 · 김성수 · 조숙연
마케팅 · 이종근
북 디자인 · N.com (749-7123)
분해,제판 · 성광사 (2272-6810)

펴낸곳 · 도서출판 이유
주소 · 서울특별시 동작구 상도5동 103-5 성은빌딩 3층
전화 · 02-812-7217 팩스 · 02-812-7218
E-mail : eupubli@kornet.net
출판등록 · 2000.1.4 제20-358호

ISBN 89-89703-00-X (세트)
ISBN 89-89703-11-5 04510

우리 야생화 지킴이 김태정, TV · 라디오 동의보감 신재용의

우리 약초로 지키는
생활한방

2

건강을 지키기 위한 12가지 비결

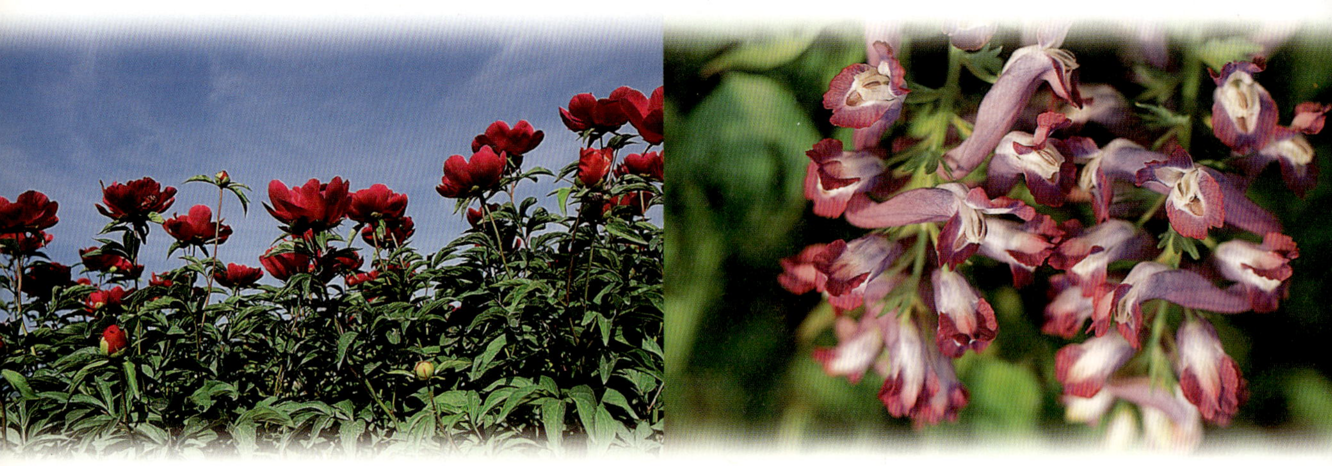

1 머리카락을 자주 빗어주세요
손가락으로 머리카락을 자주 빗으면 두피가 자극되면서 머리가 맑아진다. 머리카락도 튼튼해져 윤이 나고 잘 빠지지도 않는다.

2 얼굴을 자주 두드리세요
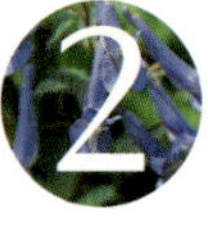
얼굴을 자꾸 만져 주면 혈압·동맥경화 등의 치료에도 도움이 된다. 허리가 아플 때는 코 바로 밑에 있는 인중을 문질러 준다. 자주 문질러 주면 바로 효과를 볼 수 있다.

3 눈을 자주 움직이세요
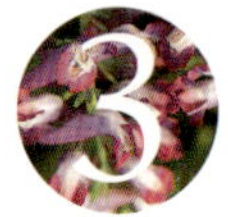
눈이 피곤할 때는 눈을 감고 눈동자만 위로 아래로, 좌우로 또는 뱅글뱅글 돌려보자. 쉬는 시간에 잠깐 하는 것만으로도 금방 눈이 맑아지는 것을 느낄 수 있다.

4 귓볼을 자주 만져주세요
귀가 잘 생긴 사람들은 신장, 비뇨 생식기 계통의 기능이 좋다. 귀는 신장과 관계가 깊기 때문이다. 때문에 귀 전체 특히 귓볼을 자주 만져주면 오래 살 수 있다.

5 혀를 자주 굴리세요
혀를 가지고 윗천장을 핥아보자. 다음은 아래 잇몸 쪽을 한번 핥아보자. 그러면 침이 생기는데, 이 침은 가히 회춘 비타민이라 할 수 있다. 때문에 입안에서 혀를 자주 굴려주면 건강해지고 소화도 잘 되며 여러 가지 좋은 점이 많다.

6 치아를 자주 두드리세요

윗니와 아랫니를 딱딱딱 소리가 나게 조금씩 두드려 주면 치아를 건강하게 할 수 있다. 이 방법을 '고치법' 이라고 한다.

사람들은 건강을 유지하기 위해 여러 가지 운동을 하기도 하고,
몸에 좋은 약이나 음식을 찾기도 한다. 하지만 손쉽고 간단한 몇 가지 방법으로도 건강을 지킬 수 있다.
생활 속에서 시간이나 장소의 구애를 받지 않고 할 수 있는 건강유지법 12가지를 알아보자.

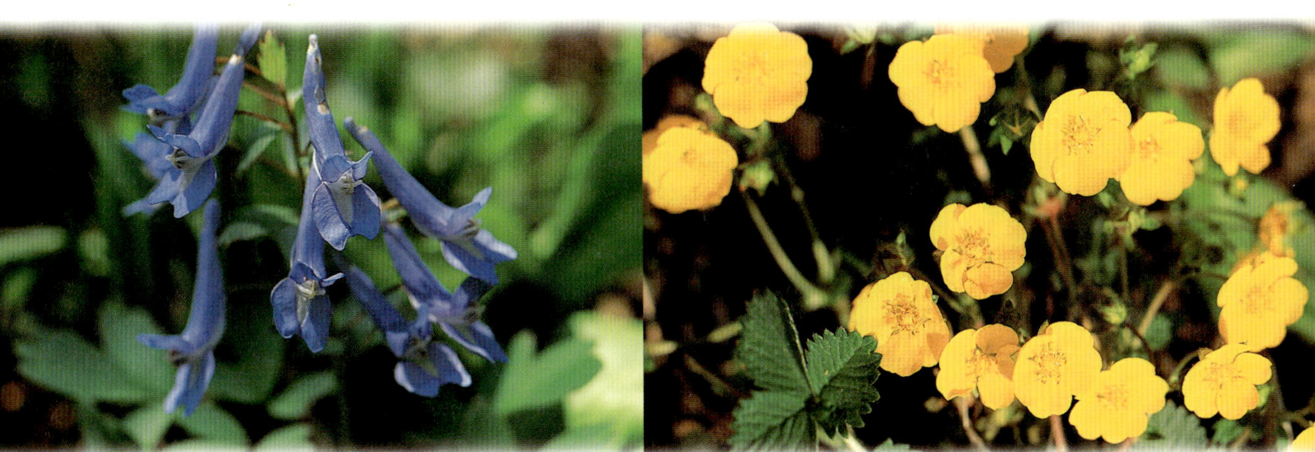

7. 침은 삼키세요

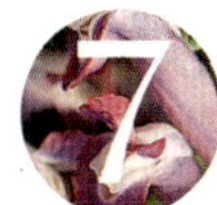

걸핏하면 침을 뱉는 사람들이 있다. 이는 자기의 제일 중요한 보배를 버리고 있는 것이다. 따라서 침은 절대 뱉지 말고 모두 삼키는 게 좋다.

8. 탁한 것은 버리세요

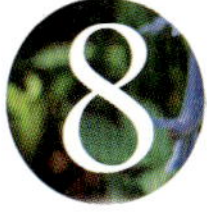

기관지가 좋지 않거나 또는 감기를 앓고 난 후 담이 끓어 가래가 나온다면 삼키지 말고 모두 뱉어내는 게 좋다.

9. 등을 따뜻하게 하세요

한여름에 하는 등목은 시원하기 그지없다. 온몸에 소름이 돋을 정도로 시원하다. 하지만 이렇게 갑자기 체열을 발산시키는 것은 좋지 않다. 등은 언제나 따뜻하게 해야 한다.

10. 가슴을 따뜻하게 보호하세요

장수들은 심장과 가슴을 보호하기 위해 갑옷을 입는다. 하지만 이렇게 갑옷을 입는 마음으로 가슴을 항상 따뜻하게 하고 보호해야 한다.

11. 배를 자주 만지세요

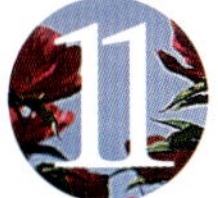

우리 장기는 시계 돌아가는 방향으로 배열되어 있기 때문에 명치에서부터 치골까지 위아래로 문지르고, 시계 돌아가는 방향으로 배를 문지른다. 평소에 배를 자주 만져주면 소화도 잘 된다.

12. '곡도'를 안으로 당기세요

'곡도'란 항문을 말한다. 노인들은 항문에 힘이 없지만 어린아이들은 체온계를 넣기 어려울 정도로 항문의 힘이 강하다. 자주 항문을 오므리듯이 당겨주면 좋다.

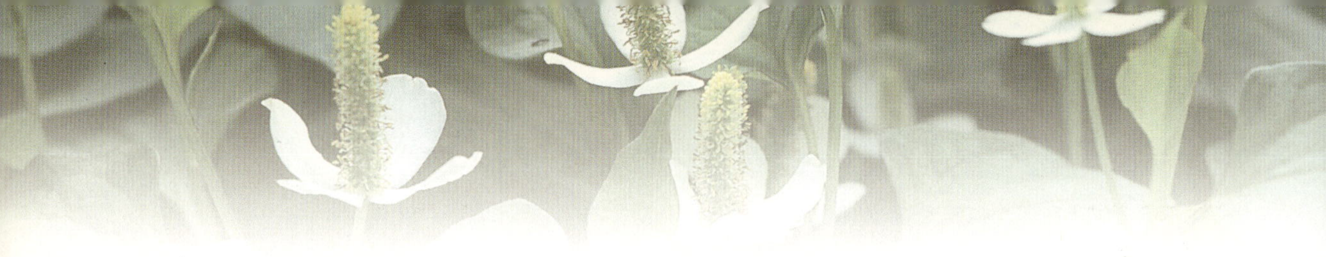

글쓴이의 메시지

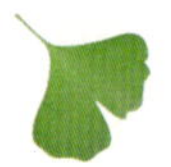

늦가을 늦오후, 햇살이 비스듬히 누워 나뭇잎 틈새를 비집고 들면 가을은 오수에 겨운 여인의 긴 하품처럼 나른하게 안겨옵니다. 굽져 돌고, 또 굽져 도는 산속 오솔길 울녘에는 먹피처럼 바랜 꽃 몇 개가 겨우 매달려 있습니다. 그래서 우리는 인생의 덧없음을 배우게 됩니다.

늦가을 햇살만큼 게으른 바람이 스쳐 가는데도 잎새들은 몸살을 앓듯 '와~와~' 아우성치며 쏟아집니다. 바람보다 떨어지는 잎새가 더 많습니다. 물마르던 빛바랜 낙엽이 오히려 싱싱해 보이는 것에서 아마도 우리는 인생의 바른 길과 내일 꿀 꿈을 배우게 됩니다.

볕 바른 둔덕 발치의 한 그루 감나무가 잎을 홀랑 벗어 버리고 기름진 햇살에 빠알갛게 익은 감알들로 반짝일 때면, 크리스마스 트리처럼 황홀하게 반짝일 때면, 우리는 빛이 되고 별이 되어 밝음과 따사로움을 주라고, 너에게 휴식을 주기 위한 작은 그늘이나마 만들라고, 네 가슴을 데우기 위한 작은 불꽃이나마 되라고, 네 배고픔을 덜기 위한 작은 까치밥이나마 되라고, 자연이 우리에게 가르침을 주고 있다는 것을 또한 배우게 됩니다.

그래서 우리는 꽃 한 송이, 풀 한 포기에서도 우리 삶을 풍요롭게 할 수 있습니다. 아기풀을 왜 원지(遠志)라 부르는지, 바람이 불어도 흔들리지 않는 멧두릅을 왜 독활(獨活)이라 부르는지, 뽕나무 열매를 왜 여정자(女貞子)라고 부르는지 그 이유를 알고 느낄 수 있다면 우리 삶이 더욱 풍요로와질 것입니다.

까닭에 이 책에서는 자연과 일치되는 우리의 삶을 위해 풀꽃 하나하나의 숨겨진 신비로운 교훈을 찾아보고자 했습니다. 그러면서 자연과 동화되는 방법을 모색해 보았습니다. 약효는 어떠하며, 어떻게 먹으면 자연과 동화되면서 우리가 소우주로서의 고귀한 삶을 추구할 수 있는지를 더듬어 보고자 했습니다. 항목마다 실용적인 처방을 소개하여 전문성까지 살리고자 의도했으므로 꽃을 사랑하는 분으로부터 한의학에 입문하는 분들에게까지 도움이 될 수 있도록 배려했습니다.

많은 분들에게 도움이 되는 책으로 회자되기를 바라면서 귀한 자료를 주신 김태정 박사님과 예쁘고 좋은 책을 꾸며주신 이유출판사에 감사드립니다.

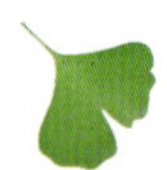

2001년 늦가을 素兀軒에서　신재용

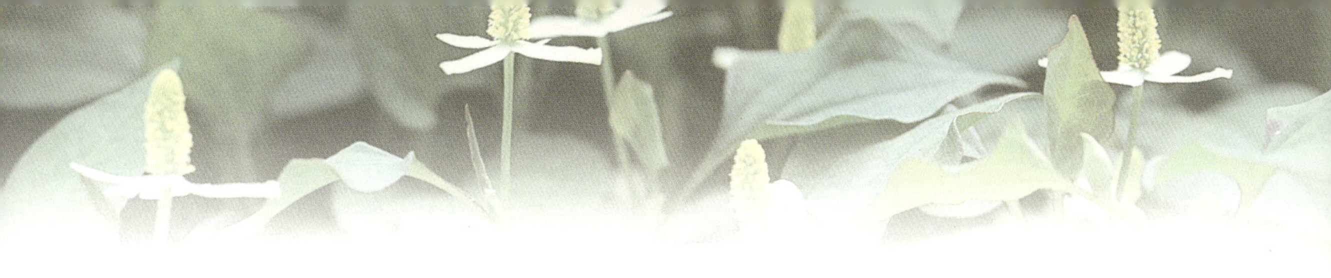

글쓴이의 메시지

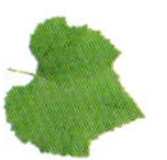

　　《우리 약초로 지키는 생활한방1》을 내고 나서 많은 독자들로부터 격려의 전화와 칭찬의 말씀을 들었습니다.

그 중 많은 분이 직접 식물을 접했을 때 보다 쉽게 알아볼 수 있는 사진을 더 많이 실어 달라고 하셨고, 또 더 많은 민간요법과 한방 관련 자료를 다루었으면 좋겠다는 이야기를 해 주셨습니다.

독자분들의 이러한 전화를 받으면서, 《우리 약초로 지키는 생활한방 2》에서는1권보다 풍부하고 다양하면서도 충실한 자료를 실어야겠다는 다짐을 하게 되었습니다.

제가 촬영했던 모든 사진들을 펼쳐 놓고, 그 중에서도 가장 적절한 사진들을 신중하게 선택하고 배열하기 위해 노력했습니다.

　　꽃의 아름다움이 단순히 그 화려한 외모에만 있는 것은 아니듯 우리 몸에 약이 되는 약초들 또한 그 아름다움이 외모에 있지 아니합니다. 오히려 꼭 필요한 한방 약재들 중에는 들판이나 집 주변 혹은 숲에서 흔히 발견할 수 있는 것이 대부분입니다. 그래서 때로는 사람들의 발길이 무심히 밟고 지나가기도 하고, 아이들의 흔한 놀잇감이 되기도 합니다.

하지만 조금만 주의를 기울이고 그 풀들을 들여다보면, 그 안에 얼마나 큰 아름다움이 숨어 있는지를 알게 됩니다.

이 책에서도 사진상으로는 일견 아름답게 보이지 않는 식물들도 있습니다. 그런 사진들 또한 애정을 갖고 살펴보시기를 바랍니다. 사람들이 살아가면서 피할 수 없는 질병들에 매우 귀중한 약재로 쓰이는 것들이니까요.

감사하게도 신재용 박사님께서 민간요법이나 일반적인 한방 처방 뿐 아니라 전문적인 한방 처방과 약재에 대한 지식을 재미있으면서도 알기 쉽게 구성해 주셨습니다.

그야말로 한방약초의 백과사전이라 할 만한 책을 선보이게 된 것입니다.

끝으로 이 책이 약초와 식물에 관심을 가지신 분들 뿐만 아니라 한의학을 공부하시거나 또 전문 한의사 분들께도 작은 도움이 되길 바랍니다.

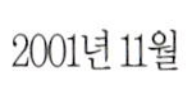

2001년 11월

차례

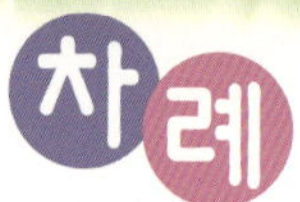

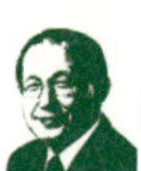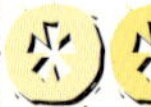

신재용 선생님이 알려주는 특효비방 100

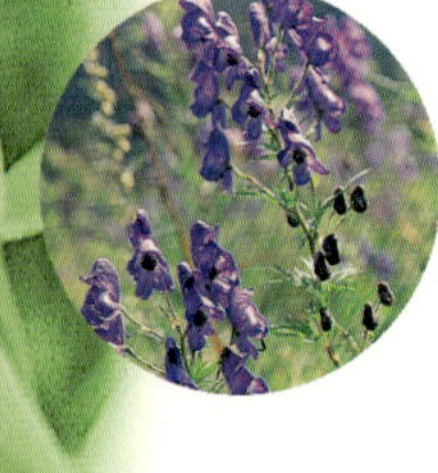
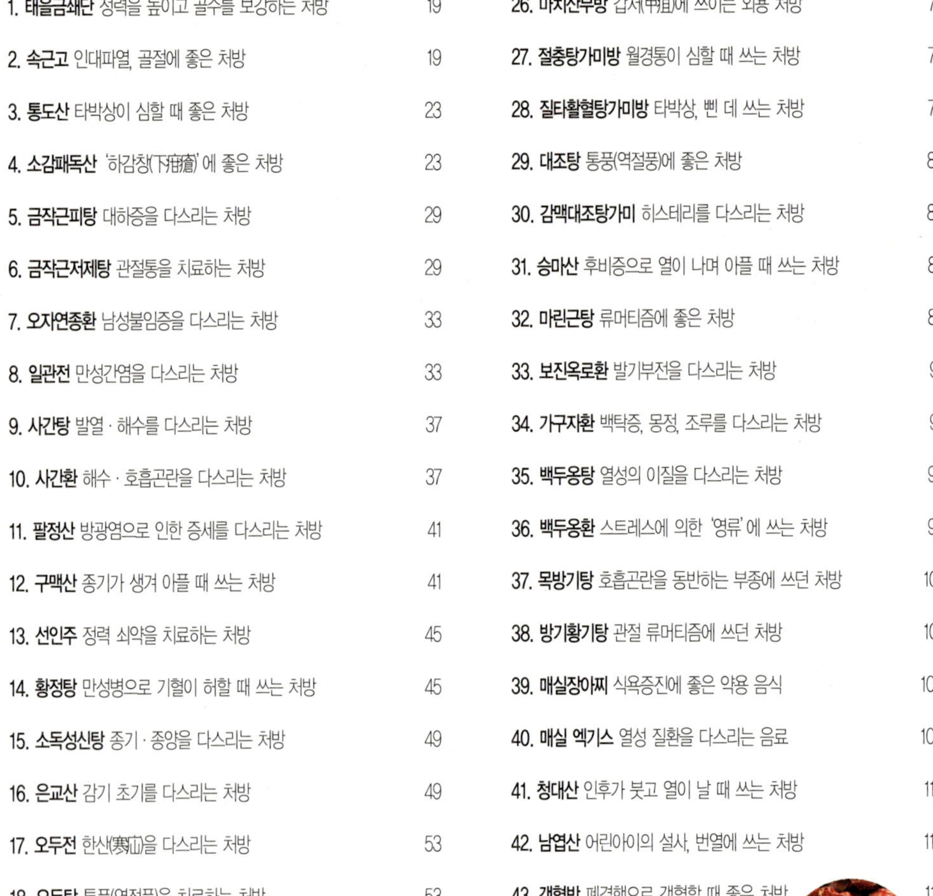

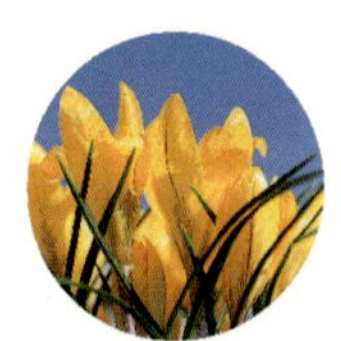

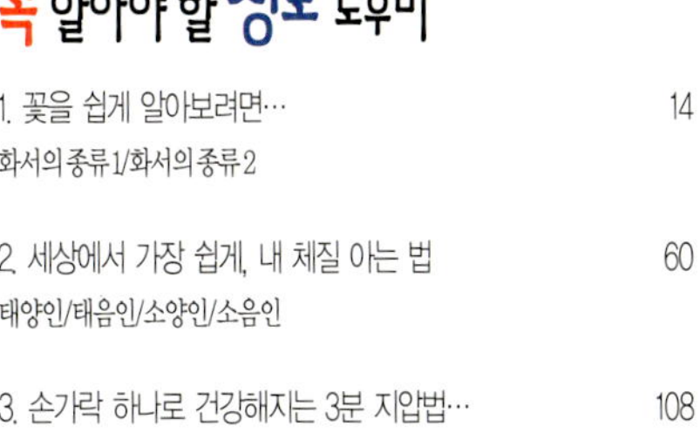

꼭 알아야 할 정보 도우미

꽃을 쉽게 알아보려면…

● 화서의 종류 Ⅰ

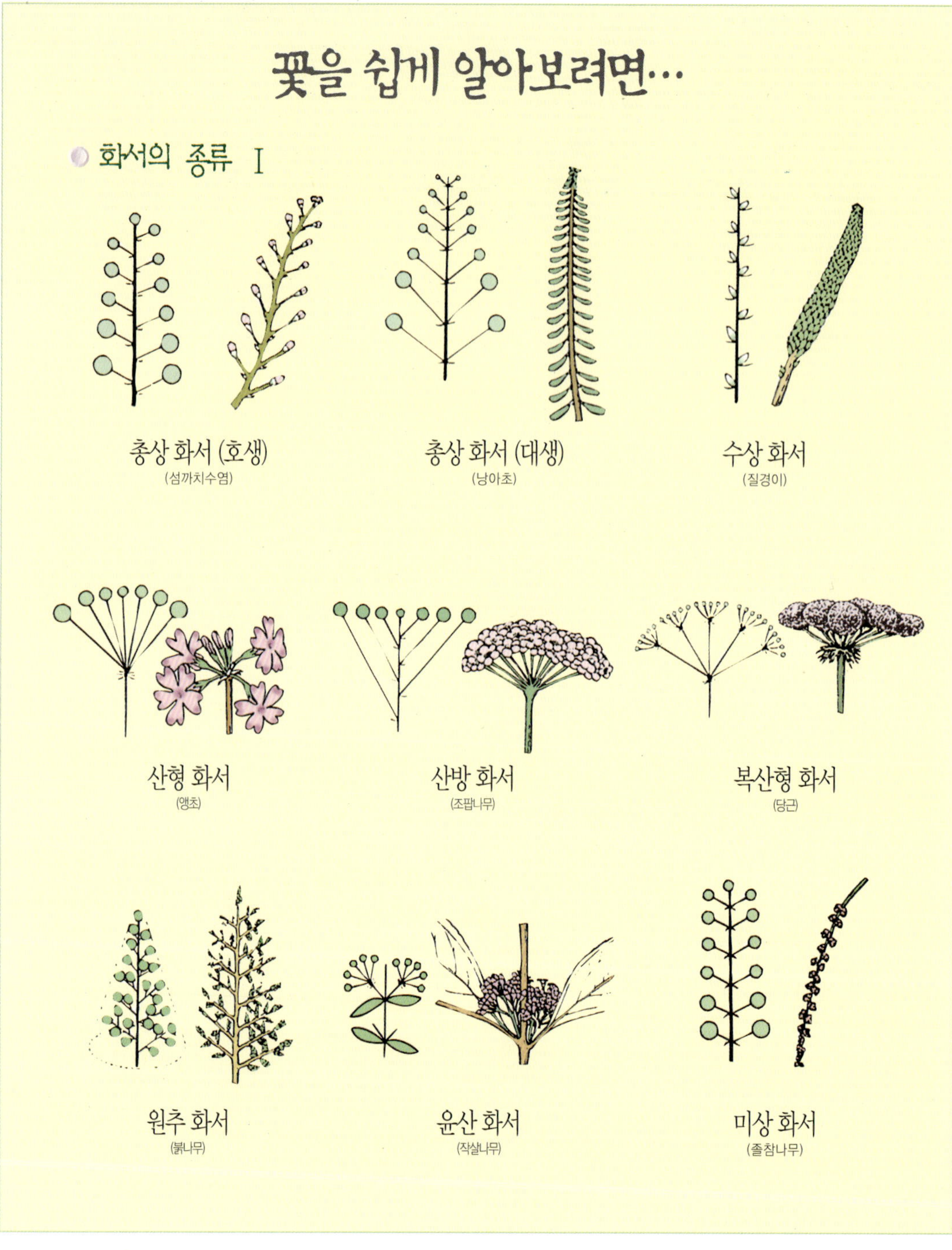

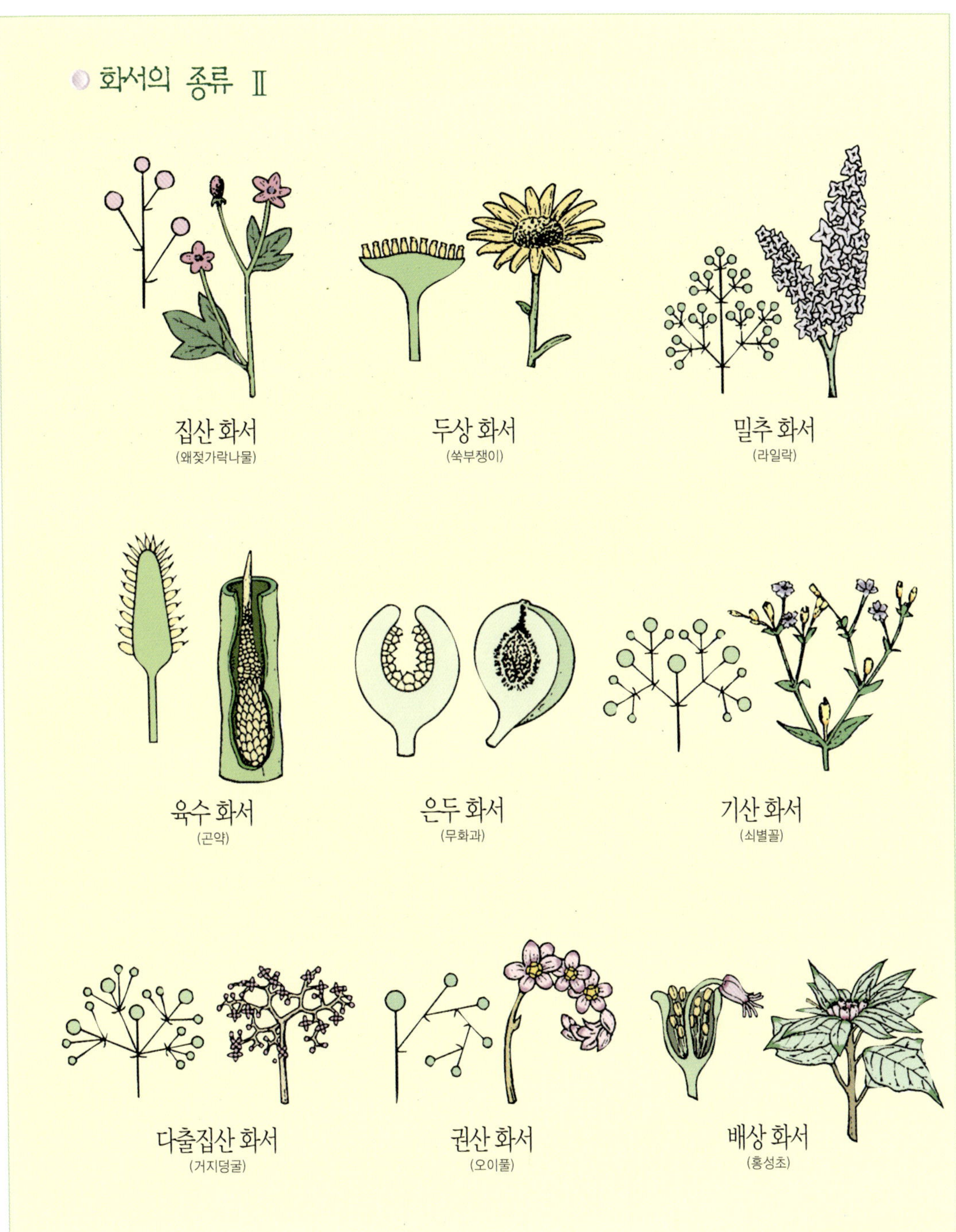

집산 화서
(왜젖가락나물)

두상 화서
(쑥부쟁이)

밀추 화서
(라일락)

육수 화서
(곤약)

은두 화서
(무화과)

기산 화서
(쇠별꽃)

다출집산 화서
(거지덩굴)

권산 화서
(오이풀)

배상 화서
(홍성초)

메꽃

선화(旋花)
Calystegia japonica (THUNB.) CHOIS.

메꽃은 가늘고 긴 덩굴성 줄기가 왼돌이로 감겨 올라가기 때문에 '선회하는 풀꽃'이라는 의미로 '선화'라고 한다. 영어로는 '감겨 묶는 풀(bindweed)'이라고 하는데, 잎겨드랑이에서 나온 긴 꽃꼭지 끝에 나팔꽃 모양의 큰 꽃 한 개가 달려서 낮에만 피고 저녁이면 시들기 때문에 일본에서는 '낮 얼굴 꽃(주안화)'이라고도 부른다.

잎의 모양이 칼날처럼 가늘고 뾰족하다고 해서 '하늘 검의 풀(천검초)'이라고 하며, 꽃이 진 뒤에 윤기 있는 둥근 열매를 맺고 난원형의 까만 씨가 익지만 씨를 맺지 않는 경우가 많으며, 또 씨로 번식하지 않기 때문에 '고자를 닮은 꽃(고자화)'이라고도 한다.

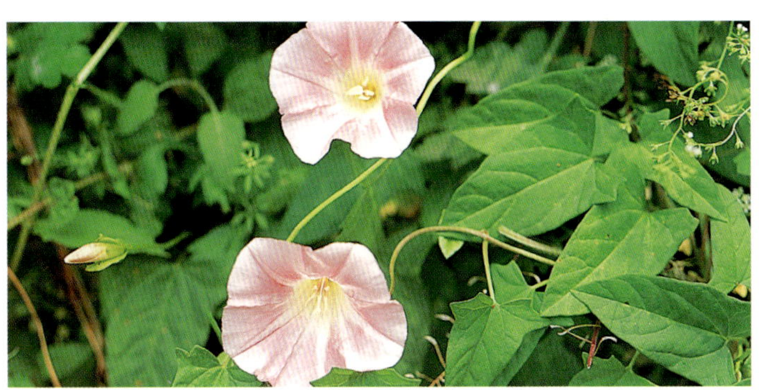

🍀 어디에서, 어떻게 자랄까?

전국의 들판에서 고루 자생하는 여러해살이 덩굴식물이다. 흰색의 땅속줄기가 사방으로 길게 뻗으며 군데군데에서 새순이 나와 길이 2m 안팎까지 자란다.

6~8월에 연한 붉은색을 띤 나팔꽃 모양의 꽃이 아침이면 피었다가 오후에 시든다. 꽃잎은 길이 5~6cm, 지름 5cm이며 5개의 수술과 1개의 암술이 있고 대개는 열매를 맺지 않는다.

메꽃의 뿌리는 구황식물로 일본군 패전 당시, 넓은 만주 벌판에서 오랜 시간을 메꽃의 뿌리로 연명했다는 기록도 있다.

우리 나라에는 메꽃과 같은 속으로 '갯메꽃', '애기메꽃', '큰메꽃', '선메꽃' 등이 있는데 대체적으로 바닷가나 들의 초원에 자생한다.

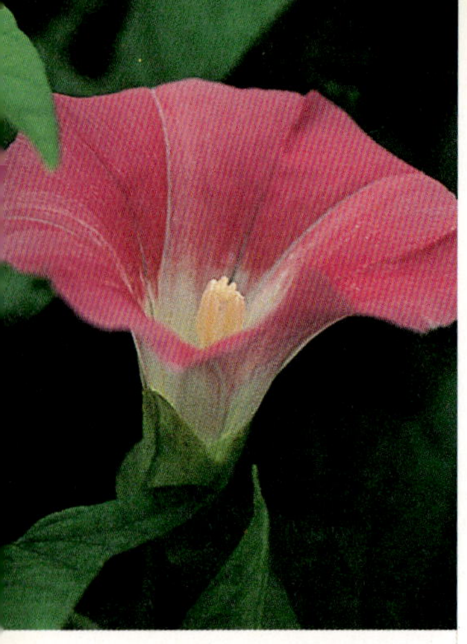

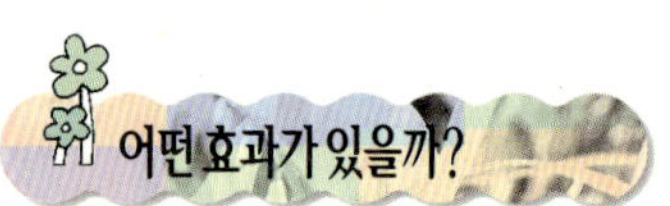

메꽃은 5월에
꽃을 따서 그늘에 말리는데,
꽃·잎·뿌리 등
풀 전체를 약용한다.
꽃의 맛은 달며, 성질은
따뜻하다. 잎은 달고 약간 쓰다.
뿌리의 맛은 달고 약간 쓴데,
성질은 따뜻하고, 독은 없다.
비타민·당분·전분 등 기초
영양소가 풍부하며,
캠프페롤－3－람노글로코사이
드를 비롯해서 팜노즈 등을
함유하고 있다.

● 메꽃의 뿌리는 생것으로 먹
어도 맛있고, 찌거나 말려서 곱
게 가루내어 먹어도 좋다. 그러
나 여름철에 캔 뿌리는 맛이
없으므로, 봄이나 가을에 뿌리
를 캐서 식용하거나 약용하는
것이 좋다.

어떤 효과가 있을까?

근육 질환을 치료한다 메꽃의 뿌리는 색이 희고 사람의 힘줄과 비슷해서 '근근 (筋根)'이라 부르지만, 일명 '속근근(續筋根)'이라고 불린다. 끊어진 근육을 이 어준다고 해서 붙인 이름이다. 따라서 각종 근육 질환을 치료하는 효과가 있다. 특히 힘줄이 절단된 데나 골절이 된 데, 힘줄과 뼈를 이어주는 효과가 좋다. 또 '하늘 검의 풀'이라는 이름을 갖고 있듯이 칼이나 쇠붙이에 다친 상처를 쉽게 아물게 한다.

정액을 비장하고, 골수를 보익한다 《동의보감》에 '오래 먹으면 주림을 모른다' 고 했으며 '기를 늘려 허약한 것을 보한다'고 했다. 따라서 체력이 약해서 질병 에 대한 저항력이 떨어져 있는 경우나 정력이 현저히 저하된 경우에 도움이 된 다. 그만큼 강정 작용이 뛰어나다. 물론 여성의 불감증에도 좋다. 그래서 '사람 의 몸에 참으로 좋은 풀꽃'이라는 의미로 '미초'라는 예쁜 이름도 갖고 있다.

이뇨 작용을 한다 메꽃에 함유되어 있는 캠프페롤 성분이 이뇨를 촉진한다. 그리고 소변이 원활치 않거나 방광염, 신장염 등 비뇨계 질환이 있을 때 도움이 된다. 그리고 여름철 더위를 먹은 데에도 좋다. 더위를 먹은 것이 원인으로 소 변이 농축되면서 이에 따른 고삼투성 자극 증세를 개선하기 때문이다.

혈당과 혈압을 떨어뜨린다 혈당·혈압을 저하시키는 작용이 토끼실험 결과 밝 혀졌다. 따라서 당뇨병, 고혈압, 중풍의 예방·치료에도 도움이 된다.

피부를 매끄럽게 하고 윤택하게 한다 메꽃은 기미·검은 피부를 개선하는 미용 제이며, 뿌리는 뱃속이 냉하면서 통증이 심한 것·천식·감기 등을 다스린다.

어떻게 먹으면 좋을까?

감기에는 말린 전초 20g에 500cc의 물을 붓고 달여 하룻동안 차처럼 마신다.

고혈압·당뇨병에 말린 전초 40g을 물 700cc로 달여 1일 2회로 나누어 마신다.

단독일 때는 신선한 메꽃을 짓찧어 즙을 낸 다음 1회 100~150cc씩, 1일 2~3회 꾸준히 마시면, 단독의 열과 어린아이의 열독을 떨어뜨린다. '단독'은 갑자기 머 리나 종아리 등의 피부가 빨개지면서 화끈거리며 열이 나는 질환이다.

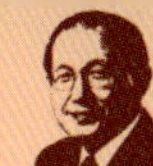
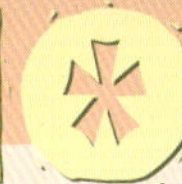
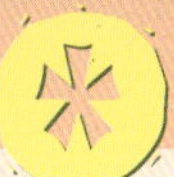

특효 비방 *1* 태을금쇄단

정력을 높여주고, 골수를 보강한다

준비할 약재는요…

메꽃 112.5g, 용골 187.5g, 복분자 187.5g, 연화예(연꽃을 피기 전에 봉오리 상태로 채취하여 음지에서 말린 것) 150g, 계두자인(가시연 씨) 100알, 금앵자(껍질을 벗긴 것) 200개

금앵자를 짓찧어 7,000cc의 물로 달여 1,000cc로 걸쭉하게 졸인 후 찌꺼기를 버리고, 그 물에 곱게 찧은 나머지 약재를 모두 넣고 반죽하여 0.3g 크기의 알약을 만들어 1회 30알씩, 1일 2~3회 공복에 따끈하게 데운 청주로 복용한다.

특효 비방 *2* 속근고

파열된 인대, 골절을 치료한다

준비할 약재는요…

메꽃(생것) 100~200g, 권백(생것) 100~200g

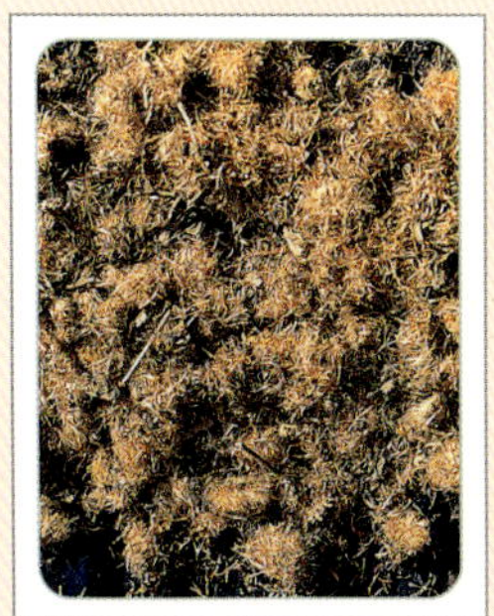

힘줄이 늘어졌거나 뼈가 부러진 부위에 신선한 메꽃 100~200g을 짓찧어 환부에 붙이는데, 신선한 권백(부처손)을 같은 양으로 배합하면 더 좋다. 1일 3회 정도 갈아 붙인다. 약 15일 정도면 늘어졌거나 끊어진 힘줄이 제대로 붙는다고 《외대비요》에 설명되어 있다.

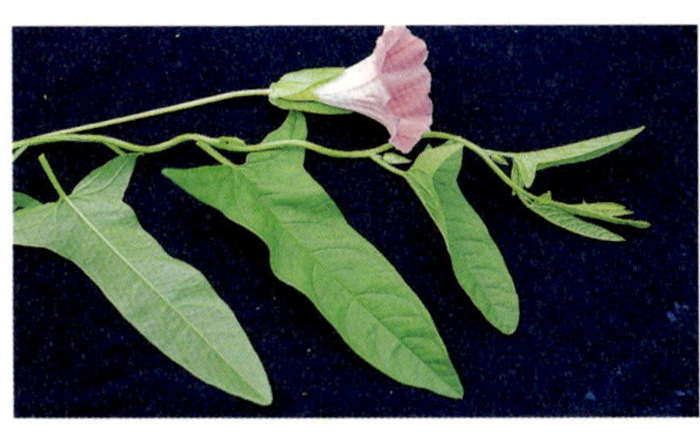

식용할 때는 봄부터 가을까지, 잎을 쌈·나물·생즙으로 먹는다. 꽃은 튀김으로, 뿌리는 생식하거나 쌀과 함께 죽을 끓여 먹거나, 밥에 넣으면 밥맛이 달고 맛있다. 말린 뿌리를 가루내어 쌀가루와 섞어 떡을 만들기도 한다.

옛날옛적엔~ 거듭되는 번열과 오한의 고통을 해소시켜 …

한자 중에 '개 구(狗)' 자를 붙인 욕이 수없이 많은데, 그 중 하나가 '구잡종' 이다. '개 같은 잡놈' 이라는 뜻인데, 예전에는 이런 사람들이 '오석' 이라는 다섯 가지 광물질로 만든 약을 즐겨 먹고 한량짓을 많이 했다. 그러다 보니 끝내는 번열증으로 병이 들어 여름에는 더위를 참지 못하고 겨울에도 맨 몸이 되어 얼음을 먹어야 했으며, 학질처럼 때때로 오한에 떨기도 하고 몸이 붓고 사지가 무겁고 나른해서 참을 수 없는 괴로움 때문에 자살을 기도하기도 했다.

오석의 중독을 해독시키는 데 많이 쓰이던 약물이 '메꽃' 이다. 메꽃은 잎의 밑이 개의 귀처럼 불룩 튀어나온 게 아기보살처럼 귀엽기도 해서 '구아석' 이라고 부른다. 결국 '개잡종' 의 괴로움을 개처럼 생긴 아기보살님의 손길이 보살펴 준 것일까!

한편 식물 이름에도 '개 구(狗)' 자가 많다. 나팔꽃은 잎의 모양이 개의 귀를 닮았다 해서 '구이초', 고비는 개의 척추를 닮았다 해서 '구척', 구기자는 개의 젖꼭지처럼 생겼다고 해서 '구내자', 민들레는 잎을 자르면 개의 젖 같은 흰 즙이 나온다고 해서 '구유초', 강아지풀은 개의 꼬리 같다고 '구미초' 라고 한다.

생활 한방 정보

다른 이용법은?

● 메꽃의 뿌리를 갈아 만든 생즙을 종기에 붙이면 쉽게 농을 뺄 수 있다.

● '선화' 대용으로 메꽃과 같은 식물에 속하는 '타완화' 를 약용하기도 한다. 타완화를 일명 '면근등' 이라고도 한다. 타완화의 잎에는 캠프페롤-3-갈락토사이드가 함유되어 있고, 뿌리에는 콜룸빈·팔마틴이 함유되어 있다.

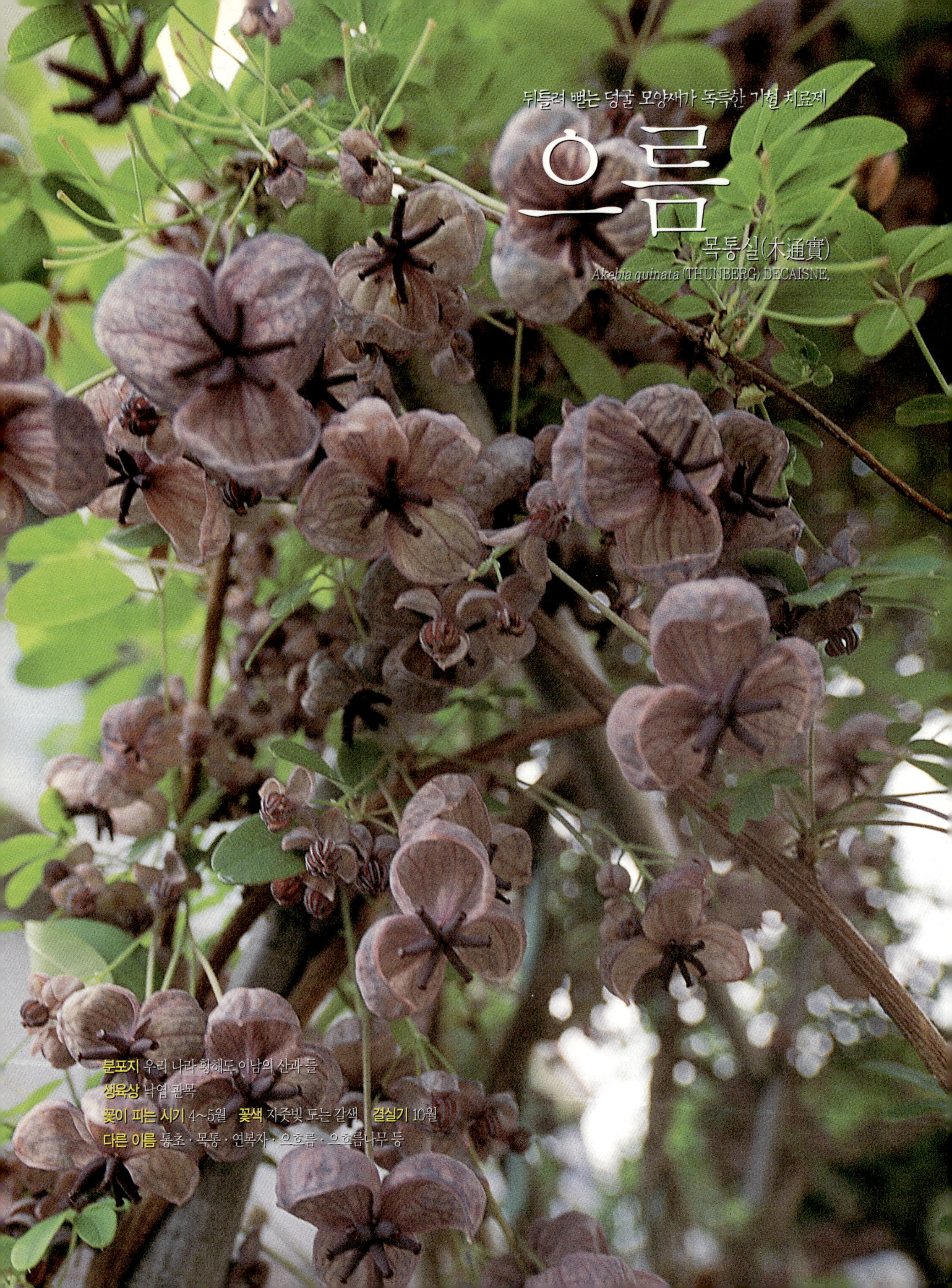
뒤틀려 뻗는 덩굴 모양새가 독특한 기혈 치료제

으름

목통실(木通實)

Akebia quinata (THUNBERG) DECAISNE.

분포지 우리 나라 황해도 이남의 산과 들
생육상 낙엽 관목
꽃이 피는 시기 4~5월   꽃색 자줏빛 또는 갈색   결실기 10월
다른 이름 통초·목통·연복자·으흐름·으흐름나무 등

○름은 줄기에 가는 구멍이 있어 양쪽 끝이 다 통한다. 그래서 '목통 (木通)'이라고 한다. 한쪽 끝을 입에 물고 불 때 공기가 저쪽 끝으로 나가는 것이 좋다. 덩굴이 뒤틀리며 뻗는 모양새가 늙은이 같아서 일명 '정 옹'이라고 하며, '만년등'이라고도 한다.

✿ 어디에서, 어떻게 자랄까?

우리 나라 황해도 이남의 산과 들에 흔히 자라는 으름덩굴과의 덩굴성 낙엽 관목이다.

길이는 5m 안팎이며 가지에는 털이 없고 갈색이다. 잎은 새 가지에서 나오며 늙은 가지에서도 모여서 달리는데, 작은잎은 5개씩 달리며 간혹 6개가 달리기도 한다. 4~5월에 피는 꽃은 1가화로 자줏빛을 띤 갈색이며, 잎과 더불어 짧은 가지의 잎 사이에서 나온 총상화서에 달린다. 수꽃은 작으며 많이 달리는데 6개의 수술과 암꽃의 흔적이 있고, 암꽃은 크고 적게 달리며 지름 2.5~3cm로 더욱 짙은 색이다. 꽃잎은 없으나 꽃잎 같은 3개의 꽃받침잎이 달린다.

10월에 열매가 붉은 빛을 띤 갈색으로 익는데, 장과(漿果)는 길이 6~10cm이며 복봉선(腹縫線)으로 터진다. 과육을 먹을 수 있으며 줄기는 약용으로 하거나 바구니 등을 만드는 데 사용한다.

강화도에 가면 전국에서 가장 긴 으름덩굴을 볼 수 있다. 정원의 한쪽에 커다란 아치가 세워져 있는데 높이가 약 2.5m, 길이도 약 5~6m 정도는 되어 보인다. 이 아치의 양쪽에서 으름덩굴이 타고 올라가 가운데에서 만나는데 매우 정성들여 가꾼 흔적이 역력하다. 우연히 봄에 그곳을 지나다가 보게 되었는데 꽃이 많이 피어 있는 모습이 정말 장관이었다. 가을에 으름이 열리면 꼭 연락을 해달라고 주인에게 부탁을 하고 돌아나왔다.

그리고 2000년 가을, 연락을 받고 가니 100여 개나 되는 으름이 모두 벌어져 속살을 내놓고 있었다. 덕분에 좋은 사진을 얻을 수 있었다. 으름덩굴이야말로 정원에 심으면 더없이 좋은 나무일 거라는 생각이 들었다.

《동의보감》에는 통초(通草)·목통(木通)·연복자(燕覆子)·으흐름·으흐름 나무라 하였다. 목통은 산중에 자라는 만등(蔓藤)이라 하는데, 큰 가지를 이루고 매 마디에는 2~3개의 가지가 나며, 가지 머리에는 다섯 개의 잎이 달리고 소목(小木)에도 결실하며, 씨는 검으며 흰 끈에 달려 이것을 먹으면 단맛이 있다고 하였다. 이 때문에 흰 실같은 데에 연결된 씨를 보고 연복자(燕覆子)라 하며 정월과 이월에 가지를 채집한다고 하였다. 줄기의 심이 비어 있어 목통이라는 이름이 붙고, 《통행십이경(通行十二經)》에 예부터 통초라 한다 하였으며, '임하부인(林下夫人)'은 내내 으름나무를 지칭한다고 하였다.

남조선에서 다도해의 여러 섬과 제주도에 걸쳐서 자생한다고 하였다.

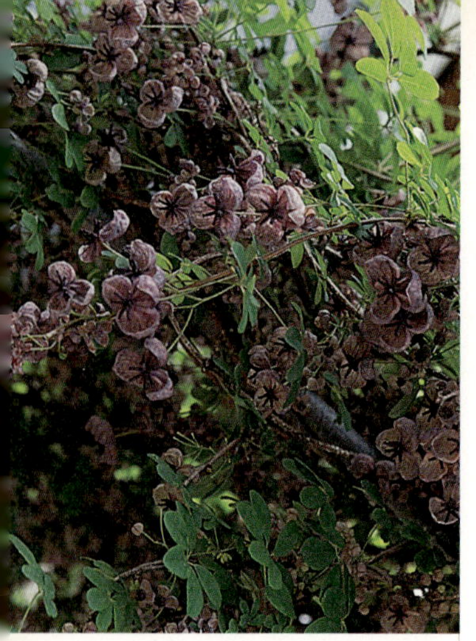

으름은 봄과 가을, 두 차례 채취할 수 있다. 속이 비고 결이 있어 가볍고 색이 희며 아주 고운 것이 좋은 품질인데, 맛은 맵고 달며, 성질은 평하다(혹은 약간 차다고 한다). 독은 없다. 아케빈, 헤데라제닌 등을 함유하고 있다.

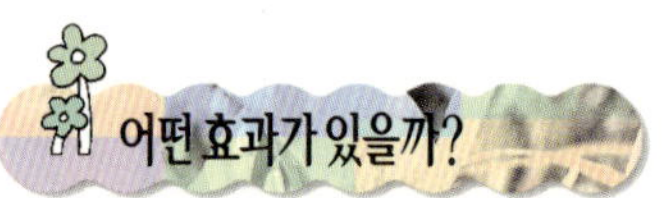

12경맥을 통하게 한다 으름은 일명 '통초' 라는 이름으로 불린다. 기와 혈의 순환장애를 개선하며, 번열을 멎게 하고, 구규(인체의 9개 구멍)를 잘 통하게 하며, 관격(급체로 음식이 내려가지 않고 대변도 통하지 않는 병증)을 푼다.

이뇨 작용을 한다 배뇨곤란 · 배뇨통 · 빈뇨 등을 동반하는 급성 요도염을 비롯해서 각기나 신장염 등에 의한 부종을 다스리며, 다섯 가지 임병(5가지 소변 불리의 병증)을 다스려 소변을 잘 나가게 한다.

모유분비를 촉진한다 모유가 부족하거나 유선염 등이 생겼을 때 쓰인다.

심장의 열과 소장의 열을 떨어뜨린다 입안이 잘 헐고 인후부가 타는 듯 아프며, 수면을 잘 취하지 못하는 심장의 화기를 내린다.

억균 및 항종양 작용을 한다 실험을 통해서 그람양성간균, 적리균, 피부진균 등을 억제하는 효과가 있는 것으로 밝혀졌다. 또 종양 세포의 생장을 억제(aristolochic산의 작용)한다고 한다.

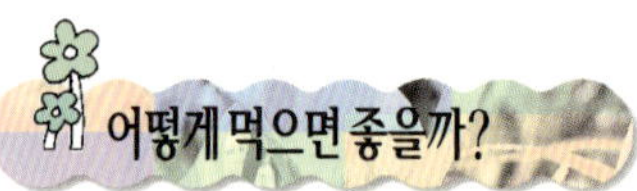

소변이 전혀 나오지 않으며 설사가 멎지 않을 때는 목통 8~12g, 지각 8~12g을 준비하여 물 500cc를 붓고 달인 다음 물의 양이 반으로 줄면 하룻동안 여러 차례로 나누어 차처럼 마신다.

대 · 소변이 잘 나오지 않으면서 아랫배가 팽만하여 마음이 불안할 때는 활석 90g, 목통 60g, 대황 60g, 토사자 30g을 거칠게 가루내어 매회 6g을 300cc의 물로 끓여 반으로 줄면 하룻동안 나누어 마신다. 단, 양이 지나치지 않도록 한다.

부종이 심할 때는 목통 12g을 물 500cc를 붓고 끓여 반으로 줄면 하룻동안 나누어 마신다. 혹은 인삼 4g, 백출 4g, 창출 2.8g, 진피 2.8g, 적복령 2.8g, 맥문동 2.8g, 목통 2.8g, 당귀 2.8g, 황금 2g, 후박 1.2g, 승마 1.2g을 1첩 양으로 하여 물 300cc를 붓고 달여 반으로 줄면 한 번에 복용하는데, 1일 2첩씩 한다. 이 처방은 부종의 대표적 처방 중 하나인데, '보중치습탕' 이라고 한다.

황달로 몸과 얼굴이 금빛처럼 노랗게 되고 소변도 노란색일 때는 목통 12g, 인진쑥

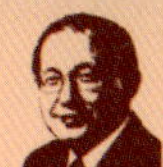
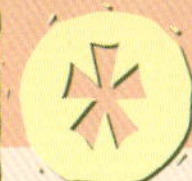
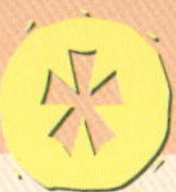

특효 비방 3 통도산

타박상이 심할 때 효과가 좋다

준비할 약재는요…

목통 2g, 대황 8g, 망초 8g, 당귀 4g, 소목 4g, 홍화 4g, 도인 4g, 후박 2g, 진피 2g, 지각 2g, 감초 2g

이상의 약재를 1첩 양으로 하여 500cc의 물로 끓여 반으로 줄면 한 번에 마신다. 1일 2첩 양을 재탕까지 해서 1일 3회, 공복에 복용한다. 일명 '대성탕'이라고 하는데, 대황·망초 등 강력한 약재가 배합되어 있으므로 심한 타박상으로 어혈이 심할 때는 신중하게 써야한다.

특효 비방 4 소감패독산

'하감창'에 효과가 좋다

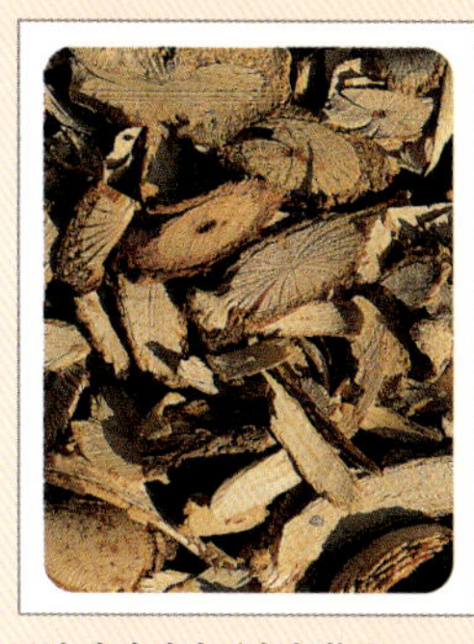

준비할 약재는요…

목통 3.6g, 황백 3.6g, 적작약 3.6g, 적복령 3.6g, 용담초 3.6g, 연교 2.8g, 형개 2.8g, 황련 2.8g, 창출 2.8g, 지모 2.8g, 시호 6g, 방풍·독활각 2.4g, 감초 1.2g, 등심 1묶음

이상의 약재를 1첩 양으로 하여 물을 붓고 끓여 반으로 줄면 한 번에 마신다. 1일 2첩 양을 재탕까지 해서 1일 3회, 공복에 마신다. '하감창'은 외생식기와 고환까지 붓고 아프며 소변이 잘 나오지 않다가 오래되면 외생식기가 진무르면서 살이 패이고 피고름이 계속 나오는 병이다.

12g을 물 500cc를 붓고 달여 반으로 줄면 하룻동안 여러 차례로 나누어 마신다. 혹은 시호 4g, 승마 4g, 용담초 4g, 인진 4g, 황련 4g, 황금 4g, 치자 4g, 황백 4g, 목통 4g, 활석 4g, 감초 2g을 물 300cc를 붓고 달여 반으로 줄면 한 번에 마신다.

모유가 적을 때는 돼지족 1개와 목통 200g을 물 1,800cc를 붓고 달여 반으로 줄면 4~5일 동안 수시로 나누어 마시거나, 붕어 200g과 목통 20g을 물 1,000cc로 달여 반으로 줄인 물을 하룻동안 수시로 먹는다.

비뇨기 결석일 때는 호박(琥珀) 8g, 활석 8g, 목통 4g, 당귀 4g, 목향 4g, 울금 4g, 편축 4g을 가루내어 한 번에 4~6g씩을 갈대잎을 달인 물로 공복에 먹는다. 만일 갈대잎이 없으면 대신 죽엽을 쓴다.

생활 한방 정보

모유가 적을 때는…

● 모유가 적을 때는 '통유탕'을 쓴다. 돼지족 4개, 목통 40g, 천궁 40g, 천산갑(싸서 노랗게 구운 것) 14개, 감초 4g을 물 9,000cc를 붓고 달여 반으로 줄면 즙을 내어 3회로 나누어 복용하면서 파를 달인 따뜻한 물로 유방을 자주 씻어 준다.

옛날옛적엔~ 예쁜 꽃에 좋은 향기를 지닌 숲속의 여인, '임하부인'…

으름 열매는 갈색으로 익으면 짝 벌어져 바나나처럼 하얀 과육을 드러내는데, 그 모습이 마치 여자의 음부 같다. 그래서 '숲속의 여인(임하부인)'이라는 별명을 갖고 있다. 향기도 대단할 뿐 아니라 손바닥으로 받치면서 입을 대고 들이마시듯 먹으면 혀끝에서 살살 녹는 그 맛이 대단하다. 그러나 다 익어서 껍질이 벌어지면 과육이 곧 빠져 떨어지기 때문에 때맞춰 먹어야 한다. 덜 익은 것은 먹을 수 없기 때문에 보리를 넣은 항아리 속에 며칠 묻어 두었다가 말랑말랑해졌을 때 먹는다. 살지고 길면서 둥근 열매는 머루·다래와 함께 귀한 산속 과일로 꼽히고 있다. 옛부터 얼굴이 예쁜 여인을 으름꽃 같다고 했다. 꽃이 예쁘기만 한 게 아니라 꽃의 향기도 역시 좋다. 그래서 말린 꽃을 향낭에 넣어 몸에 지니고 다니기도 했다.

으름덩굴의 줄기와 뿌리

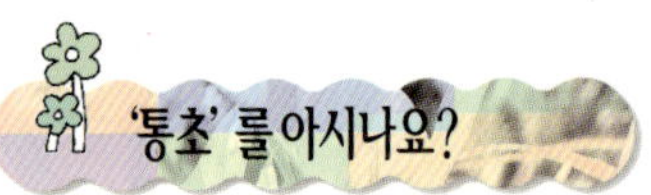

'통초'를 아시나요?

1. 목통과 통초는 어떻게 다른가?

으름덩굴의 줄기를 '목통'이라는 약명으로 부른다. 일명 '통초'라고도 한다. 그러나 이때의 '통초'는 실제의 '통초'가 아니고 '목통'의 다른 이름일 뿐이다.

간혹 으름나무의 뿌리를 '목통'이라 하고, 으름나무의 덩굴을 '통초'라고 설명한 의서에도 있으나 통초라는 약재가 별도로 있다.

목통은 으름덩굴과의 낙엽 관목인 으름덩굴의 덩굴줄기인데 반해, 통초는 두릅나무과의 통탈목의 줄기로 속은 흰색이다. 6m에 이르는 관목으로 줄기의 상부에 큰 잎이 모여나는데, 손바닥 모양으로 갈라져 있다. 또한, 잎의 밑면에는 흰색의 별 모양을 띤 융모가 나 있다. 꽃은 작고 꽃잎은 4장이며 색은 희다.

맛은 달고 성질은 차다. 이노시톨 등을 함유하고 있다. 북한에서는 마두령이나 미후도의 가지를 목통 또는 통초로 쓰고, 남한에서는 목통의 가지를 통초로 충당하기도 한다.

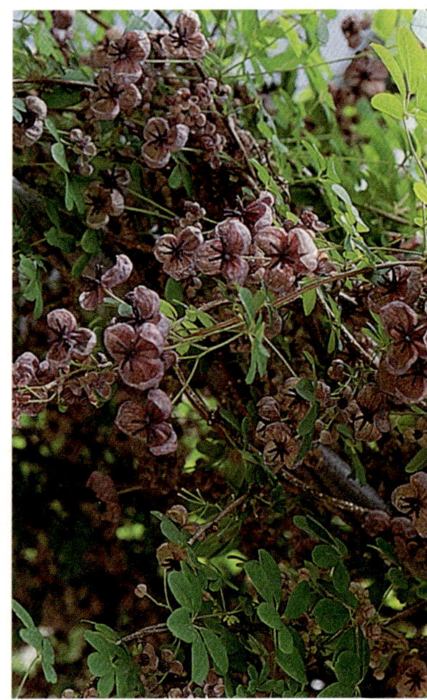

2. 통초는 어떤 효능이 있을까?

이뇨 작용이 있으며, 갈증과 소변 감소를 동반하는 열성 질환을 다스리고, 코막힘이나 눈이 침침한 것을 개선하며, 월경폐색·황달·종기를 다스린다. 특히 모유분비를 촉진한다. 단, 임신중에는 쓰지 않는 것이 좋다.

통초를 이용한 처방 1

하약방

모유가 부족할 때 최유 작용을 하는 처방

●준비할 약재는요…
통초 6g, 천산갑(구운 것) 9g, 왕불유행 9g

●복용법은요…
돼지족 1개와 함께 물 1,000cc로 달여 반으로 줄면 1~2일 동안 여러 차례로 나누어 마신다.
모유분비를 촉진시킨다.

으름덩굴의 열매를 '으름' 이라 하며, 약으로 쓸 때는 '통초자' 라고 한다. 살지고 길면서 둥근 열매는 연한 자주색이며, 흰색의 가루로 덮여 있는데 작은 모과 비슷하며, 씨

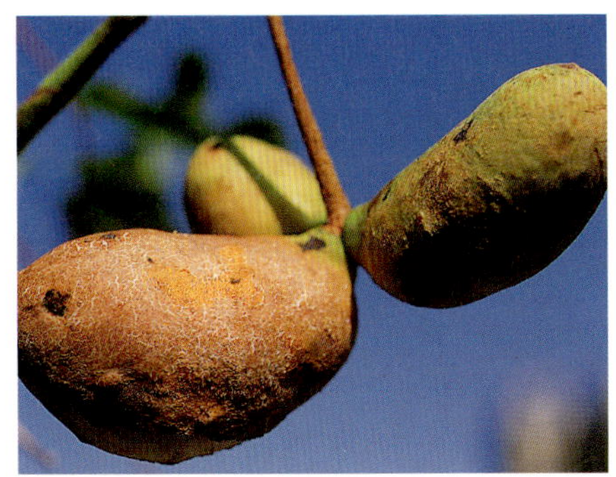

는 검고 속은 흰데 먹으면 단맛이 있기 때문에 이것을 '연복자' 라고 한다.

음력 7~8월에 채취하여 약용한다. 맛은 달고 성질은 차다. 위장의 열을 떨어뜨려서 속을 시원하게 하며, 갈증을 없앤다. 반위증(위암과 유사 병증)을 다스리며, 대·소변을 소통시킨다.

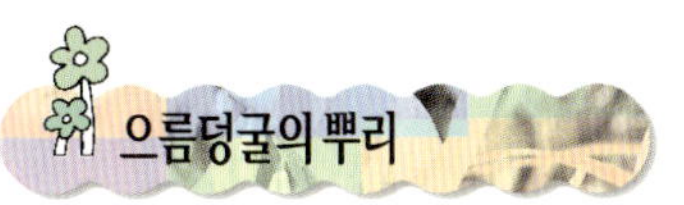

으름덩굴의 뿌리를 '목통근' 이라고 하는데, 맛은 쓰고 성질은 평하다.

풍기를 없애며 이뇨 작용과 기혈의 순환을 촉진하는 작용이 있다. 따라서 풍기와 습기로 관절에 통증이 있을 때, 소변이 원활하지 못할 때, 위통·월경폐색 등에 쓰이며, 특히 목에 생기는 '영류(갑상선종의 유사 병증)' 를 다스린다.

통초를 이용한 처방 2

통초고

콧속에 군살이 생겨 냄새를 맡지 못할 때 외용한다

●준비할 약재는요…

통초, 포부자, 세신 각각 같은 양

●복용법은요…

이상의 약재를 가루내어 꿀로 반죽해서 대추씨 크기로 알약을 만들어 1알씩을 거즈에 싸서 콧속에 넣는다. 단, 콧속이 약한 경우에는 약간의 과민 반응을 보일 수 있으므로 주의한다.

어떻게 먹으면 좋을까?

관절통에는 목통근 20g을 물 500cc에 달여 반으로 줄면 하룻동안 여러 차례로 나누어 마신다. 타박상, 월경폐색에도 효과가 있다.

소변 불통에는 목통근 16~20g을 물 500cc로 달여 반으로 줄면 하룻동안 마신다.

위장이 그득하고 팽창할 때는 목통근 20g과 목향 20g을 함께 물 500cc로 달여 반으로 줄면 하룻동안 여러 차례로 나누어 마신다.

요통에는 목통근 40g을 소주 1,000cc에 넣고 밀봉해서 냉암소에서 1개월 가량 숙성시킨 후 여과해서 술만 받아 1회 20cc씩, 1일 2회 공복에 마신다.

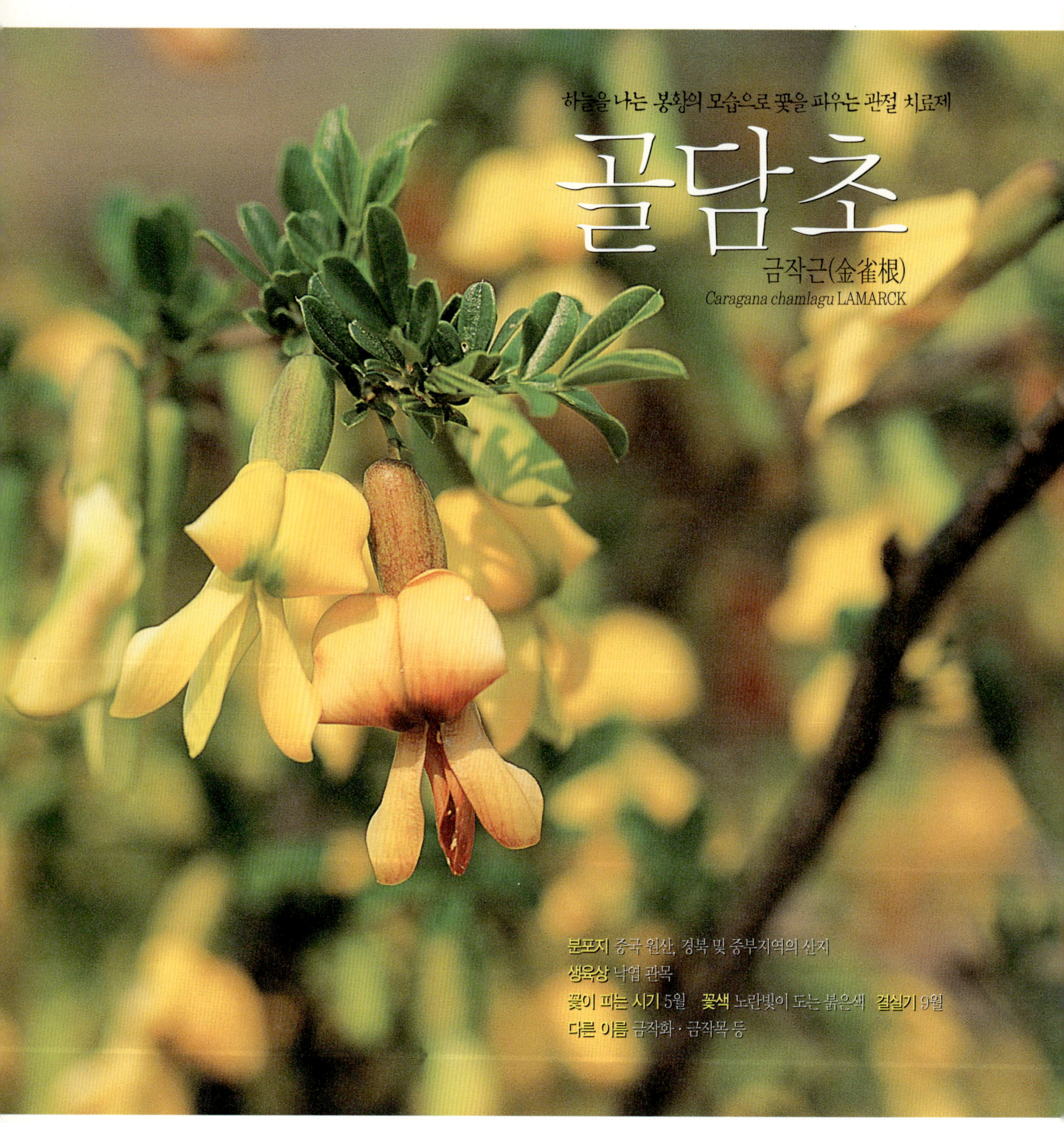
하늘을 나는 봉황의 모습으로 꽃을 피우는 관절 치료제

골담초
금작근(金雀根)
Caragana chamlagu LAMARCK

분포지 중국 원산, 경북 및 중부지역의 산지
생육상 낙엽 관목
꽃이 피는 시기 5월   꽃색 노란빛이 도는 붉은색   결실기 9월
다른 이름 금작화 · 금작목 등

골담초는 금계아(錦鷄兒)라고도 부르는데, 작으면서도 윤기가 흐르고 짙은 녹색의 잎으로 항상 건강미가 넘치지만 나무줄기가 연약해서 꽃이 피면 꽃의 무게를 이겨내지 못하는 듯 땅에 닿도록 축 늘어지는 게 안쓰럽기만 하다. 회갈색 가지 마디마다 받침잎이 변해 돋친 날카로운 가시 때문에 기개를 잃지 않아 보이는 식물이다.

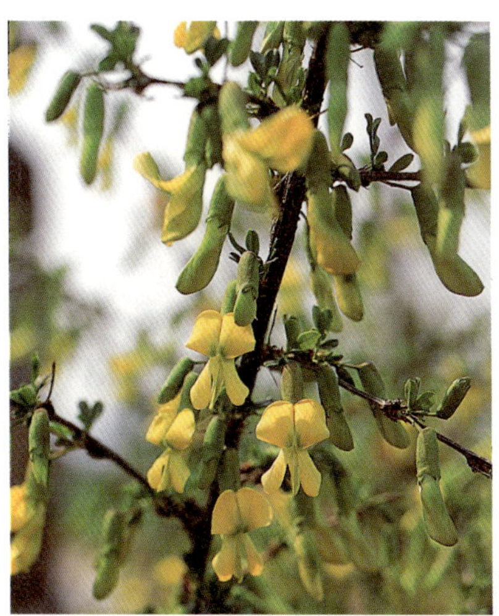

바로 이 골담초라는 식물이 뼈 질환을 담당하는 약초다. 그래서 골담초(骨擔草)라고 한다. 또 골담(骨痰)을 치료하는 약이라는 의미로 골담초라고도 한다.

🍀 어디에서, 어떻게 자랄까?

중국 원산으로 경북 및 중부지역의 산지에서 자라는 콩과의 낙엽 관목이다. 관상용으로 많이 심고 있다. 높이는 2m 안팎이다. 위를 향한 가지가 사방으로 비스듬히 퍼지며, 5개의 능선이 있고 회갈색이며 털이 없다.

5월에 노란 빛을 띠는 붉은색의 꽃이 피는데 길이는 2.5~3cm로 1개씩 달린다. 꽃자루는 길이 1cm 정도이며 중앙부에 1개의 환절(環節)이 있다. 꽃받침은 종 모양이며 갈색 털이 약간 있다.

기판(旗瓣 ; 콩과식물의 나비 모양 꽃부리의 한가운데에 있는 큰 꽃잎)은 좁고 긴 도란형이고 끝이 약간 오목하며 상부는 노란 빛이 도는 붉은색, 하부는 연한 노란색이다. 익판(翼瓣 ; 콩과식물에서 나비 모양 꽃부리의 꽃잎)은 노란색이고 용골판(龍骨瓣)은 연한 노란색 또는 연한 황갈색이다. 9월에 익는 열매는 길이 3~3.5cm로 털이 없다.

우리 나라에는 같은 속으로 '좀골담초', '반용골담초' 등이 있다.

《만선식물자휘》에는 조선에서 금작화(金雀花) · 금작목(金雀木) · 골담초(骨擔草)라 부르며, 중국에서는 금작목 · 금작화라 한다고 하였으며, 금작화는 꽃이 결명(決明)과 같으며 줄기는 구기(枸杞)와 같고 찌르는 가시가 있으며, 잎은 작고 둥글고 끝이 날카로우며, 사람들은 꽃을 채취하여 먹는다고 하였다. 반도(半島)의 북부로부터 만주와 몽고에 걸쳐 널리 분포하는 관목이다 라고 하였다.

"금작화란 원래 노란꽃의 자태에 따라 이름지어진 것으로 '소금작화(小金雀花)', '소엽금작화(小葉金雀花)' 등의 같은 속은 모두 같은 이름으로 총괄(總括)되지만 경태(莖態 ; 줄기의 모양), 엽형(葉形 ; 잎의 모양), 화색(花色 ; 꽃의 색깔), 용법 등에 비추어 주로 본종(本種)에 해당됨을 바르다 하겠다" 라고 하였다.

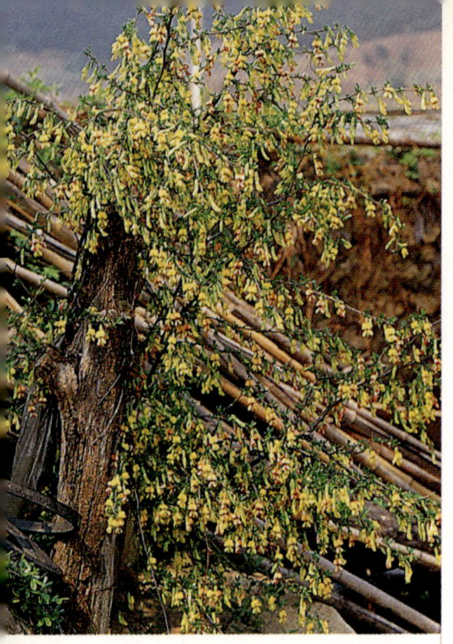

골담초는 봄부터 가을에 채취하여 깨끗이 씻은 다음 잔뿌리와 흑갈색의 겉껍질을 벗기고 날 것 그대로 약용하거나, 혹은 목심(木心)을 제거하고 절단해서 햇볕에 말려서 쓴다. 맛은 쓰면서 맵고, 성질은 평하며, 독은 없다. 알칼로이드, 사포닌, 전분 등을 함유하고 있으며 향긋한 냄새가 난다.

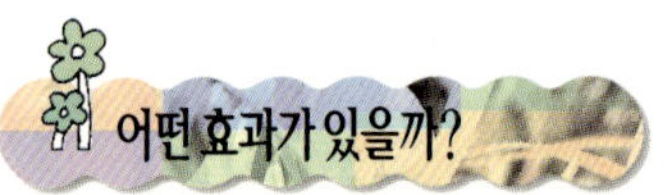

어떤 효과가 있을까?

풍기를 없애며 통증을 가라앉힌다　요통, 슬통을 비롯해 풍기와 습기에 의해 몸이 저리고 쑤시며 아픈 증세를 다스린다. 또한, 혈액순환을 촉진하고 경락을 소통시킨다. 따라서 신경통 · 관절염 · 통풍 · 골절 · 타박상 · 치통 등에 쓰인다.

혈압을 떨어뜨리는 작용을 한다　고혈압 등에 쓰인다. 매일 28~40g씩을 50cc의 물로 끓여 2~3회 나누어 160/100mgHg 이상의 환자와 신성 고혈압 및 산후 고혈압 환자들에게 복용시키고 관찰한 결과 73%에서 효과가 있었으며, 그 중 75%가 1주일 이내에 확장기 혈압이 10mgHg 이하로 떨어지기 시작했고, 혈압이 떨어지지 않은 경우에도 증세는 훨씬 가벼워졌다. 경우에 따라 1일 28g에서 효과를 못 본 경우가 40g에서 즉시 효과가 나타나는가 하면 1주 이내에 효과를 못 본 경우가 2~4주만에 효과를 보이기도 했다.

폐 기능을 보하고 비 · 위장 소화기를 강하게 한다　허약해서 오는 기침, 허약해서 오는 미열, 어지럼증 및 소변불리, 코피, 기능성 자궁 출혈, 대하증 등에 두루 쓰이며, 모유 분비를 촉진하기도 한다. 특히 어린아이의 만성 영양불량증인 '감적'을 다스리고, 골담을 치료한다.

자음(체내의 음액을 보충하는 작용) 효과가 있다　체내의 음액이 부족해서 어지럽고 머리가 아프며, 귀가 울리는 이명 증세가 있으며, 눈앞에서 꽃잎 같은 것 혹은 모기 같은 것이 어른거리는 안화 증세 등을 다스린다.

어떻게 먹으면 좋을까?

신경통 · 관절염에는　뿌리로 술을 담가 먹기도 한다. 뿌리를 캐서 씻은 후 삶은 다음, 그 물로 누룩을 이용해 술을 담그거나, 말린 뿌리 300g에 소주 1,800cc를 붓고 익혀 20cc씩 1일 2회, 식후에 복용한다.

대하증으로 흰 냉이 흐를 때는　뿌리 말린 것 30g을 500cc의 물로 끓여 차처럼 먹는다. 이때 기호에 따라 황설탕을 조금 넣어 끓이면 더 효과가 있다.

피로하고 허약해서 피부 가려움증이 생긴 경우에는　뿌리 말린 것 30g을 500cc의 물로 끓여 하룻동안 차처럼 마신다.

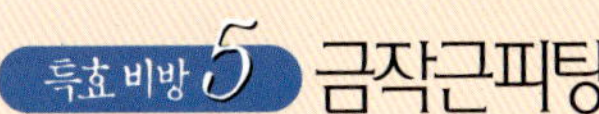

특효 비방 5 금작근피탕

대하증을 다스리는 데 효과가 좋다

준비할 약재는요…
금작근피(골담초 뿌리껍질) 8g, 백계관화 8g, 우슬 8g

이상의 약재를 식초 300cc를 넣은 프라이팬에 넣고 타지 않게 고루 저어가면서 볶은 후 물 300cc를 더 붓고 식초 반, 물 반이 되게 해서 끓여 반으로 줄면 1일 3회로 나누어 식후에 따뜻하게 복용한다.

특효 비방 6 금작근저제탕

관절통을 치료하는 효과가 좋다

준비할 약재는요…
금작근 40~50g, 길경 15g, 황금 6g, 승마 6g, 백지 6g, 마황 6g, 고본 6g, 죽여 6g

돼지족 1개, 물 1,000cc, 소주 1,000cc를 함께 붓고 준비한 약재를 넣고 끓여 반으로 줄면 물만 2일 동안 나누어 복용한다.

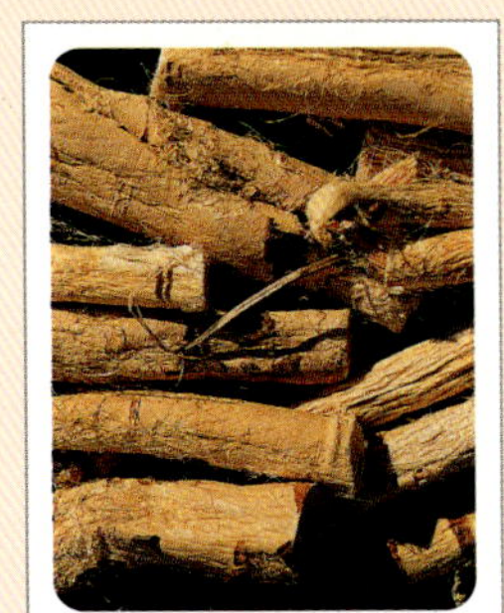

고혈압에는 매일 28~40g을 500cc의 물로 끓여 설탕을 알맞게 섞은 다음 고루 저어 3회로 나누어 하룻동안 복용한다.

두통에는 잘 말린 꽃을 달걀 흰자와 함께 삶아서 먹는다. 혹은 말린 꽃 40g, 천마 3.2g을 함께 물로 끓여 복용한다.

타박상에는 뿌리 생것 30g을 강판에 갈아 즙을 짜서 따끈하게 데운 청주를 섞어 마신다.

허약해서 온 해수증에는 말린 골담초의 꽃(꿀물에 담갔다가 구운 것) 40g, 비파 12g, 강활 12g을 500cc의 물로 끓여 마신다.

● 타박상에는 뿌리 생것을 짓찧어 환부에 붙인다. 골담초의 꽃 생것을 짓찧어 환부에 붙여도 좋다.

● 두통이 있을 때는 골담초 말린 꽃을 베개에 넣고 수면을 취한다.

옛날옛적엔~ 뼈의 병을 다스리는 마녀의 꽃나무라…

옛날 앤듀 가의 프르크는 형을 죽이고 왕위에 올랐다. 그러나 세월이 흐르면서 후회가 되어 속죄하는 마음으로 왕위를 버리고 신께 용서를 구하기 위해 순례의 길을 떠났다. "죄 많은 이 몸을 용서해 주십시오."하고 중얼거리면서 맨발로 걸어가던 중 금작화 가지에 걸려 넘어졌다고 한다. 자신의 죄에 대한 채찍으로 여긴 그는 그 후부터 금작화 가지를 쥐고 자기의 몸을 때리며 참회했다고 한다. 그래서 그 때부터 금작화는 자신을 낮추는 사람의 마음을 대변한다고 한다.

아울러 금작화는 마녀의 꽃나무로 알려져 있다. 마녀들이 빗자루를 타고 하늘을 날아다녔다고 하는데, 그 빗자루가 바로 금작화 가지로 만들었기 때문이다. 금작화란 말의 어원은 바로 '빗자루'라고 한다. 금작화가 바로 뼈의 병을 다스린다는 '골담초'이다. 아마도 굴신하기조차 어려울 정도로 뼈마디가 아프던 사람들이 하늘을 날 듯 몸이 가벼워지는 것도 이런 이유 때문이 아닐까? 또 옛날 유럽 사람들은 금작화 가지로 빗자루를 만들어 집 안팎을 깨끗이 쓸었다는데, 골담초가 풍기를 없애는 것도 이런 풍습으로 설명될 수 있지 않을까.

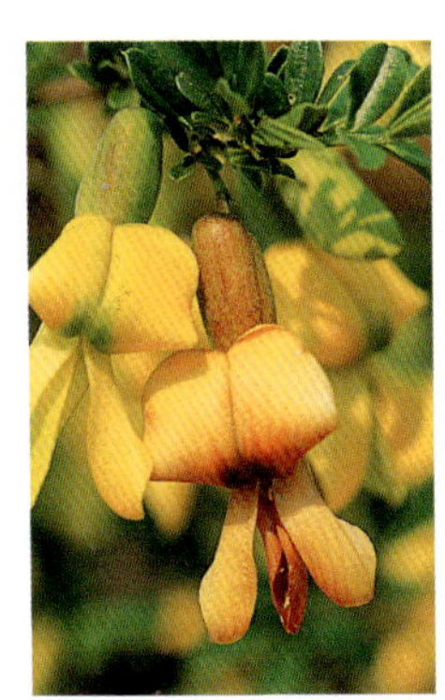

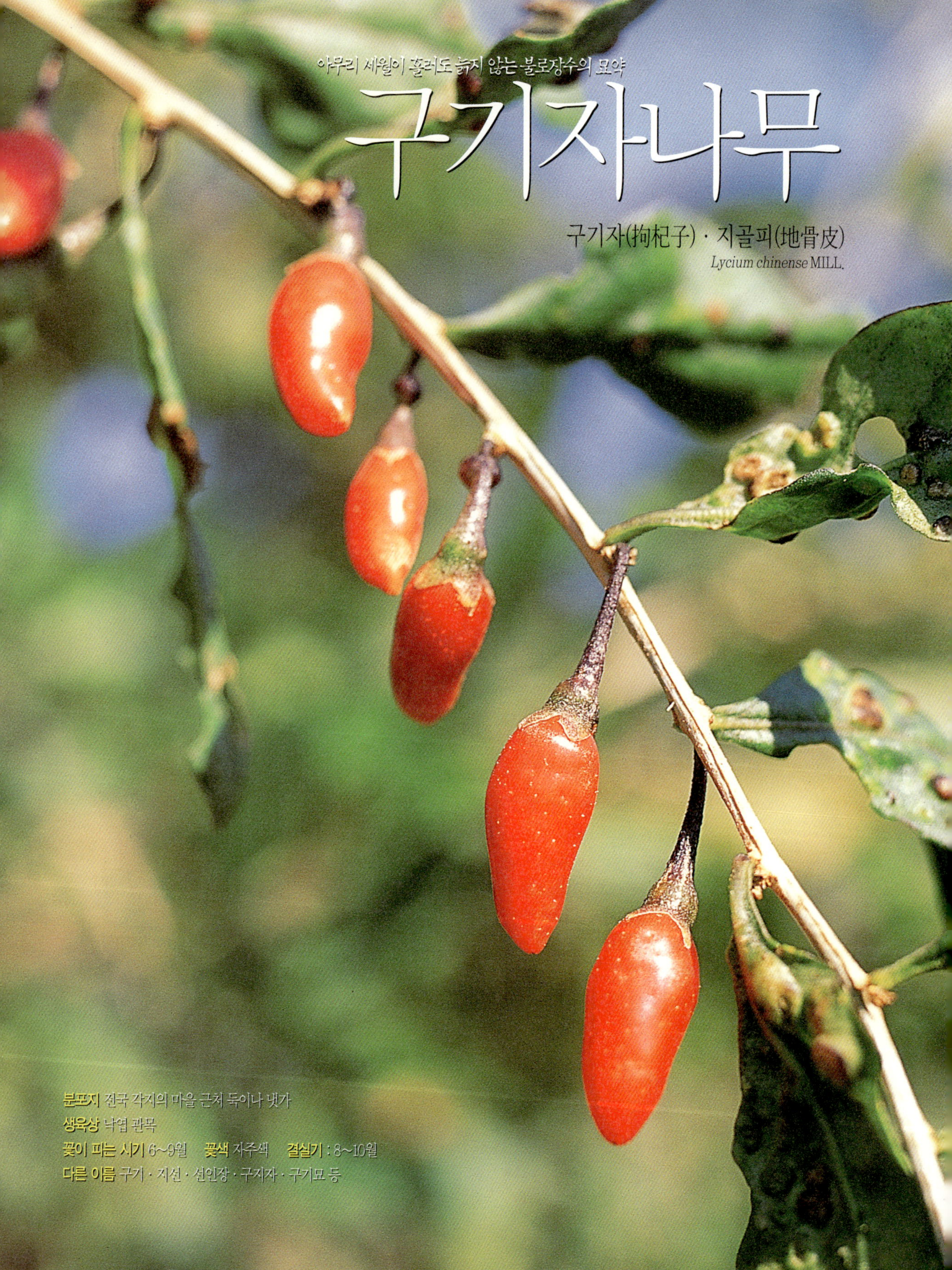
아무리 세월이 흘러도 늙지 않는 불로장수의 묘약

구기자나무

구기자(拘杞子)·지골피(地骨皮)
Lycium chinense MILL.

분포지 전국 각지의 마을 근처 둑이나 냇가
생육상 낙엽 관목
꽃이 피는 시기 6~9월   꽃색 자주색   결실기 : 8~10월
다른 이름 구기·지선·선인장·구지자·구기묘 등

구기자나무의 뿌리가 오래 되면 모습이 '개[狗]' 같아 보이므로 '구(枸)' 자를 붙였고, 갸름한 버들잎 모양의 잎새가 고리버들[杞柳] 같아 보이므로 '기(杞)' 자를 붙여, 이 나무를 '구기나무' 라고도 한다.

줄기는 가늘고 회백색인데, 예로부터 늙지 않는다고 해서 이 줄기로 지팡이를 만들었다. 그래서 '선인장' 이라는 다른 이름으로 불리기도 한다.

줄기에는 흔히 잔가지가 가시로 변한 것도 있다. 그래서 '구극자(枸棘子)' 라고도 한다.

잎의 아귀에서 나온 가는 꽃자루 위에 종 모양의 자줏빛 꽃이 두세 개 정도 핀다.

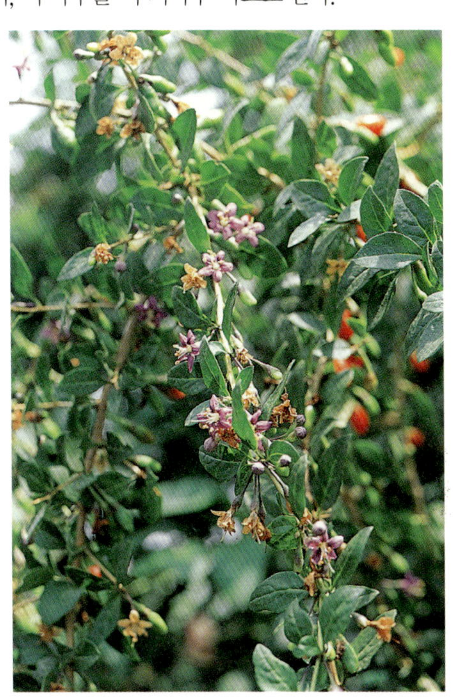

🍀 어디에서, 어떻게 자랄까?

전국의 마을 근처 둑이나 냇가 또는 집안의 울타리 등에 흔히 심고, 약초농가에서 밭에 재배하기도 하는 가지과의 낙엽 관목이다.

높이는 3m 안팎으로 원줄기는 비스듬히 자라며 끝이 밑으로 처지지만 다른 물체에 기대어 자라기도 한다. 대개는 가시가 있으나 없는 것도 있고 어린 가지는 황회색이다.

6~9월에 자주색 꽃이 피며, 길이는 1cm 정도이다. 꽃은 끝이 5개로 갈라지며 5개의 수술과 1개의 암술이 있다.

열매는 길이 1.5~2.5cm이며, 8~10월에 붉은색으로 익는다.

우리 나라에 구기자가 많이 생산되는 곳으로는 전남의 진도와 충남의 청양지역이 널리 알려져 있다.

《만선식물자휘》에는 조선에서 구기(枸杞)·지선(地仙)·선인장(仙人杖)·구기자(拘杞子)·구기묘(枸杞苗)·지골피(地骨皮)라 하는데, 지골피는 구기자나무의 땅속 뿌리껍질을 말한다고 하였다.

중국에서는 구기·구기자·지골피라 하였으며, 조선과 만주의 들판이나 길가 등에 고루 자라는 관목으로서 또는 울타리 등에 재배도 된다고 하였다.

노간(老幹 ; 늙은 줄기)은 지팡이로 하기 때문에 선인장(仙人杖)이라 한다고 하였고, 눈엽(嫩葉 ; 어린 잎)은 데쳐서 나물로 하고 숙과(熟果 ; 익은 과일)는 생식한다고 하였다.

구기자는 강장제로 쓰인다고 하였고, 지골피는 구기근피(枸杞根皮)로써 열을 내리고 토혈(吐血)·금창(金瘡)을 고친다 하였다.

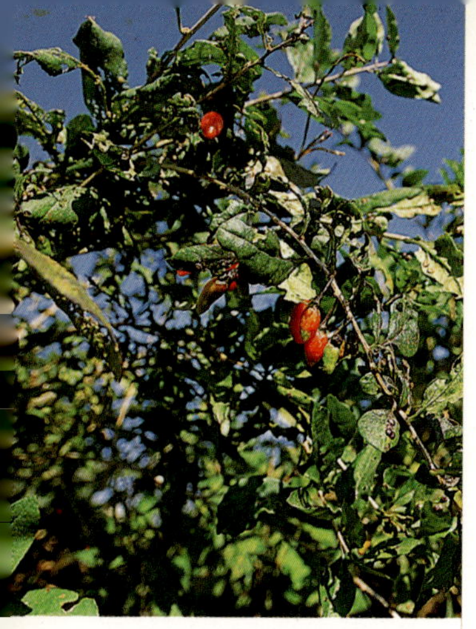

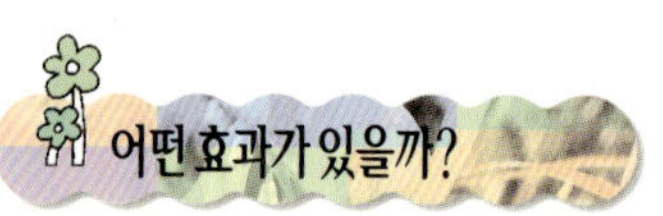

어떤 효과가 있을까?

자양강장 작용을 한다 예로부터 정기를 증강시키는 약재로 알려져 왔다. 그래서 구기자를 '늙지 않게 한다' 고 해서 '각로(却老)' 라고 부른다.

신장 기능을 강화한다 정력이 쇠약해진 경우, '신허' 에 의해 유정이나 몽정이 있으며 대하증이 심해지고 허리와 무릎이 새큰거리면서 아프고 힘이 없을 때, 그 허약을 개선하며 기능을 강화한다. 옛 속담에 집을 떠나 천 리를 가게 될 경우에는 구기자를 먹지 말라고 했으니, 그 까닭은 구기자가 양도를 강성·흥분케 하기 때문이다.

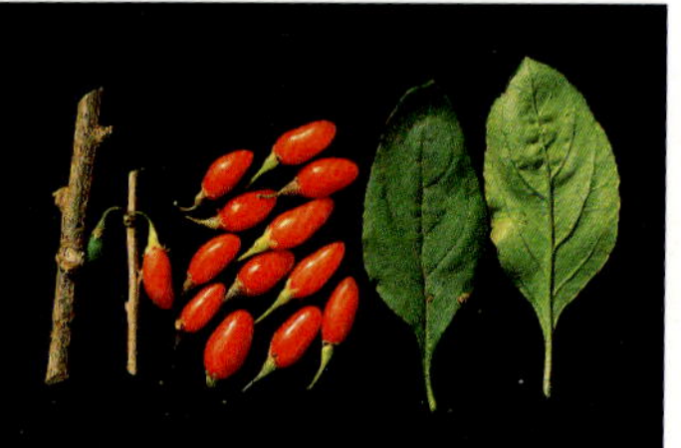

몸무게를 늘린다 실험 결과 굶긴 동물에게 구기자를 먹이면 줄어든 몸무게의 회복이 빨랐음이 밝혀졌는데, 이는 소장에서의 포도당과 아미노산의 흡수를 높이기 때문인 것으로 보인다.

간장 기능을 강화한다 구기자에 함유된 베타인은 몸 안에서의 콜린 대사 산물의 하나이다. 따라서 총콜레스테롤을 줄인다. 간 세포 내의 지방 침착을 억제하여 지방간을 치료·예방하며, 간 세포의 신생을 촉진한다. 또 간 기능을 강화하여 눈을 밝게 하고, 피로를 빨리 회복시킨다.

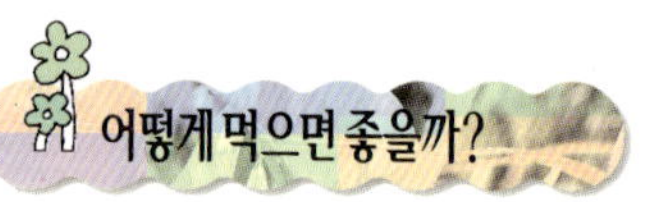

어떻게 먹으면 좋을까?

전신허약에는 구기자 20g, 오미자 4~6g을 물 500cc를 붓고 끓여 반으로 줄면 하룻동안 여러 차례로 나누어 차처럼 따뜻하게 마신다.

정력쇠약으로 요통이 심할 때는 구기자 600g, 두충 600g, 비해 600g을 소주 1,800cc에 담가 2개월 후에 술만 걸러 1회 20cc씩, 1일 2~3회 공복에 먹는다.

시력이 감퇴하고 눈앞에 꽃이 어른거리는 것 같을 때는 구기자 15g, 국화 6g, 파극 6g, 육종용 9g을 물 500cc로 끓여 반으로 줄면 하룻동안 나누어 마신다.

'구기자술[枸杞酒]' 을 담가 먹는다 구기자 500g에 소주 1,500cc를 붓고 밀폐해서 바람이 잘 통하는 서늘한 곳에 2주 정도 둔 후 여과하여 술만 받아 보관해 두고 1회 20cc씩, 1일 2회 공복에 복용한다.

구기자는 10월에 열매를 채취하여 꼭지를 따고 서늘하면서 그늘진 곳에서 열매의 껍질이 쭈글쭈글해질 때까지 두었다가 햇볕에 말려서 약으로 쓴다. 맛은 쓰며(혹은 달다고 한다), 성질은 약간 차고(혹은 평하다고 한다), 독이 없다. 베타인, 프로테인, 콜린, 비타민 A·B₁·B₂·C등이 많이 함유되어 있다. 열매껍질에는 피사제인이 들어 있다.

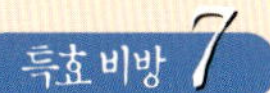 **특효 비방 7 오자연종환**

남성 불임증에 효과가 좋다

준비할 약재는요…
구기자 300g, 토사자(술에 담갔다가 법제한 것) 280g, 복분자 200g,
차전자 120g, 오미자 40g

이상의 약재를 가루내어 꿀로 반죽해서 0.3g 크기의 알약을 만들어
공복에 따끈하게 데운 청주로 1회에 90알씩 먹고, 잘 때는 3% 소금물로
50알씩 먹는다. 때로 몽정이나 조루증이 있는 경우는 차전자를 빼고
연실을 넣는다.

특효 비방 8 일관전

만성 간염을 다스린다

준비할 약재는요…
구기자 9~18g, 사삼 9g, 맥문동 9g,
당귀 9g, 생지황 18~45g, 천련자 5g

이상의 약재를 800cc의 물을 붓고
끓여 반으로 줄면 하룻동안 3회 혹은
여러 차례로 나누어 마신다. 염증 증세가 강할 때는 복용을 중단하는
것이 좋다.

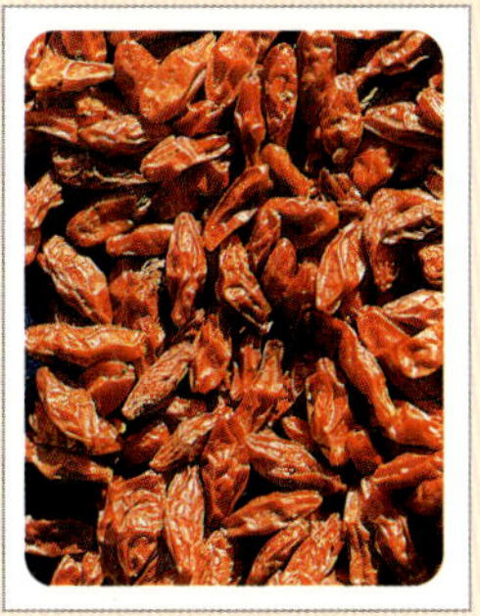

'금수전(金髓煎)'을 만들어 먹는다 기혈이 부족하고 정력이 떨어진 데 좋다.
잘 익은 구기자를 따서 두 달 동안 술에 담갔다가 건져서 문드러지게 갈아
천으로 걸러 찌꺼기를 버리고, 이 즙을 약을 담갔던 술과 함께 돌그릇에 넣
고 달여 조청을 만들어서 날마다 30g씩, 1일 2회 따끈한 청주로 복용한다.

소변 출혈에는 지골피 생즙 200cc씩을 청주를 조금 섞고 따끈하게 데워
서 1일 2회 공복에 복용한다. 생것을 구하지 못했을 때는 말린 것을 준비해
도 된다. 1일 12g을 물 500cc로 끓여 반으로 줄면 하룻동안 나누어 먹는다.

옛날옛적엔~   서태후가 하루도 거르지 않고 먹을 만큼 좋아…

청나라의 긴 왕조의 막을 내리는 악역으로 등장하는 인물 서태후. 그 시대 여성으로는 상상을 불허하는
175cm의 큰 키에 미모를 겸비하고 《오경》과 《이십사사》까지 통달한 것으로 전해진다.

친아들 동치황제를 보좌하여 수렴정치를 하면서 소위 '동치중흥'을 이루어 냈던 그녀는 47년 동안
권좌를 사수했는데, 그녀의 사치향락과 식도락은 가히 전설적이었다.

그녀의 전용 부엌에는 수백 명의 요리사가 있어 하루 네 끼를 준비하는데 100그릇 이상의 요리가
차려졌다고 한다. 그 중에 매일 준비해야만 되는 음식 재료가 있었으니, 다음과 같다.

반육 50근, 멧돼지 1마리, 양 1마리, 닭 2마리, 오리 2마리, 신세미 2되, 노황미 1되 5홉, 강미 3되,
멥쌀국수 3근, 흰 국수 15근, 메밀국수 1근, 밀가루 1근, 완두 3홉, 참깨 1홉 5작, 흰설탕 2근 1냥 5돈, 분당
8냥, 벌꿀 8냥, 호두 4냥, 소나무열매 2냥, 달걀 28개, 그리고 제비집·상어지느러미·목이버섯 적당량.
아울러 구기자 4냥. 이상이 매일 준비해야 할 필수적인 요리 재료였다고 한다.

구기자나무를 일명 '서왕모의 지팡이'라고 한다. 세 마리의 청조가 물어다 주는 것만 먹고 살았다는
서왕모처럼, 서태후 역시 구기자가 몸에 좋은 건 잘 알았던 모양이다.

생활 한방 정보

다른 이용법은?

● 남녀의 외생식기에
염증이 있을 때는 장수
(좁쌀 끓인 물)로 씻은 후
지골피 가루를 뿌려준다.

● 피부 트러블이 있거
나 건조증에는 구기자
잎을 끓인 물로 목욕을
자주 하면 좋다. 건강장
수의 목욕법으로 알려져
있다.

● 구기자나무의 뿌리를
'지골피'라고 한다. 물에
씻어 짓찧은 다음 심지
박힌 것을 버리고 감초
끓인 물에 하룻밤 담갔
다가 볶아 말려서 약으
로 쓰는데 성질이 몹시
차다. 골증열을 치료하
고, 피부의 열을 잘 풀리
게 한다.

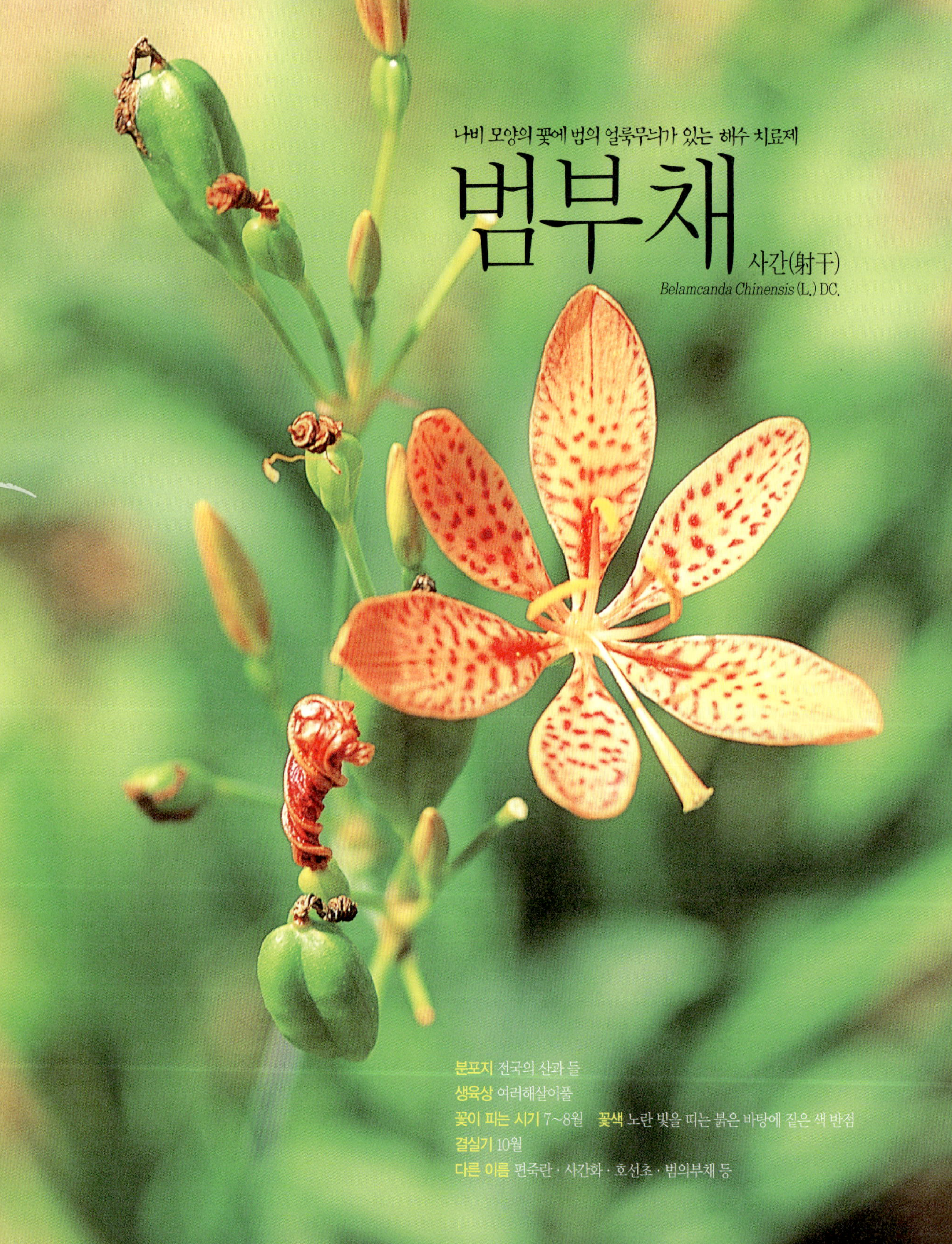
나비 모양의 꽃에 범의 얼룩무늬가 있는 해수 치료제

범부채

사간(射干)

Belamcanda Chinensis (L.) DC.

분포지 전국의 산과 들
생육상 여러해살이풀
꽃이 피는 시기 7~8월   꽃색 노란 빛을 띠는 붉은 바탕에 짙은 색 반점
결실기 10월
다른 이름 편죽란 · 사간화 · 호선초 · 범의부채 등

범부채는 새를 쏘는 사수의 죽간(화살)과 모양이 비슷하여 '사간(射干)'이라고 한다. 꽃에는 굴황색 바탕에 진한 자줏빛 반점이 박혀 있어서 마치 범의 얼룩무늬 같기 때문에 '범부채'라고 부른다.

잎의 생김새가 부채 같다고 해서 부채를 뜻하는 '오선', '산포선', '노군선', '철편단', '귀선' 등으로도 불린다. 또 꽃의 모양이 나비 같다고 해서 '금호접', '호접화근', '자호접'으로 불리기도 한다.

🍀 어디에서, 어떻게 자랄까?

전국의 산지에 자생하며 관상용으로 흔히 심고 있는 붓꽃과의 여러해살이풀이다. 높이는 50~100cm이며 뿌리줄기가 옆으로 뻗는다. 잎은 부챗살같이 겹겹이 어긋나게 달리며 2줄로 배열되고, 옆으로 넓으며 녹색 바탕에 약간 흰 빛이 돈다.

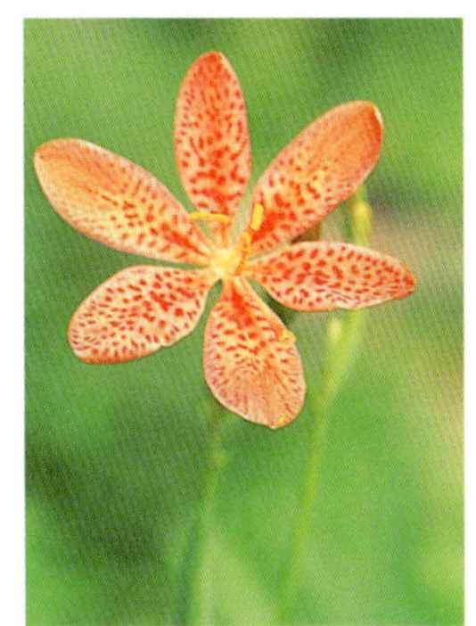

7~8월에 노란 빛을 띠는 붉은 바탕에 짙은 색의 반점이 있는 꽃이 피는데, 지름 5~6cm 정도이며 수평으로 퍼진다. 꽃은 원줄기 끝이나 가지 끝에 몇 개씩 달리고 아침에 피었다가 저녁에 시들어 버린다. 꽃잎조각은 긴 타원형이고 밑으로 갈수록 좁아지며 꽃밥의 크기는 1cm 정도이다.

10월에 삭과(蒴果)되며 열매는 길이 3cm 정도이고, 씨는 검은색으로 익으며 윤기 나는 채색이 있다.

'범부채'와 '부채붓꽃'은 엄연히 제각기 다른 속으로 같은 붓꽃과의 식물일 뿐이다. 그러나 범부채와 부채붓꽃은 식물이 자랄 때는 구별하기 어려울 정도로 흡사한 면이 있어 필자도 지난 백두산의 고원지에서 감쪽같이 범부채로 알고 사진을 많이 찍었던 기억이 있다.

다행히 그곳에서 여러 날 동안 조사한 관계로 부채붓꽃이 필 때까지 있었기에 어느 날 범부채의 잎에서 붓꽃의 보라색 꽃이 피어 기겁을 할 정도였다.

그 고원지의 늪지대는 붓꽃과 부채붓꽃이 함께 대군락을 형성하고 자라는 곳이었다.

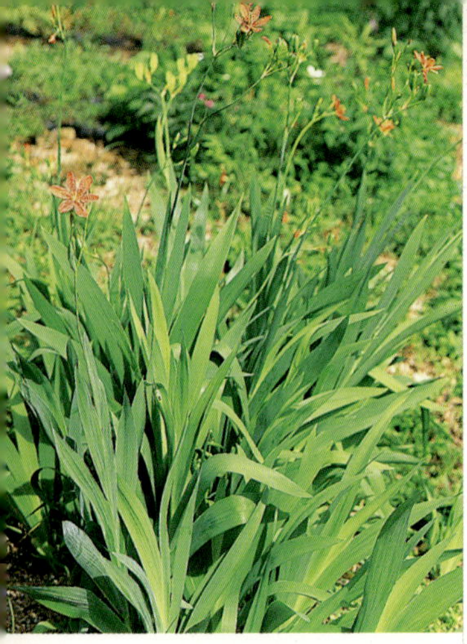

범**부채**는 봄 또는
가을에 채취해서 지상부와
잔뿌리를 제거하고 햇볕에 말린
후 다시 씻으면서 손질하여
햇볕에 말려 약으로 쓴다.
불규칙한 결절을 이루고 있으며,
표면은 흑갈색 또는 회갈색을
띠고 질은 단단하지만 자른 면은
노란색으로 과립상을 띠고 있다.
맛은 쓰고 성질은 차며, 독이
있다. 벨람칸딘, 아이리딘,
테크토리딘, 테크토리제닌 등이
들어 있다. 꽃과 잎에는
만지페린이 함유되어 있다.

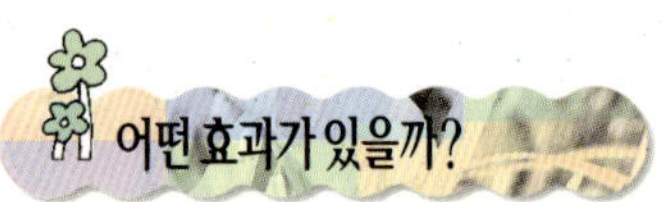

어떤 효과가 있을까?

인후를 트이게 하고 가래를 없앤다 인후를 여는 약이라고 해서 '개후전' 이라는
별명을 갖고 있다. 따라서 인후가 붓고 아플 때, 가래·기침으로 호흡이 곤란할
때 응용한다.

열을 떨어뜨리고 해독한다 식중독에 의해 열이 있을 때 특히 좋다. 구취를 없애
는 데도 효과가 좋다.

어혈을 없애며 응어리를 푼다 징가(종양의 일종)·현벽(종양의 일종)을 없애며,
월경불통·종기·결핵성 임파선염·간장과 비장의 종대 등에 응용된다.

어떻게 먹으면 좋을까?

'후비(인후가 붓고 아프며 목이 잠기고 음식을 삼키기 곤란한 병증)' 에는 사간을 아
주 자잘하게 썰어 매회 8g에 300cc의 물을 붓고 그 물의 양이 100cc가 되도록
중불에서 달인 다음 물만 걸러 꿀을 조금 타서 하룻동안 목을 축이듯 조금씩 복
용한다. 혹은 사간, 산두근 2가지 약재를 같은 양씩 배합하여 곱게 가루내어 매
회 1~2g씩을 인후에 여러 차례 불어 넣는다.

이하선염에는 신선한 사간 4~6g
에 물 300cc를 붓고 달여 물의 양
이 반으로 줄면 1일 3회, 식후에
나누어 복용한다.

**심장과 폐장의 열로 목이 마르고 입
안이 헐며 잇몸에서 고름이 나는 경우
에는** 황백 60g, 사간 45g, 승마
45g, 치자 45g, 현삼 45g, 적소두
45g, 맥아 45g, 대추 10개를 질그
릇 소재의 약탕기에 넣고 1,800cc
의 물을 붓고 달이다가 반으로 줄
면 찌꺼기를 제거한다. 지황즙 3

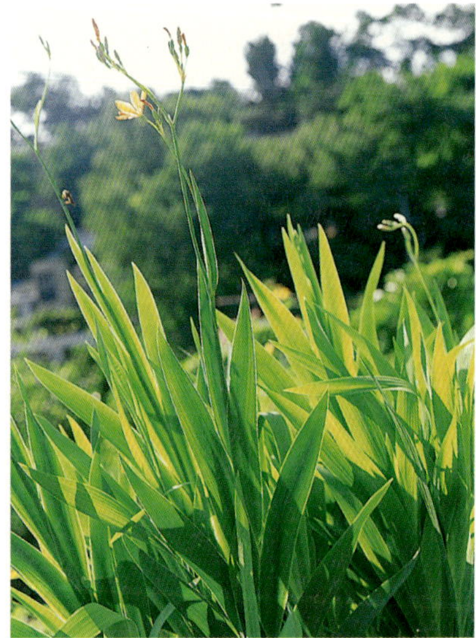

특효 비방 9 사간탕

발열, 해수로 어린아이의 숨소리가 거친 것을 다스린다

준비할 약재는요…
사간 30g, 마황 30g, 자완 30g, 감초 30g, 생강 30g, 계심 5촌, 반하 5개, 대추 20개

《비급천금요방》에 나오는 처방인데, 어린아이에게 하는 처방이므로 양을 반으로 줄이는 것이 안전하다. 계심은 4~8g, 반하는 4~6g 정도를 생강즙에 담갔다가 말려서 쓰는 것이 좋다. 마황은 물에 달여 거품을 제거한 후 말려서 쓴다. 이상의 약재를 거칠게 가루내어 물 300cc를 붓고 달인 후 반으로 줄면 찌꺼기를 버리고, 꿀 5홉(900cc)을 넣고 다시 달여 100cc 정도로 줄면 10회로 나누어 1일 3회 복용한다.

특효 비방 10 사간환

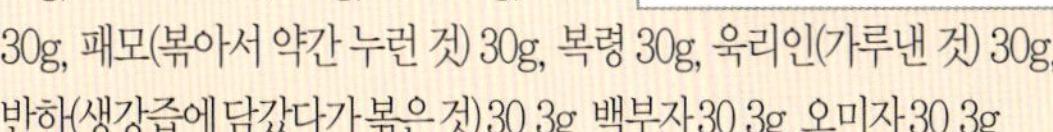

오랜 해수로 인후에서 그르렁거리는 소리가 나고, 호흡곤란이 발작하여 누울 수 없는 경우를 다스린다

준비할 약재는요…
사간 30g, 건강(볶은 것) 30g, 관동화 30g, 조각(구운 것) 30g, 진피 30g, 세신 30g, 패모(볶아서 약간 누런 것) 30g, 복령 30g, 욱리인(가루낸 것) 30g, 반하(생강즙에 담갔다가 볶은 것) 30.3g, 백부자 30.3g, 오미자 30.3g

이상을 가루내어 꿀로 반죽해서 0.3g 크기로 알을 만들어 1회 7~15알씩 1일 2회 공복에 복용한다.

홉(540cc)과 꿀 540cc를 섞고 약한 불에서 조청이 되도록 다시 고아 밀폐 용기에 보관하였다가 매회 2g 정도씩을 입에 넣고 녹여 복용한다.

  결핵성 임파선염일 때는 사간·연교·하고초 등을 각각 같은 분량으로 준비하여, 곱게 가루내어 매회 4g씩, 1일 3회 식후에 따뜻한 물로 복용한다.

옛날옛적엔~ 내 남편은 어떤 사람이 될까…?

  여자아이가 베개 밑에 어떤 풀을 깔아두고 자면 미래의 남편 모습을 볼 수 있다고 한다. 또 아기를 갖고 싶은 여인이 맨발로 정원을 걸으면서 이 풀을 꺾으면 아기를 가질 수 있다고 하며, 악령에 사로잡힌 사람은 이 풀을 꺾기만 해도 주문을 풀 수 있다고 한다. 바로 범의 귀를 닮았다 해서 '호이초'로 불리는 풀이다. 범은 신령의 동물이다. 그래서 이런 이야기가 전해져 오는 것이다.

  범을 닮았다 해서 '범' 자를 붙이거나 한자로 '호' 자를 붙인 식물들이 많이 있다. 잎새가 범의 날카로운 발톱 같다고 해서 엉겅퀴를 '호계'라 하며, 범의 빨간 혀를 닮았다 해서 '호설홍'으로 불리는 풀도 있고, 범의 눈썹을 닮았다 해서 '호미초'로 불리는 풀도 있고, 범의 아랫수염 같은 잔뿌리를 갖고 있다고 해서 남사삼을 '호수'라 부르며, 패장과에 딸린 한 식물은 범 이빨 같다 해서 '호아초'라 불리고, 덩이줄기가 범의 발바닥을 닮았다 해서 천남성을 '호장'이라 부르며, 곧게 선 외대 줄기 끝에 담홍색의 자잘한 꽃이 이삭 모양으로 핀 것이 범의 꼬리를 닮았다 해서 '범꼬리'로 불리는 풀이 있는가 하면, 어린 줄기에 붉은 빛이 도는 자주색 점이 퍼져 있는 것이 범 지팡이 같다 해서 '호장근'이라 불리는 풀이 있다.

  그리고 귤황색 바탕에 진한 자줏빛 반점이 박혀 있는 꽃이 마치 범의 얼룩무늬 같아 '범부채'라 불리는 풀도 있다. 범부채, 바로 '사간'이다. 이 식물들은 모두 신령의 풀로 신비로운 약효를 갖고 있다.

간장 질환과 범부채!

  '범부채'는 간장 장애를 치료하는데 『감로소독단』을 처방한다.

●**준비할 약재는요…**
활석 15g, 인진 15g, 황금 9g, 사간 9g, 연교 9g, 박하 9g, 목통 6g, 패모 6g, 곽향 6g, 창포 3g, 백두구 3g

●**복용법은요…**
습열이 원인인 황달은 식사량이 줄고 배가 부풀며 오심·구토가 먼저 나타난다. 이 증세에 분량의 약재들을 곱게 가루낸 다음 밀가루풀로 반죽하여 0.3g 정도가 되도록 알약을 만들어 1회 12알~30알씩, 1일 2~3회 '생맥산'을 끓인 물로 따뜻하게 복용한다. 『생맥산』은 맥문동 8g·인삼 4g·오미자 4g이 한 첩 분량인데, 1일 두 첩을 재탕까지 하여 1일 3회로 나누어 복용한다.

핑크빛 꽃을 피우는 암 치료제

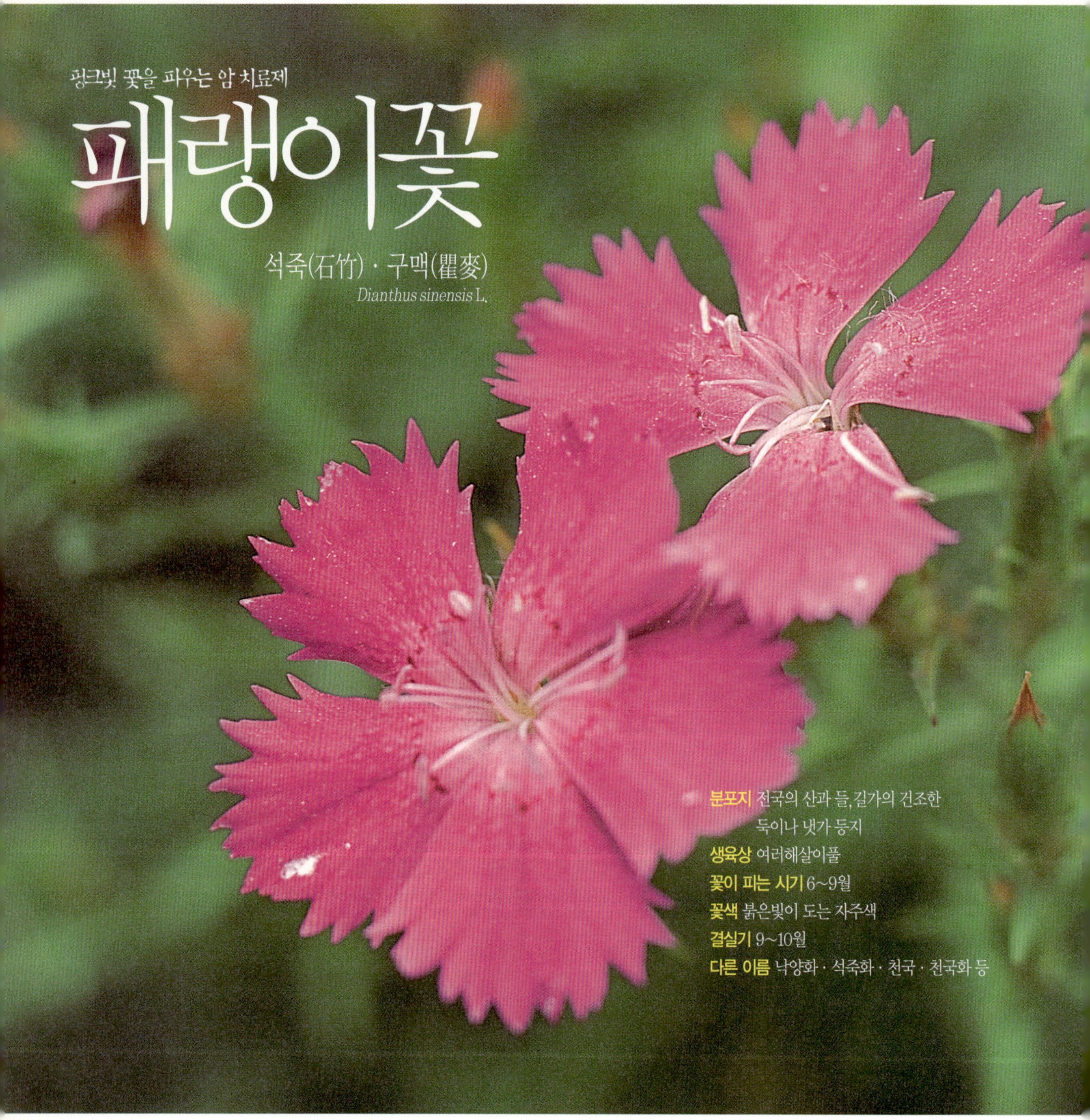

패랭이꽃

석죽(石竹) · 구맥(瞿麥)

Dianthus sinensis L.

분포지 전국의 산과 들, 길가의 건조한 둑이나 냇가 등지

생육상 여러해살이풀

꽃이 피는 시기 6~9월

꽃색 붉은빛이 도는 자주색

결실기 9~10월

다른 이름 낙양화 · 석죽화 · 천국 · 천국화 등

패랭이꽃의 열매 속에 까맣고 납작한 씨가 있는데, 그 모양이 보리를 닮아서 '구맥' 이라고 한다. 그리고 씨를 맺을 때의 모습이 마치 보리와 같다고 해서 '구맥' 혹은 '거구맥' 이라고 한다.

꽃이 마치 벨벳[剪絨] 같아서 '전융화' 라고도 하며, 줄기마디의 모양이 대나무마디 같다 해서 '죽절초' 라고도 한다. 지금은 꽃의 색이 다양하지만 예로부터 핑크를 '석죽색' 이라고 표현해 왔듯이 패랭이꽃의 대표적인 색깔은 핑크다. 그래서 패랭이꽃을 영어로 '차이나 핑크' 라고 한다. 일본에서는 '당무자' 라고 불린다.

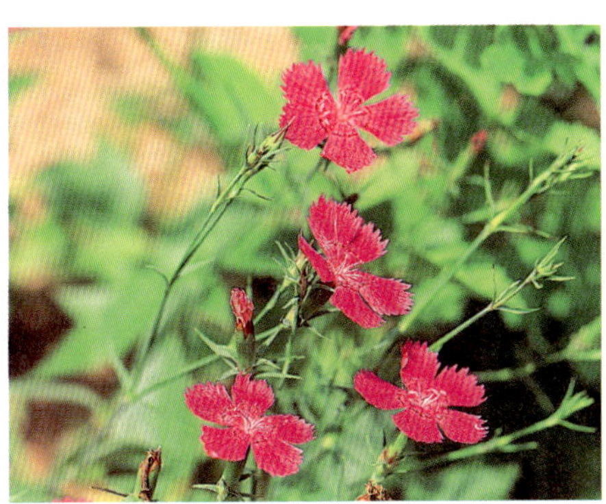

❀ 어디에서, 어떻게 자랄까?

전국의 각지에 분포하는 석죽과의 여러해살이풀이다. 대개는 냇가의 건조한 곳이나 산기슭의 메마른 땅에서 자생하며, 높이 30cm 안팎이고 전체에 분백색(粉白色)이 돈다. 잎은 마주달리고 피침형으로, 대나무잎과 비슷하고, 작지만 마디가 있어 '석죽(石竹)' 이라고도 불린다.

6～9월에 붉은 빛이 도는 자주색의 꽃이 피는데, 윗부분에서 가지가 갈라지고 그 끝에서 꽃이 1개씩 달린다. 꽃받침은 원통형(圓筒形)이며 길이 2cm 정도이고 끝이 5개로 갈라진다.

5개의 꽃잎은 밑부분이 가늘고 가장자리가 얕게 갈라지며, 안쪽에 짙은 무늬와 함께 긴 털이 있다. 또한 10개의 수술과 2개의 암술대가 있다. 9～10월에 열매가 익는데, 열매는 끝에서 4개로 갈라지면서 꽃받침으로 둘러싸인다.

우리 나라에는 몇 가지의 패랭이꽃이 자라고 있다. '수염패랭이꽃', '패랭이꽃', '갯패랭이꽃', '난쟁이패랭이꽃', '술패랭이꽃', '구름패랭이꽃' 등이 전국의 높고 낮은 산과 들에 자란다.

《길림외기》에는 조선에서 구맥(瞿麥)·패랭이꽃이라 한다 하였으며, 중국에서는 구맥(瞿麥)·낙양화(落陽花)라 한다 하였다. 잎의 끝이 날카롭고 자적색 꽃이 피며, 꽃이 지고 나면 보리의 씨가 열린 것 같아 구맥이라 하고 낙양화라고 한다고도 하였다.

《성경통지》에는 조선에서 석죽(石竹)·석죽화(石竹花)·천국(天菊)·천국화(天菊花)라고 하였으며, 중국에서는 석죽·석죽화라고 하였다. 석죽화는 대나무의 가지 같으며 화색(花色)이 하나로 변하지 않고 씨를 약으로 쓰는데 구맥이라 이름한다고 하였다.

조선과 만주의 산과 들에 고루 자라며 또한 각지의 밭에서 재배된다고 하였다.

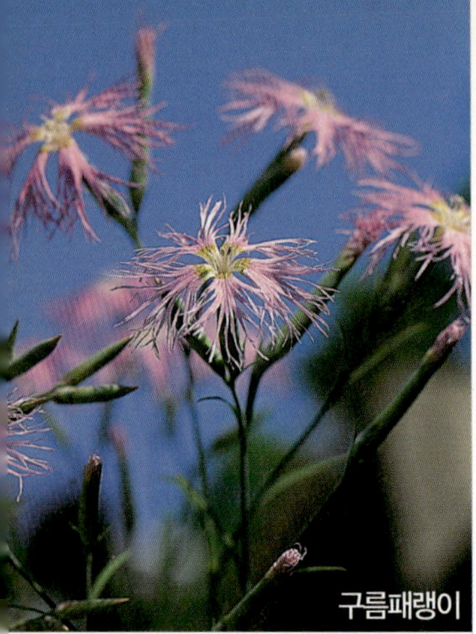

구름패랭이

패랭이꽃이 피기 전에 채취해서 깨끗이 씻어 말려 약용하는데, 줄기와 잎은 맛이 쓰고 성질은 차다. 구맥은 소량의 비타민 A 유사 물질, 알칼로이드를 함유하고 있다. 석죽은 주로 페닐에틸 알코올, 유제놀 등의 방향유를 비롯해서 벤질 벤조아트, 벤질 살리실레이트, 메틸 살리실레이트 등을 함유한다.

● 만일 줄기, 잎과 함께 사용하면 기열(심장이 뛰고 숨이 차며 가슴과 등이 아픈 병)을 일으키고, 소변 실금증을 일으킬 수 있다.

● 임신부, 또는 산후 허약으로 소변이 지나치게 많고 설사하며 배가 붓거나 비위 혹은 소장이 약할 때는 금기한다.

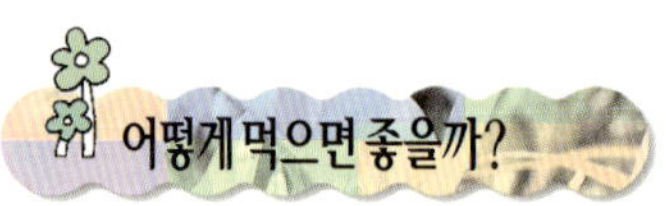

어떤 효과가 있을까?

열을 떨어뜨리고, 수분대사가 원활하도록 돕는다 이것을 '청열이수' 작용이라고 한다. 따라서 소변이 농축되어 색이 붉고 양이 적으며 뻑뻑해서 배뇨가 힘들거나 찔끔거리고 봐도 시원치 않아 무지근하며, 배뇨를 하고 싶어도 나오지 않을 때 효과가 있다. 그러므로 급성 요도염, 요로결석, 방광염, 방광 출혈, 신장 출혈 등에 응용된다.

장관을 흥분시켜 연동 운동을 높인다 따라서 배변을 촉진하므로 변비에 좋다.

뭉친 혈액을 풀고 월경을 순조롭게 한다 이것을 '파혈통경' 작용이라고 한다. 따라서 월경이 나오지 않거나 월경불순이 있을 때, 임신중에 모태 내에서 죽은 태아를 유산시키고자 할 때 효과가 있다. 그리고 출산을 앞두고 진통 촉진제로 특효가 있다.

혈압을 내려준다 심장의 빠른 박동을 억제하여 높아진 혈압을 떨어뜨린다.

잎은 어린아이의 회충을 구제한다 물론 주혈흡충을 구제하는 데에도 효과가 있다. 주혈흡충에 직접 뿌리면 8~12분만에 주혈흡충이 죽는다. 동물에 경구적으로 투여해도 체내의 주혈흡충을 죽인다.

뿌리는 암세포의 성장을 억제한다 암 중에서도 특히 식도암·직장암 등에 대단히 효과가 좋은 것으로 알려지고 있다.

어떻게 먹으면 좋을까?

혈뇨증에는 구맥 6~8g, 백모근 6~8g, 생지황 6~8g을 600cc의 물로 끓여 반으로 줄면 1회 100cc씩 마시는데, 그 때마다 아교 2g씩을 녹여 1일 3회 복용한다.

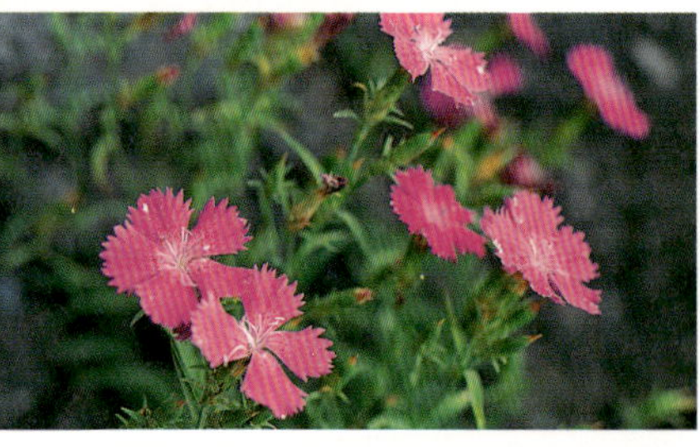

'나력마도'에는 구맥 꽃술 6g, 연교 4g을 거칠게 가루내어 300cc의 물을 붓고 반으로 줄도록 끓여 잠자기 전에 복용한다. '나력마도'란 '나력'이 '마도(말조개)' 같은 형태를 띤 것을 말한다. '나력'은 임파선 결핵이다. 즉 임파

특효 비방 11 팔정산

방광염으로 배뇨통이 있고, 소변이 붉게 농축되며, 잔뇨감이 있거나 혈뇨가 있을 때 이를 치료한다

준비할 약재는요…

구맥 4g, 대황 4g, 목통 4g, 편축 4g, 활석 4g, 치자 4g, 차전자 4g, 감초 4g, 등심 4g

위의 약재 분량을 1첩으로 하여, 500cc의 물을 붓고 반으로 줄 때까지 달인다. 1일 2첩씩 재탕까지 해서 식후와 취침 전에 복용한다. 배뇨 때 요도가 화끈거리면서 아플 때는 구맥을 배로 늘린다. 단, 한의사의 지시에 따른다.

특효 비방 12 구맥산

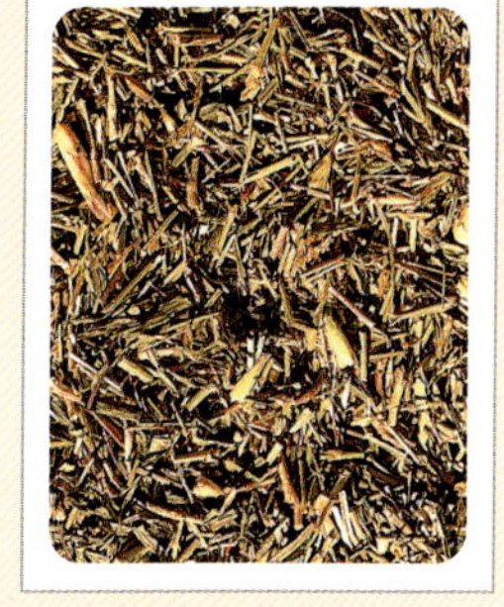

각종 종기가 곪아서 터지지 않고 아프거나, 터진 후에 피고름이 계속 나오면서 아픈 것을 다스린다

준비할 약재는요…

구맥 30g, 백지 30g, 황기 30g, 당귀 30g, 세신 30g, 백작약 30g, 천궁 30g, 의이인 30g, 적소두(술에 담갔다가 볶은 것) 30g

약재를 가루내어 4g씩을 1일 5회 따끈한 청주로 복용한다. 통증이 심하면 구맥을, 터지지않으면 백지를, 농이 많이 나오면 황기나 의이인이나 백작약을 배로 늘린다.

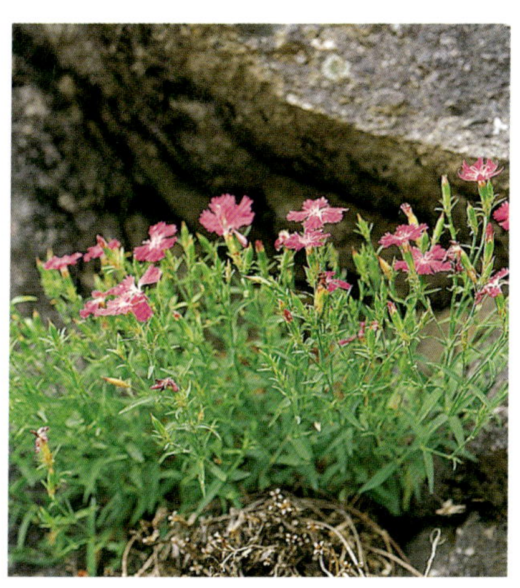

선 결핵이 누관을 형성하고 단단하며, 모양이 길어서 말조개 같은 증세를 말한다.

암에는 구맥 20~30g(생것은 30~60g)을 700~800cc의 물에 반으로 줄 때까지 끓여 하룻동안 복용한다. 다량 요법인데, 워낙 다량요법이기 때문에 한의사의 지시에 따라야 한다.

옛날옛적엔~ 생명력이 강한 신이 내린 꽃…

그림(Grimm)동화에서는 십자가에 못 박힌 예수의 피가 묻어 핑크의 패랭이꽃 한가운데가 붉다고 한다. 마굿간에서 태어나 낮은 사람으로 살다가 인간을 위해 피 흘리며 희생하신 예수처럼 초야에 저절로 자라는 패랭이꽃은 한마디로 하잘것 없는 '민초'에 불과한 꽃이다.

그러나 패랭이꽃의 학명이 그리스어로 'Dios(신)' 와 'Anthos(꽃)' 가 어원이듯이 신이 내려준 신성한 꽃이요, 참으로 예쁜 꽃이며, 무척 귀여운 꽃이요, '민초' 들처럼 생명력이 강한 꽃이다.

《동국이상국집》에는 "절조는 대나무처럼 고상하고, 꽃이 피면 아녀자들이 좋아한다."고 했으니, 그래서 꽃말이 '부인의 사랑' 일까?

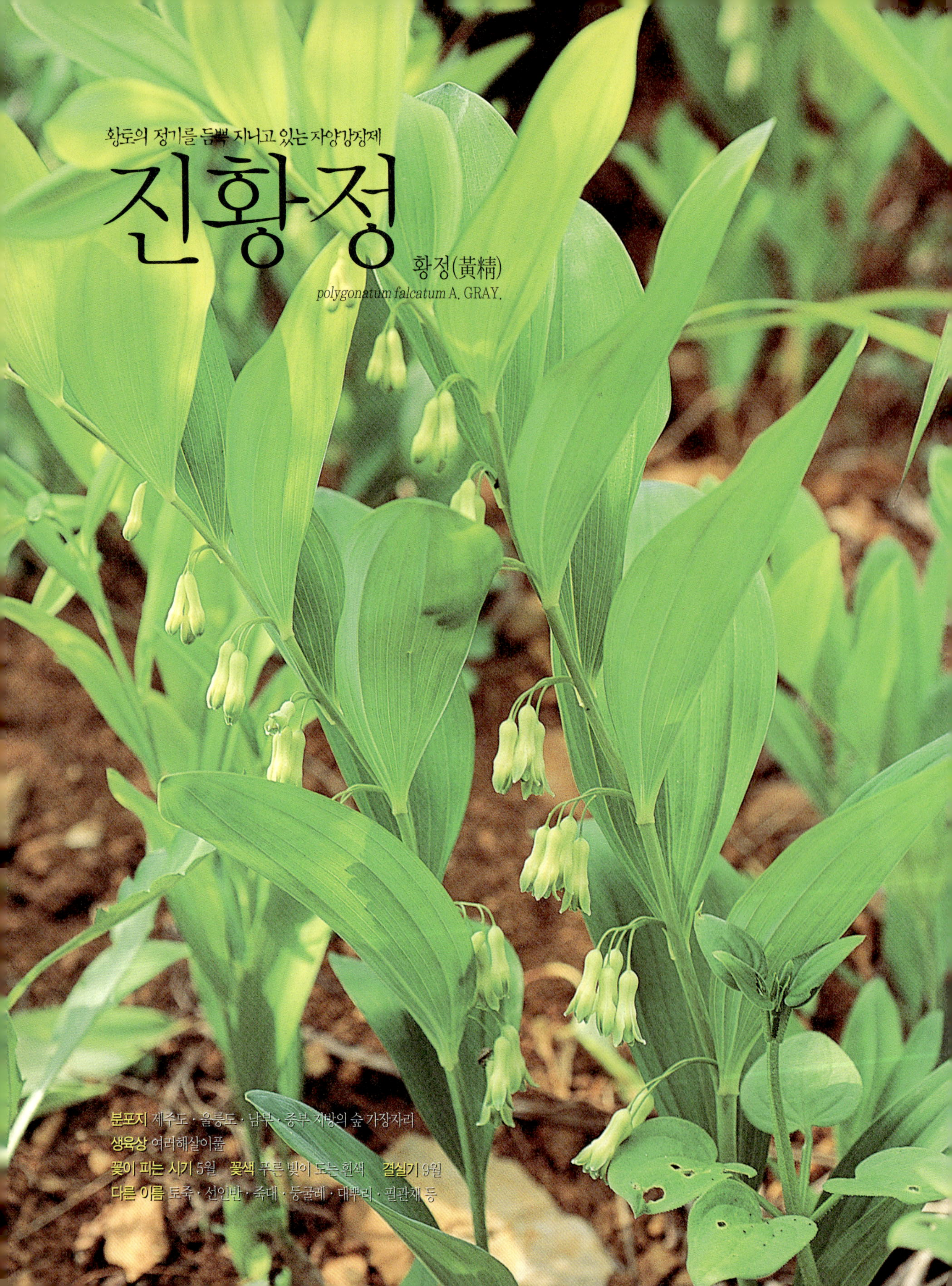

황토의 정기를 듬뿍 지니고 있는 자양강장제

진황정

황정(黃精)

polygonatum falcatum A. GRAY.

분포지 제주도 · 울릉도 · 남부 · 중부 지방의 숲 가장자리

생육상 여러해살이풀

꽃이 피는 시기 5월   꽃색 푸른 빛이 도는 흰색   결실기 9월

다른 이름 토죽 · 선인반 · 죽대 · 둥굴레 · 대뿌리 · 필관채 등

진황정은 만물을 육성하는 황토의 정기를 듬뿍 지니고 있는 약재라 하여 이름도 황정(黃精)이다. 또는 '태양초' 혹은 누런 영지라 해서 '황지'로 불리기도 한다.

이 뿌리에는 영양이 많아서 예로부터 신선들이 즐겨 먹던 양식으로 알려져 왔으며, 까닭에 '선인유량(仙人遺糧)'으로 불리기도 했다. 구황식품으로 널리 이용되어 왔기 때문에 일명 '구궁초(救窮草)'라고도 불렸으며, 또 사슴들이 즐겨 찾아 먹는 풀이라 하여 '녹죽(鹿竹)'이라고도 한다.

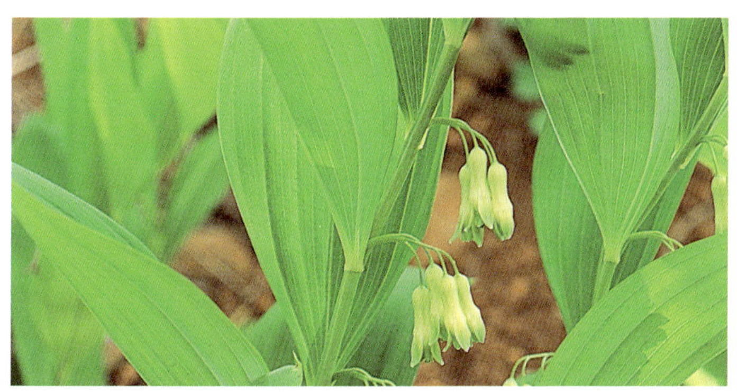

❀ 어디에서, 어떻게 자랄까?

전국의 산지 숲 가장자리에 자라는 백합과의 여러해살이풀이다.

높이는 50~80cm이고 뿌리줄기는 용둥굴레처럼 굵고 마디가 있으며 옆으로 뻗는다. 원줄기의 단면은 둥글며 끝이 옆으로 비스듬히 자란다. 잎은 어긋나게 달리고 2줄로 배열되며 피침형 또는 좁은 피침형이다. 길이는 8~13cm, 너비는 10~25mm로 밑부분이 좁아져 원줄기에 달리며 끝이 점차 좁아진다.

표면은 녹색, 뒷면은 분백색(粉白色)이며 맥 위에 돌기가 약간 있다. 5월에 푸른빛이 도는 흰색의 꽃 3~5개가 매달리며 피는데, 간혹 1개가 잎 겨드랑이에 달리기도 한다. 꽃은 산형(傘形) 또는 산방형(繖房形)으로 달리며, 길이는 2cm로 통형(筒形)이다. 9개의 수술은 수술대에 털이 없고, 꽃밥은 길이 3mm이며 수술대보다 짧다.

8~9월에 흑록색으로 열매가 익는데, 둥글고 밑으로 처진다.

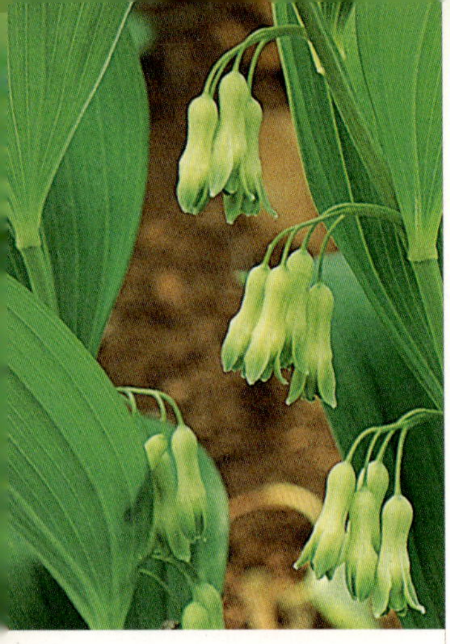

진황정은

뿌리·줄기·꽃·열매 모두
복용할 수 있지만, 황정을 약으로
쓸 때는 낚시둥굴레의 땅줄기를
꽃이 지고 난 가을에 캐서
증기에 쪄서 햇볕에 말린 것이다.
혹은 꿀물이나 술에 하룻밤
담갔다가 건져 시루에 찐 다음
쓴다. 말린 황정은 점액질이
있으며 단맛이 나고 냄새는 없다.
성질은 약간 따뜻하고 독이 없다.
스테로이드 물질, 사포닌,
강심 배당체 등을 함유하고 있다.

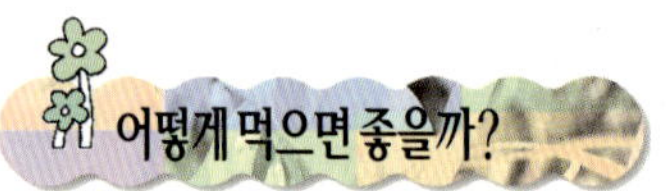

어떤 효과가 있을까?

혈압을 떨어뜨린다　간에 지방이 축적되는 것을 억제하며 아드레날린으로 높아진 혈당을 내린다고 알려져 있다.

머리를 검게 하며 오래 살게 한다　추위에 잘 견디게 하며 얼굴색을 좋게 한다고 하였다. 혈당과 혈압을 떨어뜨리고, 심장을 튼튼히 하며 지방간을 미리 막아 준다. 더불어 입맛을 찾아 주고 근육과 뼈를 튼튼히 하는 작용도 한다.

폐결핵에 특히 효과가 크다　실험에 의하면 황정 2,500g을 500g까지 농축시킨 엑기스를 1일 4회, 1회 10cc씩 장기 복용한 결과 폐결핵에 효과가 있었다 하며, 모르모트의 실험 결과에서도 현저한 효과가 인정되었다고 한다.

혈당 억제 작용이 있다　특히 아드레날린으로 인한 고혈당을 억제한다. 단, 복용할 때 처음에는 정상이었다가 점차 높아지고 그 다음에는 낮아진다. 진액을 생겨나게 하여 갈증을 멈추는데, 이는 황정 속의 탄수화물 때문이다.

지방간이나 심부전 환자를 다스린다　마취된 동물에 대한 혈압 강하 작용이 밝혀졌으며, 집토끼의 죽상 동맥경화를 방지한다는 실험도 발표된 바 있고, 간 세포의 지방 침윤을 방지하는 효과 및 강심 작용도 있는 것으로 알려져 있다.

어떻게 먹으면 좋을까?

발기가 잘 되지 않을 때는　하루에 황정 20g을 물 500cc에 끓여 반으로 줄면 하룻동안 여러 차례로 나누어 마시면 된다. 보정(補精)의 묘약이다.

몸이 바짝 여위고 근심이 지나치게 많으며 피부가 노화되고 정력이 현저히 저하된 때는　1일 12g을 물 300cc를 붓고 끓여 반으로 줄면 하룻동안 나누어 차처럼 마신다.

호흡기가 약할 때는　시루에 찐 황정을 잘게 썬 뒤 황정의 5배 가량 되는 물을 붓고 약한 불로 하루 종일 달인다. 찌꺼기는 걸러 내고 다시 걸쭉해질 때까지 졸여 조청처럼 되면 1일 3~4회에 걸쳐 4~8g씩 따뜻한 물로 복용하면 된다. 결핵이 있거나 심장, 또는 소화기가 약한 사람도 이런 방법으로 황정을 달여서 복용하면 치료 효과를 얻을 수 있다. 간단히 하루에 황정 20g을 달여 두고 차처럼 마셔도 심장이 튼튼해지는 효과를 얻을 수 있다.

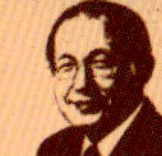
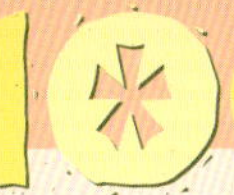
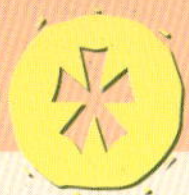

특효 비방 13 선인주

정력 쇠약에 효과가 좋다

준비할 약재는요…
황정, 창출, 구기자, 백엽, 천문동 각 같은 양

이상의 약재로 술을 빚는다. 황정은 진황정 뿌리줄기를 쪄서 말린 약재인데, 황정 한 가지만으로 술을 담가도 된다. 황홀한 호박색으로 맛까지 달착지근하다. 효과를 더 좋게 하려면 황정과 몇 가지 약재를 배합한 황정약술이 좋다. 황정약술은 황정 600g에 소주 1,800cc를 붓고 2~3개월 숙성시켜 마신다.

특효 비방 14 황정탕

만성병으로 기혈이 모두 허해진 데 효과가 좋다

준비할 약재는요…
황정 18g, 구기자 9g, 황기 9g, 당삼 9g, 생지황 15g

이상의 약재를 모두 함께 끓여 복용한다.

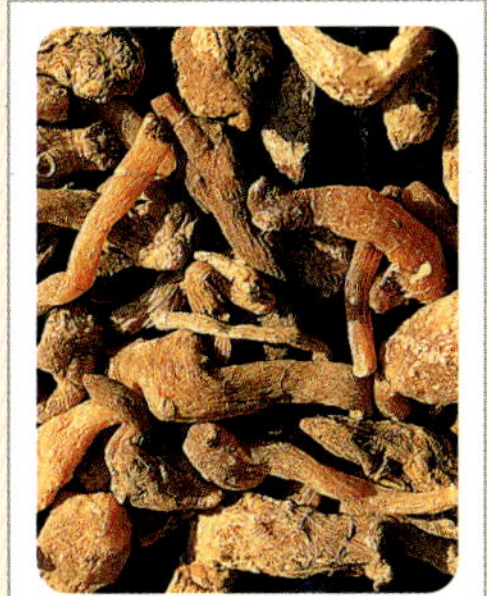

기력이 떨어지고 더불어 정력마저 시원찮아졌을 때는 구기자와 함께 먹어 볼 만하다. 황정과 구기자를 같은 양으로 넣고 가루내어 떡을 만든 뒤 햇볕에 말린다. 잘 마른 떡을 졸인 꿀로 반죽하여 0.3g 가량 되는 알약으로 만들어 두고 하루에 50알씩 따뜻한 물로 복용하면 된다. 번거로우면 1일 10g 가량씩 그대로 달여 마셔도 떨어진 기력을 되찾을 수 있다.

옛날옛적엔~ 십장생 중 사슴이 즐겨 먹는 불로초!

전해져 오는 이야기에 의하면 옥력이라는 신선은 황정을 먹고 338세에도 청년의 모습 그대로였다고 하며, 윤첩이라는 사람은 황정의 꽃을 먹고 수백 세 장수를 누렸다고 한다.

믿지 못할 얘기지만, 황정은 그만큼 강장 작용이 뛰어나다는 것을 알 수 있다. 비·위장 소화기 기능을 강화하고 정력을 보강하며 마른 기침을 다스린다. 낭습(음낭이 습하고 냉한 병증), 정루(정액이 저절로 흐르는 병증), 저오(정액량이 부족한 병증), 정청(정자가 희소한 병증), 음위(발기부전의 병증) 등에도 두루 효과가 있다. 또 뜻을 이루지 못해 안타까워 심신이 모두 허해진 때, 생각이 지나치거나 근심이 지나쳐 심신이 모두 약해진 때, 몸이 바짝 야위면서 오장이 모두 쇠약해진 때에도 좋다.

한무제(漢武帝) 때의 얘기다. 무제가 어느 고을을 지나갈 때, 밭일을 하는 한 노인의 등에서 광채가 나는 것을 보았다. '기인(奇人)이구나' 싶어, 그를 모셔다가 여쭤 보았다. 그랬더니 동안의 이 노인은 윤기나는 검은 머리칼을 날리며 희고 고른 치아를 벌리고 겸손히 말씀을 올렸다. "저에게는 어떤 비법도 없습니다. 수한(壽限)대로 그저 사는 것 뿐이오. 다만 젊음과 정력은 야산의 정기를 듬뿍 간직한 황정을 캐다가 떡을 만들어 먹은 덕인가 봅니다." 황정떡. 그것은 댓잎둥굴레 뿌리인 황정을 쪄서 껍질을 벗기고 말린 후 콩과 함께 곱게 가루내어 꿀로 반죽한 것이다. 사슴이 즐겨 찾아 먹는다는 황정, 그래서 비약으로 손꼽히는 황정은 기혈부족을 자음강장(滋陰强壯)시키는 효과가 있다.

생활 한방 정보

다른 이용법은?

● 황정의 잎과 줄기를 곱게 짓찧어 바르면 기미나 주근깨가 없어지면서 피부가 깨끗해진다. 말린 황정 5~10g에 물 600cc를 붓고 반으로 줄도록 끓인 다음 하룻동안 세 번에 걸쳐 나눠 마시기도 하면 더 나은 효과를 볼 수도 있다.

매서운 한파를 견디며 꿋꿋하게 살아가는 종양 치료제

인동

금은화(金銀花)

Lonicera japonica THUNB.

분포지 전국의 산야지 및 인가 주변

생육상 반상록성 관목

꽃이 피는 시기 6~7월 **꽃색** 노란색 · 흰색 **결실기** 10월

다른 이름 인동초 · 로웅수 · 로사등 · 좌전등 · 수양등 · 금은화 등

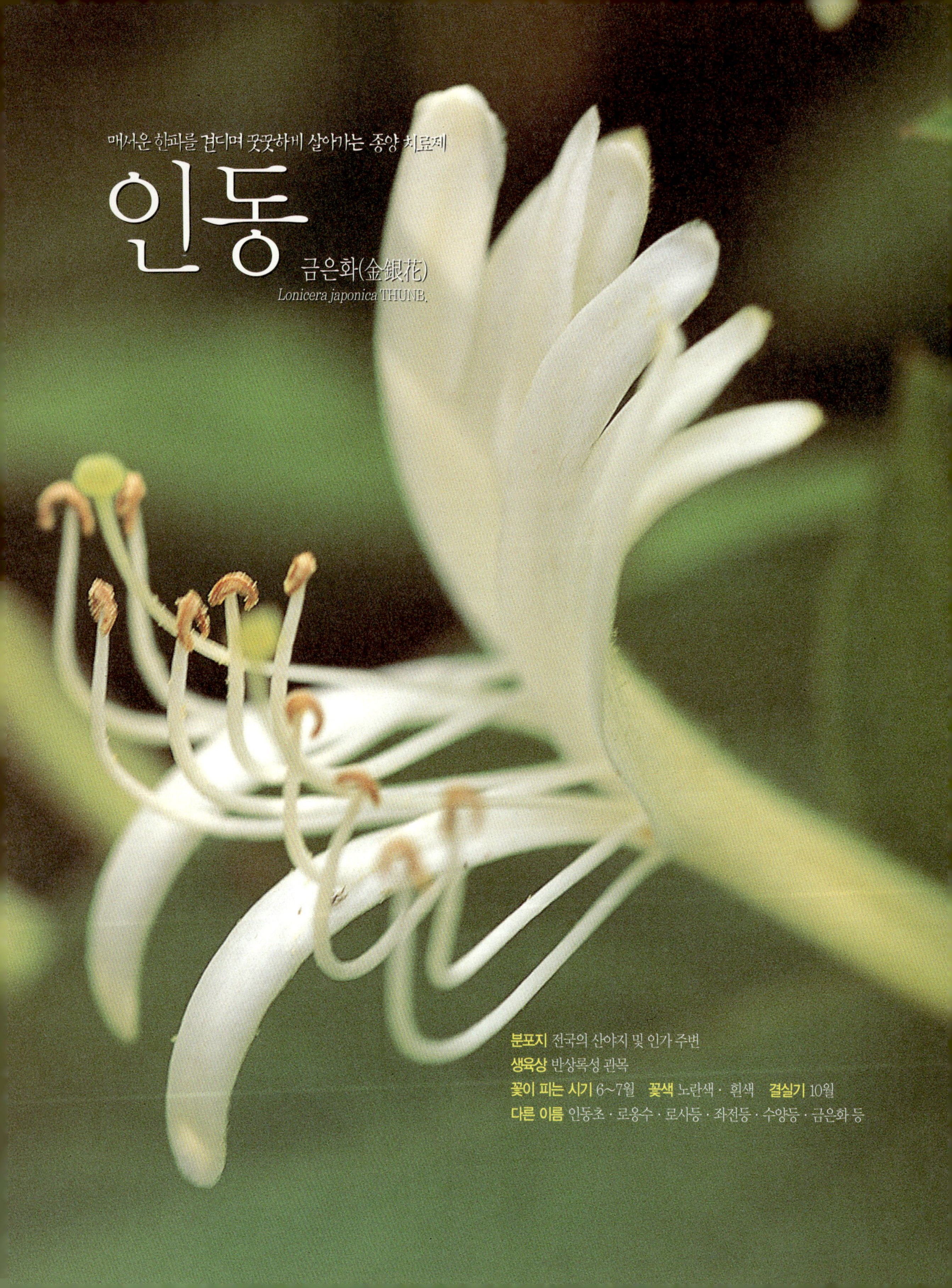

인동은 혹한의 겨울 추위에도 덩굴줄기가 마르지 않고 꿋꿋하게 살아가는 풀이다. 그래서 '월동(越冬)' 하는 이 덩굴식물을 우리 말로는 '겨우살이덩굴' 이라 하고, 한자로는 참을 '인' 자와 겨울 '동' 자를 써서 '인동' 이라고 한다.

금꽃과 은꽃이 함께 핀 것처럼 보이기 때문에 약으로 쓸 때는 '금은화' 라고 한다. 또는 금꽃과 은꽃이 쌍으로 폈다고 해서 '쌍화' 라 하거나 두 꽃이 보석처럼 함께 폈다 해서 '이보화' 라고 하며, 원앙처럼 사이 좋게 피어 있다고 해서 '원앙등' 이라 부르기도 한다.

🍀 어디에서, 어떻게 자랄까?

전국의 산과 들에 흔히 자라는 인동과의 반상록성 관목으로 덩굴식물이다. 길이는 3m 내외로 줄기는 오른쪽으로 감겨 올라가고, 어린 가지는 적갈색이다. 가지는 털이 있으며 속이 비어 있다. 잎은 길이가 3~8cm로 끝이 뾰족하고 밑부분은 둥글며, 잎자루는 길이 0.5cm로 털이 있다.

6~7월에 꽃이 피는데, 처음 필 때는 흰색이지만 시간이 지나면서 노란색으로 변한다. 꽃부리는 길이 3~4cm로 겉에 털이 있고 통부 안쪽에 굽은 털이 있으며 끝이 5개로 갈라진다. 그 중 1개가 깊게 갈라져 뒤로 말린다. 암술은 1개, 수술은 5개로 둘 다 위쪽으로 조금씩 굽는다.

10월에 진주알 같은 검은 열매가 달린다.

꽃의 겉에는 잔털이 많이 있으며 이 꽃을 따서 꿀을 빨면 단물이 많이 나올 정도로 꿀이 많으며 또한 향기도 많이 난다. 꽃의 통이 길고 좁기 때문에 꽃 속에 많은 꿀을 담고 있어야 벌과 나비가 자주 찾아와 꽃가루를 통해 번식할 수 있다.

우리 나라에는 털인동이 있고, 또한 같은 속이지만 약으로 쓰지 않는 원예용 잔털인동이 있으며 잔털인동의 꽃은 안쪽은 연한 붉은 자주색이고 바깥쪽은 붉은색이며 유난히 털이 많이 있다. 그리고 인동덩굴은 겨울에 잎이 모두 낙엽이 되지 않고 혹한을 견디며 잎이 흰 털로 두껍게 덮이고 불그스레한 색깔이 되어 눈 속에서도 겨울을 나기 때문에 겨울을 참고 견딘다 하여 '인동' 이라 한다는 얘기도 있다.

《만선식물자휘》에 따르면 조선에서는 인동초(忍冬草)·로옹수(老翁鬚)·로사등(鷺鶯藤)·좌전등(左纏藤)·수양등(水楊藤)·금은화(金銀花)·겨우살이덩굴이라고 하였다. 중국에서는 인동초·금은화 등이라 하였다.

《성경통지》에는 금은화는 꽃이 흰색과 노란색의 2가지 색으로, 줄기마다에 반드시 쌍을 이루고 피어 일명 '인동' 이라 하였다고 쓰여 있다.

조선과 만주의 산과 들에 흔히 자란다고 하였으며, 조선에서는 그 줄기와 잎을 그늘에서 말려 차의 대용으로 쓴다고 하였다.

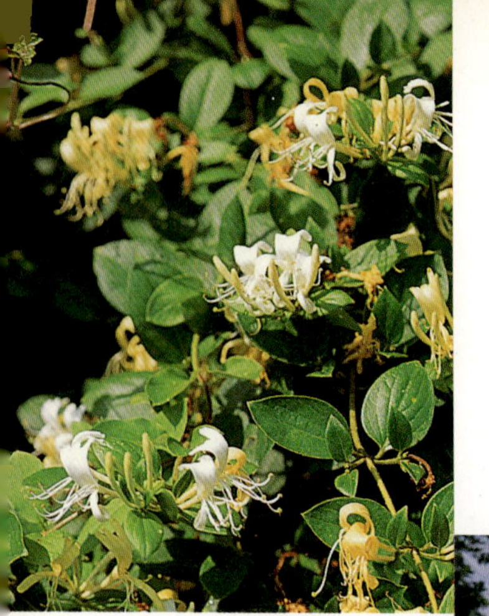

인동의 꽃은 맛이 달고 성질은 약간 차고 독이 없으며 향기가 좋다. 이노시톨, 루테올린, 타닌 등을 함유하고 있다.
덩굴의 맛은 달고 성질은 차며(혹은 따뜻하다고도 한다), 독은 없다. 로니세린 등을 함유하고 있다.
열매는 '은화자' 라고 하는데, 맛이 쓰고 떫으며 성질은 서늘하다.

주의하세요

열이 없는 경우, 땀이 많은 경우, 허하면서 냉해서 설사하는 경우에는 쓸 수 없다.

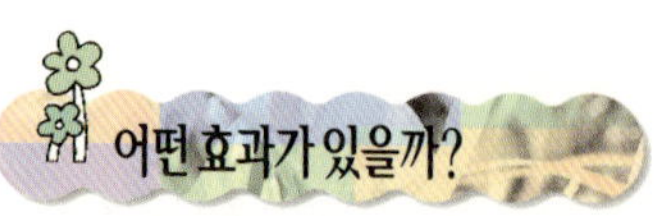

어떤 효과가 있을까?

항균 작용을 한다 시험관 내에서 황색포도상구균·용혈성 연쇄상구균·적리균·장티푸스균·뇌척수막염쌍구균·폐렴쌍구균 등에 대하여 억제 작용이 있다. 필자는 실험을 통하여 금은화 전탕액의 숙성도에 따라 억균 작용에 차이가 있음을 밝힌 바 있다. 따라서 각종 종기·농양 등으로 발적·종창·열감·통증 등이 있을 때 효과가 있다.

인플루엔자 바이러스를 억제한다 감기나 감염성 질환의 초기에 발열·오한·두통·인후통 등에 쓰인다.

수렴 작용을 한다 타닌 성분에 의한 작용으로 급성 장염을 치료한다. 특히 세균성 이질·습열성 설사·출혈성 설사 등에 쓰인다.

결핵균을 억제한다 에틸 알코올 추출액은 10만 분의 1의 농도에서 결핵균을 억제한다. 금은화 한 가지만으로도 쥐를 이용해 실험해 보면 결핵에 대한 치료 효과가 있다.

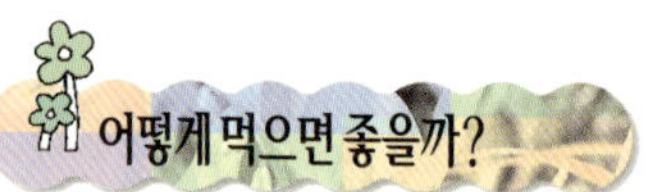

어떻게 먹으면 좋을까?

여름철 나른함에는 금은화차를 마신다. 피로 회복에 좋으며, 신경통·여드름·요도염 등의 증세를 개선하는 데에도 좋다.

소갈증일 때는 인동초의 뿌리·줄기·꽃·잎 등 어떤 것이든 썰어서 술에 담갔다가 쌀겨로 피운 불에 묻어서 하룻밤 동안 구워낸 다음 햇볕에 말린다. 감초를 조금 넣고 찧어서 가루내어 인동초를 담갔던 술을 넣고 쑨 풀에 반죽하여 0.3g 크기의 알약을 만들어 한 번에 100알씩 술이나 미음으로 먹는다고 했다. 이 약은 소갈증의 후유증인 '옹저' 를 예방할 뿐 아니라, 소갈증에 의한 갈증에도 좋다고 했다. 따라서 소갈증을 치료하는 데 인동초를 물에 달여 차처럼 늘 먹으면 좋다고 했다. 《동의보감》의 처방이다.

종기의 고름이 잘 나오게 하려면 황기 12g, 인동초 12g, 당귀 8g, 감초 4g을 1첩 양으로 하여 소주와 물을 섞은 것으로 달여 마신다. 이 처방은 효과가 얼마나 신효한지, 그 이름을 '신효탁리산' 이라고 한다.

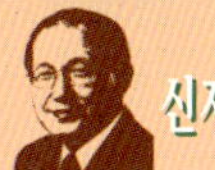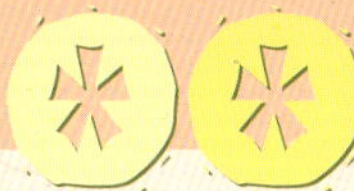

특효 비방 15 소독성신탕

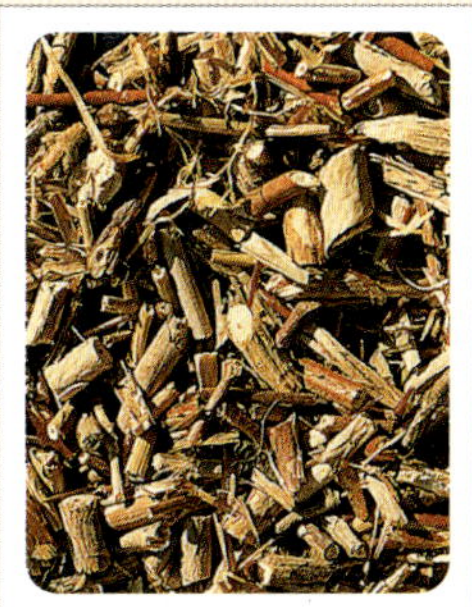

종기·종양을 다스린다

준비할 약재는요…
금은화 160g, 천화분 20g, 당귀 8g, 생감초 8g

분량의 약재를 물로 달여 복용한다.

특효 비방 16 은교산

초기 감기를 다스린다

준비할 약재는요…
금은화 12g, 연교 9g, 형개 9g, 담두시 9g, 우방자 9g, 죽엽 9g, 길경 6g, 노근 18g, 감초 3g, 박하 3g

박하를 제외한 약재를 물로 달인 다음 줄면 박하를 넣고 한두 번 끓인 후 짜서 찌꺼기를 버리고 약물만 취하여 복용한다. 감기 초기에 열이 나고 오한, 두통, 인후통이 있으며 바람기를 싫어하는 증세도 가볍게 있을 때 쓰는 처방이다. 물론 감염성 질환으로 이와 같은 증세가 있을 때도 효과가 있다.

치질에는 인동의 꽃 40g과 감초 40g을 가루로 만들어 물로 반죽해서 알약을 만들어 8g씩 저녁 식사 전에 따뜻한 물로 먹는다.

종기를 치료하는 데는 인동 생잎 한 줌(100g)을 사기그릇에 담고 잘 짓찧은 후 술을 조금 넣고 개어 종기의 가운데는 내놓고 종기의 둘레에 고루 바른다. 그리고 짓찧은 인동 생잎 200g과 감초 생것 40g을 썰어 사기그릇에 함께 담고 물 600cc를 부어서 중불에서 절반이 되게 달인 다음 소주 300cc를 붓고 다시 서너 번 끓어오르게 달여서 세 번에 나누어 먹는다.

다른 이용법은?

- 요통·관절통에 인동의 잎줄기를 끓인 물로 목욕한다. 여성의 피부 미용이나 냉증에도 좋다.

- 치질에는 이 약물로 좌욕을 한다.

옛날옛적엔~ 혹독한 추위와 매서운 눈보라 속에서도 생명력을 갖고…

겨우살이는 겨울에도 마르지 않는 식물이다. 그래서 혹독한 추위와 눈으로 고생하는 숲의 정령들의 피난처라고 한다. 그래서 그런지 북유럽에서는, 크리스마스에 겨우살이가 붙은 나무 밑에서 누군가를 만나면 키스해도 좋다는 풍습이 있다고 한다. 어떤 상대든, 싫어하는지 어떤지 잘 모르는 상대라도 이 나무 아래서 하는 키스는 실례가 안 된다고 한다. 또 크리스마스 파티장 문간에 걸어 놓고 그 아래로 지나가면 행운이 온다고 믿었다고 한다. 땅에 닿지 않게 하거나 적어도 자기 발보다 낮은 곳에 두지 않으면 행복과 안전을 가져다준다는 것이다. 또 천둥 번개 때문에 생긴 식물로 여겨서 벼락을 피하는 효력이 있다거나 화마에서 보호한다고 믿었으며, 마귀를 물리친다고 해서 전쟁에 나갈 때는 부적으로 몸에 지녔다고 한다.

겨우살이덩굴도 이런 마력을 지니고 있다. 사람의 몸 안에는 '오시'라는 게 있는데, 경신(庚申) 날에는 인체에서 밖으로 빠져나가 하늘에 올라 인명을 지배하는 신에게 그 사람의 과실에 대해 일러바친다고 한다. 이걸 들은 신은 그 사람의 죄가 많으면 그의 수명에서 기(記 ; 300일)를 뺏고, 죄가 적으면 산(算 ; 3일)을 뺏는다고 한다. 그래서 오시의 고자질로 수명을 뺏기지 않으려면 겨우살이덩굴을 먹으라고 한다. 겨우살이덩굴을 '통령초(通靈草)'라 부르는 게 참 일리가 있는 것 같다.

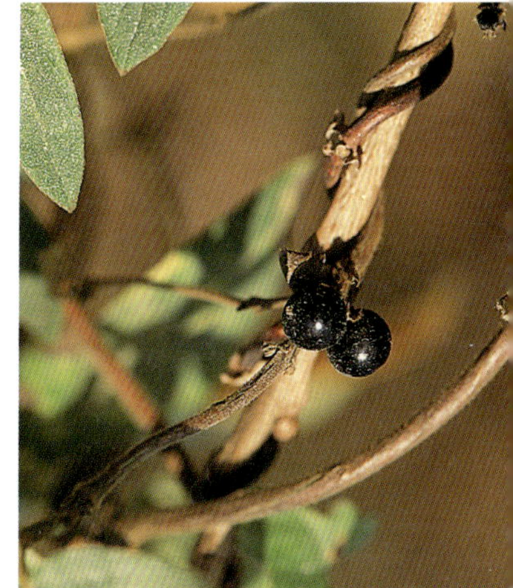

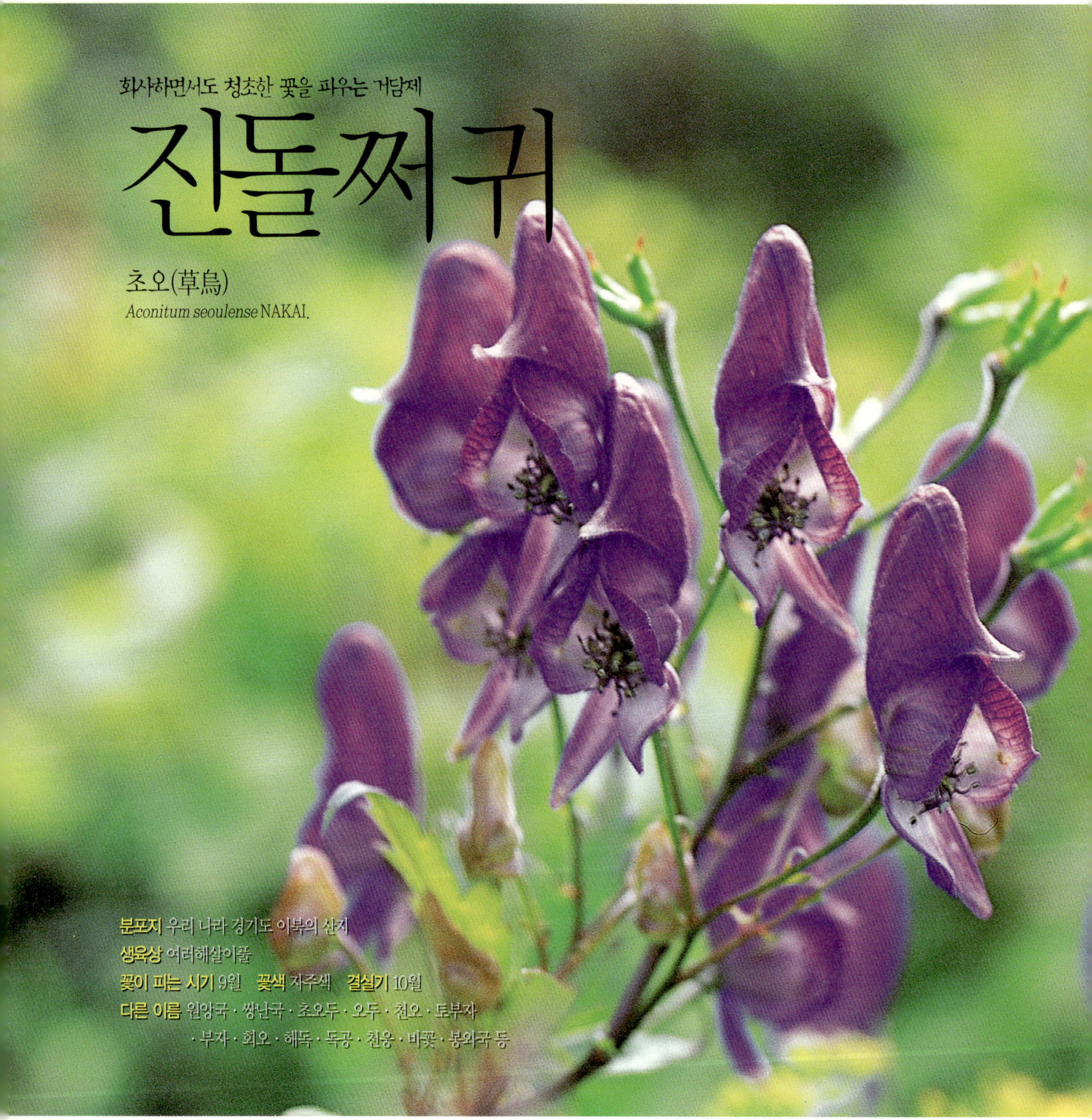

화사하면서도 청초한 꽃을 피우는 거담제

진돌쩌귀

초오(草烏)
Aconitum seoulense NAKAI.

분포지 우리 나라 경기도 이북의 산지
생육상 여러해살이풀
꽃이 피는 시기 9월 **꽃색** 자주색 **결실기** 10월
다른 이름 원앙국 · 쌍난국 · 초오두 · 오두 · 천오 · 토부자
· 부자 · 회오 · 해독 · 독공 · 천웅 · 비꽃 · 봉와국 등

진돌쩌귀는 잎이 갈라진 손바닥 모양의 뿌리가 아래로 갈수록 점차 가늘어져 끝은 첨형을 이루고 있는데, 그 생김새가 돌쩌귀와 비슷하다. 가을에 투구 모양의 자줏빛을 띤 푸른 꽃이 피는데, 국화가 필 무렵에 꽃이 피면서 그 모양도 닮았기 때문에 원앙 국화, 또는 난새 국화라는 뜻으로 '원앙국' 또는 '쌍란국' 이라 부르며, 혹은 승려의 짚신 국화라는 뜻으로 '승혜국' 이라고도 한다.

오두(천오두)의 길이는 1.5~3cm, 직경은 1.5~2cm 정도이며 초오(초오두)의 길이는 3~7cm, 직경은 1~3cm 정도가 된다. 바곳에서 곁뿌리가 붙지 않고 모근인 오두만 크게 자란 것을 '천웅' 이라 한다. 바곳의 곁뿌리 가운데 바구니에서 새어 빠질 정도로 아주 작은 뿌리를 '누람자' 라 하고 그보다 조금 큰 것을 '측자', 그것보다 더 큰 것을 '부자' 라 한다.

🌸 어디에서, 어떻게 자랄까?

우리 나라 경기도 이북의 산지에 자생하는 미나리아재비과의 여러해살이풀이다. 높이는 1m 안팎이며, 옆으로 비스듬히 자란다. 9월에 자주색의 꽃이 피는데, 총상화서는 원줄기 끝에 달리고 꽃자루[小花梗]와 더불어 퍼진 잔털이 빽빽히 난다. 꽃받침은 5개로 꽃잎같이 보이며 뒤쪽의 꽃받침잎은 고깔 같으며 이마쪽이 뾰족하게 나와 있다.

옆의 꽃받침잎은 둥글고 밑의 꽃받침잎은 긴 타원형이며, 앞으로 비스듬히 퍼진다. 2개의 꽃잎은 길어져서 고깔 같은 꽃받침잎 속에 들어 있고 수술은 많으며, 수술대는 밑부분이 날개처럼 퍼진다.

씨방은 3개로 끝부분의 암술대가 뒤로 젖혀져서 끝까지 남아 있으며 털이 있다. 10월에 열매가 익으면 벌어져 씨가 나온다.

우리 나라에 같은 속으로 '줄바꽃' , '흰진범', '진범', '키다리바꽃', '젓가락나물' , '지리바꽃' , '왕바꽃' , '흰왕바꽃' , '투구꽃' , '백부자' , '각시투구꽃' , '한라돌쩌귀' , '참줄바꽃' , '싹눈바꽃' , '개싹눈바꽃' , '이삭바꽃' , '세뿔투구꽃' , '진돌쩌귀' , '노랑투구꽃' , '세잎돌쩌귀' , '그늘돌쩌귀' , '선투구꽃' , '가는돌쩌귀' , '가는줄돌쩌귀' 등이 자생하며 모두 맹독성 식물이다.

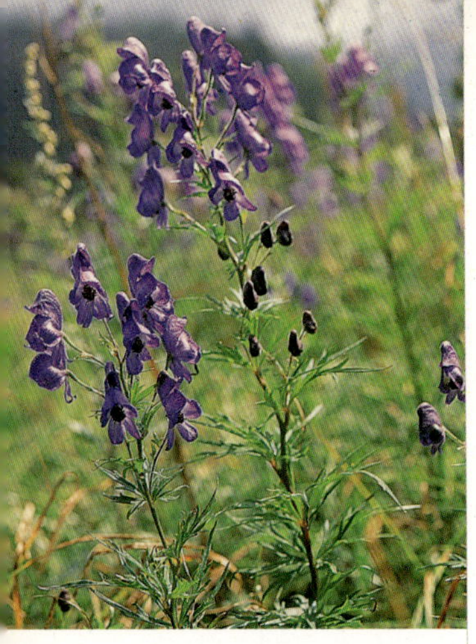

진돌쩌귀는

가을에 줄기와 잎이 마른 때
채취하여 덩이뿌리만을 말려서
약으로 쓴다. 맛은 쓰고 달며
성질은 뜨거우며 독이 있다.
생식하면 인후가 마비되므로
아기 소변에 담갔다가 쓰거나
검은콩과 함께 끓여 익혀서 쓴다.
부자에는 아코니틴이나 애치신
같은 독이 들어 있다.

● 초오는 서툴게 조제할 경우
부작용으로 사망할 수도 있다.
독성이 아주 강하기 때문에 각
별히 조심해야 한다.

● 맥박이 빠르거나 굳은 대변
을 보는 사람, 열이 높거나 심
장 또는 간장 질환이 있는 사
람, 임신부는 절대 복용하지 말
아야 한다.

● 초오에 중독되었을 때는 엿
또는 검은콩을 삶은 물을 차게
해서 마신다.

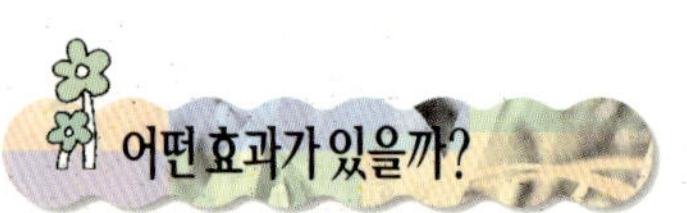

풍기와 습기를 제거한다 풍 · 한 · 습의 손상으로 저림증이 있을 때, 반신불수
나 역절풍 등으로 통증과 경련, 마비 등이 있을 때 응용된다.

냉기를 없앤다 냉기에 의한 한성 두통 · 한산(寒疝) 등을 다스린다.

설사를 멎게 하며, 심장을 튼튼하게 한다 신경통이나 정력 부족 · 태음병 · 소음
병 · 궐음병 등의 위급한 질환에 부자를 쓰면 만족할 만한 효과를 볼 수 있다.

어떻게 먹으면 좋을까?

중풍 · 반신불수에는 초오 생것과 오령지를 각각 같은 양씩 배합해서 가루내어
물로 반죽해서 4g 크기의 알약을 만들어 1알을 6등분하여 박하로 담은 술에 갈
아 마신다. 증세가 심하면 1알을 2등분한다. 《본사방》에는 이 처방을 '흑신환'
이라고 했다.

만성 두풍에는 초오두 생것 0.375g, 적소두 35알, 사향 소량을 함께 가루내어
1.875g씩을 박하탕을 차게 식힌 것으로 복용한다. 이때 이 가루를 코에 조금씩
불어 넣어주는 것을 겸하면 더 효과가 있다고 《지남방》에 소개되어 있다.

정력 증진에는 손 · 발이 차고 아랫배에 찬 기운이 도는 여성, 또는 고환 밑에
축축하게 땀이 배며 정력이 쇠퇴해 가는 남성들은 부자, 인삼, 백출, 계지, 모려
등의 약재와 돼지족을 함께 달여서 복용
하면 좋다. 물론 이때 부자는 품질 좋은
것을 잘 다듬어 사용해야 한다. 부자
20g, 인삼 20g, 백출 20g, 계지 20g, 모
려 20g에 돼지족 한 개를 넣고 끓여 짠
다음 식힌다. 이것이 묵처럼 엉기면 냉장
고나 서늘한 곳에 두었다가 미지근한 물
에 1작은술(5g)씩 타서 1주일 가량 나누어
공복에 복용한다. 그러나 독성이 아주 강
하기 때문에 각별히 조심해서 복용한다.

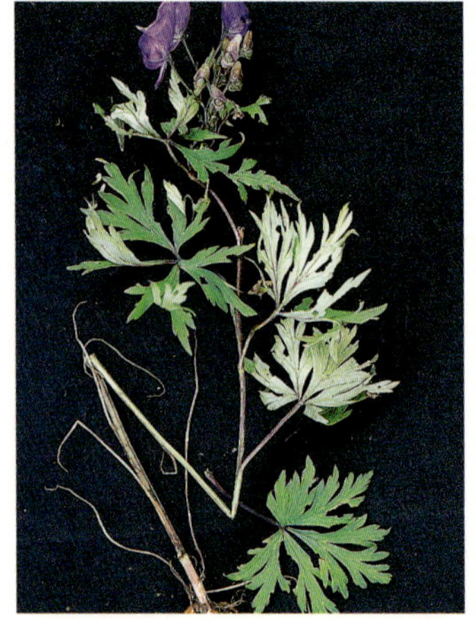

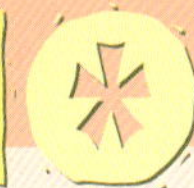
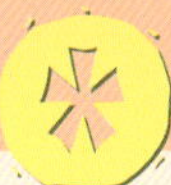

특효 비방 17 오두전

한산을 다스린다

준비할 약재는요…
오두(큰 것을 볶아 껍질을 벗긴 것) 5개

물로 끓여 찌꺼기를 버리고 꿀 2되(3,600g)에 달여 물기가 마르면 1되(1,800cc)를 취하여 1일 1회 복용하되 건강한 사람은 7홉(1,260cc)을, 허약한 사람은 5홉(900cc)을 복용한다. 한산(寒疝; 내장이 허하고 냉한데 외부적으로 풍기나 한기에 의해 생긴 극심한 복통으로 배꼽 주위 복부가 아프고 오한이 심하며 음식을 먹으려 하지 않고 발작하면 식은땀이 나며 손·발이 차고 맥은 가라앉아 긴장되어 있는 것을 다스린다. 복용에 주의한다.

특효 비방 18 오두탕

통풍(역절풍)에 효과가 좋다

준비할 약재는요…
천오두 5개, 마황 90g, 작약 90g, 황기 90g, 자감초 90g

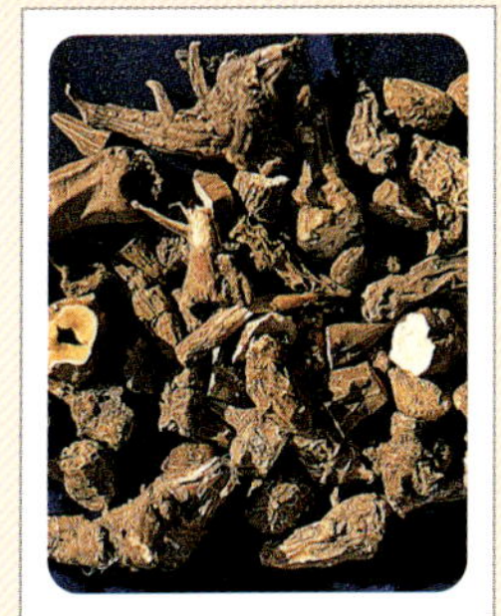

오두를 거칠게 가루내어 꿀 2되(3,600g)로 달여 1되(1,800g)로 줄면 오두를 걸러낸다. 나머지 약재를 거칠게 가루내어 물로 끓인 후 찌꺼기를 제거하고 꿀에 넣어 다시 달여 2회에 나누어 복용한다. 한기와 습기에 의해 야기된 역절풍을 다스리는 처방인데, 역절풍은 숨이 가쁘고 저절로 땀이 나며 뼈마디가 울퉁불퉁 부으면서 벌겋게 붓고 아프며 굴신을 못하는데, 밤이 되면 심해진다. 복용에 주의한다.

심장에 통증이 있을 때는 '용부탕'이나 '계부탕'을 먹는다. 용부탕 한 첩에는 부자 10g, 녹용 10g, 생강 7쪽이 들어간다. 하루 두 첩씩 식후에 차게 복용하면 된다. 계부탕 한 첩에는 계지(계수나무껍질) 12g, 생강 세 쪽, 대추 두 알이 들어간다. 심장의 통증을 가라앉히는 작용이 뛰어나다. 단, 한의사의 지시에 따른다.

옛날옛적엔~ 약이 항상 질병 치료제로 쓰이지만은 않아…

그리스 신화에도 초오의 독성을 짐작할 수 있는 이야기가 나온다.

여신 아테나의 빼어난 베짜기 기술에 도전했던 아라크네라는 아가씨가 있었는데, 결국 아테나의 노여움을 사게 되었다고 한다. 그녀는 아테나가 뿌린 초오즙을 맞고 머리카락, 코, 귀 등이 빠져 버리면서 몸이 오그라들다가 거미가 된 채 살에 동동 매달리게 되었다고 한다.

이야기에 지나지 않는다고 해도 초오의 즙이 이목구비를 뭉그러뜨릴 정도로 아주 독하다는 사실을 잘 알 수 있다. 어떤 민족은 사냥이나 전쟁을 할 때 화살에 초오를 발라 독화살로 사용하기도 했다. 한방에서는 이 초오의 즙을 '사망(射罔)'이라고 부른다.

옛날에는 독성이 강한 초오를 북어와 함께 삶아 독을 빼고 신경통이나 중풍에 약으로 복용하거나 짓이겨서 관절염이 있는 부위에 붙이기도 했는데 지금 생각하면 정말 위험한 치료 방법이 아닐 수 없다. 그리고 더러 남편에게 소박을 맞았거나 매운 시집살이를 견디지 못한, 한이 많은 아낙네들은 오두를 먹고 자살하기도 했다. 이처럼 오두는 병을 치료하는 약이기도 하지만 생명을 앗아갈 정도로 독성이 강한 약물이기도 하기 때문에 복용에 주의해야 하는 것이다.

생활 한방 정보

'부자'의 독성을 해독하려면 …

● 부자를 먹고 중독됐을 때는 위를 세척하고 몸을 따뜻하게 한 뒤 생강 120g과 감초 15g을 함께 끓여 마시거나 녹두를 90~120g 가량을 진하게 끓인 다음 복용하면 어느 정도 해독 효과를 볼 수 있다.

● 초오를 찬물에 담가 매일 2~3차례 물을 갈아주어 아린 맛이 가시게 한 후 초오 100g, 감초 5g, 검은콩 10g의 비율로 섞고 함께 끓여 초오의 속에 흰색이 없어지면 감초와 검은콩을 버리고 6일 정도 말려 약으로 쓴다.

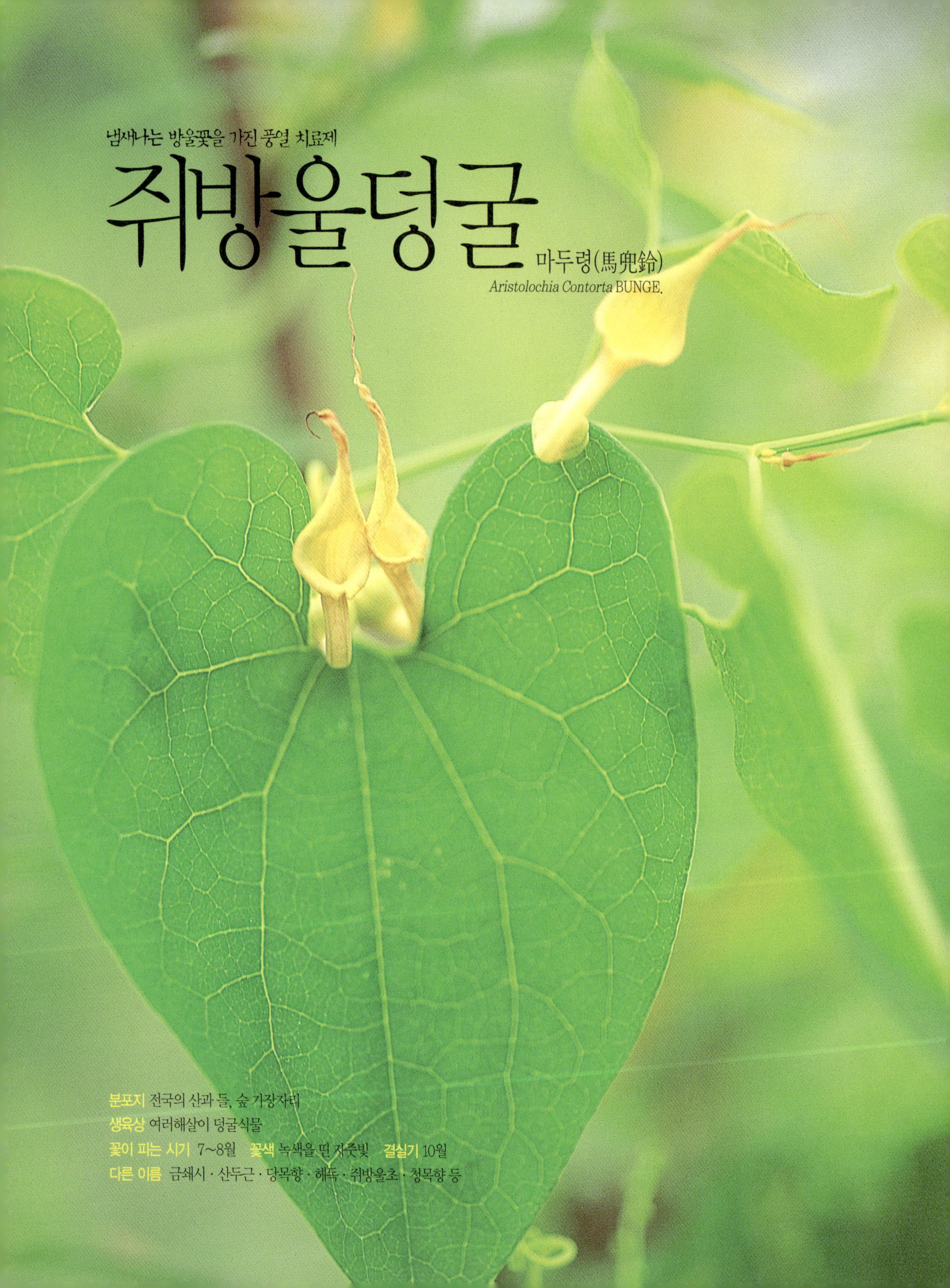

냄새나는 방울꽃을 가진 풍열 치료제

쥐방울덩굴

마두령(馬兜鈴)

Aristolochia Contorta BUNGE.

분포지 전국의 산과 들, 숲 가장자리
생육상 여러해살이 덩굴식물
꽃이 피는 시기 7~8월   **꽃색** 녹색을 띤 자줏빛   **결실기** 10월
다른 이름 금쇄시 · 산두근 · 당목향 · 해독 · 쥐방울초 · 청목향 등

쥐방울덩굴의 잎은 분을 바른 듯 희면서 세모진 심장 모양인데 고약한 냄새가 난다. 그래서 '냄새나는 방울꽃' 이라는 뜻으로 '취령당' 이라고 부른다. 녹색을 띤 자줏빛 통꽃이 잎의 아귀에서 아래쪽은 둥글고 위로 가면서 점점 넓어지는 대롱 모양으로 피는데, 중간이 공 모양으로 부풀어 있다. 꼬투리가 마치 쥐방울 같아서 '쥐방울덩굴' 이라 하며, 혹은 말방울 같다 해서 '마두령' 이라고 한다.

✿ 어디에서, 어떻게 자랄까?

전국의 산과 들 또는 숲 가장자리에서 자라는 쥐방울과의 여러해살이 덩굴식물로 유독성 식물이다.

전체에 털이 없고 길이는 2~3m 정도 뻗으며, 7~8월에 녹색을 띤 자줏빛의 꽃이 핀다. 잎겨드랑이에서 꽃자루가 1개씩 나오고 꽃자루[小花梗]는 길이가 1~4cm이다.

꽃받침은 통(筒)같이 생겼는데, 밑부분이 둥글게 커지며 안쪽에 긴 털이 있고 윗부분이 좁아졌다가 나팔처럼 벌어진다. 한쪽 열편(裂片)이 길게 뾰족해지고 그 속에서 6개의 암술대가 합쳐져서 1개처럼 된다. 6개의 수술과 씨방은 아래쪽으로 가늘고 길며 꽃자루와 연속된다.

10월에 삭과(蒴果)가 익어 지름 3cm 정도로 둥글며, 밑부분에서 6개로 갈라진다. 그리고 6개로 갈라진 꽃자루의 가는 실에 매달려서 낙하산 모양이 된다.

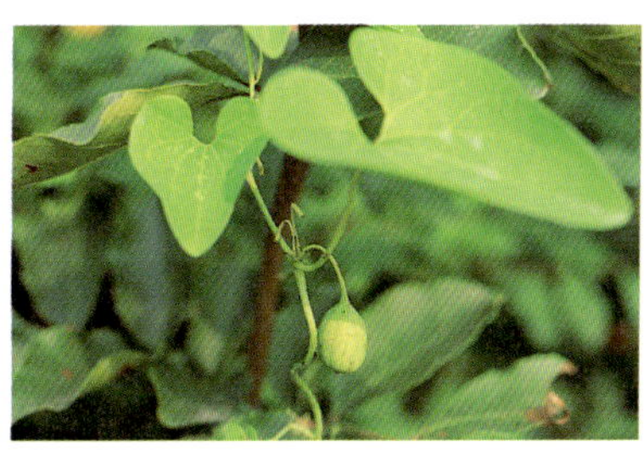

우리 나라 심산 지역의 산골짜기 및 숲 가장자리에 자라는 같은 속의 식물로 '등칡' 이 있다. 덩굴성 식물로 줄기의 잎이 칡과 닮은 데서 나온 이름일 뿐, 칡과는 전혀 다른 식물이다.

근래에 이 식물을 칡과 혼동하여 같은 식물로 보는 경우가 간혹 있으나 이것은 위험천만한 일이다. 등칡은 유독성 식물이므로 전혀 먹을 수 없는 식물이다.

《성경통지》에는 조선에서 마두령(馬兜鈴)·금쇄시(金鎖匙)·산두근(山豆根)·당목향(唐木香)·해독(解毒)·쥐방울초라 하며, 금쇄시·산두근·당목향·해독은 이 식물의 뿌리를 가리키는 이름이라고 하였다. 중국에서는 마두령·금쇄시·산두근·청목향(靑木香)이라 하고, 마두령은 청목향의 뿌리를 뜻한다고 하였다.

조선과 만주 각지의 산과 들에 고루 자라는 여러해살이 전녹초본(纏綠草本)이라고 하였다.

줄기와 잎에 일종의 악취가 있다 하였으며 잎겨드랑이에 생기는 통상화(筒狀花)는 그 모양이 혹과 같아 고로 마두령이란 이름이 있다 하였다. 또 같은 속에 쥐방울초라 부르는 것도 역시 이것 때문이라고 하였다.

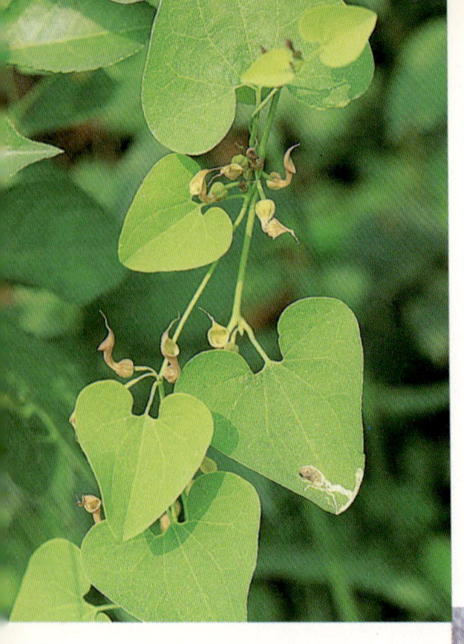

쥐방울덩굴

열매의 껍질과 피막을 제거하고 씨를 채취하여 프라이팬에서 살짝 볶아 약용한다. 맛은 역겨울 정도로 강한 쓴맛이며, 성질은 차고 독은 없다. 에칼리다리스톨로신과 휘발성 정유를 함유하고 있다.

줄기의 맛은 쓰며, 성질은 따뜻하다. 뿌리는 가을에 캐어 약용하는데 맛은 맵고 쓰며, 성질은 차며 독은 없다. 마그노플로린을 함유한다.

● 이 약을 먹고 메스꺼움과 구토가 있으면 쓴맛에 의한 것이므로 꿀물에 담갔다가 프라이팬에서 구워 약용하면 증세가 가라앉는다.

● 다량을 복용하면 소화기와 비뇨기를 자극하여 구토, 설사 등을 일으킬 수 있다.

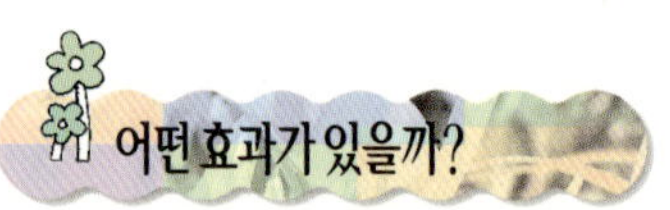

어떤 효과가 있을까?

폐의 열기를 떨어뜨리고, 기를 소통시킨다 풍기와 열기의 손상으로 기침할 때, 급성 및 만성 기관지염·폐렴·천식·급성 인후염으로 목소리가 쉰 데, 가래가 많이 생기나 객담이 쉽지 않을 때, 호흡곤란으로 누워 있기도 어렵고 앉아 있기도 어려운 경우, 혹은 백일해 등을 다스린다.

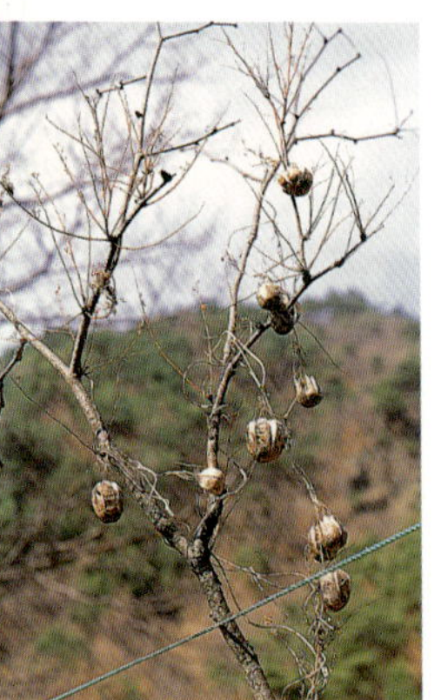

폐기가 울체한 것을 풀어준다 기침과 가래와 천식을 편케 해주며, 비위의 기체를 풀어주어 소화를 촉진하고 위액 분비를 순조롭게 해주며, 대장에 기가 폐색한 것을 풀어주어 장내에 발효하는 기체를 배출시키며, 방광의 기가 조화롭지 못한 것을 풀어주어 소변이 불리한 것을 원활케 하며, 간기가 울체한 것을 풀어주어 하복부 통증이나 월경불순 등을 다스린다.

줄기는 기를 소통시키고 혈액순환을 원활하게 하며, 소변을 순조롭게 한다 특히 임신중 부종에 유효하다. 류머티즘 통증·위통·하복부 산통·산후 복통 등에 응용된다.

뿌리인 '청목향'은 기의 응체를 소통시킨다 성질이 승·강을 마음대로 할 수 있어서 만일 독기에 감수하여 흉격이 불쾌할 때 이를 사용하면 위로 토하게 하여 편안케 하며, 만일 풍기와 습기에 감수하여 음기가 위로 치솟을 때 이를 사용하면 아래로 끌어내려 편안케 할 정도로 승·강을 자유자재로 구사하는 약효를 갖고 있다.

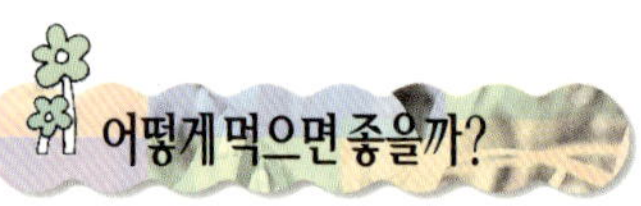

어떻게 먹으면 좋을까?

기침·천식에는 껍질을 제거한 마두령 75g을 우유에 담갔다가 뭉근한 불로 볶고 구운 감초 37.5g과 함께 가루내어 1회 4g을 물 200cc로 끓여 150cc 정도로 줄면 따끈하게 복용한다. 이때 약가루를 타액으로 녹여 먹어도 좋다.

심장 통증에는 마두령 열매 1개를 잿가루로 만들어 조금씩 여러 차례로 나누어 따끈하게 데운 청주로 복용한다.

고혈압에는 마두령 8~15g을 물 500cc로 끓여 반으로 줄면 1일 3회, 식후에

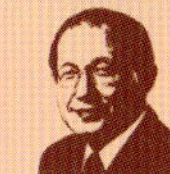
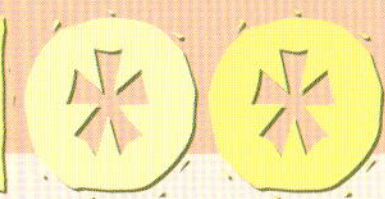

특효 비방 19 천선등산

임신중 부종, 혹은 부종으로 숨이 차고 손에서 진물이 나는 것을 다스린다

준비할 약재는요…

천선등(볶은 것) 9g, 당귀신 9g, 오약 9g, 향부자(볶은 것) 6g, 자소엽 6g, 모과 6g, 대복피 6g, 진피 5g, 자감초 3g

분량의 약재들을 물 500cc를 붓고 끓여서 반으로 줄면 하룻동안 여러 차례로 나누어 조금씩 마신다.

특효 비방 20 마두령산

임신중의 해수, 천식을 다스린다

준비할 약재는요…

마두령 18.75g, 길경 18.75g, 인삼 18.75g, 감초 18.75g, 패모 18.75g, 진피 37.5g, 대복피 37.5g, 상백피 37.5g, 소엽 37.5g, 오미자 9.3g

분량대로 준비한 약재를 모두 섞은 다음 거칠게 가루내어 매회 15g에 생강 3쪽을 넣어 물 500cc로 끓여 반으로 줄면 하룻동안 여러 차례로 나누어 따뜻하게 먹는다. 단, 한의사의 지시에 따른다.

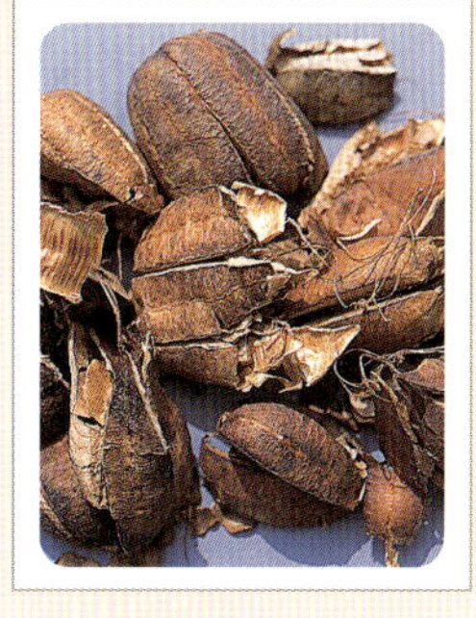

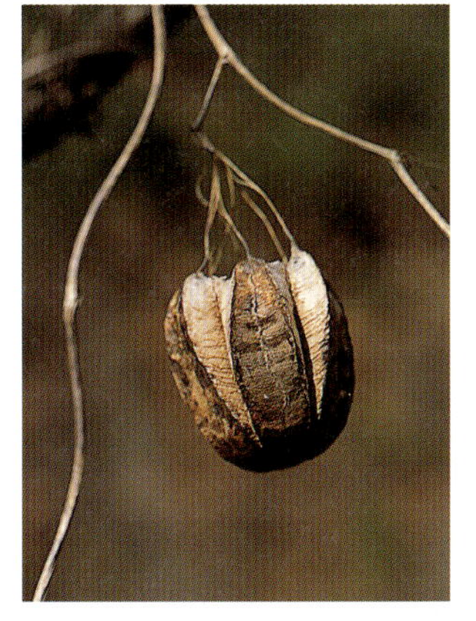

나누어 마신다. 15~25일 정도 지속적으로 복용하면 상당수가 혈압 강하를 체험할 수 있다. 또는 마두령의 뿌리 3g을 물 300cc로 끓여 반으로 줄인 다음 차처럼 오랫동안 마시면 효과를 볼 수 있다.

여름철 설사·복통에 뿌리를 곱게 가루내어 1회 1.5~3g을 따뜻한 물로 복용한다.

산후 복통, 기혈 응체에 의한 복통에는 줄기 200g을 까맣게 볶아 곱게 가루내어 매회 4~8g씩을 따뜻한 물로 복용한다. 하복부 산통에는 줄기 40g을 소주 500cc로 끓여 반으로 줄면 2~3일 동안 여러 차례로 나누어 마신다.

옛날옛적엔~ 본능적으로 지켜지는 생명의 신비는…

인간과 마찬가지로 동물도 스스로 생명을 지키기 위한 경험과 예지를 대물림하고 있다. 그래서 인간이든 동물이든 생명의 신비와 존엄은 이렇게 유지되어 온다.

고양이가 소화불량에 걸리면 괭이밥을 뜯어먹는다. 이른 봄 참새는 처녀치마풀이나 노루귀의 꽃을 씹어 먹으며, 벌에 쏘인 왕거미는 명아주잎에 몸을 비벼 해독시키며, 꿩이 날개나 다리에 상처를 입으면 송진을 떼다 바르고, 산불로 화상을 입은 구렁이는 소리쟁이에 몸을 서리어 스스로 병을 고치려 한다.

그리고 독사에 물린 멧돼지는 쥐방울덩굴을 먹는다. 아마도 쥐방울덩굴이 뱀독을 해독할 수 있는지를 우리 선조처럼 멧돼지도 알고 있었던 것 같다. 그래서 쥐방울덩굴의 열매를 우리 선조 역시 '사삼과(蛇參果)'라 불렀던 것일까?

생활 한방 정보

다른 이용법은?

● 치루로 환부가 붓고 통증이 있을 때는 마두령을 단지에 넣고 태워서 연기를 쏘인다.

● 유선염에는 신선한 줄기를 짓찧어 환부에 붙인다.

● 벌레나 뱀에 물린 데, 또는 치질로 붓고 아픈 데는 신선한 줄기를 짓찧어 환부에 붙인다.

● 피부 습진에 뿌리를 가루낸 것 적당량에 참기름을 섞어 개어 환부에 바른다.

남성이 더 걸리기 쉬운 폐암,
쥐방울덩굴을 이용한 처방으로…

폐암은 남자에게 위암·간암 다음으로 사망율이 높은 암으로, 흡연과 깊은 관련이 있다. 담배 연기 속에는
암을 일으키는 발암 물질이 들어 있으며, 자극성 물질도 많다. 담배를 핀 햇수가 오래 될수록,
피우는 담배량이 많을수록 폐암에 걸릴 확률이 높으며, 담배를 피기 시작한 나이가 어릴수록
폐암에 걸리기 쉽다고 한다. 그밖에 최근에는 대기오염이 폐암 발생을 더욱 부채질하고 있다.

대표적인 처방 7가지

쥐방울덩굴을 이용한 폐암의 대표적인 처방은 『과기건호탕』이다. 특히 폐암으로 끈끈한 점액성 가래가 심할 때 처방한다. 이외에도 폐암에 쓸 수 있는 처방으로 다음과 같은 처방을 들 수 있는데, 이 처방들은 중국 처방이므로 구성 약재 중에는 국내에서 구입하기 어려운 것도 있으며, 특히 이 처방들은 어디까지나 암 치료에 보조 역할을 할 수 있는 처방일 뿐이므로 단지 참고만 하기를 바란다.

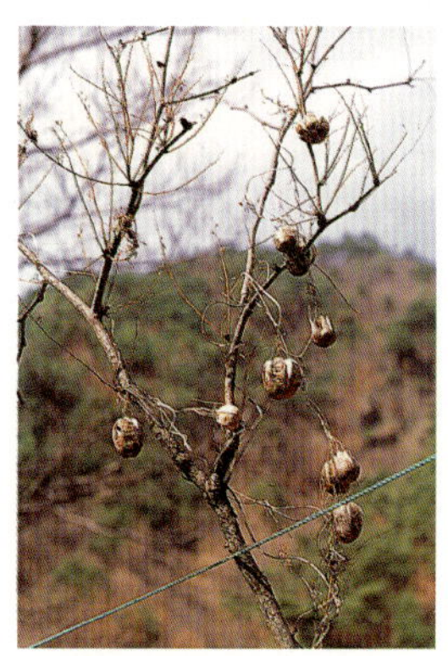

●폐암의 원인은…

폐암의 발생 원인으로 가장 흔한 것은 흡연이다. 담배를 하루에 1갑씩 10년 이상 피우면 피우지 않은 사람보다 폐암 발생률이 5~15배 높고, 15세 이전부터 피웠다면 그 확률은 15~20배로 높아진다. 특히 석면가루 등을 20년 이상 호흡하면 폐암을 일으킬 수 있다. 그외에 대기오염, 폐 질환을 앓고 난 뒤 생긴 흉터가 암세포로 바뀌는 경우도 있다.

●폐암의 증세는…

초기에는 별다른 증세없이 기침·가래·체중 감소·가벼운 통증 등이 나타나기 때문에 감기·몸살 정도로 생각하고 넘어갈 수 있으며, 특히 담배를 피우는 사람들에겐 흔히 나타나는 증세라 놓치기 쉽다. 가슴 속에 이물질이 있는 듯 기침이 나오며, 끈끈한 가래가 생기고, 가래에 피가 섞여 나오기도 한다. 폐암은 특히 조기 발견이 어려워 치료시기가 늦어질 수 있고, 초기에 전신으로 퍼지기 쉽다.

I. 과기건호탕

폐암으로 끈끈한 점액성 가래가 심할 때 처방한다

●준비할 약재는요…

사삼 30g, 황기 30g, 선학초 30g, 과루인 30g, 어성초 30g, 귤락 9g, 길경 9g, 천문동 15g, 소계 15g, 전호 12g, 백전 12g, 자초 12g, 마두령 12g, 송향 3g

●복용법은요…

위의 약재들을 분량대로 준비하면 1첩 양이 된다. 약탕관에 500cc의 물고 붓고 물의 양이 반으로 줄면 약을 짜고, 다시 300cc의 물을 붓고 재탕까지 달여 짠 다음 초탕과 재탕을 섞어 1일 2회로 나누어 식후에 따뜻하게 복용한다.

2. 평소단

일반적인 폐암 증세에 기본적으로 처방한다

●준비할 약재는요…

지각 30g, 건칠(볶은 것) 6g, 오령지 15g, 울금 18g, 백반 18g, 선학초 18g, 소석 18g, 마전자 12g

●복용법은요…

분량대로 준비한 약재를 곱게 가루낸 다음 찬물을 조금씩 섞으면서 반죽하여 한 알에 0.3g 크기의 알약을 만든다. 이 알약을 1회에 1.5~6g씩, 1일 3회 공복에 복용한다.

3. 과기두봉란

폐암으로 마른기침이 심하고 흰 포말 모양의 가래가 심할 때 겸용한다

●준비할 약재는요…

사삼 30g, 백전 30g, 소계 30g, 황기 30g, 산두근 30g, 반하 30g, 노봉방 30g, 사퇴 30g, 전갈 30g, 과루인 30g

●복용법은요…

위의 약재들을 같은 양씩 준비하여 곱게 가루낸 다음 물로 반죽해서 녹두알 크기의 알약을 만든다. 1회 3~6g씩, 1일 3회 복용한다.

4. 애봉탕

기침을 하면서, 농이 섞인 가래가 심하여 숨이 차고 흉통까지 있을 때 쓴다

●준비할 약재는요…

노봉방 9g, 사퇴 9g, 전갈 9g, 진피 9g, 산두근 9g, 복령 9g, 생강 9g, 애엽 18g, 황기 30g, 반하 15g, 감초 3g

●복용법은요…

약재들을 분량대로 준비하면 1첩이 된다. 물 500cc를 붓고 초탕을 달인 다음 다시 재탕까지 끓여서 섞어 1일 3회로 나누어 공복에 복용한다.

5. 두자단

피가 섞인 혈담이 있을 때 쓴다

●준비할 약재는요…

해조 12g, 곤포 12g, 패모 12g, 백합 12g, 사삼 12g, 귤락 12g, 산자고 9g, 노봉방 9g, 사퇴 9g, 전갈 9g, 와룡자 15g

●복용법은요…

분량대로 준비한 약재들을 섞어 곱게 가루낸 다음 물로 반죽해서 녹두 크기의 알약을 빚는다. 1회 4.5~9g씩, 1일 3회 공복에 복용한다.

6. 남봉탕

열이 아주 심할 때는 기본 처방인 『평소단』을 『남봉탕』 끓인 물로 복용한다

●준비할 약재는요…

판람근 30g, 금은화 30g, 지정 30g, 산두근 9g, 노봉방 9g, 용규 1.5g, 십대공로영 1.5g

●복용법은요…

분량대로 약재를 준비하면 1첩이 된다. 물 500cc를 붓고 초탕과 재탕까지 달여 1일 2회로 나누어 복용한다.

7. 두공환

극심한 통증을 참기 어려울 때 복용한다

●준비할 약재는요…

산두근 60g, 진피 60g, 건강 60g, 노봉방 30g, 사퇴 30g, 감초 30g, 전갈 30g, 애엽 120g, 오공 10개

●복용법은요…

준비한 약재들을 곱게 가루낸 다음 물로 반죽하여 녹두 크기의 알약을 만든다. 1회 3~6g씩, 1일 3회 공복에 복용한다.

세상에서 가장 쉽게, 내 **체질** 아는 법

체질을 어떻게 진단할까?

체질을 진단할 수 있는 방법은 크게 외모, 심성, 병증 세 가지로 나뉜다. 외모는 체형과 용모를 보는 것이고, 심성은 성격적인 특성을 보는 것이다. 또 몸의 상태와 자주 걸리는 질병을 보고 체질을 알 수 있다. 하지만 이 중에서 한 가지만을 기준으로 판단하는 것은 충분하지 않기 때문에 외모, 심성, 병증 이 세 가지를 함께 사용해서 종합적으로 판단하는 것이 좋다.

태양인

소유욕, 독점욕이 강하고 반항 기질이 다분하며 분노의 감정이 커서 흥분도 잘하는데, 역사적으로 히틀러나 나폴레옹, 토요토미 히데요시 같은 혁명가나 지도자들이 거의 전부 태양인 체질이라고 할 수 있다.

외모는…

몸에 비해 머리가 크다

태양인은 대개 머리는 크고 몸은 마른 편이며 팔·다리는 가는 편이다. 그래서 다리에 힘이 없어 보인다. 하지만 강렬한 눈빛으로 사람을 압도하는 카리스마를 지니고 있다.

성격은…

다혈질이라 욱하는 성미가 있다

태양인은 사물을 식별하는 관찰력이 뛰어나고 전략을 세워 일을 추진하는 능력도 탁월하다. 하지만 독선적인 성격 때문에 잘난 척하는 경향이 있어 남과 잘 어울리지 못하는 경우가 많다.

잘 걸리는 병은…

소화불량, 요통, 허리 디스크에 잘 걸린다

간이 약하기 때문에 간장 질환에 걸릴 확률이 높다. 또 맵고 뜨거운 것을 좋아하기 때문에 소화불량이나 식도협착증에도 잘 걸린다. 특히 여성의 경우에는 자궁 발육 부진으로 불임증인 사람이 많다.

음식과 약재는…

간장에 도움이 되는 야채류를 많이 먹는다

자극이 강하거나 지방질이 많은 음식은 좋지 않다. 차고 담백한 음식을 즐기는 게 좋으므로 조개국, 생굴, 새우, 찬 성질이 있는 메밀 등이 좋다. 야채류와 과일류를 많이 먹으면 좋은데, 이는 간장에 좋기 때문이다.

운동법은…

하체 강화운동이 좋다

하체를 강화할 수 있는 허리 운동이 좋다.

운동 시간은 이른아침에 하는 게 효과적이고 심한 운동은 피하는 게 좋다. 탁구, 싸이클, 가벼운 조깅 등이 좋다.

식품은…

· **맞는 식품은** 각종 채소류, 감, 냉면, 매실, 모과, 새우, 쌀, 앵두, 조개류, 포도
· **해로운 식품은** 고추, 돼지고기, 마늘, 밀가루, 밤, 설탕, 쇠고기, 우유, 은행, 잣

사상체질은 사람마다 가지고 있는 신체의 특성에 따라 태양인, 태음인, 소양인, 소음인 네 가지로 분류된다. 사람의 체질을 네 가지로만 나누는 것은 어느 정도 한계가 있기 때문에 새로운 신체질이 계속 연구되고 있다. 하지만 그런 이론들도 사상체질을 근간으로 나눠지기 때문에 일단은 내 체질이 어디에 가까운지 알아야 체질에 따른 건강을 지킬 수 있다.

태음인

태음인은 화술이 뛰어나고 무드를 조성하는 능력이 뛰어난 소양인에 비하면 무뚝뚝하고 과묵한 편이다. 그래서 필요한 말만 간단명료하게 하는 스타일이다.
태음인 중에는 과묵하지만 현실을 직시하고 실리를 찾는 현실타협형 실리주의자들이 많다.

● 외모는…

선천적으로 비만체질이 많다

우리 나라 사람들 중 제일 많은 비중을 차지하는 체질이 바로 태음인이다. 음기가 많은 태음인은 후덕해 보인다. 하지만 다른 한편으로는 능글맞아 보이기도 하고 맺고 끊는 게 없어 보이기도 한다. 얼굴도 원형이거나 타원형이 많고, 눈·코·귀·입이 모두 큼직하다. 체격도 큰 편이고 근육과 골격도 잘 발달해 있다.

● 성격은…

감정을 드러내지 않아 속내를 잘 모른다

태음인은 자신의 마음을 겉으로 드러내는 일이 거의 없기 때문에 평소에 주위 사람들로부터 속을 모르겠다는 말을 자주 듣는 편이다. 손·발이 큰 신체적 특징 때문에 음식을 해도 손이 커서 왕창하는 편이고 도박성이 있어 종종 기회가 오면 밤이 가는지 날이 새는지도 모르고 도박에 빠져들기도 한다.

● 잘 걸리는 병은…

대장질환, 알레르기성 비염, 뇌출혈이나 심장 계통의 질환에 잘 걸린다

선천적으로 폐와 심장의 기능이 약하다. 기름기 있는 음식을 피하고 체구가 있는 사람은 협심증, 고혈압, 뇌졸중과 같은 병을 조심해야 하고 알레르기, 기관지염 등 호흡기 질환에도 주의를 해야 한다.

● 음식과 약재는…

오미자차나 살구씨 등으로 호흡기 질환을 예방한다

호흡기가 좋지 않아 기관지염이나 천식, 폐렴 등을 자주 앓는 편이다. 이럴 때는 오미자차를 수시로 마시거나 살구씨로 짠 기름을 오랜 기간 복용하면 증세가 많이 나아진다. 태음인의 호흡기 질환에는 주로 녹용이 쓰이는데 귀한 약으로 알려져 있는 사향, 웅담, 우황등의 약재가 모두 잘맞는 체질이다.

● 운동법은…

심폐를 강화시키는 운동이 좋다

심폐를 강화시킬 수 있는 운동이나 땀을 많이 흘릴 수 있는 운동이 좋다. 운동하는 시간은 오후가 좋다. 상체를 뒤로 젖히는 스트레칭이나 체조를 가끔 해주고 복식운동과 건포 마찰 등도 좋은 운동법이다. 배드민턴, 테니스등이 좋다.

식품은…

· **맞는 식품은** 고사리, 곰탕, 김, 다시마, 도라지, 두부, 들깨, 땅콩, 매실, 명란, 무, 미역, 밀, 밤, 배, 설렁탕, 쇠고기, 우유, 율무, 은행, 잣, 토란, 호두
· **해로운 식품은** 개고기, 게, 곶감, 닭고기, 돼지고기, 새우, 생굴, 조개류

소양인

소양인 중에선 잘 생기고 깜직한 미남미녀가 많은 편인데, 우리가 잘 아는 영화배우 중에서 찾아보면 〈바람과 함께 사라지다〉의 스칼렛 오하라 역을 맡은 비비안 리 같은 체질이라고 할 수 있다. 큰일에는 대범하나 의외로 작은 일에 소심하고 상처받는 타입이다.

● 외모는…

상체에 비해 하체가 약하다

소양인은 음기를 바탕으로 양기가 샘솟는 체질이고, 소음인은 양기를 바탕으로 음기가 싹트는 체질이다. 그래서 소양인은 다혈질 체질이고, 소음인은 우울증 체질이다. 소양인은 머리가 앞뒤로 나오거나 둥근 편이며 표정이 밝다. 턱은 뾰족하고 입술은 얇고 입은 작다. 길고 단아한 속눈썹과 맑고 예쁜 눈이 곱다. 그러나 상체에 비해 하체가 약해 때로는 일자 어깨일 때가 많고 걸을 땐 어깨를 흔들며 걷기 때문에 안정감이 없어 보인다. 다리가 가늘기 때문에 매우 날씬한 인상을 준다. 그러나 의외로 상체와 가슴이 큰 것이 소양인의 특징이다.

● 성격은…

섬세한 감정으로 자신의 의욕을 이룬다

추진력이 강하고 일을 시작하는데 주저하지 않지만 일을 벌려 놓고 정리하지 못하는 경향을 보일 때가 많다. 그러나 불의를 두려워하지 않는 정의파인데다가 사무처리 능력이 뛰어나

식품은…

· **맞는 식품은** 가물치, 가자미, 가재, 가지, 게, 녹두, 달걀, 돼지고기, 딸기, 바나나, 배추, 보리, 복어, 산딸기, 상추, 새우, 생굴, 수박, 숙주나물, 쌀, 오리고기, 오이, 오징어, 우엉, 잉어, 자라, 전갱이, 전복, 조개류, 참깨, 참외, 청어, 청포묵, 팥, 해삼, 햄, 호박
· **해로운 식품은** 감자, 개고기, 겨자, 고구마, 귤, 노루고기, 파, 닭고기, 미역, 벌꿀, 복숭아, 사과, 양젖, 조기, 차조, 참기름, 찹쌀

주어진 일은 깔끔하게 마무리하는 게 소양인의 특징이다. 그러나 바깥일을 좋아해 남의 일이라면 발벗고 앞장서는 성격이다. 고집이 세기는 하지만 다른 사람의 의견을 받아들이는 수용력도 뛰어나다. 섬세한 감정과 예술가다운 기질로 자신의 목적을 달성하는 스타일이다.

● 잘 걸리는 병은…

자궁근종과 고혈압에 잘 걸린다

신장이 약해 정력부족이 가장 많은 체질이다. 신장과 관련 있는 심장 기능의 심근경색, 협심증에 걸릴 위험이 높다.

● 음식과 약재는…

육미지황탕으로 정력을 보충한다

소양인은 대개 환절기를 잘 타며 변비에 걸리기 쉬운데 이때는 육미지황탕이나 결명자차를 수시로 마시면 효과를 볼 수 있다. 또 비뇨생식기가 약하기 때문에 정력이 떨어져 고민하는 경우가 많다. 이럴 때는 숙지황과 산수유를 배합한 처방인 '육미지황탕'이 좋다.

소양인은 때로 몸에 종기가 잘 나고 헐면서 염증으로 짓무르는 경우가 있는데, 이때는 녹두죽을 먹거나 개나리 열매를 차처럼 끓여 마시면 증세가 많이 나아지고 상습적인 방광염으로 고생할 때는 질경이씨를 차처럼 끓여 마시는 것이 좋다.

● 운동법은…

경쾌한 운동이 좋다

신체를 강렬하게 움직이는 경쾌한 운동이 좋다. 운동 시간은 이른 아침이 좋다. 소양인은 골격이 약하기 때문에 무리한 운동으로 인해 부상당하지 않도록 각별히 주의할 필요가 있다. 좋은 운동으로는 허리나 다리에 체중이 실리는 걷기, 달리기, 자전거 타기 등이 좋다.

소음인

소음인은 한번 사랑에 빠지면 물불을 못 가리는 성향을 가지고 있다. 소음인은 음성 체질이라 내성적이고 혼자 사색하는 경향이 강해서 자기 연민에 빠지면 헤어나오기 힘든데 그것만 잘 조절하면 감성적이고 생각이 깊어 상대방을 배려할 줄도 아는 체질이다.

외모는…

살과 근육이 적고 뼈가 굵은 편

소음인은 대체로 피부가 희고 용모는 아기자기한 편이다. 눈, 코, 입이 그다지 크지 않고 입술은 얇다. 대체로 얄상한 인상을 주고 얼굴 윤곽도 예쁘다. 소음인의 눈은 정기가 빠져 있는 듯한 인상을 주기도 한다.

소음인은 어깨가 좁고 허리는 잘록하며, 잘 빠진 다리를 한 경우가 많다. 살과 근육은 적지만 골격이 굵은 편이고 대체로 비만하지 않다.

성격은…

욕심이 많은 반면 내성적이다

소음인도 태양인에 버금가는 훌륭한 식견이 있지만 남의 것을 욕심내는 탐욕의 성향이 강하다. 식도락의 기질이 있어 맛을 감별하는 능력이 뛰어나고 밖에서 활동하는 것보다는 집에 있는 것을 더 좋아한다. 때문에 내성적인 경우도 많다. 손이 많이 가는 일이나 꼼꼼한 손재주가 필요한 일들을 잘하며, 치밀하고 냉정해서 감정적으로 치닫는 일은 별로 없다.

잘 걸리는 병은…

당뇨병과 변비가 많은 편이다

비장과 위장이 약해 선천성 소화불량, 급·만성 위장병에 잘 걸린다. 식사를 제때 잘하고 위를 장시간 비워두지 않도록 한다.

음식과 약재는…

소화장애가 많으므로 몸을 따뜻하게 하는 음식을 먹는다

비·위장 계통이 약하고 차서 걸핏하면 소화장애를 일으키고 찬 음식을 먹으면 설사를 하는 경우가 많은데 이럴 때 삽주뿌리를 차처럼 끓여두고 수시로 복용하면 좋다. 체질이 차가운 소음인은 땀을 많이 흘리면 쉽게 질병에 걸리는데 땀이 많을 때는 황기를 차처럼 끓여 마시거나 닭고기에 황기나 인삼, 대추를 넣고 삼계탕을 해서 먹는 것도 좋다.

인삼이 가장 잘 받는 체질도 소음인이다. 인삼을 복용할 때는 가루내어 꿀물에 타 먹거나 썰어 놓은 수삼을 꿀에 재워 먹어도 좋다. 인삼을 먹은 뒤에 입이 마르거나 눈이 충혈되는 사람은 인삼을 복용하지 않는 게 좋다. 소음인은 더위에 약하므로 한여름에는 인진쑥이나 익모초를 끓인 물을 꾸준히 먹는 것이 좋고 소음인의 감기는 주로 위장형 감기이므로 차조기 잎과 귤껍질, 파 흰뿌리 몇 개를 넣고 끓여마시는 것도 좋은 방법이다.

운동법은…

땀을 흘리지 않는 운동이 좋다

땀을 많이 흘리면 좋지 않으므로 너무 긴장하거나 땀이 많이 나는 격렬한 운동은 피하는 게 좋다. 간단한 줄넘기나 심하지 않은 범위 안에서의 등산 또는 가벼운 걷기 운동 등을 하는 게 건강에 좋다.

식품은…

·맞는 식품은

감자, 개고기, 겨자, 고등어, 고추, 귤, 꿩, 노루, 닭, 대구, 도미, 레몬, 마늘, 멸치, 명태, 미꾸라지, 민어, 뱀장어, 뱅어, 부추, 비둘기, 복숭아, 벌꿀, 사과, 삼치, 생강, 시금치, 파, 쌀, 쑥갓, 양, 양젖, 염소, 엿, 조기, 참새, 토마토

·해로운 식품은

게, 고구마, 대추, 돼지고기, 딸기, 맥주, 메밀, 밀가루, 바나나, 밤, 배추, 보리, 생굴, 얼음, 오이, 오징어, 전갱이, 참외, 팥

현호색

현호색(玄胡索)
Corydalis turtschaninovii BESS.

분포지 전국의 산과 들, 약간 습기 있는 곳 부근

생육상 여러해살이풀

꽃이 피는 시기 4월　**꽃색** 연한 붉은 빛을 띠는 자주색　**결실기** 6월

다른 이름 연호색 등

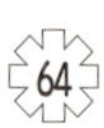

현호색은 산과 들에서 자라는 여러해살이풀로 둥근 모양의 덩이줄기를 약으로 쓰며, 이를 '현호색' 이라 한다. 현(玄)은 '색이 검다' 는 뜻이고, 호(胡)는 '척박한 땅에서 자라는 식물' 이라는 뜻이며, 색(索)은 '싹이 꼬이면서 돋아나는 성질이 있다' 는 뜻이다.

✿ 어디에서, 어떻게 자랄까?

전국의 산과 들, 약간 습기 있는 곳 부근에 잘 자라는 양귀비과의 여러해살이풀이다.

높이는 20cm 안팎이다. 덩이줄기는 지름이 1cm 정도로 속이 노란색이고 밑부분에 꽃턱잎같은 잎이 달리며, 그 잎겨드랑이에서 가지가 갈라진다. 잎의 표면은 녹색이며 뒷면은 분백색(粉白色)이다.

4월에 연한 붉은 빛을 띠는 자주색의 꽃이 피며, 길이는 25mm 정도이다. 5~10개의 꽃이 원줄기 끝의 총상화서에 달리고 한쪽으로 넓게 퍼지며, 꿀주머니의 끝이 약간 밑으로 굽는다. 밑부분의 꽃턱잎은 길이 1cm 정도로 타원형이고 끝이 빗살처럼 깊게 갈라지며 위로 올라갈수록 작아진다. 꽃자루[小花梗]는 길이 2cm 정도로 역시 윗부분의 것이 짧다.

6월에 삭과(蒴果)되며 긴 타원형인 열매는 양끝이 좁고 끝에 암술머리가 달려 있다.

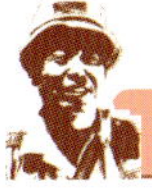

우리 나라의 각 지역 산과 들에는 같은 속의 현호색류가 많이 자생하고 있다. '왜현호색' 은 깊은 산속에서 자라며 '좀현호색' 은 제주도의 산기슭에 자라고 '섬현호색' 은 울릉도에 나며 '들현호색' 은 산기슭 및 논밭에 자라고 '애기현호색' 은 경기도 이북 지역의 산과 들에서 자란다. '댓잎현호색' 은 전국의 산과 들에 '현호색' 과 같이 자라고, '빗살현호색' 도 전국각지의 산과 들에서 자란다.

봄철에 일찍 밭이나 숲속에서 연약한 줄기와 꽃대가 나와 아름다운 꽃을 피우지만 꽃과 잎이 작기 때문에 때로는 산을 오르는 등산객의 발길에 짓밟히는 수난을 당하기도 한다. 꽃의 모양이 특이하고 색깔도 청아해서 렌즈를 통해 보면 느낌이 전혀 다르다. 양귀비과의 꽃들은 색이 아름답지만, 모두 독성을 품고 있으며 이는 꽃이 아름답기 때문에 자신을 보호하기 위해서 독을 품고 있는 것같다.

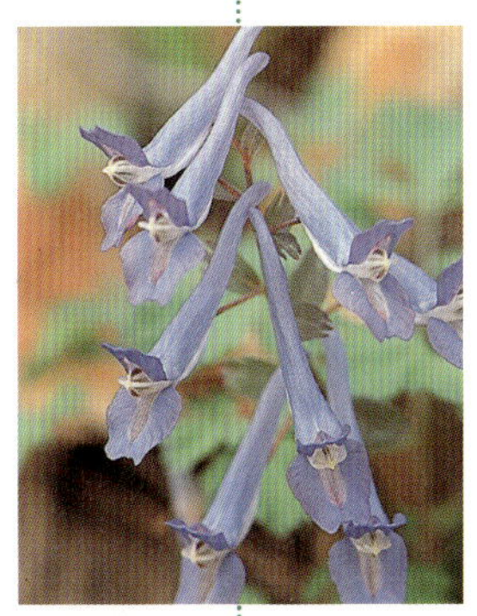

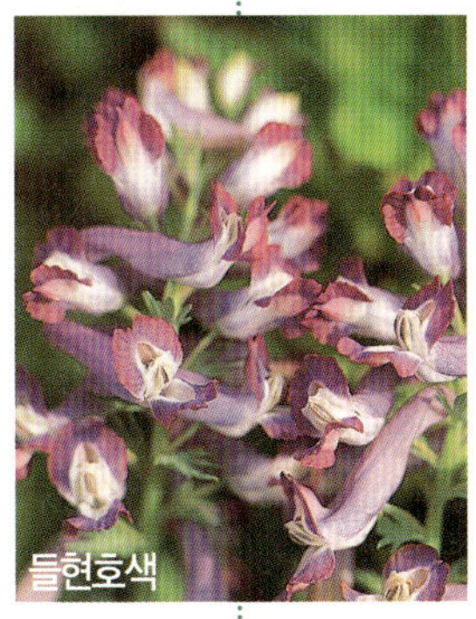

들현호색

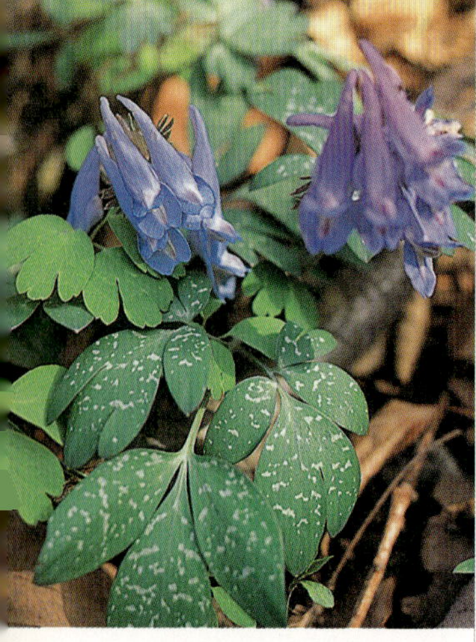

현호색의 맛은 쓰면서 맵고 성질은 따뜻하다. 우리 나라 현호색에는 베르베린, 카나딘, 테트라하이드로코프티신, 코프티신, 테트라하이드로코리사민, 스코울레린, 코리딘, 노리소코리딘, 글라우친, 알로크립토핀, 레티쿨린 등이 함유되어 있다. 테트라하이드로팔마틴이라는 성분이 모르핀 유사 작용을 한다.

어떤 효과가 있을까?

진통 · 진정 · 진경 작용을 한다 양귀비꽃과에 속하기 때문에 모르핀과 같은 작용을 한다. 따라서 신경의 자극으로 몸이 아프고 쑤시는 동통에 복용하면 그 역치(생물체가 자극에 대한 반응을 일으키는 데 필요한 최소한도의 자극 강도를 나타내는 수치)를 높여 통증을 멎게 하는 효과를 발휘한다. 현호색은 이렇듯 통증을 사라지게 하고 안정시키는 진통 효과와 진정 효과가 있으며 경련을 가라앉히는 진경 효과가 있다. 따라서 두통 · 흉통 · 복통 · 협통 · 월경통 · 관절통 · 타박상 통증 등에 효과가 빠르다.

진토 작용(구토를 진정시키는 작용)을 한다 중추신경에 작용해서 구토 증세를 다독거려 주며, 따라서 각종 구토증을 다스린다.

혈액순환과 기 순환을 촉진한다 월경불순 때문에 혈액이 원활하게 순환되지 못하고 하복통을 일으켰을 때 현호색을 쓰면 효과가 있다. 또 기의 순환 이상으로 소화가 잘 안 되고 위통이 일어날 때 현호색을 쓰면 그 위력을 발휘한다.

어떻게 먹으면 좋을까?

위통 · 복통 · 월경통 등의 통증성 질환에는 현호색 2g을 잘 으깬 다음 거름통 있는 찻잔에 넣고 뜨거운 물을 부어 5분 정도 우려낸 후 마신다. 위급할 정도로 격렬한 통증이 있을 때는 현호색과 감초를 1:2의 비율로 배합하여 가루를 만든 다음 따뜻한 물로 1회에 3g, 1일 2~3회 복용하면 된다.

설사 · 복통에는 현호색 4g을 따뜻한 미음 한 그릇(300cc)에 타서 복용한다.

배꼽 아래가 냉하고 배가 아프거나 허리뼈가 뻐근하게 아픈 경우에는 사물탕(소주에 담갔다가 볶은 당귀 5g, 천궁 5g, 백작약 5g, 소주에 찐 건지황 5g)에 현호색 3g, 고련자(거무스름하게 볶은 것) 3g을 배합하여 거칠게 가루낸 다음 물 300cc를 붓고 끓여 반으로 줄면 한 번에 복용한다. 1일 2회 정도 복용한다.

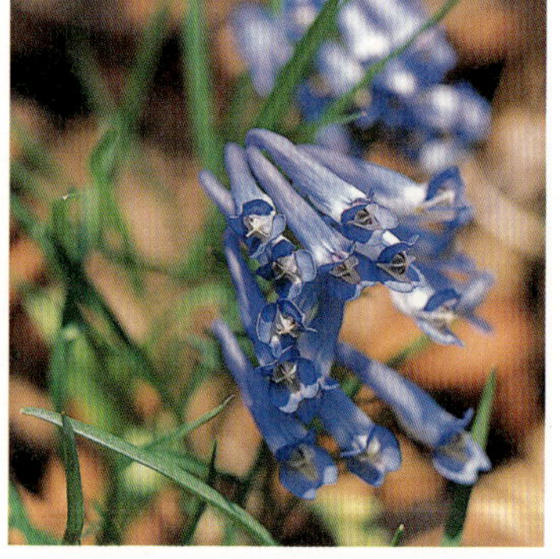

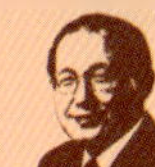
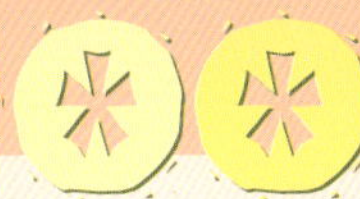

특효 비방 21 연호색산

월경통을 다스린다

준비할 약재는요…

현호색 6g, 유향 6g, 몰약 6g, 당귀 9g, 포황(볶은 것) 3g, 육계 3g, 천궁 5g

약재들을 거칠게 가루내어 매회 9g씩을 물 300cc를 붓고 끓여 반으로 줄면 한 번에 복용한다. 1일 2회 정도 복용한다. 혹은 위 약재에 물 500cc를 붓고 끓여 반으로 줄인 후 하룻동안 여러 차례로 나누어 마신다.

특효 비방 22 수점산

위통을 포함한
각종 심통을 다스린다

준비할 약재는요…

현호색, 초과, 몰약, 오령지 각각 같은 양

이상을 배합하여 가루낸 뒤 1회 4g씩 따뜻한 물로 복용한다.

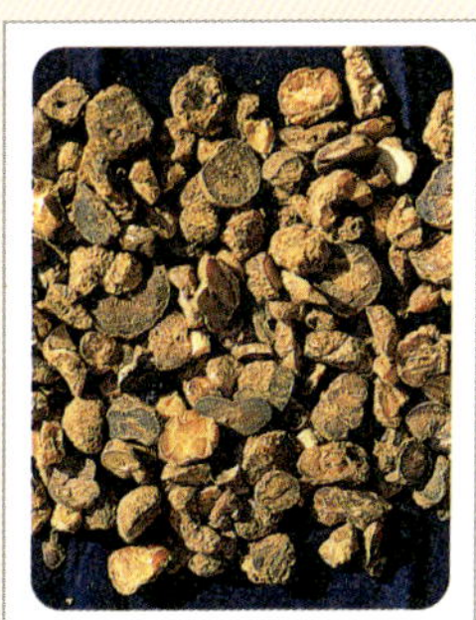

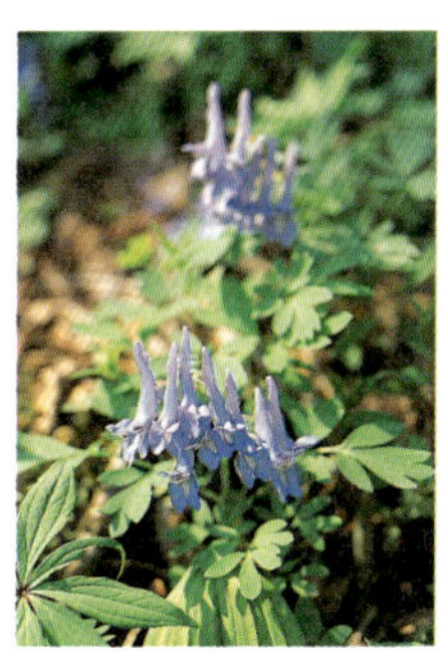

산후 아침복통에는 현호색 30g, 당귀 30g, 호박(琥珀) 15g, 포황(볶은 것) 15g, 적작약 15g, 계심 15g, 홍람화 9g을 가루내어 매회 9g을 식전에 따끈하게 데운 청주로 복용한다. 산후 아침복통은 산후에 나쁜 피가 전부 나오지 않거나, 풍·한기가 침입해 피가 응체되어 하복부가 아프고 오로가 제대로 흐르지 못하는 병증이다.

산후에 너무 일찍 부부관계를 하여 복통·발열 등이 있을 때는 현호색 6g, 작약 6g, 포황 6g, 육계 6g, 호박(琥珀) 6g, 당귀 6g, 홍화 6g을 식초에 하룻밤 담갔다가 곱게 갈아 매회 6g씩을 청주로 복용한다.

산후 나쁜 피가 응체하여 배꼽 밑이 아프고 간혹 오한·발열하는 경우에는 현호색 15g, 계심 15g, 당귀 30g을 가루내어 매회 6g을 공복에 따끈하게 데운 청주로 복용한다. 《동의보감》에는 이 처방을 '삼성산'이라고 했다.

생활 한방 정보

다른 이용법은?

● 예로부터 경험적으로 식초에 담갔다가 프라이팬에서 볶아 쓰는 것이 혈액순환과 진통에 더 효과가 있는 것으로 알려져 있다.

● 끓여 먹어도 좋지만 가루약, 알코올 추출 엑기스로 복용하는 것이 더 효과적이다.

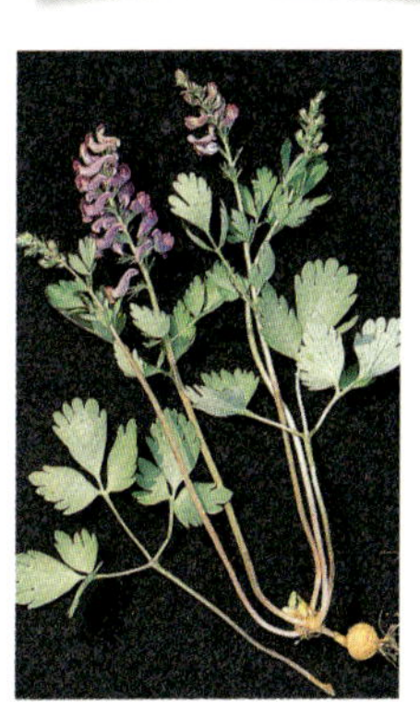

옛날옛적엔~ 들에 핀 식물 중에서도 귀족인 비단풀!

'마리'는 신성한 이름이다. 그래서 비천한 사람이 함부로 '마리'라는 이름을 쓸 수 없었는데, 특히 옛날 이탈리아 시엔나 법에서는 '마리'라는 이름을 가진 여성은 매춘부가 될 수 없도록 법규로 막았다고 한다.

또 독일에서는 아돌프 히틀러가 권좌에 있었을 때는 농민이나 하급 노동자들이 '아돌프'라는 이름을 쓸 수 없었다고 한다.

현호색도 원래는 연호색이라 했는데, '연'자가 황제의 이름자 가운데 들어 있다고 하여 이를 피하느라 '연'을 '현'으로 고쳐 부르게 되었다고 한다. 우리말로 땅구슬이나 비단풀이라는 이름으로도 불린다.

아름다운 자태에 향기까지 좋은 신경안정제

참나리

백합(百合)

Lilium lancifolium THUNBERG.

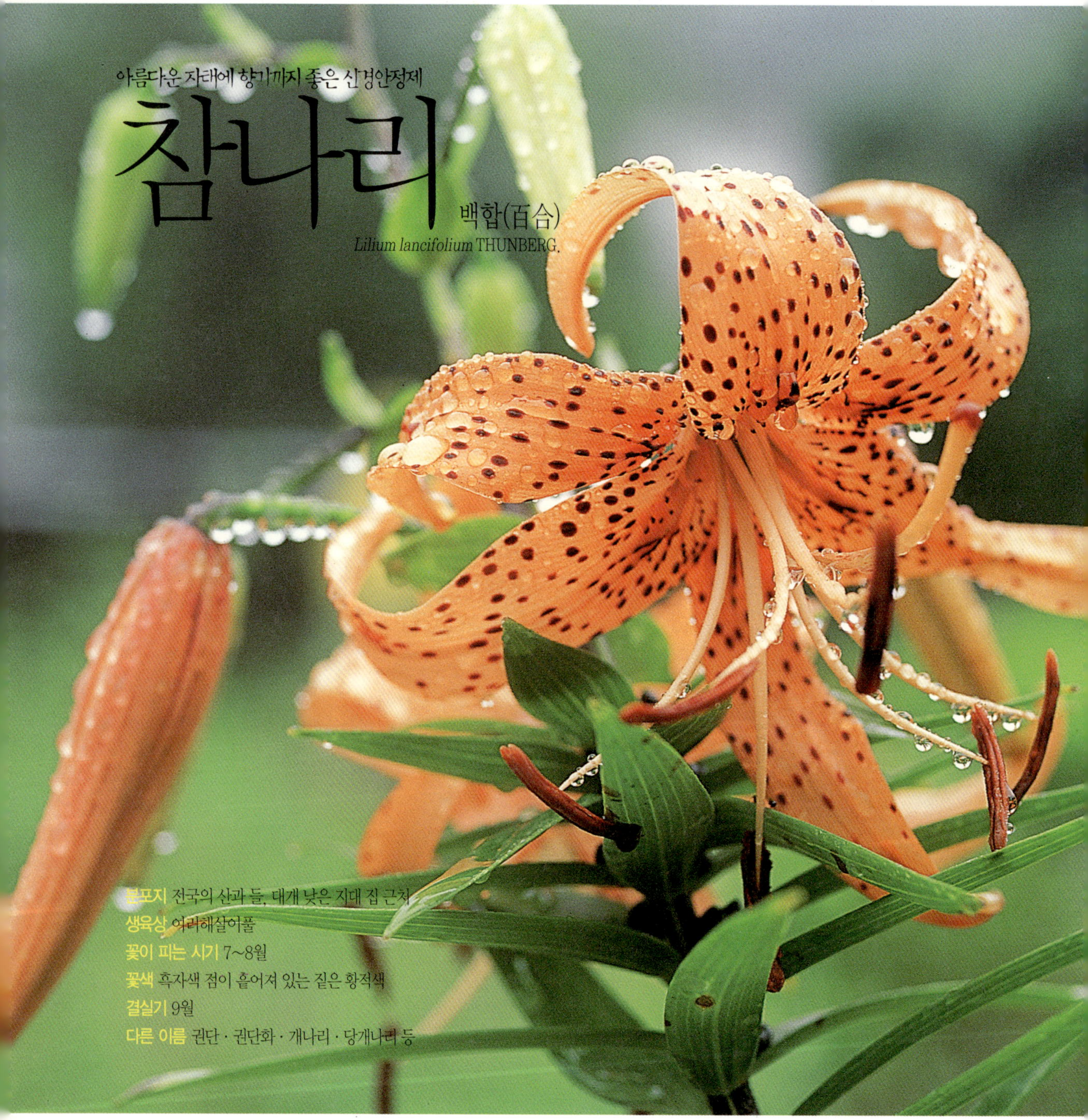

분포지 전국의 산과 들, 대개 낮은 지대 집 근처

생육상 여러해살이풀

꽃이 피는 시기 7~8월

꽃색 흑자색 점이 흩어져 있는 짙은 황적색

결실기 9월

다른 이름 권단 · 권단화 · 개나리 · 당개나리 등

참나리는 100개의 비늘줄기가 합하여 알뿌리를 형성해 생장하므로 '백합(百合)', '백합(白合)'이라고 한다. '권단' 또는 '산단' 등 참나리와 같은 속의 식물을 백합이라는 이름으로 부르며 약용한다. 꽃이 밤에는 닫히고 아침에는 피기 때문에 '야합화'라는 이름으로도 불린다.

이 식물의 비늘줄기는 지름 5cm 내외의 둥근 공 모양인데, 마늘 같으면서 마 같기도 하다고 해서 '산뇌서'라는 다른 이름으로도 불린다. 혹은 '백합 마늘'이라는 뜻으로 '백합산'이라 한다.

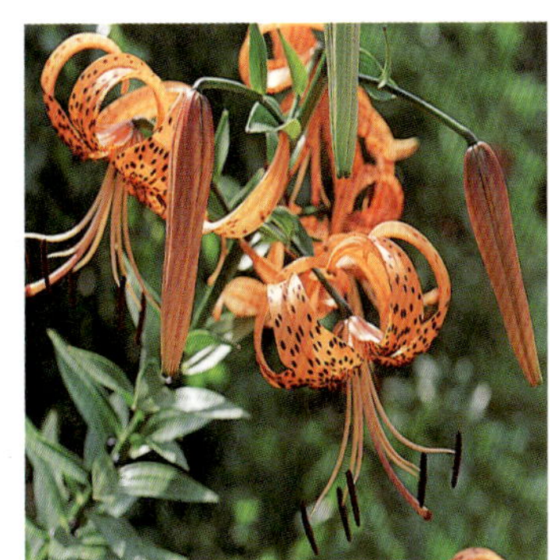

🍀 어디에서, 어떻게 자랄까?

전국의 산과 들에 자생하며 흔히 화단에 심고 있는 백합과의 여러해살이풀이다. 높이 1~2m이며 줄기에 흑자색이 돌고 흑자색 점이 있으며 어릴 때는 흰 털로 덮인다. 비늘줄기는 지름 5~8cm로 둥글고 원줄기 밑에서 뿌리가 나온다.

잎은 어긋나게 촘촘히 달리며, 길이 5~18cm, 너비 0.5~1.5cm이며 피침형이고 줄기와 잎 사이에 짙은 갈색의 주아(珠芽 ; 겨드랑이눈이 변태된 곁눈의 하나로, 양분을 저장하는 식물의 모체에서 떨어져 나온 다육질인데 암수 구별이 없는 새 개체가 된다)가 달린다.

7~8월에 짙은 황적색의 꽃이 피는데, 짙은 황적색 바탕에 흑자색 점이 흩어져 있는 것이 호랑무늬 같다 하여 '호랑나리'라 이름하기도 한다. 꽃은 가지 끝과 원줄기 끝에 4~20개가 밑을 향해 달리며, 꽃잎조각은 넓은 피침형이고 길이는 7~10cm 정도이다.

꽃잎조각은 뒤로 말아지며 6개의 수술과 1개의 암술대가 꽃 밖으로 길게 나오고 암술의 꽃밥은 짙은 적갈색이다.

9월에 열매가 익지만 결실이 잘 되지 않으며, 대신 땅속의 비늘줄기와 주아(珠芽)로 번식한다.

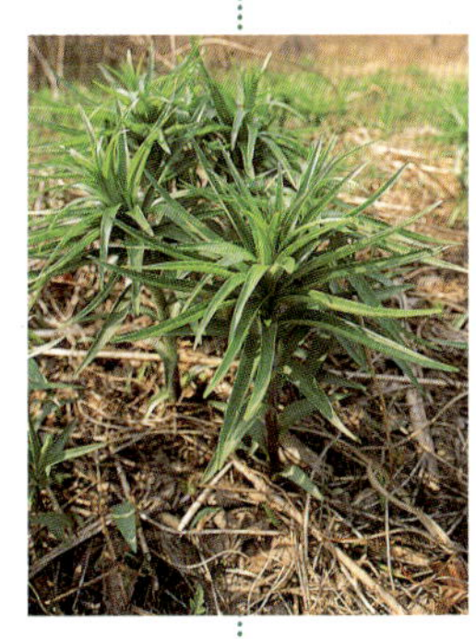

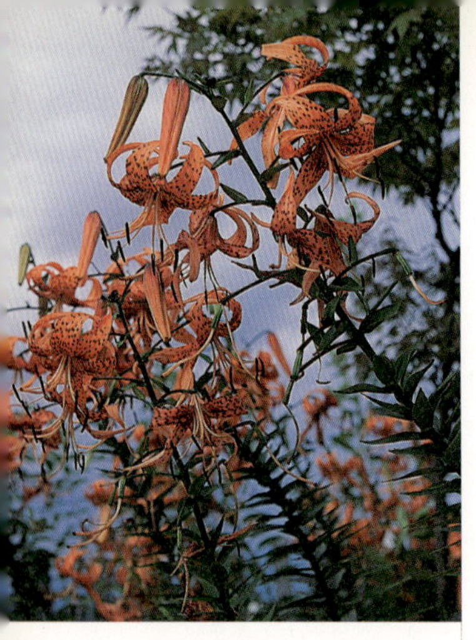

참나리는 비늘줄기, 즉 알뿌리를 가을에서 봄에 걸쳐 캔다. 비늘잎을 뜯어 물에 씻은 다음 그늘에 말리거나 또는 쪄서 햇볕에 말린 후 약으로 쓴다. 맛은 달고 약간 쓰며 성질은 차다. 비타민 B₁ · B₂ · C, 베타카로틴을 비롯해 단백질이 21.29% 함유되어 있으며, 콜히친 등을 함유하고 있다. 꽃은 맛이 달고 약간 쓰며, 성질은 뜨겁지도 차지도 않다.

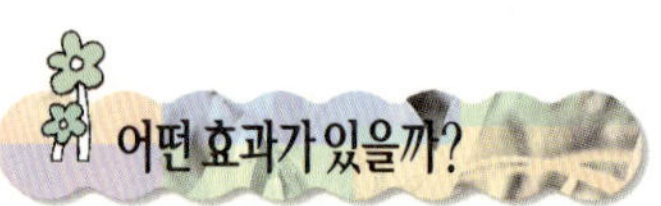

어떤 효과가 있을까?

'백합병'을 다스린다　백합병은 열성 질병을 앓고 난 뒤에 신경쇠약증으로 식욕이 떨어지고 잠을 이루지 못하며 열이 올랐다가 갑자기 추워지기도 하고 구토를 하기도 한다. 말수가 적어져 아예 말을 하지 않기도 하고 잠을 이루지 못할 뿐 아니라 제대로 먹지도 못한다. 따라서 신경쇠약 · 불면증 등에도 쓰인다.

뿌리는 가래 · 기침을 멎게 한다　한기로 자주 걸리는 호흡기계 질환, 폐결핵에 의한 기침 · 객혈 · 조열(일정 시간에 조수처럼 열이 몰리는 증세)을 다스린다.

근육통 · 신경통에도 도움이 된다　50대의 어깨결림(소위 '오십견'으로 불리는 병증)이나, 신경통 치료에 도움이 된다.

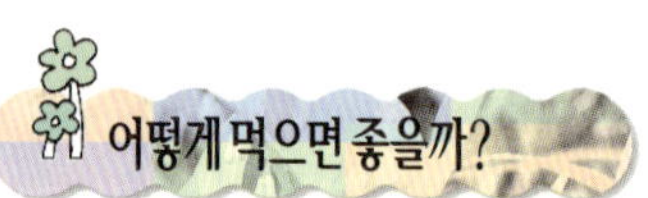

어떻게 먹으면 좋을까?

히스테리에　백합 10g을 500cc의 물로 끓여 하룻동안 차처럼 마신다.

'백합병'으로 복부가 매우 부풀어 오를 때는　백합을 곱게 가루로 만든 다음 1일 2회, 1회에 4g씩 따뜻한 물로 복용하면 좋다.

'백합병'으로 토한 후 가슴이 답답하고 번거롭고 잠을 못 이루며 불안할 때는　백합 뿌리 7개를 물에 하룻밤 담갔다가 물 한 사발(300cc)로 달여 반으로 줄면 찌꺼기를 버리고 달걀 노른자 1개를 섞은 다음, 중불에서 잠시 더 끓여 한 번에 따끈하게 복용한다.

신경불안 · 초조 등의 증세가 있을 때는　《의방유취》에서 신경안정제로 소개한 대로 백합 20g, 산조인 20g, 원지 12g을 함께 넣고 물 600cc를 부어 반으로 줄 때까지 달여 하룻동안 여러 차례로 나누어 차처럼 마신다.

폐음(肺陰)이 허하여 인후가 건조하고 갈증이 나며, 끈적거림이 심한 가래가 있을 때는　백합뿌리 6g을 물 500cc를 붓고 끓여 반으로 줄면 하룻동안 나누어 차처럼 마신다. 마른기침이 있으면서 혹은 점성이 있는 가래를 객출하려고 하나 상쾌하지 못하고, 열이 확 달아올랐다 내리며, 수면중 땀을 흘리고, 양뺨이 빨갛게 홍조를 띠며, 수족이 번열하여 화끈거리는 증세를 치료하는 데도 좋다

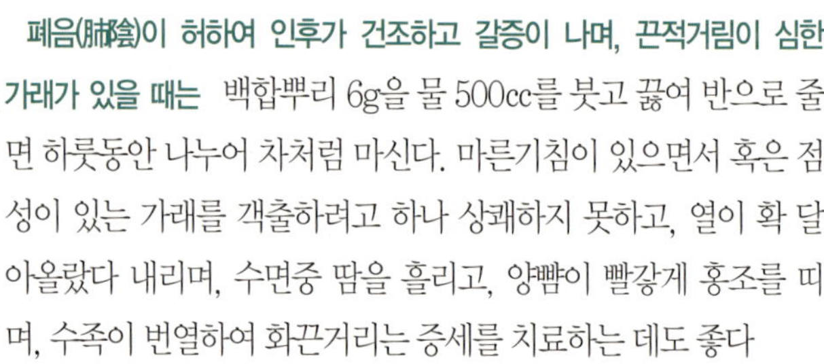

특효 비방 23 백합고금탕

호흡기 질환을 치료한다

준비할 약재는요…

백합 3g, 숙지황 9g, 생지황 6g, 맥문동 4.5g, 패모 3g, 당귀 3g, 작약(볶은 것) 3g, 감초 3g, 현삼 2.4g, 길경 2.4g

이상의 약재를 물 500cc를 붓고 끓여 반으로 줄면 하룻동안 복용한다. 심한 경우에는 이상을 1첩 양으로 하여 1일 2첩 씩 재탕까지 해서 1일 3회 복용한다. 이 처방을 알약으로 빚으면 '백합고금환'이라고 한다. 이 처방은 호흡기 질환에 두루 쓸 수 있는 처방이므로 폐결핵 · 만성 기관지염 · 기관지 확장증 · 폐렴 등으로 허화가 들뜨고 기침 · 호흡곤란 · 피가 섞인 가래 · 오후에 미열을 느끼는 증세가 있을 때도 쓸 수 있다.

특효 비방 24 백합지황탕

히스테리를 다스린다

준비할 약재는요…

백합뿌리 7개, 지황즙 1되(1800cc)

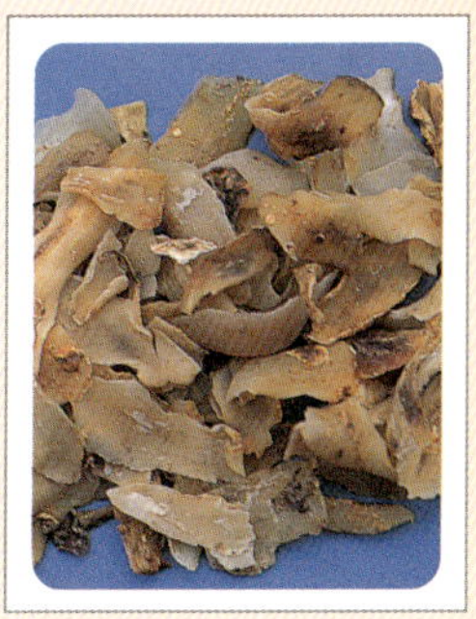

백합 뿌리 7개를 물에 하룻밤 담갔다가 물을 갈고 끓여서 찌꺼기를 버린 다음, 지황즙 1되(1,800cc)를 넣고 다시 끓여서 2회로 나누어 차처럼 마신다

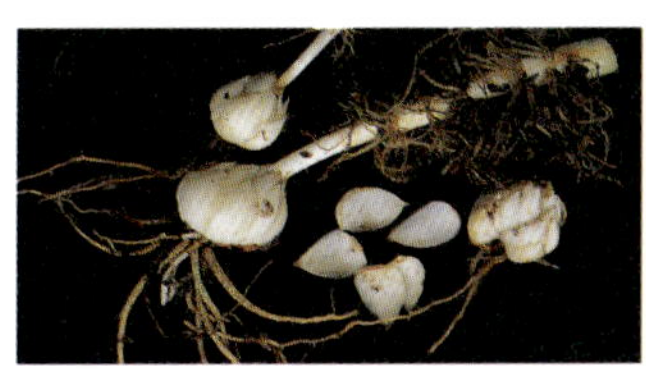

기운이 떨어지고 속이 더부룩할 때 백합뿌리 6~12g씩을 500~700cc의 물을 붓고 달여 마시면 기운이 나고 위가 튼튼해지며 기침이 가라앉는다.

옛날옛적엔~   마법을 푸는 신비의 꽃, 나리…

"뫼나리 꽃아 뫼나리 꽃아/저 꽃이 피어 농사일 시작하여/저 꽃이 져서 농사일 피력하네/얼얼얼 상사디여 어디여 상사디여/뫼나리 꽃아 뫼나리 꽃아/저 꽃이 피어 번화함 자랑마라/구십 춘광 잠깐 간단다/얼얼얼 상사디여 어디여 상사디여."

이 노래는 백제 유민의 노래로 농삿일 할 때 부르던 노래다. 이렇게 농삿일 할 때 부르던 노래를 메나리, 곧 뫼나리라고 한다. 이 뫼나리(메나리) 노래에는 여러 가지 꽃이 등장할 수 있다. 이 노래에서는 뫼나리라는 꽃이 나온다. 여기서의 뫼나리라는 꽃은 산나리이며, 바로 백합이다. 이 꽃은 그만큼 우리와 친숙한 꽃이다.

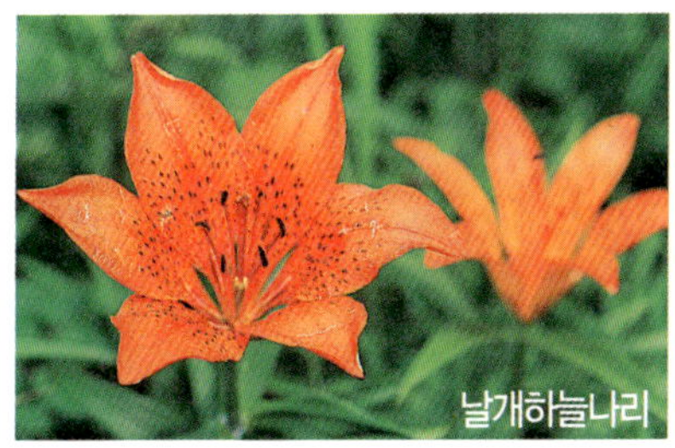

'뫼'는 '묘'를 가리키기도 한다. 그래서 산나리이면서 묘지 가에 피는 나리를 뜻하기도 한다. 삶과 죽음을 동일 선상에서 바라본 우리 선조의 깊은 속내를 짐작할 만하다. 독일에서는 묘지 가에 피는 이 꽃을 죽은 자가 살아 있는 사람에게 인사하는 것이라고 생각했으며, 에스파냐에서는 마녀의 마법으로 짐승 모양으로 바뀌어진 사람은 이 꽃에 의해서만 다시 사람의 모습으로 되돌아 올 수 있다고 한다.

생활 한방 정보

다른 이용법은?

● 곤충에 물렸거나 땀띠 · 습진 때문에 몹시 가려운 부위를 긁어 물집이 생겼거나 딱지가 두껍게 앉았을 때는 백합을 가루내어 식초에 반죽한 다음 거즈에 얹어 환부에 붙이면 잘 아문다. 말리지 않은 참나리일 때는 그대로 짓찧어 소금을 조금 섞은 뒤 마찬가지 방법으로 붙여 주면 된다.

● 생안손에는 참나리의 알뿌리 또는 꽃을 쓴다. 알뿌리 뿐만 아니라 꽃에도 약효가 있으므로 말려서 분말로 만들면 생안손을 치료하고 피를 멎게 한다. 이 경우는 펴 바른다. 악화된 생안손은 살아 있는 미꾸라지와 분말을 절구로 이겨서 바른다.

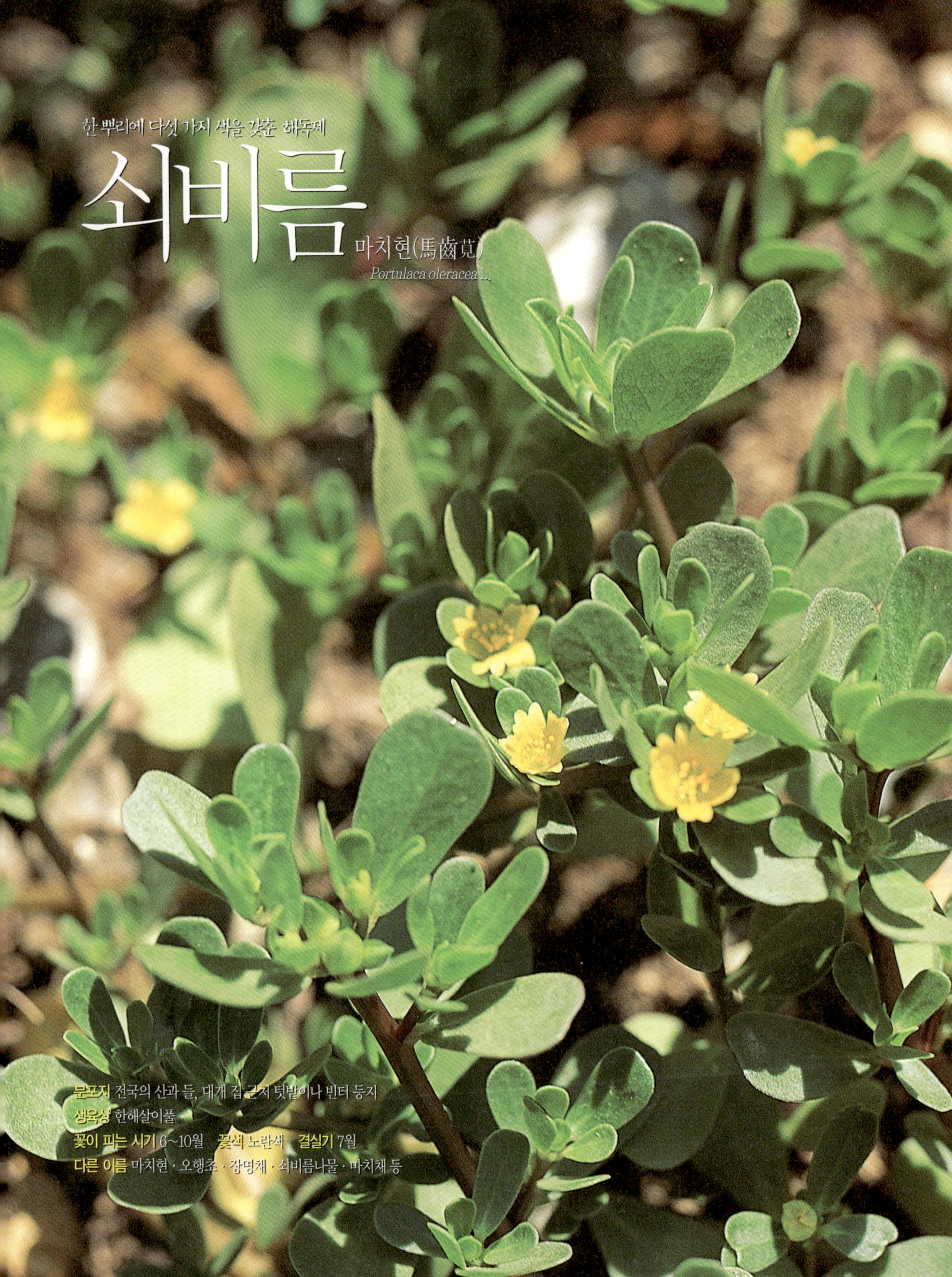

한 뿌리에 다섯 가지 색을 갖춘 해독제

쇠비름

마치현(馬齒莧)

Portulaca oleracea L.

분포지 전국의 산과 들, 대개 집 근처 텃밭이나 빈터 등지
생육상 한해살이풀
꽃이 피는 시기 6~10월   꽃색 노란색   결실기 7월
다른 이름 마치현 · 오행초 · 장명채 · 쇠비름나물 · 마치채 등

쇠비름은 신기하게도 다섯 가지 색을 갖추고 있다. 잎은 푸르고, 줄기는 붉고, 꽃은 노랗고, 뿌리는 희고, 씨는 검다. 이렇게 오행을 상징하는 색을 다 갖추었다 하여 '오행초' 라고 부른다.

약으로 쓸 때는 '마치현' 이라고 하는데, 쇠비름 가운데 잎이 작은 것은 말의 이빨처럼 생겼다고 하여 '마치' 라는 말을 붙인 것이며, 또 비름나물과 비슷해서 '현(비름)' 이라는 말을 붙여 이름을 지은 것이다.

일본에서는 '활현' 이라고 부르는데, 식물의 성질이 매끄러워서 '활' 을 붙인 것이며, '현' 은 '비름나물' 이라는 뜻이다.

또 많이 먹으면 오래 살 수 있다는 뜻으로 '장명채' 라는 이름으로도 부르며, '안락채' 라고도 한다.

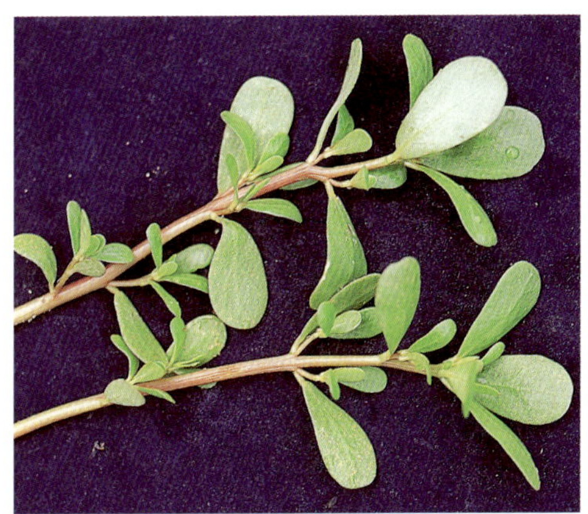

❀ 어디에서, 어떻게 자랄까?

전국의 집 근처 텃밭 등지와 논이나 밭 가장자리에서 많이 자라는 쇠비름과의 한해살이풀이다.

높이 30cm 안팎이며 줄기는 갈적색이고, 가지가 많이 갈라져서 비스듬히 옆으로 퍼진다. 뿌리는 흰색이지만 손톱으로 훑으면 원줄기와 같이 붉은색이 된다.

6～10월에 노란색의 꽃이 피는데, 정오에 잠깐 동안 피며 양성(兩性)으로 가지 끝에 달린다. 꽃받침은 2개이고 5개의 꽃잎은 오므라들며, 수술은 7～12개이고 암술은 1개이며 씨방은 중위(中位)이고 5개의 암술대가 있다.

7월부터 타원형의 열매가 익으며, 가운데가 옆으로 갈라져서 긴 대가 달린 씨가 많이 나온다.

《성경통지》에는 조선에서 마치현(馬齒莧)·오행초(五行草)·장명채(長命菜)·쇠비름·쇠비름나물이라 한다고 하였다. 중국에서는 마치현·마치채(馬齒菜)·오행초라 한다고 하였다. 마치현은 본초(本草)이며 일명 오행채라 하였고 잎은 푸르고 줄기는 붉으며, 꽃은 노란색이고 뿌리는 흰색이며 씨는 검은색이라고 하였다.

《길림외기》에는 마치현은 잎이 크고 작은 것으로 나뉘며 대엽자(大葉者)는 돈이초(㹠耳草)라 하여 대개는 쓰지 않는다 하였다.

조선과 만주 각지의 논, 밭, 길가 등에 고루 자라는 잡초라고 하였다. 소엽(小葉)이 말의 이빨처럼 생겨서 마치(馬齒)라는 이름이 붙여졌다고 한다.

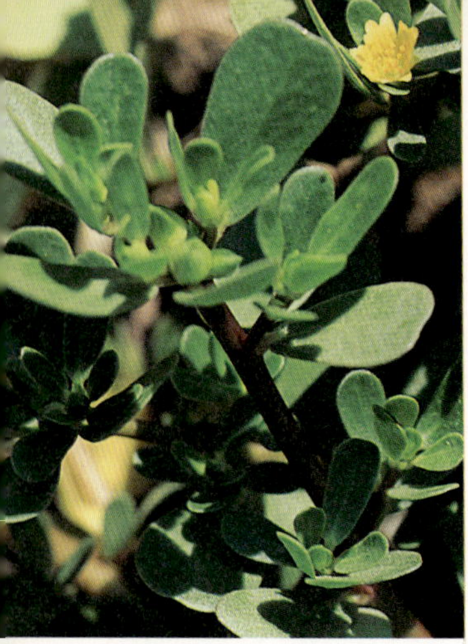

쇠비름은 꽃이 피기 전인 7월쯤 채취하여 뿌리를 다듬고 말렸다가 달여서 약으로 쓰면 되는데, 줄기나 잎은 수분이 많고 두꺼우므로 잘게 썰어서 말리는 것이 좋다. 맛이 시고 성질은 차다. 쇠비름에 들어 있는 성분은 니코틴산, 사포닌, 타닌, 요소, 초산칼륨, 염화칼륨, 유산칼륨 등인데 비타민 A · B · C 등도 많이 함유되어 있다. 씨는 '마치현자'라고 한다.

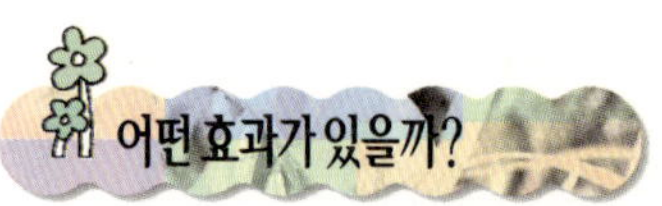

어떤 효과가 있을까?

항균 작용을 한다 《본초비요》에 "쇠비름은 여러 종기를 다스린다."고 했다.

소변을 원활하게 한다 쇠비름을 먹으면 소변이 잘 나온다. 그래서 부종 · 소변 불리 · 신장염 · 방광염 · 임질 · 요도염 · 대하증에도 널리 쓸 수 있다.

갈증을 해소한다 노인이 갈증을 느낄 때 야채를 먹듯이 먹으면 좋다.

혈액을 맑게 해준다 특히 출산 후 빠른 자궁 수축을 돕는다. 그래서 어혈이 뭉쳤을 때 쓰이며, 특히 산후에 너무 오랫동안 출혈이 있을 때는 쇠비름을 끓여 차처럼 마시면 좋다. 부정기적 자궁 출혈에도 좋으며, 질의 근육을 강화한다.

기생충을 없애 주는 작용을 한다 《본초강목》에 기생충을 없애는 작용을 한다고 되어 있으며, 이런 기록은 《식료본초》에서도 찾아볼 수 있다.

눈의 피로나 눈의 질환을 다스린다 쇠비름의 씨, 즉 '마치현자'를 가루로 내어 물에 타 마시면 눈이 밝아지고 눈병을 치료할 수 있다는 기록이 있다. 그래서 주로 청맹, 백내장 등 눈의 질환에 쓰인다.

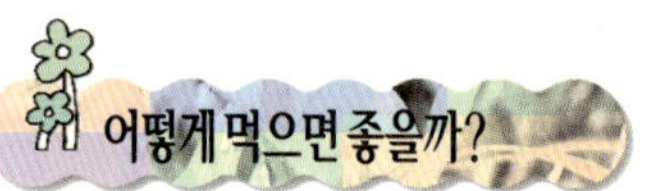

어떻게 먹으면 좋을까?

방광염에는 실증과 허증이 있다. 실증은 방광 부위가 터질 듯이 아프면서 소변을 볼 때 통증이 심한 것이 특징이다. 이때 쇠비름나물 20g에 물 500cc를 붓고 끓여 반으로 줄면 여러 차례로 나누어 하룻동안 차처럼 마신다. 뚜렷한 병이 아닌데 아침이면 얼굴이나 손발이 붓는 '특발성 부종'에도 효과가 대단히 좋다. 혈액이 맑아지고 몸 안에 있는 독소도 제거된다.

세균성 설사에는 쇠비름나물 30g에 물 600cc를 붓고 달여 반으로 줄면 하룻동안 여러 차례로 나누어 복용하거나, 쇠비름나물을 곱게 가루내어 아침 · 점심 · 저녁으로 5~6g씩 따뜻한 물로 복용하면 좋다. 익히지 않은 날것을 짓찧어 즙을 낸 다음 복용하면 급 · 만성 설사가 멎고 입맛이 도는 효과를 얻을 수 있다. 생즙일 때는 1회 20cc씩, 1일 2~3회 식간공복에 마신다.

피부 미용에는 쇠비름 30g을 600cc의 물로 끓인 다음 여러 차례로 나누어 하룻동안 차처럼 마신다. 지속적으로 복용하면 살결이 고와진다.

특효 비방 25 마치죽

혈리(血痢)를 다스린다

준비할 약재는요…
마치현 2줌(200g), 멥쌀 3홉(540g)

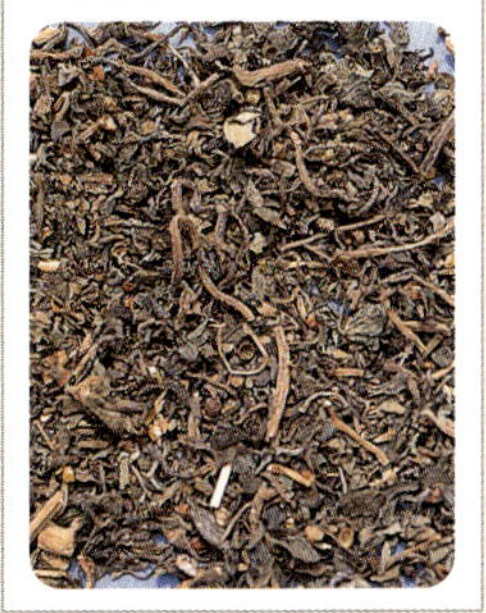

분량의 약재를 하룻밤 물에 불렸다가 다음날 믹서에 갈아 죽을 쑤어 먹는다. 혈리(피 섞인 이질로 아메바성 이질, 궤양성 결장염, 만성 주혈흡충증, 세균성 이질 등의 질환에서 볼 수 있다)는 물론 급·만성의 설사, 혹은 과민성대장증후군으로 걸핏하면 설사가 잦을 때도 효과가 있다.

특효 비방 26 마치산부방

갑저(甲疽)를 치료한다

준비할 약재는요…
마치현(음건) 37.5g, 목향 0.375g, 단사 0.375g, 소금 0.375g

약재 중 단사·소금을 제외한 약재를 가루로 만들어 프라이팬에 잿가루가 되도록 태운 후 잘 빻은 다음, 곱게 간 단사·소금을 섞어 환부에 붙인다. 1일 2~3회 바꾸어 붙인다. '갑저'는 물고기 비늘처럼 두꺼운 부스럼 딱지가 일어나면서, 가렵고 아파 항상 긁으려고 하며, 긁으면 터져서 누런 진물이 나오는 병이다. 단, 한의사의 지시에 따라 써야할 처방이다.

대하증에는 쇠비름 20g과 민들레 옹근풀 40g을 800cc의 물에 반으로 줄 때까지 끓여 하룻동안 차처럼 마신다. 혹은 쇠비름 가루와 익모초 가루를 같은 양씩 배합해 1회 8g씩을 따끈한 청주로 1일 3회, 식간공복에 먹는다.

산후에 허약해져서 땀을 많이 흘릴 때는 쇠비름 생즙을 1회 20cc씩, 1일 3회 식간공복에 마신다. 습진이나 종기에도 효과가 좋다.

치질에 "쇠비름을 삶아 먹으면 즉시 낫는 효과를 볼 수 있다."고 《의학집요》에서 밝히고 있다. 삶은 다음 물에 불려 양념해 먹거나, 데쳐서 말려 두었다가 물에 불린 다음 소금과 기름에 무쳐 먹기도 했다.

눈병에는 쇠비름의 씨를 가루내어 1회 3g씩을 대파의 흰 뿌리 1개를 총총히 썬 것과 된장 1큰술(15g)을 함께 끓인 물로 1일 2~3회, 공복에 복용한다.

옛날옛적엔~ 신랑·각시가 되는 쇠비름과 참비름…

외국에서는 데이지나 마거릿의 꽃잎을 하나하나 떼어내면서 사랑의 꽃점을 치고, 로즈마리를 담근 와인을 마시고 꾸는 꿈으로 미래의 자신을 점쳐 보았다고 한다. 우리 나라에도 이런 재미있는 꽃장난들이 많았다. 클로버로 꽃반지를 만들어 끼며, 수수깡으로 안경을 만들거나, 꽈리불기를 하며 즐기기도 했다.

또 색이 불그스름한 쇠비름을 색시로, 멋없는 참비름을 신랑이라고 이름짓고서 계집아이들이 반찬을 만들며 소꿉장난을 하던 때도 있었다. 쇠비름의 열매는 뚜껑처럼 갈라지는데 흑갈색의 윤기 나는 씨가 들어 있어서 그것마저 소꿉장난에 쓰였다. 쇠비름 줄기를 잘라 눈꺼풀에 끼우면 눈이 무섭게 보였다. 그래서 쇠비름에게 '구두사자초'라는 무서운 이름을 붙였나 보다!

생활 한방 정보

다른 이용법은?

● 삶은 줄기나 잎은 간장병·임질·신장병·여드름 등에, 익히지 않은 줄기·잎은 치질·사마귀·버짐 등을 치료한다.

● 사마귀·버짐 등이 있거나 벌에 쏘였을 때는 쇠비름 날것을 짓찧어 그대로 붙여 주면 잘 낫는다. 주근깨·기미도 어느 정도 없어진다.

● 마른버짐에는 쇠비름 끓인 물을 마시면서 말린 것을 곱게 가루내어 기름에 개어 바르거나 생것을 찧어서 붙인다. 이렇게 외용하는 것은 종기에도 좋고 치질에도 좋다.

● 벌레에 물린 데, 벌에 쏘인 데에도 쇠비름 생것을 찧어 붙인다. 소염·진통 작용을 하기 때문에 벌레에 물려 퉁퉁 부어오른 것을 쉽게 가라앉힌다.

청명한 가을에 맺은 암술머리가 약효 좋은 어혈 치료제

사프란

번홍화(番紅花)

Crocus sativus L.

분포지 유럽 및 소아시아 원산, 원예식물로 재배

생육상 여러해살이풀

꽃이 피는 시기 10~11월 **꽃색** 연한 자주색 · 노란색

결실기 11월 **다른 이름** 울금향 등

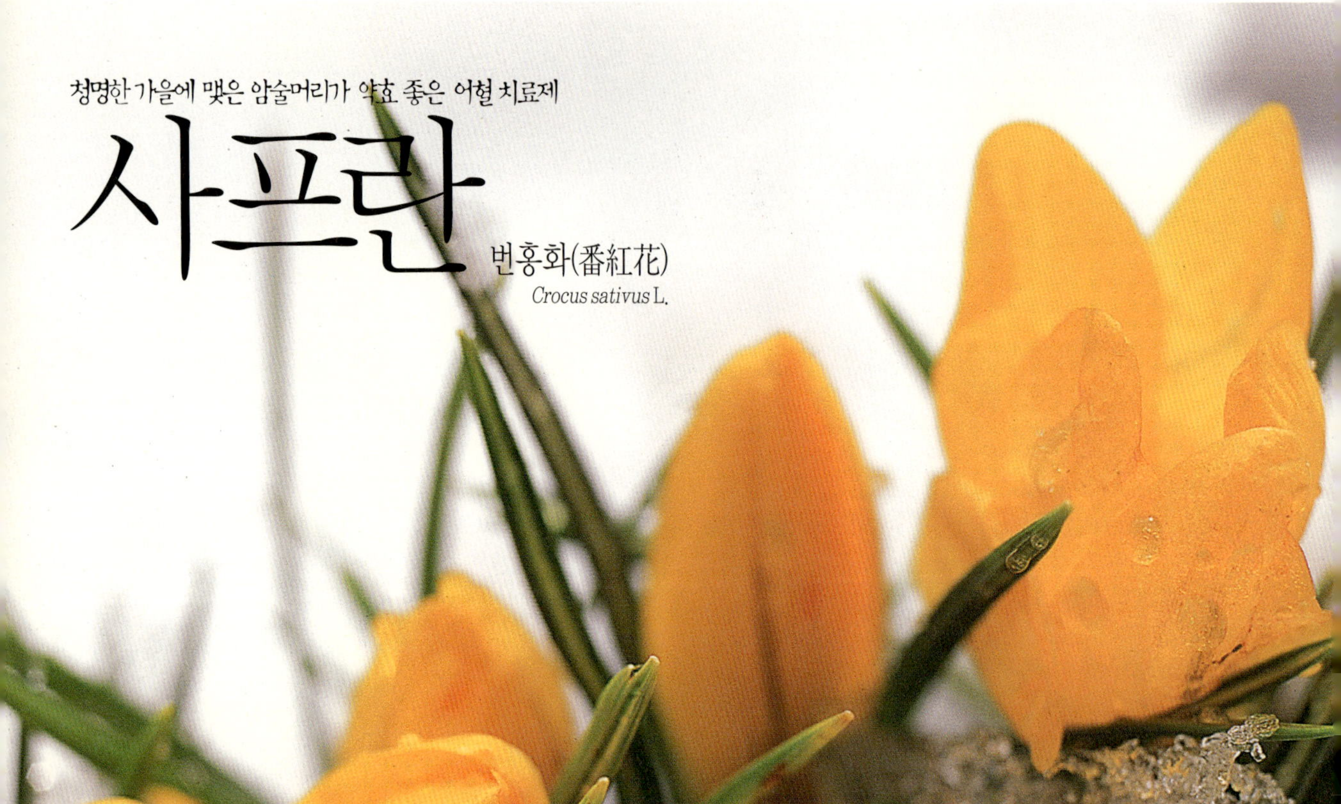

사프란은 남유럽, 소아시아가 원산이기 때문에 '서쪽에서 유래한 홍화(서홍화)' 또는 '티베트[藏]에서 나는 홍화(장홍화)' 또는 '외국[番]에서 들어온 홍화(번홍화)'로 불린다. 사프란은 유럽에서 치료제로 명성이 높은데 심한 기침·끈질긴 기침을 멎게 하는 효과가 있다. 마늘 비슷한 비늘줄기에서 비늘 모양의 길고 가는 잎이 뻗고, 자줏빛의 향기 높은 여섯 잎 꽃은 겨울을 나고 이듬해 봄에 시든다.

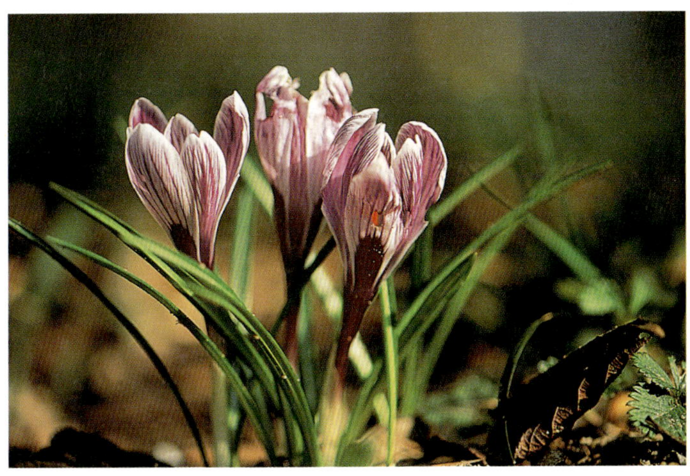

✿ 어디에서, 어떻게 자랄까?

유럽 남쪽과 소아시아가 원산지로 흔히 관상용으로 심으며, 우리 나라 남부지역 등에서 잘 자라는 붓꽃과의 여러해살이풀이다.

높이는 15cm 안팎이며, 땅속의 알뿌리는 지름 3cm 정도의 편구형이다. 잎은 꽃이 핀 다음에야 제대로 자라며 선형(線形)이고 새 잎 사이에서 10~11월에 꽃이 핀다.

꽃은 연한 자주색, 노란색 및 품종에 따라 여러 가지이며 깔때기 모양으로 핀다. 꽃줄기는 짧고 잎과 더불어 밑부분이 잎집으로 싸여 있고 통부(筒部)는 가늘고 길며 윗부분이 6개로 갈라져서 비스듬히 퍼지고 모양과 빛깔이 거의 같다.

6개의 수술은 밖으로 향한 꽃밥이 있고 암술대는 3개로 갈라지며, 밝은 황적색이고 암술머리는 육질이다.

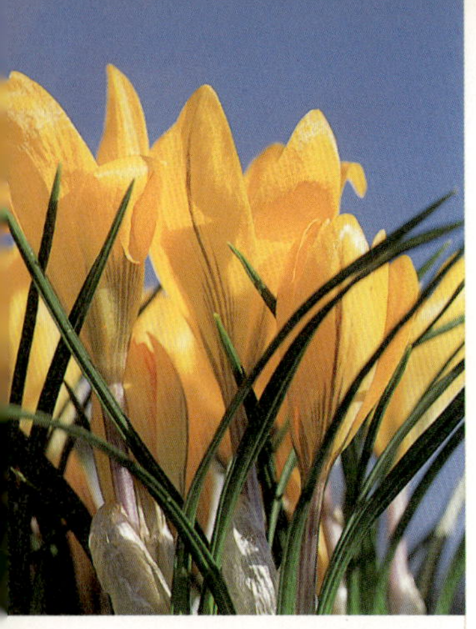

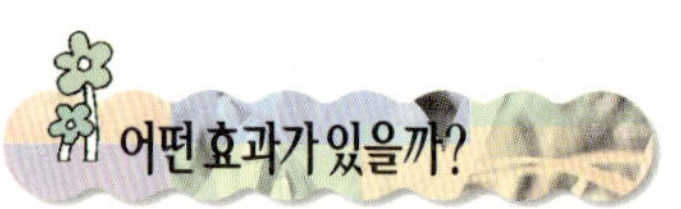

어떤 효과가 있을까?

혈액순환을 촉진한다 어혈을 없애며 뭉쳐있는 기를 흩어지게 하는 효능이 있다. 어혈에 의한 월경통이 심한 데, 산후에 오로가 제대로 배출되지 못하여 어혈의 적체로 아랫배가 팽창하면서 아픈 데, 타박상 또는 염좌에 의해 내출혈이 있으면서 붓고 아픈 데, 기가 뭉쳐 가슴이 답답하고 속이 거북한 데 쓰인다.

자궁 수축 작용이 있다 자궁에 긴장성·율동성 수축을 일으키는데, 임신중의 자궁에 더 현저하게 나타나며, 이 작용은 신속하게 이루어져 4시간 가량 지속된다. 따라서 월경이 끊겼을 때 자주 쓰인다.

건위 효능이 있다 위장을 튼튼하게 하고 식욕을 늘리며, 현기증을 다스린다. 《품회정요》에는 "오래 복용하면 안색이 좋아진다."고 했다.

진정 효능이 있다 우울증, 가슴이 답답하게 막힌 데, 열병으로 발광하는 데, 깜짝깜짝 잘 놀라고 가슴이 심하게 떨리는 데, 황홀한 느낌을 갖는 데 쓰인다. 《음선정요》에는 "오래 복용하면 사람의 마음을 기쁘게 한다."고 했다.

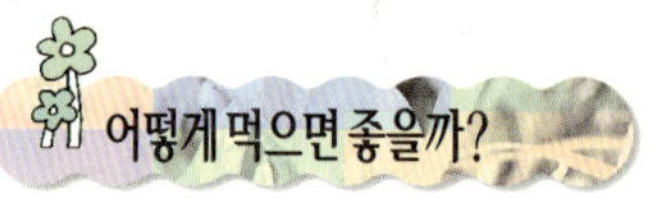

어떻게 먹으면 좋을까?

'비결(명치 밑이 그득하면서 단단하여 누르면 아픈 병)'에는 싱싱한 사프란 꽃잎을 따서 흐르는 물에 헹궈 씻은 다음 거름통 있는 찻잔에 넣어 끓인 물을 붓고 뚜껑을 닫은 채 5분 정도 우려내어 그 물을 복용한다. 매일 꾸준히 지속적으로 마시면 훨씬 효과가 좋다.

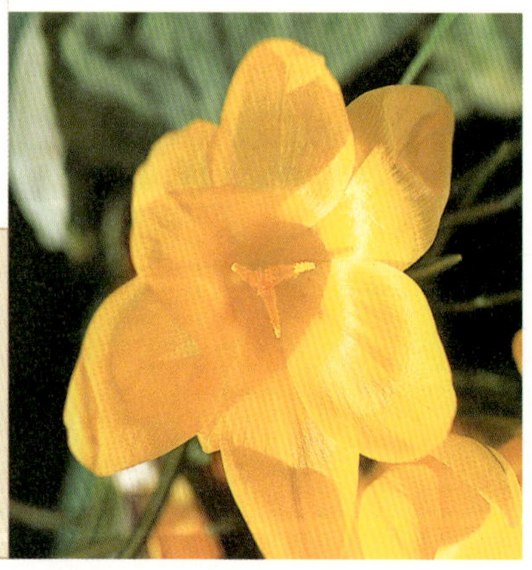

천식에는 사프란의 땅 위로 나온 부분을 5개 정도 가위로 잘라서 따뜻한 물에 넣는다. 사기로 된 식기의 뚜껑을 꽉 닫고 5분 후에 마신다. 이것이 하루 분량이다. 물은 900cc 정도로 한다.

외감성 열성 질환으로 황홀해져 정신이 이상한 듯하면 사프란 0.8g을 물 200cc에 하룻밤 담갔다가 다음 날 우러난 물을 복용한다.

특효 비방 27 절충탕가미방

심한 월경통을 다스린다

준비할 약재는요…

번홍화 3g, 도인 9g, 적작약 9g, 당귀미 9g, 육계 5g, 천궁 5g, 목단피 6g, 현호색 6g

번홍화를 제외한 나머지 약재들을 소주 300cc, 물 300cc를 붓고 끓여 반으로 줄면 짜서 찌꺼기를 버리고 번홍화 3g을 약물에 넣고 뚜껑을 닫아 5분 정도 지난 후 건더기를 버리고 약물만을 1일 3회 공복에 나누어 복용한다. 어혈로 월경이 끊기거나 혹은 산후 어혈로 하복통이 심할때도 효과가 있다.

특효 비방 28 질타활혈탕가미방

타박상·삔 데 쓰는 처방이다

준비할 약재는요…

번홍화 3g, 도인 6g, 소목 6g, 지각 6g, 당귀미 9g, 적작약 9g, 목향 1.5g, 유향 4.5g, 몰약 4.5g

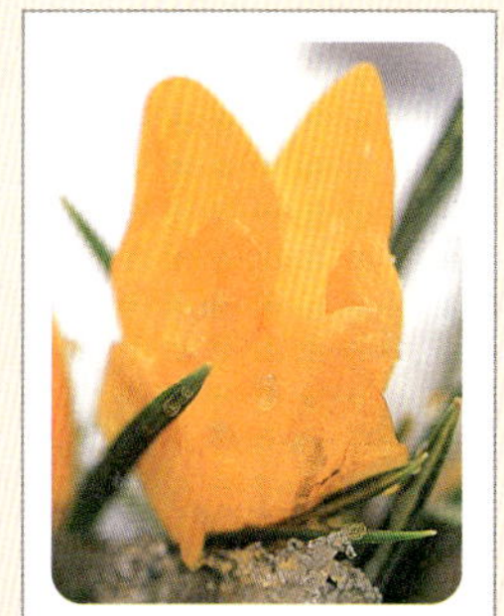

번홍화를 제외한 나머지 약재들을 물 600cc를 붓고 끓여 반으로 줄면 짜서 찌꺼기를 버리고 번홍화 3g을 약물에 넣고 뚜껑을 닫아 5분 정도 지난 후 건더기를 여과해 버리고 물만 걸러 1일 3회, 공복에 따뜻하게 복용한다.

토혈에는 사프란 꽃 한 송이를 무회주(석회를 넣지 않은 술. 옛날에는 석회를 넣어 술에서 신맛이 나는 것을 방지했는데, 이것은 담이 몰리게 하므로 약으로 쓰는 술에는 석회가 없는 것을 쓴다.) 200cc에 넣어 중탕해서 복용한다고 되어 있으나 지금은 막걸리를 이용하면 된다.

옛날옛적엔~ 크로커스와 리즈의 슬픈 사랑이 꽃으로 거듭나…

젊은 미남 의사인 크로커스는 귀여운 소녀 리즈와 사랑했다. 그런데 리즈의 어머니가 크로커스를 짝사랑한 끝에 질투심으로 크로커스를 활로 쏘아 잔혹하게 죽였다. 여신 비너스는 이 슬픈 연인을 위해 크로커스의 혼을 사프란 꽃에, 리즈의 혼을 나팔꽃에 머물게 했다고 한다. 한편 크로커스의 아버지 라이넬이 아들의 죽음으로 비탄에 빠져 흘린 눈물이 하얀 눈에 떨어졌는데, 거기서 핀 꽃이 크로커스라고 하는 이야기도 있다.

꽃의 여신 플로라가 봄부터 가을에 걸쳐 많은 꽃을 피운 뒤 "이제 내 할 일은 끝났군."하고 중얼거리자 들판의 요정이 한 송이만 더 피워 달라고 애원했단다. 그래서 플로라가 마지막으로 피운 꽃이 사프란이며 때문에 한 해의 마지막 꽃으로 알려져 있다. 또 유럽에서는 10월에 잎이 없고 꽃만 피는 모양에서 '슈미즈가 없는 여자' 또는 '벌거벗은 엉덩이' 또는 '벌거벗은 여인' 이라는 별명으로 부르기도 한다.

신라시대에 염색에 관한 일을 맡아보던 '염궁' 이라는 관청이 있어 11명의 여감독관이 염색을 관장했다고 하며, 조선 영조 때 서명응은 《고사신서》에서 쪽을 비롯해 우리 나라에서 이용되던 염료작물을 소개한 바 있다. 빨갛게 익은 치자를 옹배기에 넣고 물을 타서 쌀뜨물에 풀어내어 치자물을 들이는 것을 비롯해서 황토에서 황토색을, 자단향에서 붉은색을, 감에서 감색을, 녹수에서 녹색을, 홍화에서 붉은색을, 사프란에서 노란색을 염색한다. 프랑스 명물의 생선찜 요리인 부야베스에 없어서는 안 될 향료로 쓰이며, 스페인의 파리에야, 영국의 사프란 케이크도 유명하다.

생활 한방 정보

다른 이용법은?

● 유럽에서는 남천촉보다 사프란이 친숙하다. 천식 치료에 인기가 높고 요리의 양념으로도 사용하고 있다. 사프란을 번홍화라고 하는데, 홍화보다 소량을 사용하며, 사용량은 1~3g이 적당하다.

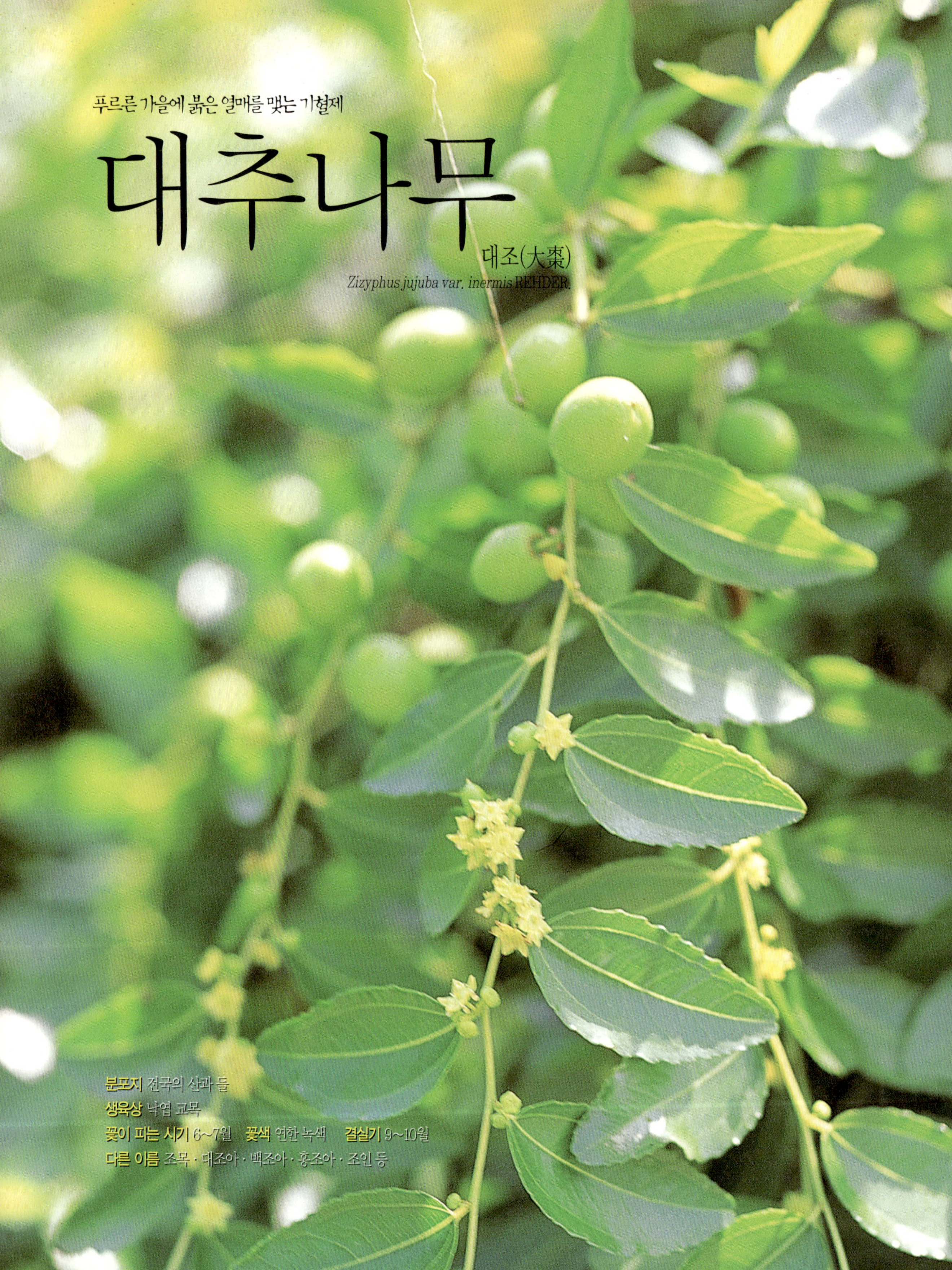

푸르른 가을에 붉은 열매를 맺는 기혈제

대추나무

대조(大棗)

Zizyphus jujuba var. inermis REHDER.

분포지 전국의 산과 들
생육상 낙엽 교목
꽃이 피는 시기 6~7월   꽃색 연한 녹색   결실기 9~10월
다른 이름 조목 · 대조아 · 백조아 · 홍조아 · 조인 등

대추나무는 속이 붉고, 턱잎이 변한 가시가 흔적만 남아 있다. 그래서 가시[棘]라는 글자를 붙이면서 성질이 고고하기 때문에 '棘' 자를 고고하게 아래위로 배열하여 '조(棗)' 라는 이름을 붙였다.

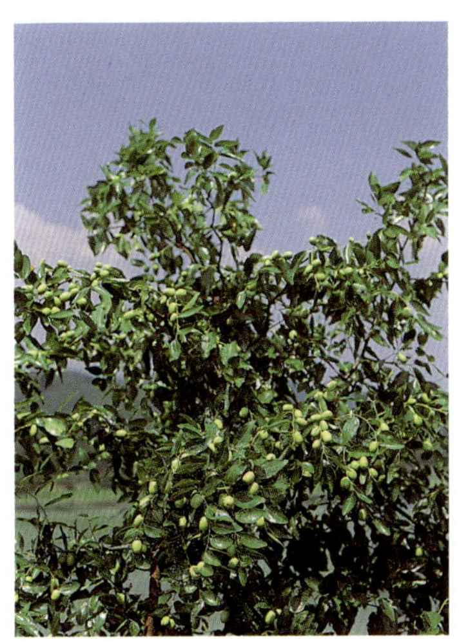

4월에 작은 잎이 나고, 5월에 희면서 조금 푸른 잔꽃이 피고, 가을이면 열매가 익는다. 이 열매가 대추인데 긴 타원형으로, 종류에 따라 적갈색 또는 담황색으로 성숙하는데, 음력 8월에 따서 볕에 말려 '대조' 라는 이름으로 약용한다. 대추에는 큰 것이 있고 작은 것이 있는데, 큰 것을 '대조' 라 하며 이것이 일반적으로 말하는 대추이며, 작은 것은 멧대추라고 하는데 이것이 '산조인' 이다.

❀ 어디에서, 어떻게 자랄까?

전국에서 재배되는 갈매나무과의 낙엽 교목이다.

높이는 7~10m이고 가지에 가시가 나 있다. 6~7월에 연한 녹색의 꽃이 피는데, 지름은 5~6mm이고 한 화서에 2~3개씩 달린다.

9~10월에 열매가 적갈색 또는 암갈색으로 익으며, 길이는 2.5~3.5cm로 타원형이며 과육이 많다.

우리 나라의 대표적인 대추 산지는 보은 지방이며 그밖의 각 지방에서도 대추가 많이 나온다. 대추는 각종 제과 및 음료, 그리고 요리와 각종 떡 등에 보편화되어 많이 쓰이고 있으며 몸보신 재료로 흔히 먹고 있다.

우리 나라에는 '묏대추(산대추)', '대추', '보은대추' 가 있으며 대개 약용으로 많이 쓰지만 묏대추를 선호하는 경우도 있다.

《옥편(玉篇)》에는 조선에서 조목(棗木)이라 하고 조(棗 ; 대추)는 적심과(赤心果)이며 줄줄이 열매가 크게 달린다고 하였다. 대조목(大棗木)·대조(大棗)·건조(乾棗)는 열매를 말린 것이고, 조인(棗仁)은 씨라 하였다. 대조(大棗)는 열매를 말하며, 대추·대추나무라 한다고 하였다.

중국에서는 조목·대조아(大棗兒)·백조아(白棗兒)·홍조아(紅棗兒)·조인이라 하고 홍조아는 열매를 말린 것이며, 씨를 조인이라 한다고 하였다. 산조목(酸棗木)의 재배종이라 하였으며 조선산은 중국에서 이식(移植)된 것이라 하였다.

《길림통지(吉林通支)》에 대추는 북지소산(北地所産), 색청미감(色青味甘), 가밀저(可蜜沮)라 했다 하였으며 이과(梨果)는 청백색을 띄우고 홍숙(紅熟)하지 않는다 하였으며 주로 밀저(蜜沮)하였다.

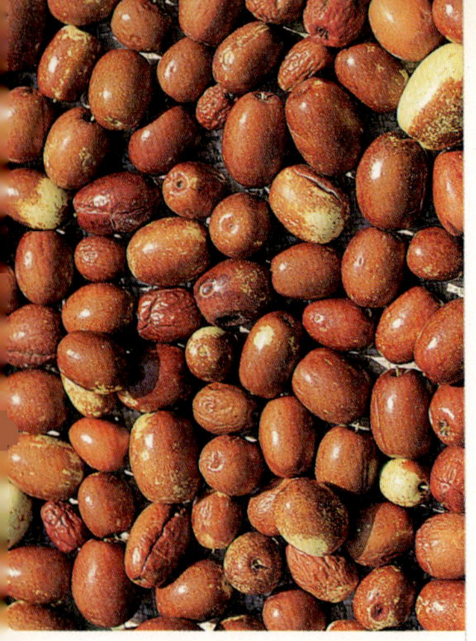

대추는 붉게 익은 것을 말리면 붉은 주름이 생기고, 반이 붉은 것을 말리면 누르스름하게 붉으면서 맛이 없다. 맛은 달고, 성질은 따뜻하며, 독은 없다. 단백질, 당, 유기산, 점액질, 칼슘, 비타민 A·B₂·C·P 및 미량의 철분이나 인 등을 함유한다. 과피에는 타닌이 함유되어 있다.

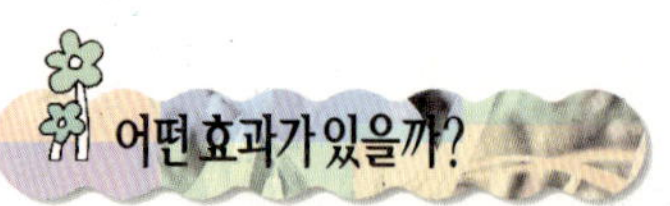

어떤 효과가 있을까?

보중익기한다 비·위장 소화기 기능이 허약해서 음식 섭취가 적고, 소화가 잘 안 되며, 대변이 묽은 것을 다스린다. 이 같은 위장 기능 조정 작용을 '보중' 작용이라고 한다. 또 권태와 피로, 기혈이 부족한 것을 다스린다. 기운을 돋우는 이런 작용을 '익기' 작용이라고 한다.

양혈안신한다 혈액의 부족으로 얼굴색이 누렇게 들뜨거나 저림증 등이 있으며, 과민성 자반증을 일으키는 경우에 쓰인다. 이 작용을 '양혈' 작용이라고 한

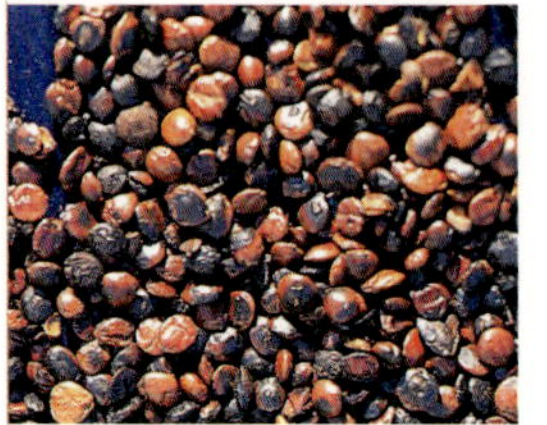

다. 또 가슴이 두근거리고 괜히 잘 놀라며 잠을 깊이 들지 못하는 것을 개선한다. 히스테리에도 쓰인다. 이 작용을 '안신' 작용이라고 한다.

해독 작용을 한다 매우 강한 약물의 독성을 완화시켜 부작용을 줄인다. 그래서 대추는 백약을 조화시킨다고 한다. 특히 부자·천웅황 등에 중독된 것을 해독한다

어떻게 먹으면 좋을까?

비·위장 소화기가 냉하고 식욕이 없으며 설사를 하고 소화가 안 될 때는 백출 160g, 건강 80g, 계내금 80g을 가루내어 살을 발라낸 대추 300g과 함께 짓찧어 걸쭉하게 만든 다음 작은 떡을 빚어 불에 구워 공복에 씹어 먹는다. 위암에는 짚신나물 40g, 대추 30g을 물 1,000cc를 붓고 달여 600cc로 졸여서 하룻동안 6번에 나누어 마시면 1개월만에 통증을 줄일 수 있다는 임상보고가 있다.

여성이 '장조증'으로 자주 슬퍼하고 잘 울고 걸핏하면 하품을 할 때는 대추 10개, 감초 120g, 소맥(밀) 1,800g을 물 6되(1,800cc)를 붓고 끓여 반으로 줄면 3회에 나누어 복용한다. 이 처방을 '감맥대조탕'이라고 한다. 혹은 붉은 대추를 약성이 남게 태워 가루낸 다음 8g씩 미음에 타서 복용한다. 공연히 울기도 하고 웃기도 하고 마치 헛것에 들린 것 같을 때 효과가 있다. '장조증'이란 갱년기 장애 및 히스테리에 해당하는 병증을 말한다.

기침에는 행인(껍질을 벗기고 씨끝을 떼 낸 후 찐 것) 120알, 메주콩(찐 후 말린 것) 100알, 대추(씨를 빼고 말린 것) 40개를 함께 짓찧어 걸쭉하게 반죽한 다

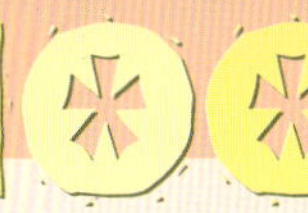
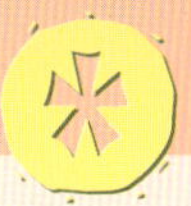

특효 비방 29 대조탕

역절풍에 효과가 좋다

준비할 약재는요…

대추 10g, 황기 15g, 부자 9g, 생강 9g, 마황 6g, 자감초 6g

이상의 약재를 함께 거칠게 가루내어 6g씩을 물 500cc를 붓고 달여 300cc로 줄면 1일 3회로 나누어 따뜻한 물로 복용한다. 혹은 마황을 먼저 물 500cc를 붓고 끓인 후 거품을 걷어내고, 이 약물에 나머지 약재를 넣고 끓여 반으로 줄면 차게 식힌 후 하룻동안 조금씩 나누어 복용한다. 이 처방 중에는 부자 · 마황 같은 강한 성질의 약재가 배합되어 있으므로 반드시 한의사의 지시에 따라야 한다. 역절풍은 관절 류머티즘에 해당하는 병종이다.

특효 비방 30 감맥대조탕가미

히스테리에 효과가 좋다

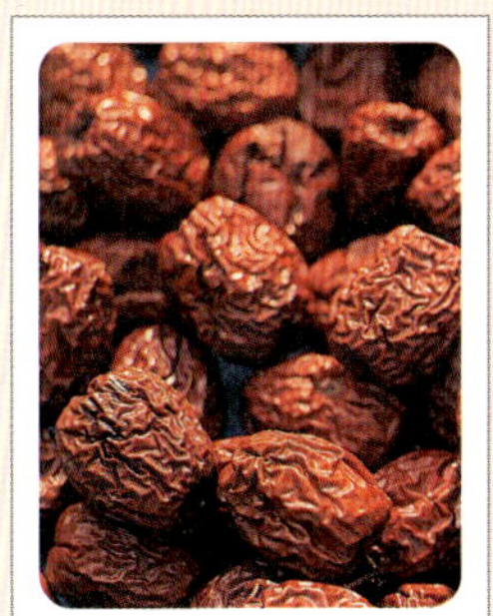

준비할 약재는요…

대추 8g, 감초 9g, 맥문동 9g, 부소맥 30g, 생지황 15g, 석곡 12g

이상의 약재를 분량대로 준비하여 물 600cc를 붓고 끓여 300cc로 만들어 1일 3회로 나누어 따뜻할 때 복용한다.

음 살구씨 크기의 알약을 만들어 1알씩, 1일 7~8회 복용한다.

과로로 허약해져 잠을 이루지 못할 때는 대추 20알, 파밑둥 7뿌리를 물 300cc를 붓고 끓여 3분의 1로 줄여서 한 번에 마시고 잠을 청한다.

갑자기 심장에 통증을 느낄 때는 오매 1개, 대추 2개, 행인 7개를 함께 짓찧어 남성은 따끈하게 데운 청주로, 여성은 식초를 탄 물로 복용한다.

반위증(위암 유사 병증)에는 말린 대추나뭇잎 40g, 곽향 20g, 정향 0.4g을 가루내어 1회 8g씩을 물 200cc에 생강 2g을 넣고 끓여 120cc 정도가 되면 약재 찌꺼기와 생강을 건져 버리고 약물을 뜨겁게 해서 복용한다.

설사에는 대추나무껍질 한 줌(100g)을 볶아 가루내고, 차전자 12g을 끓인 물로 아침 · 저녁 2회에 걸쳐 매회 2g씩 공복에 복용한다.

관절통에는 대추나무뿌리 40g, 오가피 20g을 물 500cc를 붓고 끓여 반으로 줄면 하룻동안 여러 차례로 나누어 차처럼 마신다.

옛날옛적에~ 폐백을 할 때 대추를 던지는 뜻은…

대추는 폐백에 빼놓을 수 없는 음식이다. 아들을 많이 낳을 수 있다고 생각했기 때문이다. 제수에도 빠지지 않는 게 대추다. 제수 과실로 대추 · 밤 · 배 · 곶감을 들 수 있는데 이 중 씨가 하나 뿐인 것은 대추다. 그래서 제삿상에서 가장 으뜸이 대추다. 왕을 뜻한다. 씨가 3개인 밤은 3정승을 뜻하고, 씨가 6개인 배는 육조를 뜻하며, 씨가 8개인 감은 팔도방백을 뜻한다고 한다.

생활 한방 정보

다른 이용법은?

● 대추씨를 '핵중인'이라고 하는데, 3년 묵은 씨의 가운데 있는 알을 구워 먹으면 복통에 좋다고 한다.

● 대추와 찹쌀을 함께 푹 삶아 체에 받쳐서 미음으로 만들어 먹는다. 혹은 대추와 찹쌀을 버무려 쪄서 인절미를 해 먹거나, 대추씨를 빼 버리고 짓찧어 찹쌀가루와 함께 반죽해서 송편처럼 만들어 기름에 지져 먹거나, 혹은 대추를 시루에 오랫동안 찌거나 그릇에 담아 푹 불린 뒤에 꿀 · 참기름 · 계피가루 · 잣가루를 섞어 먹는다.

꽃봉오리가 붓을 닮은 류머티즘 치료제

붓꽃

마린자(馬藺子)

Iris nertschinskia LODDIGES.

분포지 전국의 산과 들, 약간 습기있는 초원

생육상 여러해살이풀

꽃이 피는 시기 5~6월 **꽃색** 자주색 **결실기** 8~9월

다른 이름 마린화 · 려실 · 계손 · 관초 · 난초 등

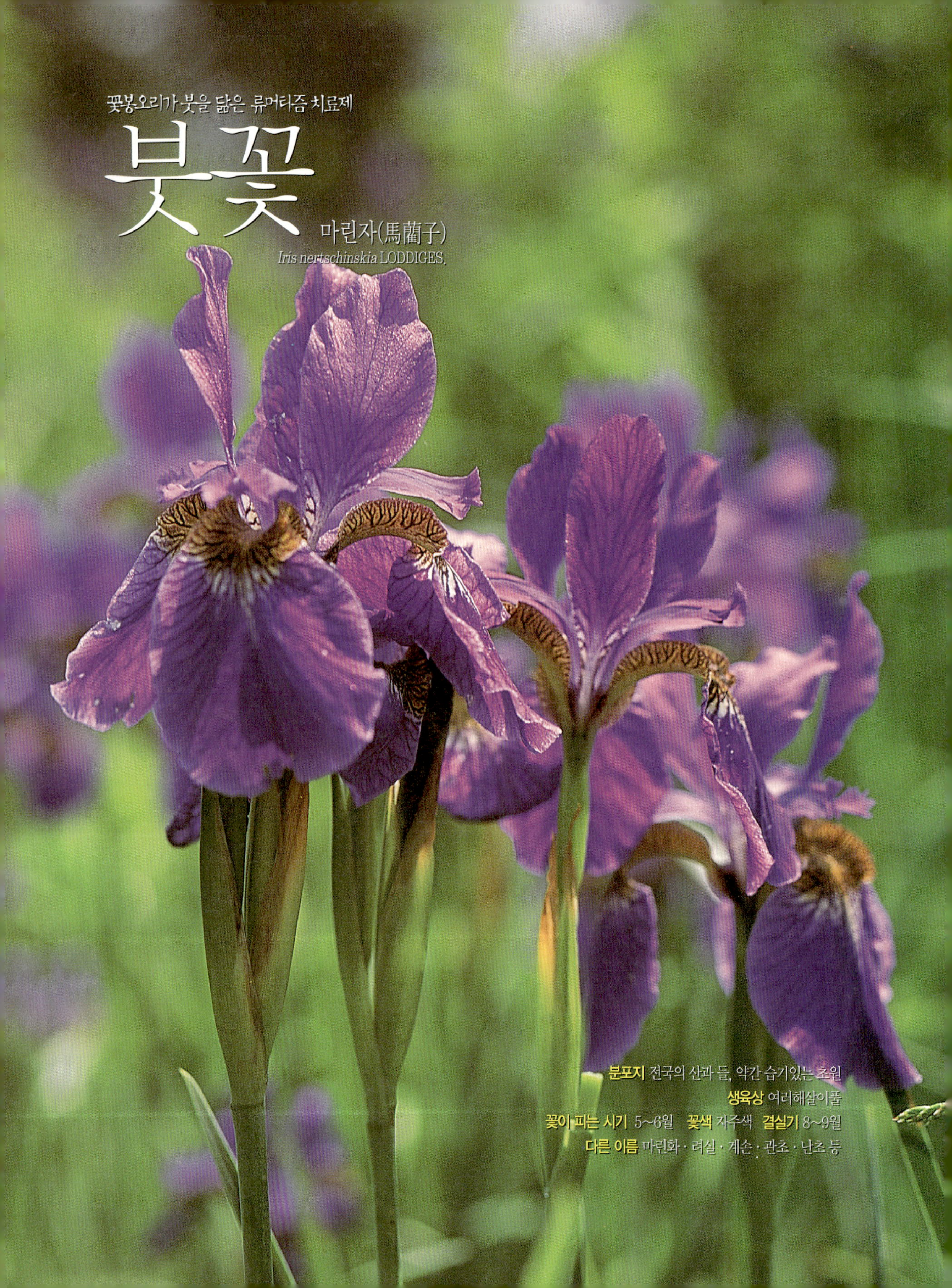

붓꽃은 해마다 뿌리줄기에서 가늘고 긴 칼 모양의 잎이 떨기로 난다. 그래서 '극초'라고 부른다.

꽃봉오리가 마치 붓과 비슷해서 붓꽃이라고 부른다. 꽃창포(타래붓꽃)를 '마린'이라고 하며, 《예기》에는 '한포'라 했으며, 일명 '수창포'라고도 한다. 열매는 세모 기둥 모양이기 때문에 '삼견'이라고 하며, 홍갈색의 불규칙한 원형의 씨를 많이 갖고 있다.

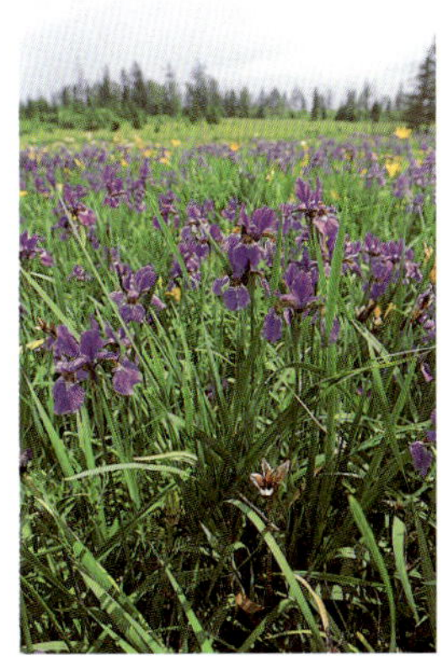

어디에서, 어떻게 자랄까?

전국의 산과 들 약간 습기 있는 초원에 자생하며, 근래에는 원예농가에서 재배도 하는 붓꽃과의 여러해살이풀이다.

높이는 60cm 안팎이고 뿌리줄기는 옆으로 뻗으면서 새싹이 나오고 잔뿌리가 많이 내린다. 원줄기는 총생(叢生 ; 모여나는 것)하고 밑부분에 적갈색의 섬유가 있다. 잎은 곧게 서고 난초잎 같으며 길이 30～50cm, 너비 0.45～1cm로, 융기한 맥이 없고 밑부분이 엽초(葉鞘 ; 칼집 모양) 같으며 붉은 빛이 도는 것도 있다.

5～6월에 자주색의 꽃이 피는데, 지름은 8cm 정도로 꽃줄기 끝에 2～3개씩 달린다. 잎 같은 꽃턱잎이 있고 끝의 꽃턱잎은 선상 피침형이며, 길이 5～6cm로 녹색이다. 꽃의 외화피는 넓은 도란형이며 밑부분의 돌기에 옆으로 달린 자주색의 맥이 있고, 내화피는 곧게 서며 작고 수술은 3개이다.

꽃밥은 흑자색으로 밖을 향하고 암술대의 가지가 다시 2개로 갈라지며 열편(裂片)이 다시 잘게 갈라진다. 8～9월에 씨가 익으며 열매에는 3개의 능선(稜線)이 있고 방추형이며 갈색의 씨는 삭과가 터지면서 나온다.

우리 나라에는 여러 종의 붓꽃속이 자생하고 있으며, 그 중 '붓꽃', '만주붓꽃', '타래붓꽃', '제비붓꽃', '노랑붓꽃', '금붓꽃', '솔붓꽃', '꽃창포' 등은 같은 용도의 약으로 쓴다고 하였다.

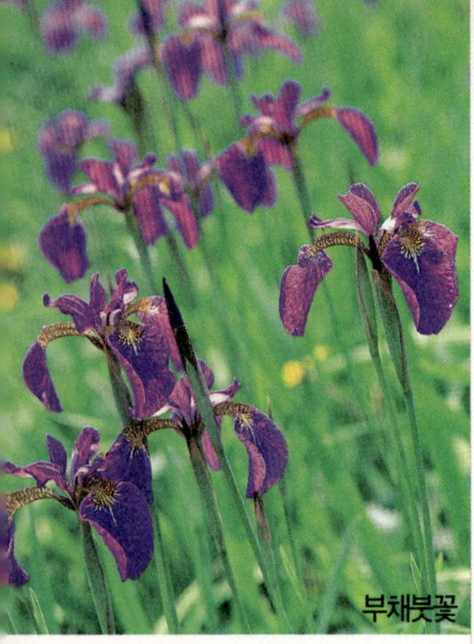

부채붓꽃

붓꽃은 8~9월에 열매가 익었을 때 말려서 털어 씨를 채취하여 다시 말린 후 약으로 쓴다. 씨는 '마린쟈' 라고 하는데, 맛이 달고 성질은 평하며 독이 없다. 전분, 지방유 등을 함유하고 있다. 잎은 '마린엽' 이라고 하는데, 맛은 시고 짜다. 꽃은 '마린화' 라 하며 맛은 짜고 시면서 약간 쓰며 성질은 서늘하다. 휘발유를 함유하고 있다. 뿌리는 '마린근' 이라 하며, 맛은 달고 성질은 평하며 휘발유를 함유하고 있다.

어떤 효과가 있을까?

씨는 열을 떨어뜨리고 습을 없애며 지혈 작용과 해독 작용을 한다. 황달·설사·토혈·코피·자궁 출혈·대하증·대·소변불리·비뇨기 결석·열림(소변을 조금씩 자주 누면서 잘 나오지 않고 아랫배가 불어나며, 소변을 볼 때 요도에 작열감이 있다)·숙취 등을 다스린다. 특히 쥐를 이용한 실험에서 피임 효과가 있는 것으로 밝혀졌는데, 씨핵은 효과가 없으며 씨껍질이 유효하다고 한다. 또 뼈에 결핵균이 침범했을 때 마린자를 볶아 가루내어 먹으면서 범사림과 섞어 고약처럼 만들어 외용하면 효과가 있다고 한다.

잎은 후비증(목 안이 벌겋게 붓고 아프며 막힌 느낌이 있는 인후병)·종양·소변불리증·비뇨기 결석·대변불통 등에 효과가 있다.

꽃은 열을 떨어뜨리고 해독·지혈·이뇨 작용을 한다. 후비증·토혈·코피·소변불통·종양 등에 쓰이며, 묵은 피를 정화시켜 신선한 피로 만든다. 급성 복통·장염전·치질 등에도 쓰인다.

뿌리는 열을 떨어뜨리며 해독 작용을 한다. 급성 인후염·기관지염·종양에 쓰이며, 특히 풍기와 한기에 의해 저리고 아픈 류머티즘 같은 데 좋다.

어떻게 먹으면 좋을까?

급성 황달형 전염성 간염에 마린자 12g에 600cc의 물을 붓고 달여 물의 양이 반으로 줄면 1회 100cc씩, 1일 3회로 나누어 따뜻하게 먹는다.

물설사에 마린자 15g, 건강 15g, 황련 15g을 곱게 가루내어 섞은 다음 따뜻한 물로 먹는다.

월경과다에 마린자 12g, 마린화 12g, 석류피 16g을 가루내어 1일 3회 복용한다.

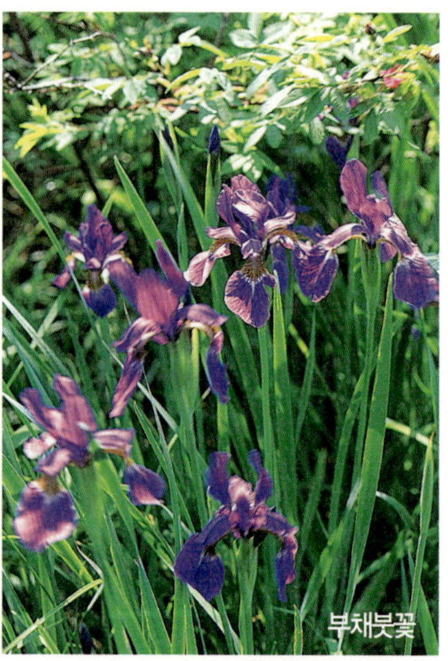

부채붓꽃

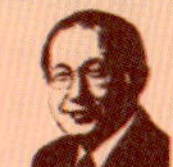
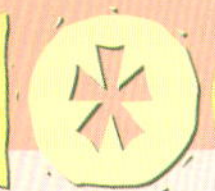
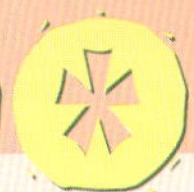

특효 비방 31 승마산

후비증으로 인후가 붓고 열이 나며 아플 때 효과가 좋다

준비할 약재는요…

마린화 40g, 승마 40g, 대청엽 40g, 마린자 80g, 마린엽 120g, 만형자 40g

승마 40g, 마린자 80g을 곱게 빻아 가루내어 1회 4g씩을 따뜻하게 끓인 꿀물과 함께 복용한다. 후비증에 마린자 8g, 우방자 12g, 대청엽 40g을 달여 복용하기도 한다. 혹은 마린엽 120g을 끓여 조금씩 입에 물고 있다가 삼키기를 반복한다. 또는 마린화 40g, 만형자 40g을 가루내어 4g씩을 따뜻한 물로 복용한다. 또는 마린근 생즙에 꿀을 3대 1의 비율로 타서 은근한 불로 졸여 조금씩 입을 축이듯 마신다.

특효 비방 32 마린근탕

류머티즘에 효과가 좋다

준비할 약재는요…

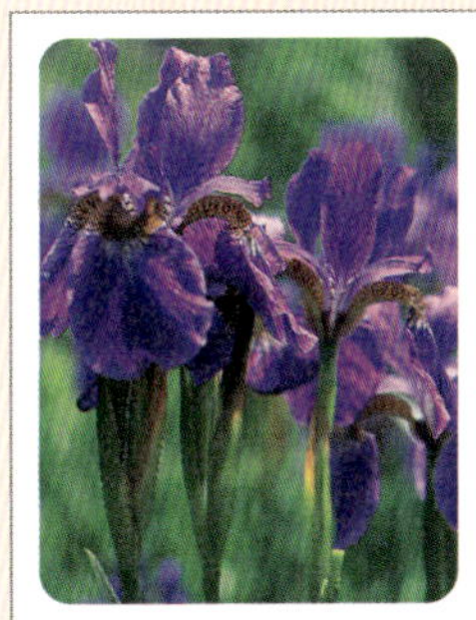

마린근 100g, 창이자근 100g

위 재료에 설탕 50g, 물 2,000cc를 붓고 끓여 반으로 줄면 1회 70~80cc씩 1일 3회 먹어도 좋다.

피임을 목적으로 할 때는 마린자 50g을 갈아 18개의 캡슐에 넣어 1회 3캡슐씩 매일 2회, 월경 시작하는 날부터 3일간 복용한다.

소변불통에는 마린화 10g, 회향 10g, 정력자 10g을 모두 볶은 것으로 같은 양씩 배합하여 곱게 빻아 가루내어 1회 8g씩을 따뜻한 물로 복용한다.

코피·토혈에 마린자 8g, 백모근 40g, 선학초 20g을 달여 복용한다.

종기에는 마린화 8g, 마치현 40g, 포공영 40g을 물 500cc로 끓여 복용한다.

만성 기관지염에 마린근 20g을 물 300cc에 끓여 2회에 걸쳐서 나누어 따끈하게 복용한다.

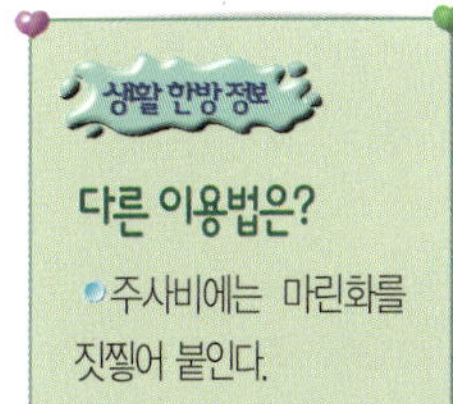

생활 한방 정보

다른 이용법은?

● 주사비에는 마린화를 짓찧어 붙인다.

옛날엣적엔~ 첫키스의 그윽한 향기를 담고…

화투는 19세기경 일본 쓰시마섬의 상인들에 의해 전래되어 온 것으로 알려져 있다. 화투는 1년 12달을 상징하며 매달마다 그림이 그려져 있다. 1월 소나무, 2월 매화, 3월 벚꽃, 4월 흑싸리(등꽃)가 그려져 있다. 그리고 6월 모란, 7월 홍싸리, 8월 공산, 9월 국화, 10월 단풍, 11월 오동, 12월 버드나무가 그려져 있다. 그렇다면 5월에는 무엇이 그려져 있는가? 흔히 난초가 그려져 있다고 한다. 그러나 이것은 붓꽃이며, 일본에서는 꽃창포라고 부른다. 바로 '마린' 으로 불리는 약재다.

무지개의 여신 이리스가 무지개를 타고 내려와 핀 꽃이 붓꽃이라 해서 '아이리스' 라고 부른다. 이탈리아 플로렌스에 살던 이리스라는 예쁜 소녀가 화가의 청혼을 받았을 때 나비가 날아와 앉을 정도로 붓꽃을 그리면 결혼하겠다고 했단다. 향기가 없는 붓꽃에 나비가 앉을 리 없건만 화가는 심혈을 기울여 붓꽃을 그렸고, 어느 순간 노랑나비 한 마리가 날아와 이 그림에 앉았다고 한다. 감격한 이리스는 화가에게 키스했고, 이때의 첫키스 향기가 그대로 남아 그 후부터 붓꽃에 그윽한 향기가 생겼다고 한다.

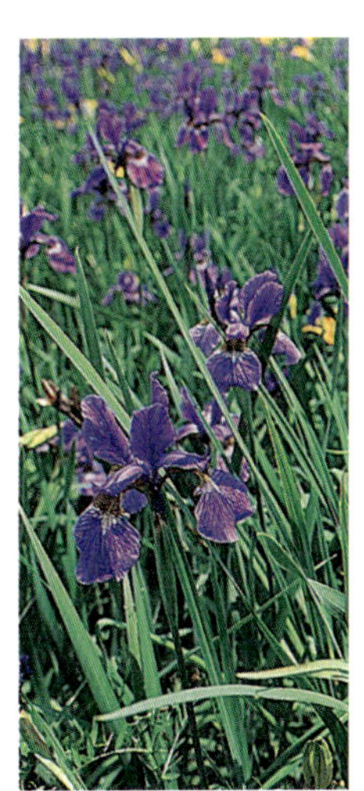

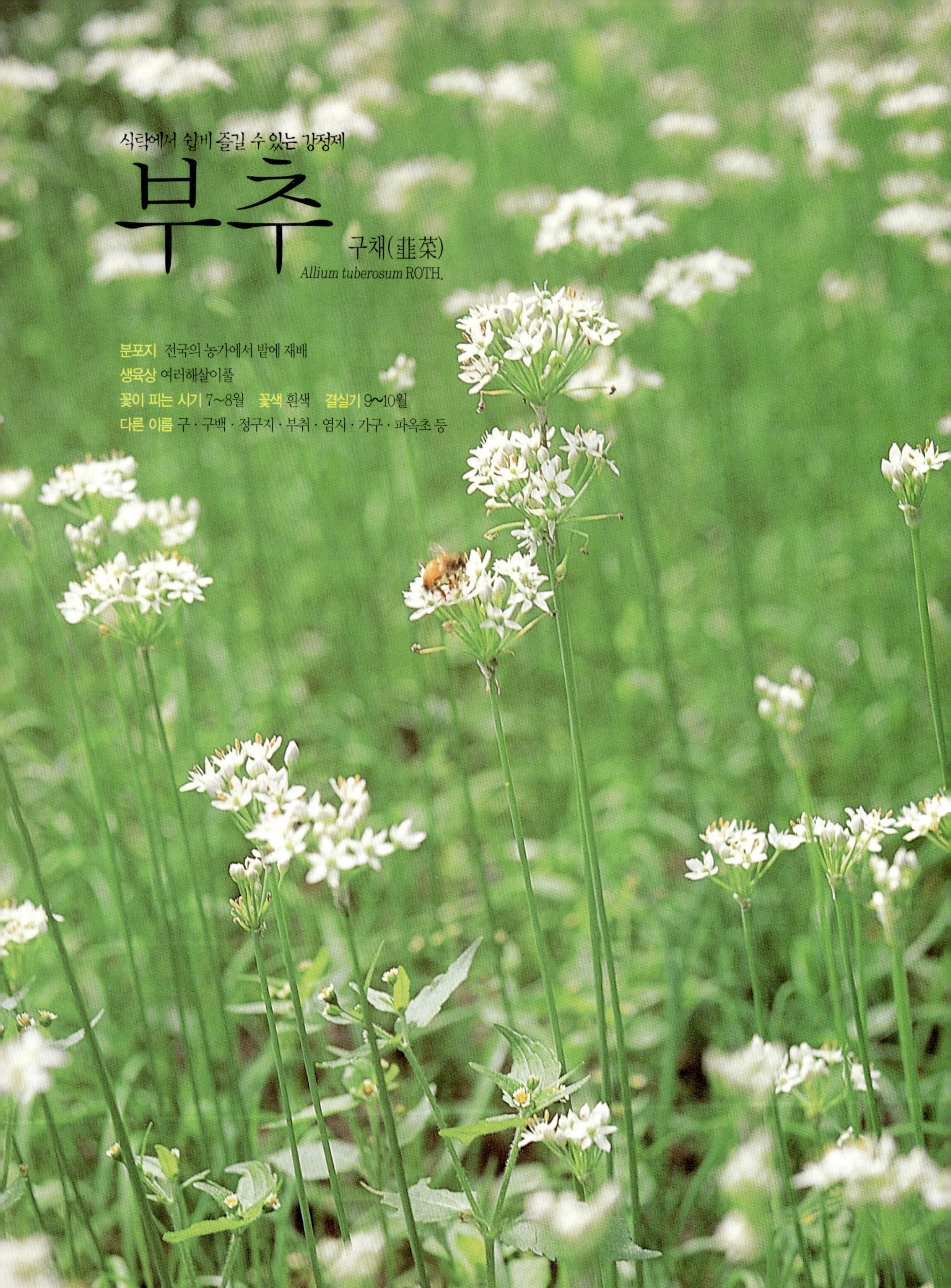

식탁에서 쉽게 즐길 수 있는 강정제

부추
구채(韭菜)
Allium tuberosum ROTH.

분포지 전국의 농가에서 밭에 재배
생육상 여러해살이풀
꽃이 피는 시기 7~8월   꽃색 흰색   결실기 9~10월
다른 이름 구 · 구백 · 정구지 · 부취 · 염지 · 가구 · 파옥초 등

부추를 '구채' 라고 한다. 혹은 줄여서 '구' 라고 부르기도 하며, 일명 '초종유' 또는 '편채' 라고 한다. 부추는 많이 돌보지 않아도 잘 자라는 식물로 '게으름뱅이풀' 이라고도 한다. 게으름뱅이도 기를 수 있다는 것이다.

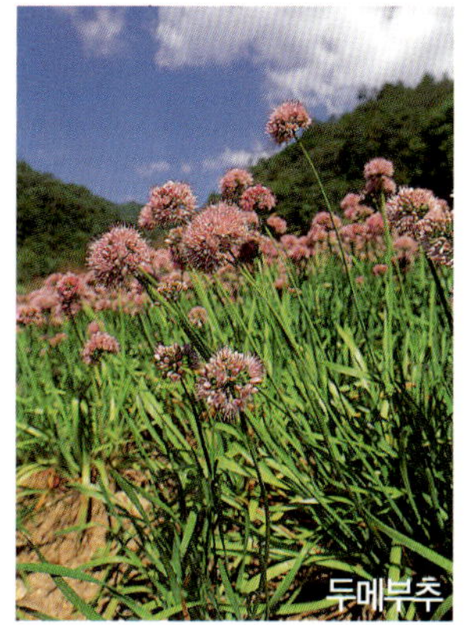

어떤 이는 초강력 강정제인 부추를 먹고 정력을 낭비하느라 게을러진다고 붙은 이름이라 한다. 따라서 음욕을 치솟게 한다고 해서 일명 '양기초' 또는 '장양초' 라고도 한다.

✿ 어디에서, 어떻게 자랄까?

전국의 농가에서 밭에 흔히 재배하는 백합과의 여러해살이풀이다.

비늘줄기 밑부분에 짧은 뿌리줄기가 달리고 겉은 검으면서도 노란 빛이 도는 섬유로 덮인다. 잎은 선형(線形)으로 연약하며, 7~8월에 잎 사이에서 길이 30~40cm의 편평한 꽃자루 끝에 산형화서가 달린다.

꽃은 흰색이고 지름 6~7mm이며 꽃자루가 길고 꽃덮이가 수평으로 퍼진다. 꽃잎조각은 긴 피침형이고 끝이 뾰족하며 6개이고, 6개의 수술은 꽃덮이보다 약간 짧고 꽃밥은 노란색이다.

9~10월에 삭과(蒴果)되며 열매는 3개로 터져서 6개의 검은색 씨가 나온다. 전초에서 특이한 냄새가 난다.

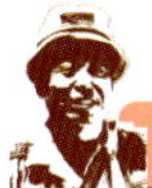

김태정 선생님의 꽃을 찾아서…

우리 나라에는 백합과의 같은 속으로 우리가 항상 먹는 채소인 부추 외에도 몇 가지가 더 있으며 귀화식물인 재배종과 더불어 야생종도 몇 가지가 있다.

'마늘', '산마늘', '부추', '산부추', '노랑부추', '참산부추', '두메부추', '한라부추', '양파', '파', '산달래', '달래', '산파' 등이 있으며 이들 모두 먹을 수 있는 것들이다. 또한 현대인의 식생활에 빠져서는 안 되는 중요한 야채들이기도 하다.

그 중 부추는 예부터 강정제로 널리 알려진 식물이며, 남성에게 정기를 복돋아 준다 하여 '파옥초(破屋草)' 라는 이름도 가지고 있다.

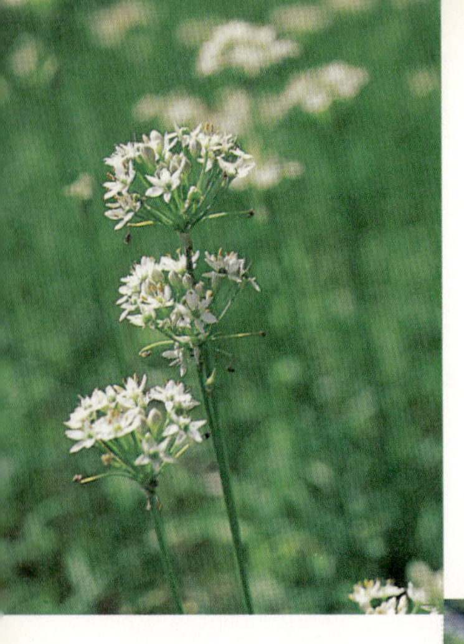

부추는 9월에 꽃이 진 뒤에
씨를 채취하여 약으로 쓴다.
씨는 맛이 맵고 달며, 성질은
따뜻하고 독은 없다.
잎은 맛이 맵고 약간 시며
성질은 따뜻하고 독은 없다.
카로틴, 비타민 B₁·B₂·C 등이
풍부한 비타민 보급원이며
칼슘·철분 등도 풍부하고
독특한 냄새가 나는 유화알릴을
함유하고 있다.

● 아토피성 피부일 때는 부추를 적게 먹는 것이 좋다.

● 열성 체질, 눈이 잘 붉어지고, 입이 자주 바짝바짝 마르며, 가슴 속에도 후끈 열이 차고, 코피가 잘 나거나 여드름이 잘 나고, 소변이 붉으면서 농축되어 양이 너무 적거나 혹은 변비가 심한 사람은 부추가 잘 맞지 않는다.

● 위가 약하고 열이 있을 때, 음액이 부족하여 허열이 많을 때는 쓸 수 없다.

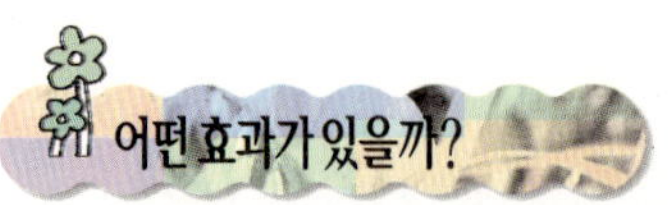

어떤 효과가 있을까?

자율신경을 자극하여 에너지 대사를 활발하게 한다 에너지 대사를 활발하게 해주기 때문에 부추를 먹으면 몸이 따뜻해진다. 까닭에 감기에 잘 걸리지 않으며 정력을 돋워 준다. 한여름 더위로 지친 몸을 빨리 회복시킨다. 뱃속은 물론 온몸이 냉할 때 좋으며, 조금만 추워도 금세 손발이 찬 경우, 눈이 피로하고 머리가 항상 잠에서 덜 깬 것같이 무겁게 멍한 경우, 입이 자주 마르고 귀가 잘 울리는 경우, 허리나 다리에 힘이 없고 시큰거리며 아픈 경우에 좋다.

위와 장의 기능을 강화하고 촉진한다 항균 작용도 있어서 위와 장의 세균성 질환이나 식중독 같은 것도 풀어 준다. 열 에너지가 모자라 뱃속이 냉해져서 설사와 복통이 있을 때에도 특효가 있고, 특히 술을 마신 다음 날 설사가 잦을 때나 자주 배가 아플 때 좋다.

혈액순환을 좋게 하며 묵은 피를 배출한다 혈액순환 부전이나 어혈 등에 의해서 야기된 신경통에 효과가 있다. 어혈이 풀리고 혈액순환이 좋아지면 전신 기능이 좋아지고 페니스로 가는 혈액의 유입량도 좋아지기 때문에 정력도 한층 좋아질 수밖에 없다. 또 지혈 작용도 하므로 출혈성 질환에 보조요법으로 부추를 쓴다.

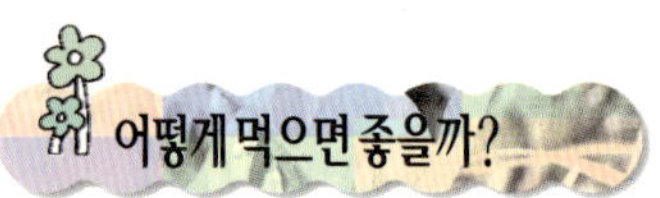

어떻게 먹으면 좋을까?

정력을 증진시키고자 할 때는 첫째, 부추 30~40g을 다듬어 씻어서 물기를 뺀 다음 잘게 썰어 분마기에 넣고 곱게 갈아 즙을 낸 후 여기에 식초 1작은술 (5cc)을 섞어 살짝 열을 가해 강한 냄새만 조금 가시게 하여 1일 2회로 나누어 복용한다. 둘째, 부추생즙에 사과즙을 타서 먹거나 뜨거운 물을 부어 마신다. 셋째, 부추죽을 먹는다. 물에 불린 쌀로 죽을 끓이다가 된장으로 간을 맞추어 죽이 다 끓으면 불을 끄기 직전에 잘게 썬 부추 한 단을 넣어 살짝 더 끓여 먹는다.

평상시 허리나 다리에 힘이 없고 시큰거리며 아픈 경우에는 부추술을 마신다. 부추 한 줌(100g)을 생즙으로 만들 '감초소주'를 타서 마시거나, 부추 한 줌(100g)

특효 비방 33 보진옥로환

성 기능 감퇴를 치료한다

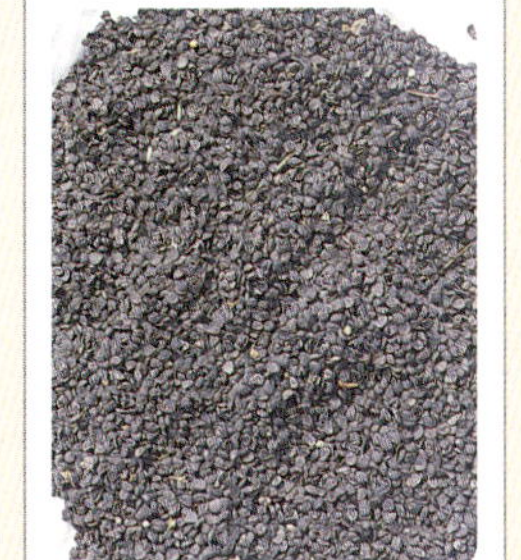

준비할 약재는요…

구자(술에 담갔다가 볶은 것), 백복령, 백용골, 토사자(술에 적신 것) 각 같은 양

이상의 약재를 함께 가루내어 0.3g 크기의 알약을 만들어 1회 50알씩 따끈하게 데운 청주, 또는 3%의 소금물로 공복에 복용한 후 반드시 식사를 해서 약을 소화시켜야 한다. 스트레스를 받으면 발기가 잘 되지 않는 경우, 또는 몸이 냉하면서 성 기능이 떨어진 경우에 특히 효과가 크다.

특효 비방 34 가구자환

소변이 잦거나 야뇨증·백탁증·몽정·조루 등이 있을 때 쓰는 처방이다

준비할 약재는요…

구자(볶은 것) 240g, 녹용(우유에 적셔 볶은 것) 160g, 육종용(소주에 적신 것) 80g, 우슬(소주에 적신 것) 80g, 숙지황 80g, 당귀 80g, 토사자(술에 적신 것) 60g, 파극(심지를 뺀 것) 60g, 두충(볶은 것) 40g, 석곡 40g, 건강 40g, 계심 40g

이상의 약재를 함께 가루내어 소주로 끓여 쑨 쌀죽으로 반죽해서 0.3g 크기의 알약을 만들어 50알 또는 심한 경우라면 100알까지를 공복에 따끈하게 데운 청주나 3% 소금물로 복용한다.

을 끓여 물만 받아 '감초소주' 를 타서 마신다. '감초소주' 는 감초 10g을 소주 60cc를 붓고 끓여 그 양이 반으로 줄어들면 여과하여 술만 받아낸 것이다. 감초에 들어 있는 성분의 진통 작용과 알코올의 순환촉진 작용을 함께 얻을 수 있는 좋은 방법이다.

성 기능 저하와 함께 허리가 아픈 '신허요통' 의 병증에는 취침 전에 부추술 200cc를 마시도록 한다. 부추 60g에 물 600cc를 붓고 끓여 200cc 분량으로 줄면, 여기에 따끈하게 데운 청주 50cc($\frac{1}{4}$ 컵)를 섞어 마신다.

옛날옛적엔~ 맵고 뜨거운 성질을 가진 '오신채' 란?

중국에서는 음력 정월에 오신채를 먹으면 일년 내내 전염병을 예방할 수 있다는 풍습이 있었다고 한다. 이때의 오신채란 맵고 성질이 뜨거운 다섯 가지 소채류를 말하는데, 부추·염교·파·마늘·생강이다. 이 중 부추는 협심증처럼 가슴이 꽉 조여올 때 심장을 강화하며, 또 폐 기능을 원활하게 이루어지도록 도와주며, 감기나 기관지염 등에도 약으로 쓸 수 있을 뿐 아니라 특히 간장 기능을 강화하는 '간의 채소' 로 잘 알려져 있다.

물론 정력도 강화하는데, 성욕을 돋구는 것이 아니라 정력을 돋군다. '신양허증' 으로 정력이 저하되고 체력이 떨어져 밤에 잠을 자면서 식은땀을 흘리는 경우, 다시 말해서 잠자는 동안만 땀이 흥건하게 나서 옷이나 이불을 흠씬 적시다가도 눈을 뜨고 깨어나기만 하면 언제 그랬냐는 듯 땀이 싹 가시는 식은땀을 '도한' 이라고 하는데, 그런 도둑땀을 흘리면서 정력이 급격히 떨어진 경우에 부추가 좋다는 것이다. 도한은 과로, 스트레스, 정서적 불안 때문에 생기기도 하지만 정력이 쇠약한 경우에도 아주 심해진다.

다른 이용법은?

● 소변이 원활하지 못할 때는 부추를 삶아낸 물로 배꼽 아래를 온찜질하거나 뜨거운 물로 씻는다.

● 코피가 그치지 않을 때는 부추뿌리와 파뿌리를 같은 양씩 배합해서 짓찧어 대추알 크기로 뭉쳐 콧속에 집어넣는다. 이렇게 3~4번 바꿔 넣으면 낫는다고 했다.

● 옻이 올라 가려울 때는 부추를 짓찧어 환부에 붙인다.

● 타박상에 생부추를 짓찧어 붙이면 즉효라고 의서에서 밝히고 있다.

약으로, 음식으로 강정 작용이 뛰어난 부추씨…

부추씨는 맛이 맵고 달며, 성질은 따뜻하다.
유화물, 배당체 영양물질, 단백질, 비타민 C 등을 함유하고 있다.

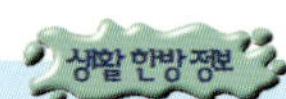

생활 한방 정보

부추와 궁합이 맞는 식품은…

부추+돼지고기 흔히 부추를 쇠고기와 함께 볶아 먹지만 옛책에는 쇠고기와는 그리 잘 어울리지 않는다고 했다.

부추+검은 참깨 성분이나 농도가 달라 희고 작은 참깨는 안 된다. 참깨는 천연 비타민 E의 보고다. 리놀산도 많이 들어 있으므로 혈관을 강화하며, 칼슘도 많다. 정자 조성을 촉진하고 탈모도 방지하며, 전립선염이나 통풍 예방에도 효과가 있다.

부추+참깨+고추+마늘+참기름 강력한 정력제 역할을 하면서도 추위를 모르고 지나게 해 준다. 입맛이 돌고 뱃속에 열이 나면서 소화도 잘 된다.

부추+꿀 또는 술 절대로 함께 먹어서는 안 된다. 그 이유는 부추도 열성 식품인데 꿀이나 술 역시 체내에 열을 조성하기 때문이다. 열성 질환을 앓고 난 후 10일 이내에도 부추를 먹지 말라고 한 까닭도 여기에 있는 것 같다.

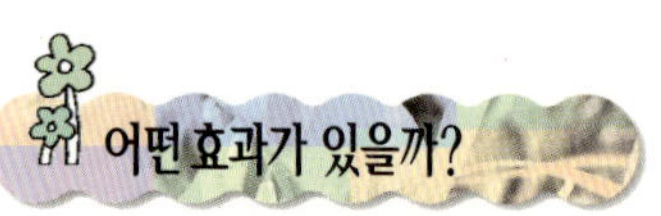

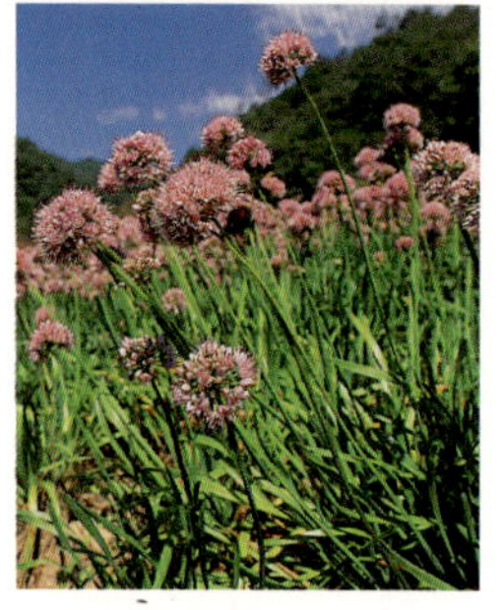

강정 작용이 뛰어난 정력제이다 유정·몽정·조루증 등을 치료하는 데 도움이 된다. 또한, 흰색의 냉이 흐르는 여성의 대하증을 다스린다.

소변이 잦은 것을 다스린다 야간 빈뇨증으로 한밤중에 소변이 마려워서 자주 깨거나 전립선 기능이 좋지 못해 소변을 보기 어렵고 봐도 다 본 것 같지 않아 뒤끝이 항상 무지근할 때도 좋다. 또한, 어린아이의 야뇨증에도 아주 좋은 치료제로 이용된다.

'신허요통'을 개선한다 요통이라고 해서 모든 요통에 다 좋은 것이 아니고, 비뇨생식기 계통의 기능이 약해져서 오는 '신허요통'에 좋다. 이 요통은 허리와 엉치가 차디차면서 아픈 것이 특징인데, 아침부터 지속적으로 은근하게 통증이 계속된다.

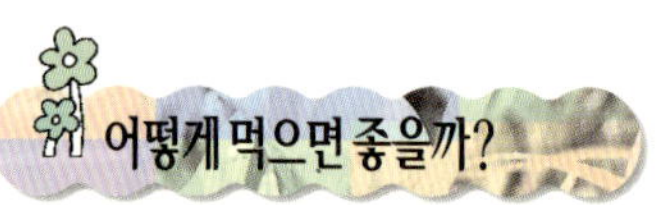

끈질기게 떨어지지 않는 딸꾹질에는 부추씨를 가루내어 4g씩 따뜻한 물로 복용한다.

유정(정액을 저절로 흘리는 병)에는 부추씨와 백용골을 1대 2의 비율로 배합한 다음 곱게 가루내어 1회 4g씩, 1일 2~3회 공복에 복용한다.

몽정에는 부추씨를 매일 20~30알씩, 공복에 3%의 소금물로 먹는다. 혹은 부추씨를 식초에 삶은 후 볶아 가루낸 다음 꿀로 반죽해서 0.3g 크기의 알약을 만들어 1회 30알씩, 1일 2~3회 공복에 따끈하게 데운 청주로 복용한다.

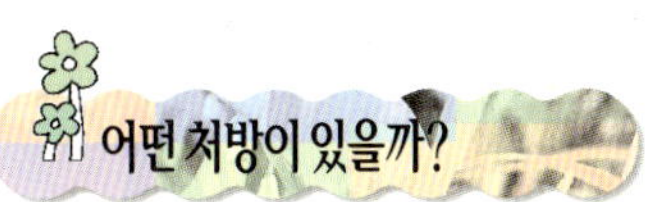

구자탕

정력쇠약, 대하증, 야간 빈뇨증, 야뇨증 등에 좋은 처방

●준비할 약재는요…
구자 9g, 상표초 9g, 용골(불에 달군 것) 9g

●복용법은요…
구자 · 상표초 · 불에 달군 용골을 분량대로 준비하여 약탕관에 함께 넣고 300cc의 물을 붓고 끓여 물의 양이 반으로 줄면 한 번에 마신다. 1일 2~3회 복용한다. 공복에 복용하는 것이 좋다.

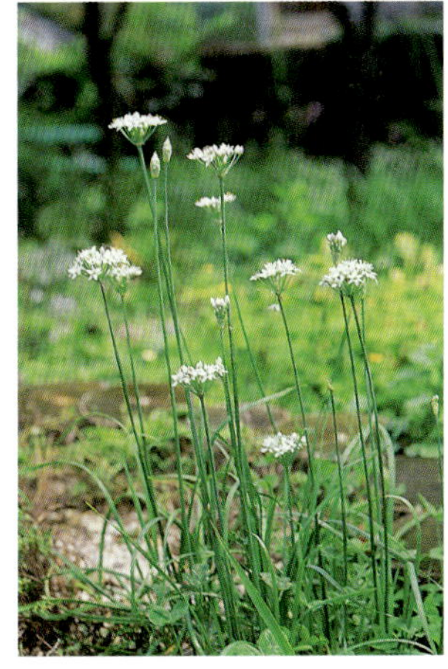

장양구하간

부추를 이용한 약용 음식처방
부추에 돼지의 간 · 새우 등을 넣어 요리를 만들면, 간장병 · 정력 쇠약 · 눈의 피로 등에 효과 있다. 이 요리 이름은 '장양구하간(壯陽韮蝦肝)' 이다.

●재료는요…
새우, 마늘, 송이버섯, 돼지의 간, 파, 부추, 구기자, 구기잎, 지골피, 산약, 산초, 식물성 기름

●만드는 방법은요…
얄팍하게 저며썬 마늘을 식물성 기름에 볶다가 새우를 넣고 새우가 붉은빛이 돌면서 익으면 접시에 놓는다. 그리고 송이버섯, 돼지 간을 기름에 데쳐서 꺼낸다. 프라이팬에 기름을 두르고 파와 부추를 넣어 휘젓듯이 재빨리 볶은 다음 기름에 볶은 간과 구기자 · 구기잎 · 지골피 · 산약 · 산초 등을 넣어 다시 볶아 접시에 담는다.

●응용 요리는요…
돼지 간을 썰어 위에 밝힌 약물을 배게 한 후 볶아도 되고, 혹은 완전히 조리가 끝난 전체 재료에 약물을 붓고 다시 한 번 센불로 마무리해도 된다.

'간기울결'은 정서적 울체로 간장의 기능이 문란해진 것이다. 나타나는 증세로는 가슴이 답답하면서 한숨이 잦아지고 가슴이 커진다.

여성들의 경우는 월경량이 적어진다. 또한, 얼굴색이 검어지면서 트림이나 신물이 자주 올라오고 뱃속이 빈번하게 꾸르륵거린다. 변의 상태가 좋지 않으며, 복부 여기저기가 찌르는 듯이 아프다. 발목도 아프고 눈이 시리며, 머리 또한 멍한 상태가 지속되면서 짜증이 잘 난다.

그리고 자꾸 여위고 윗배가 그득하며 헛배가 불러 복부 팽만 등의 여러 가지 증세가 나타나는 일종의 증후군이다.

물론 이런 증세들은 탄기증, 장의 연동 운동 부진, 변비 등에서도 올 수 있다. 그러나 장의 기질적 병변, 예를 들어 대장게실염 · 폴립 · 암, 그리고 간경변 등 간 기능 장애로 복수가 찬 경우에도 이런 증세가 올 수 있으므로 정확한 진단을 받아야 한다.

진단 결과 특별한 기질적 병변이 없는 '간기울결 증후군'이라고 한다면, 부추 30~40g을 깨끗이 씻어 물기를 뺀 다음 잘게 썰어 분마기에 넣고 즙을 내어 거즈로 꼭 짠 후 식초 1작은술(5cc)을 섞고 약한 불에 살짝 끓여 강한 냄새를 가시게 해서 하루에 두 차례로 나누어 복용한다.

장기 복용하면 틀림없이 효과를 볼 수 있다.

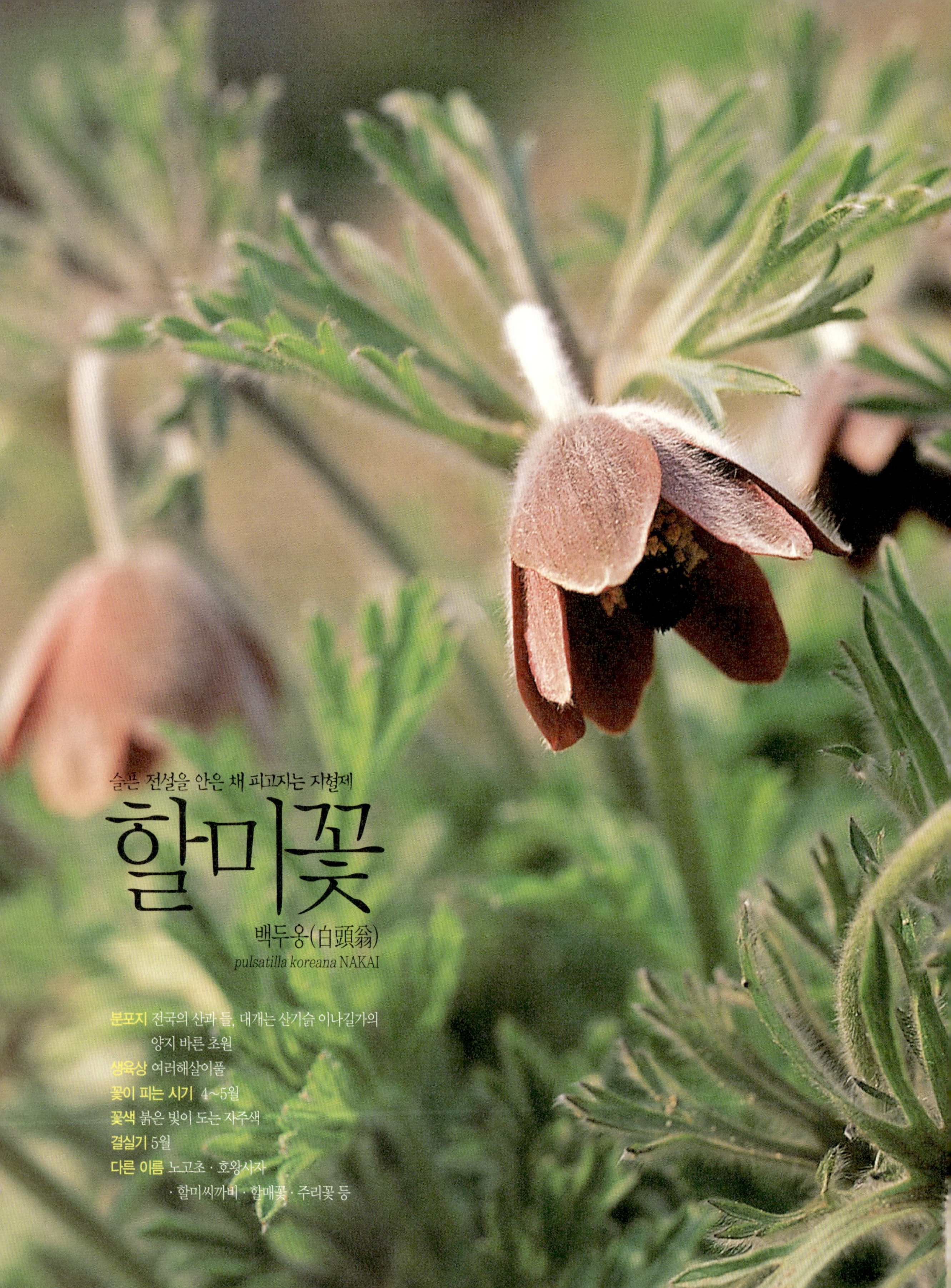
슬픈 전설을 안은 채 피고지는 지혈제

할미꽃

백두옹(白頭翁)
pulsatilla koreana NAKAI

분포지 전국의 산과 들, 대개는 산기슭 이나길가의
양지 바른 초원
생육상 여러해살이풀
꽃이 피는 시기 4~5월
꽃색 붉은 빛이 도는 자주색
결실기 5월
다른 이름 노고초 · 호왕사자
· 할미씨까비 · 할매꽃 · 주리꽃 등

할미꽃은 이름 그대로 주로 여성으로 표현된다. 그래서 '할미풀'이라는 뜻으로 '노고초'로 불리거나 혹은 '털투성이 할미꽃'이라는 뜻으로 '노고타화'로 불린다. 또는 '호호백발 꽃'이라는 뜻으로 '노백모' 또는 '호모화'라 불린다. 그리고 하얀 분가루를 뒤집어 쓴 것 같다고 해서 '분초' 혹은 '분유초'라고도 한다.

그러나 할미꽃을 남성으로 표현하기도 한다. 신라 신문왕 때 설총의 《화왕계》에 장미는 가인으로, 할미꽃은 장부로 비유했듯이 '들의 노인'이라는 뜻으로 '야장인'으로 부르는데, 특히 일본할미꽃을 '주리꽃', '호왕사자', '백두옹', '백두공' 또는 '늙은 중의 머리'라는 뜻으로 '노화상두'라고도 한다. 약으로 쓸 때는 '백두옹'이라는 남성적인 표현을 쓴다.

🌸 어디에서, 어떻게 자랄까?

전국의 산과 들의 양지에서 흔하게 잘 자라는데, 대개는 무덤가에서 자란다. 미나리아재비과의 여러해살이풀이며 유독성 식물이다. 뿌리는 굵고 흑갈색이며, 윗부분에서 많은 잎이 나온다.

4~5월에 붉은 빛이 도는 자주색의 꽃이 피는데, 높이 30~40cm의 꽃줄기가 나와 끝에 1개의 꽃이 밑을 향해 달린다. 소포(小苞)는 3~4개로 꽃대 윗부분에 달리는데 다시 잘게 갈라진다. 겉에는 꽃대와 더불어 긴 흰 털이 빽빽하게 난다. 꽃받침열편은 6개로 타원형이며 길이는 3.5cm, 너비는 1.2cm이다. 겉에는 명주실 같은 흰 털이 빽빽히 나고 안쪽에는 털이 없다. 색은 붉은 빛이 도는 자주색이며 대개는 꽃잎으로 보지만 사실은 꽃받침이다. 할미꽃에는 꽃잎이 없는 셈이다.

씨는 5월에 익으며 길이 0.5cm 정도이다. 겉에 흰 털이 있고 암술대는 길이 4cm 정도의 깃모양이며 퍼진 털이 빽빽히 난다. 흰머리털 같은 날개를 단 씨는 봄바람에 하늘 높이 솟아올라 멀리까지 날아가 번식한다.

우리 나라의 산과 들에는 '가는잎할미꽃'이 자라고 있는데, 이는 제주도에서 자라는 종이다. 또 북부지방과 백두산 함북의 관모봉 고원에 자생하는 '분홍할미꽃'은 연한분홍색의 꽃이 핀다. 북부지방의 고원지에 피는 '산할미꽃'이 있으며, 근래에는 '노랑할미꽃'이 나타나기도 한다.

《만선식물자휘》에는 조선에서 노고초(老姑草)·백두옹(白頭翁)·호왕사자(胡王使者)·할미씨까비·할매꽃·주리꽃 등으로 부른다고 하였으며, 중국에서는 노고초(老姑草)·백두옹(白頭翁)이라 한다고 하였다.

조선과 만주 어느 곳에서나 산과 들에 자생하며 꽃이 핀 후 암술의 주두(柱頭 ; 암술대의 머리)가 성장해서 마치 노옹(老翁 ; 늙은 할아버지)의 은발(銀髮)을 쓴 것과 닮았다고 하였다. 그래서 식물의 호칭이 유래된 것이라고 하였다.

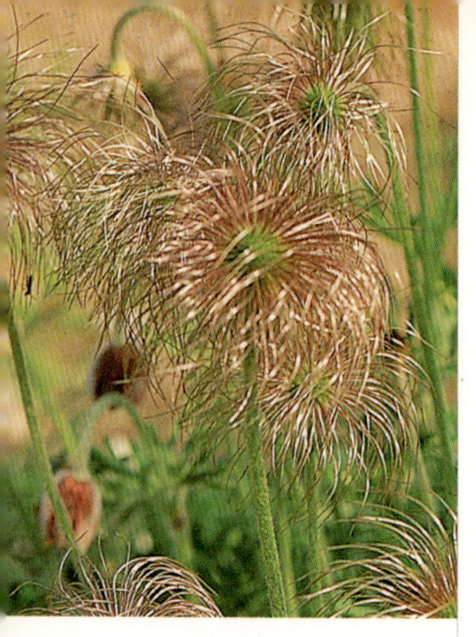

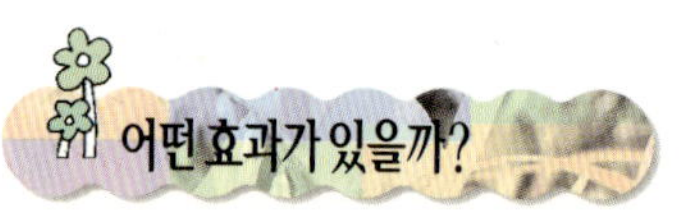

살균 및 소염 작용이 있다 이질에 특효약으로 알려져 있다. 특히 열성 이질로 발열이 있으며 갈증이 나고 번거로우며 항문이 화끈거리는 느낌이 드는 이질에 효과가 있다. 아메바성 이질은 물론 세균성 이질에도 유효하다.

지혈 작용을 한다 코피가 나거나 피를 쏟는 치질, 그리고 대변 출혈을 일으키는 '장풍' 이라는 병증에 쓰인다.

임파선 종대에 좋다 결핵성 임파선염으로 임파선에 염증이 계속 반복되며 잘 낫지 않고 몸에 열이 있을 때도 쓴다.

질염을 다스린다 할미꽃 뿌리를 가루로 만들어 실험한 결과 시험관 내에서 질의 트리코모나스균을 살균하는 것으로 나타났다. 물론 진균, 녹농균, 황색 포도상구균도 억제하며, 아메바 원충의 생장을 억제한다.

강심 작용을 한다 할미꽃의 줄기와 잎은 허리와 무릎을 따뜻하게 하며, 부종을 다스리며, 강심 작용을 한다. 그러나 한의사의 전문 처방없이 함부로 사용해서는 안 된다. 아네모닌이라는 독 성분이 심하면 심장을 멎게 할 수도 있다.

학질을 다스린다 오한과 발열이 반복되는 학질에 할미꽃을 먹으면 좋다.

할미꽃은 봄철에 꽃이 피기 전에 채취하여 지상 줄기를 떼어 버리고, 뿌리의 머리 부분에 있는 흰색의 뿔 같은 털을 남겨놓은 채 깨끗이 씻어 말린 후 약용한다. 뿌리의 맛은 쓰며 성질은 차다. 아네모닌이라는 독은 잘못 복용하면 심장이 멎는다. 줄기와 잎에도 독이 있다. 그러나 뿌리를 제거한 줄기나 잎은 강심 작용을 하는 오키날린, 오키날레인 등을 함유하고 있다.

🍃 주의하세요

● 아네모닌이라는 성분은 강한 심장독이 있어 심장을 멎게 할 수 있으므로 한의사의 처방 없이 함부로 쓰지 않도록 한다.

● 급·만성의 아메바성 이질에 좋은 효과를 나타내지만 설사가 장기간 계속되어 소화 기능이 나빠져서 쇠약해진 경우에는 쓸 수 없다. 특히 허하면서 설사할 때는 금해야 한다.

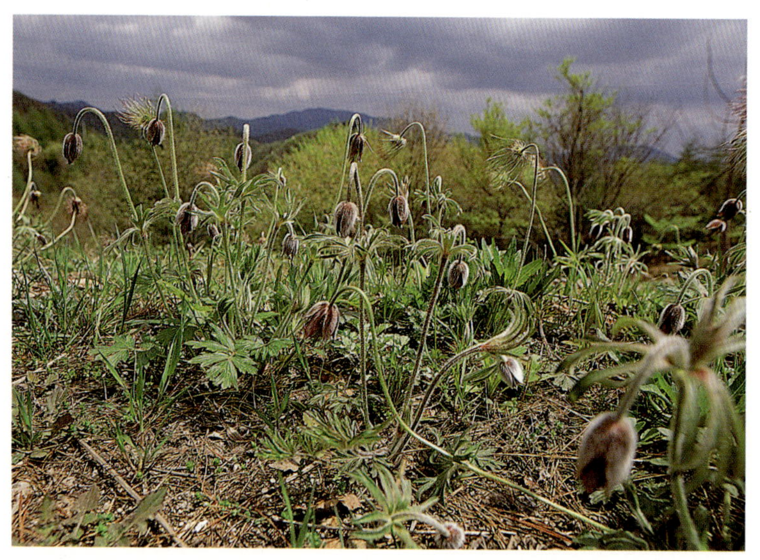

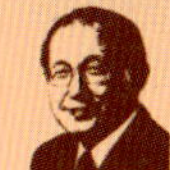
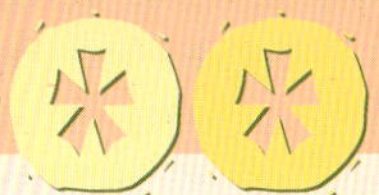

특효 비방 35 백두옹탕

열성의 이질로 복통이 있고 변을 봐도 뒤가 무지근할 때, 또는 고름 섞인 혈변을 볼 때 쓴다

준비할 약재는요…
백두옹 6g, 황백 9g, 황련 9g, 진피(秦皮) 9g

물 500cc를 붓고 분량의 약재를 끓여 반으로 줄면 2회로 나누어 복용한다. 산후 설사로 극도의 허약 상태에 빠졌을 때는 이 처방에 아교 6g, 감초 6g을 가미해서 쓴다. 단, 독성이 있으므로 한의사의 지시에 따라야 한다.

특효 비방 36 백두옹환

스트레스에 의한 '영류(단순성 갑상선 비대증)'를 다스린다

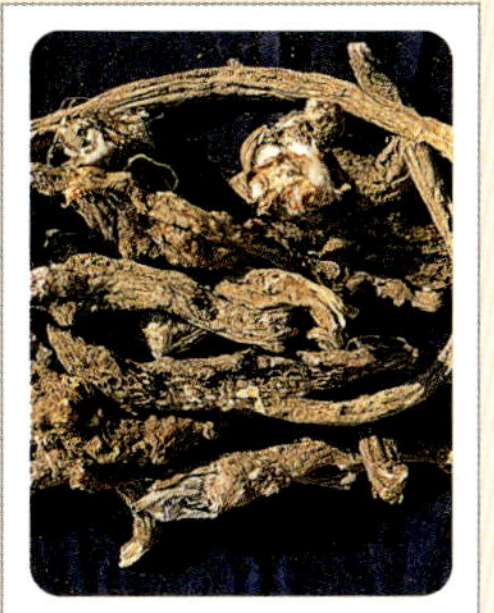

준비할 약재는요…
백두옹 18.75g, 곤포 3.75g, 통초 2.625g, 해조 2.625g, 연교 3g, 현삼 3g, 백렴 2.25g, 계심 1.125g

이상을 함께 가루내어 꿀로 반죽해서 0.3g 크기의 알약을 만들어 1회 5알씩, 1일 2~3회 공복에 따끈하게 데운 청주로 복용한다. 단, 한의사의 지시에 따라 복용해야 한다.

어떻게 먹으면 좋을까?

산후 대하증, 또는 배가 냉해서 설사할 때는 할미꽃 뿌리의 윗부분을 떼어낸 것 20g과 애엽을 살짝 볶은 것 75g을 섞어 고운 가루로 만든 다음 쌀로 만든 식초 1되(1,800cc)에 약재의 반을 넣고 먼저 걸쭉해질 때까지 끓인다. 약재가 걸쭉해지면 나머지 가루를 넣고 반죽해서 0.3g 크기의 알약을 만들어 1회 30알씩, 1일 2~3회 공복에 미음으로 복용한다. 단, 복용에 신중해야 한다.

풍기에 의해 사지 뼈마디가 다 아플 때는 신선한 할미꽃의 줄기와 잎 한 줌(100g)을 갈아 생즙을 내어 술을 타서 마신다고 《성제총록》에 기록되어 있다.

학질에는 할미꽃 4g에 물 300cc를 붓고 끓여 물의 양이 반으로 줄면 하룻동안 2~3회로 나누어 따뜻하게 마신다.

옛날옛적엔~ 어찌 할까나…, 어찌 할까나?

옛날 두 손녀를 데리고 살던 할머니가 있었는데, 예쁘지만 깍쟁이인 큰손녀는 부잣집에 시집보내고, 못생겼지만 마음 착한 작은손녀는 가난한 나무꾼에게 시집을 보냈단다. 배가 고픈 할머니는 큰손녀를 찾아갔으나 문전박대 당하고, 작은손녀는 찾아가 봤댔자 먹을 것이 없을 것같아 망설이면서 '어찌 할까나…, 어찌 할까나?' 하며 슬피 울다가 쓰러져 숨졌다고 한다. 훗날 작은손녀가 숨진 할머니를 양지바른 곳에 묻으니, 그 무덤에서 할머니 같은 꽃이 피어났는데, 이 꽃을 할미꽃이라 하며, 일명 '나하초'라 부른다. '뒷동산의 할미꽃'이라는 동요는 있지만 거의 묘지 주변에 많이 피어나는 까닭은 이 꽃이 오늘도 '어찌 할까나…, 어찌 할까나?' 하는 통곡을 그치지 않는 까닭일까!

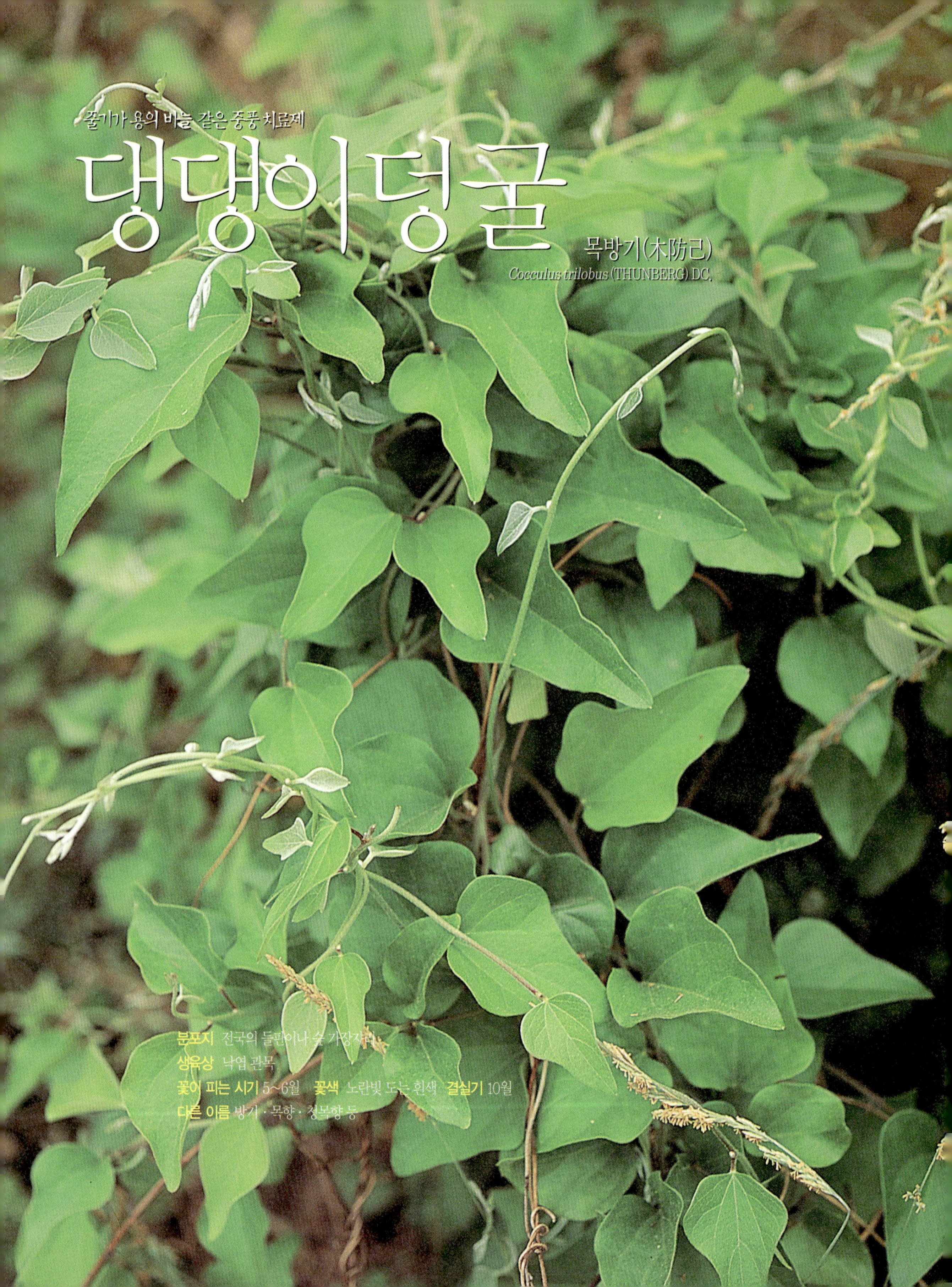
줄기가 용의 비늘 같은 중풍 치료제

댕댕이덩굴

목방기(木防己)
Cocculus trilobus (THUNBERG) DC.

분포지 전국의 들판이나 숲 가장자리
생육상 낙엽 관목
꽃이 피는 시기 5~6월   꽃색 노란빛 도는 흰색   결실기 10월
다른 이름 방기 · 목향 · 청목향 등

댕댕이덩굴은 '목방기' 라는 이름으로 뿌리를 약용하는데, 여러해살이 덩굴풀이면서도 줄기가 목질에 가깝기 때문에 '나무 목' 자를 붙인 것이다. '방기(防己)' 의 '기(己)는 지(止)의 뜻이다. 사족의 병을 방지한다고 해서 '방기' 라는 이름을 붙인 것이다.

목질화된 줄기는 작은 분지로 나뉘며 흰색의 가늘고 부드러운 털로 덮여 있어서 줄기의 모양이 마치 용의 비늘 같다고 해서 일명 '용린' 이라고 한다. 다른 물체를 감고 뻗으면서 양면에 부드러운 회갈색 털로 덮인 달걀 모양의 잎이 나는데, 가을이면 낙엽이 진다.

🍀 어디에서, 어떻게 자랄까?

전국의 들판이나 숲 가장자리에 흔히 자생하는 방기과의 덩굴성 낙엽 관목이다. 길이 3m 안팎까지 뻗으며 주변의 물체를 감고 올라간다. 또한 줄기와 잎에 가는 털이 있다.

5~6월에 황백색 꽃이 피며 꽃은 2가화이다. 꽃받침열편과 꽃잎은 각각 6개이다. 6개의 수술과 암꽃은 6개의 가웅예(假雄蕊)와 3개의 심피(心皮)가 있다. 암술대는 원주형이며 갈라지지 않는다.

10월에 열매가 검은색으로 익는다. 핵과(核果)는 구형이고 지름 5~8mm 정도이며 흰 가루로 덮여 있다. 씨는 편평하고 둥글며 지름 4mm 정도로 많은 환상선(環狀線)이 있다.

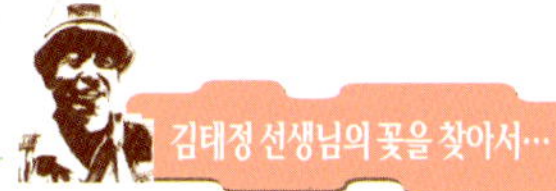

우리 나라에는 많은 식물군이 자라고 있으며 각 지방마다 제각기 불려지는 이름도 대단히 많다. 또 같은 나무가 아닌데도 같은 이름의 약으로 쓰이는 것들이 많아서 때로는 혼동이 야기된다. 때문에 식물을 구분함에 있어서는 정확한 라틴어 학명을 이용함으로써 이러한 식별이 수월해진다.

우리 나라의 각지에 특히 남쪽의 섬지역에 속은 같지 않으나 같은 약으로 쓰이는 '방기' 가 있다. 형태도 비슷한 같은 과의 덩굴식물로 예부터 같은 약재로 쓰이는 데서 서로의 혼동을 일으키는 식물이다. 원래는 이 방기의 뿌리 부분을 '목방기' 라 하여 한방 약재로 쓰며 댕댕이덩굴은 같은 약의 대용으로 쓰는 데서 '방기' 라고 한다.

《만선식물자휘》에 조선에서는 방기(防己)·목향(木香)·청목향(靑木香)이라 한다 하였으며, 목향은 뿌리를 지칭하고 청목향도 같은 뜻이라 하였다.

중국에서는 방기·목향이라 하였다.

조선 여러 곳의 들과 길가에 고루 자라고 만주는 요동반도의 일부에 걸쳐 분포한다고 하였다. 그 뿌리를 목향이라 하고 풍수(風水)를 고치는 중요한 약재로 알려졌다고 하였다. 이를 전복(煎服)하면 대소변을 잘 나오게 하고 혈중(血中)의 습열(濕熱)을 내리는 효과가 있다고 하였다. 중국에서 청목향이라 하면 마두령의 약명이나 조선에서는 이 방기의 뿌리를 가리키며, 마두령이란 약명은 특히 당목향(唐木香)이라 불러 이를 골라내는 습관이 있다고 하였다.

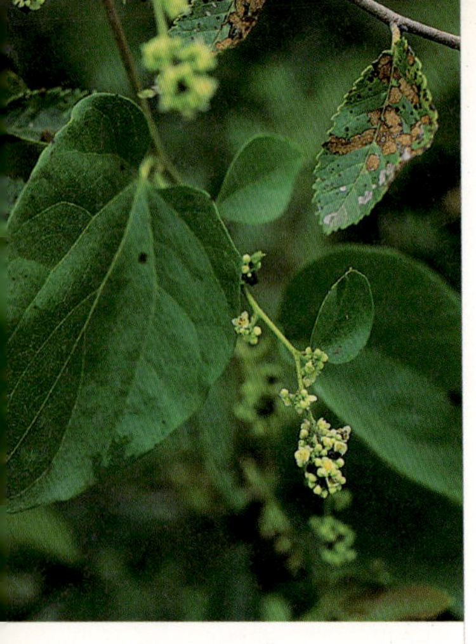

댕댕이덩굴의

맛은 쓰고 매우며 성질은 차다. '한방기'가 비교적 유화한 편이라면, '목방기'는 성질이 비교적 자극적이다. 트릴로빈, 이소트릴로빈, 마그노플로린, 트릴로바민, 코클로빈, 메니사린, 노르메니사린 등을 함유하고 있다.

🌼 어떤 효과가 있을까?

풍기를 없애며 통증을 가라앉힌다 풍기와 습기로 입과 얼굴이 비뚤어졌거나 손발에 저림증이나 통증이 있을 때 쓰인다. 특히 관절 류머티즘에 효과가 있으며, 사족의 병을 방지하고 치료한다. 예를 들어 허리에서 발까지 습열에 의하여 붓고 아플 때, 각기, 중풍에 의한 수족경련 등을 다스린다.

이뇨 작용을 한다 부종·각기·요로감염증 등을 다스린다. 특히 부종 중에서도 심부전에 의한 부종, 천식 또는 흉수(흉부나 옆구리에 물이 차는 병증) 등 호흡곤란을 수반하는 부종에 효과가 있다.

혈압강하 작용이 있다 고혈압에 쓰이는데, 특히 잘 붓거나 호흡곤란이 있거나 관절통을 수반하는 고혈압에 효과가 있다.

해독 작용을 한다 종기가 심하게 멍울진 것을 삭히며, 여러 가지 외과적인 피부 트러블, 예를 들어 옴이나 버짐, 충창 등을 다스린다. 또 뱀에 물렸을 때 외용한다.

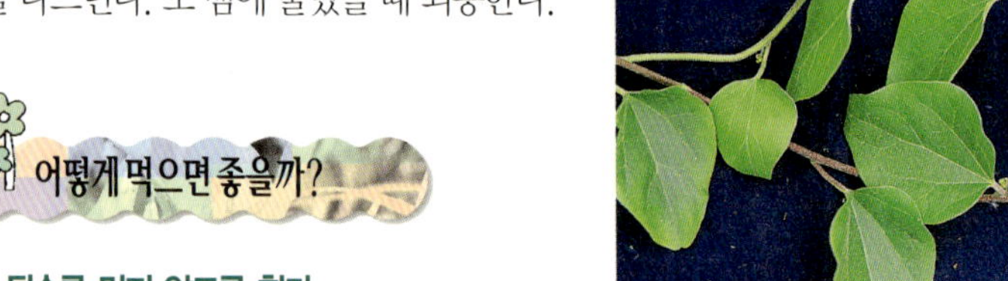

🌼 어떻게 먹으면 좋을까?

될수록 먹지 않도록 한다

🌸 옛날옛적엔~ 현대의 문명병, '암'은 어떻게 생겨날까?

과다한 염분은 궤양을 일으키고 그 부위에 발암물질이 있으면 위암이 된다. 지방에 들어 있는 효소가 여성 호르몬인 에스트로겐을 증가시켜 유방암과 대장암을 촉진한다고 하며, 땅콩이나 옥수수에 핀 곰팡이가 생성하는 아플라톡신은 강력한 발암성을 갖고 있다고 한다.

또 소철 열매에는 사이카신이 함유되어 있어 장내 세균에 의해 발암성을 띠는 메틸아족시메타놀로 변한다고 하며, 고사리의 프닥킬로사이드도 식도암을 일으킬 수 있다고 하며, 파슬리나 셀러리에 들어 있는 솔라렌도 피부암을 유발할 수 있다고 한다. 양송이의 하이드라진 유도체도 발암물질로 보인다고 하며, 양배추나 브로콜리도 영양상태가 나쁘거나 요오드가 부족한 사람이 다량으로 먹으면 갑상선 종양을 일으킬 수 있다고 한다.

이밖에 콩과·지치과·국화과 식물에는 펜타테닌, 센킬킨, 심피틴 등의 발암성 알칼로이드를 함유하고 있어 암의 원인이 될 수 있다고 한다. 물론 댕댕이덩굴, 특히 '광방기'에도 최근에 발암물질이 있는 것으로 밝혀졌다.

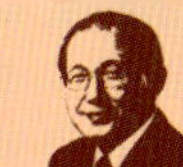
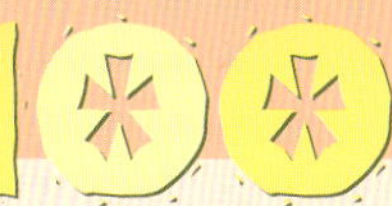

특효 비방 37 목방기탕

호흡곤란을 동반하는 부종에 효과가 좋다

준비할 약재는요…

목방기 12g, 당삼 12g, 계지 6g, 생석고 18g

먼저 생석고를 500cc의 물에 끓이다가 나머지 약재를 넣고 끓여 반으로 줄면 하룻동안 나누어 마신다. 심부전에 의한 부종, 천식이나 가슴에 물이 고인 경우로 호흡곤란이 수반되는 증세에 쓰던 처방이다. 그러나 최근에는 발암물질이 함유되어 있다고 해서 약용할 수 없으므로, 목방기 대신 한방기로 쓰는 것이 좋다.

특효 비방 38 방기황기탕

관절 류머티즘을 다스린다

준비할 약재는요…

목방기 12g, 황기 12g, 백출 6g, 대추 6g, 생강 9g

이상의 약재를 물 500cc를 붓고 끓여 반으로 줄면 하룻동안 나누어 마신다. 관절 류머티즘의 급성 발작기에 땀을 흘리며 바람을 싫어하고, 식욕이 떨어지고 가슴이 뛰며 어지러울 때 쓰던 처방이다. 그러나 최근에는 발암물질이 함유되어 있다고 해서 약용할 수 없으므로, 목방기 대신 한방기로 쓰는 것이 좋다.

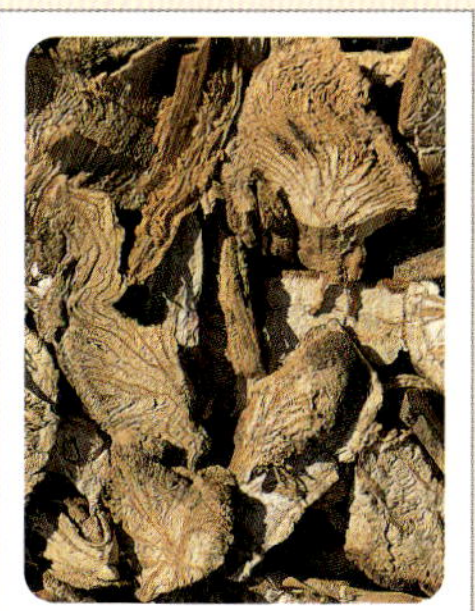

방기 중에 '한방기'가 있어요

'한방기'는 어떤 것일까?

방기 중에 '한방기'라는 것이 있다. 중국의 절강성, 강서성, 호북성 등지에서 생산되어 한구(漢口)에서 집산되기 때문에 '한방기'라고 불린다. 뿌리를 약용하는데, 뿌리 모양이 '돌 두꺼비' 같다고 해서 '석섬수'라 하며, 혹은 '산 검은 거북' 같다고 해서 '산오귀'라고도 한다.

맛은 쓰고 매우며 성질은 차다. 테트란드린, 데메틸 테트란드린, 팡치놀린, 메니신, 메니시딘 등을 함유하고 있다. '목방기'가 비교적 자극적인 반면 '한방기'는 성질이 유화하다.

한방기는 어떤 효과가 있을까?

한방기와 목방기는 기본적으로 약효가 같은 것으로 본다. 그러나 목방기는 주로 풍기를 다스리고, 한방기는 습기를 없애는 데 주로 쓴다.

'한방기'는 풍기와 습기를 없애며 진통 작용을 한다. 또 해열 작용과 이뇨 작용을 하며, 실험적 관절염에 대해 소염 작용을 한다. 동물 실험에 의하면 근이완 작용이 있다고 한다. 따라서 부종에 쓰인다. 소변의 양을 47%나 증가시킨다. 또 관절 류머티즘·고혈압·천식·소변불리 등에 쓰인다. 방기는 12경맥을 잘 통하게 한다. 습진·하지 궤양·종기 등에는 내복 또는 외용한다.

방기복령탕

허약체질의 부종에 쓰던 처방이다

●준비할 약재는요…

한방기 15g, 복령 15g, 황기 15g, 계지 6g, 자감초 3g

●복용법은요…

이상의 약재를 물로 달여 마신다. 그러나 최근에 '광방기'에 발암물질이 들어 있음이 알려졌으므로 복용에 신중해야 하며, 한방기는 비교적 안전한 것으로 알려져 있다.

방기황기탕(일명 한방기탕)

만성 신장염, 심장병, 부종 등에 쓰는 처방이다

●준비할 약재는요…

한방기 30g, 황기 30.3g, 감초(볶은 것) 15g, 백출 22.5g

●복용법은요…

거칠게 가루내어 매회 10g씩에 생강 4쪽과 대추 1개를 넣어 물(1,000cc)로 끓여 따끈하게 복용한다. 기운을 돋우며, 풍을 없애고 비장을 튼튼하게 하여 이뇨 작용을 돕는 처방이다. 특히 풍기와 습기로 땀을 흘리며 바람을 싫어하고 소변이 원활하지 못할 때 쓴다.

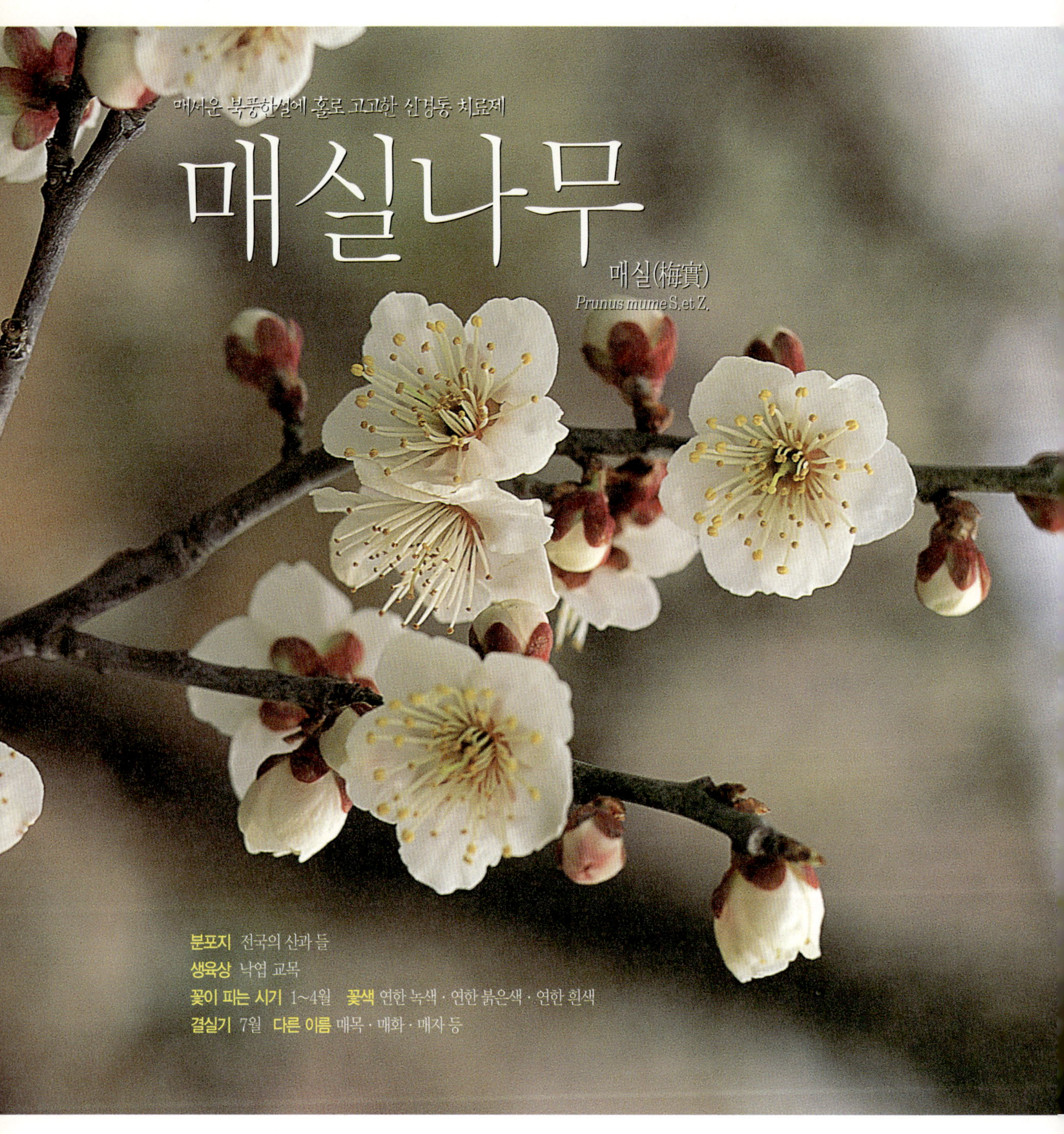

매실나무

매실(梅實)
Prunus mume S. et Z.

매실은 장미과에 딸린 낙엽 교목이며, 겨울이 다 가기도 전에 잎도 없이 뒤틀린 가지에 화사한 꽃을 피운다. 그래서 '봄을 예고하는 나무' 라고 해서 '춘고초' 라 하며, 예로부터 사군자의 하나로 문인·묵객들의 사랑을 받았기 때문에 '호문목' 이라고도 불린다.

그 후 '탐냄[每] 만큼 아름다운 꽃과 열매를 맺는 나무[木] 라는 뜻으로 '매(梅)' 라고 불렀고, 그래서 열매는 '매실' 이라고 이름붙여졌다.

✿ 어디에서, 어떻게 자랄까?

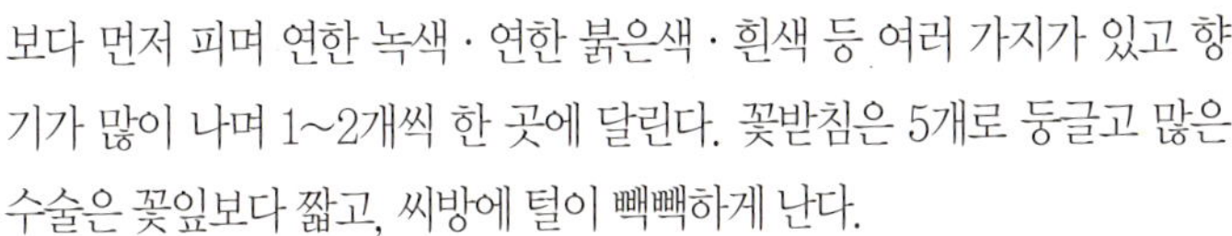

전국에서 흔히 관상수로 심고 있는 장미과의 낙엽 교목이다.

높이는 5m 안팎이고 어린 가지는 녹색이며, 털이 없거나 약간 잔털이 있기도 하다.

1~4월에 꽃이 피는데, 꽃은 잎보다 먼저 피며 연한 녹색·연한 붉은색·흰색 등 여러 가지가 있고 향기가 많이 나며 1~2개씩 한 곳에 달린다. 꽃받침은 5개로 둥글고 많은 수술은 꽃잎보다 짧고, 씨방에 털이 빽빽하게 난다.

7월이 되면 녹색이었던 열매가 노란색으로 익는다. 핵과(核果 ; 씨가 단단한 핵으로 싸여 있는 열매)는 둥글고 지름 2~3cm이며 부드러운 털로 덮여 있다. 신맛이 매우 강하며 씨는 과육에서 떨어지지 않고 표면에 요점(凹點)이 많다.

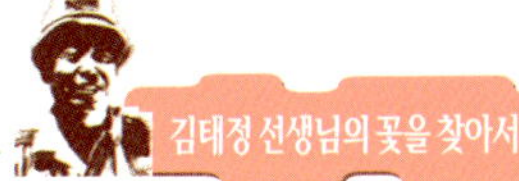

근래 들어 우리 나라의 남부지역에서 큰 매실 재배 단지가 조성되어 많은 양의 매실이 생산된다. 생산된 매실로 각종 청량음료, 과자, 매실주가 만들어져 많은 호평을 받고 애주가들의 기호품으로 자리를 잡기도 하였다. 매실의 재배단지는 전남 해남군 산이면과 구례군, 광양군 등지로 수만 주의 매실나무가 심어져 봄이면 또하나의 볼거리를 만들고 있다.

원래 매실은 경기도 이북지역에서는 결실이 어려웠으나 근래에는 기후의 온난화로 인해 서울 및 그 이북의 지역에서도 매실의 탐스러운 열매를 볼 수 있다.

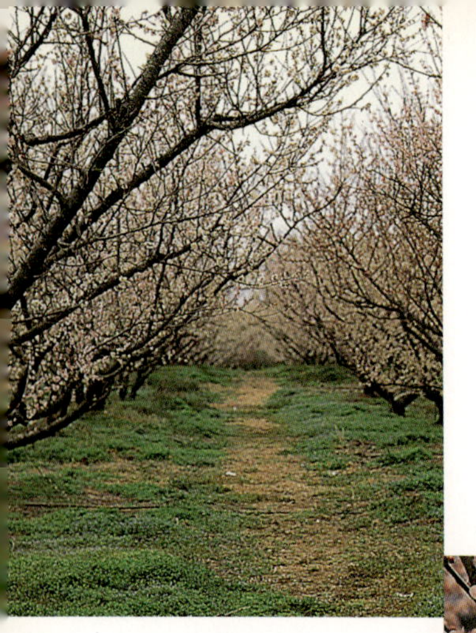

매실의 맛은 시며, 성질은 평하고, 독이 없다. 구연산, 사과산, 호박산, 주석산 등의 유기산을 비롯해서 칼슘, 인, 칼륨, 카로틴 등을 함유하고 있으며 비타민도 풍부하다.

어떤 효과가 있을까?

해열 작용을 한다 열을 떨어뜨리며, 열에 의해 생긴 갈증을 푼다.

간 기능을 활성화하고 담즙 분비를 촉진한다 간에서 이루어지는 크레브스 사이클을 활성화시키고 담낭을 수축시키는 작용을 한다. 따라서 간장 질환을 비롯해서 숙취, 메스꺼움, 멀미 등에 쓰인다.

위장의 작용을 활발하게 하며, 정장 작용을 한다 만성 설사 · 세균성 설사 · 식욕부진 · 소화 장애 · 약물중독 · 구토 등에 쓰인다.

피로 회복에 좋다 유난히 여름을 타고, 더위를 잘 먹고, 스태미나가 부족하며, 쉽게 피로를 느낄 때 좋다.

해독 작용과 살균 작용을 한다 체내의 해로운 독소를 배출시키며, 공해 물질을 해독시키기도 한다. 또 대장균, 티푸스균, 콜레라균, 포도상구균이나 결핵균에 대한 강한 살균력을 갖는다.

어떻게 먹으면 좋을까?

차멀미를 할 때는 매실장아찌 한 개를 입에 물고 신물이 생기면 그때그때 삼킨다. 구내염에도 효과가 있다.

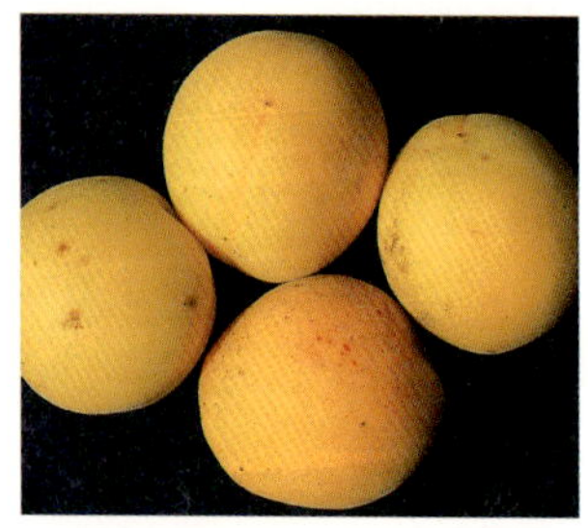

피로하고 스태미나가 부족할 때는 매실장아찌 1~2개를 얇게 썰어 불린 쌀과 함께 밥을 지어 한 끼에 먹는다.

설사에는 매실장아찌 10g을 물 300cc를 붓고 끓여 반으로 줄면 2회로 나누어 먹거나 조금씩 여러 차례로 나누어 먹는다.

매실주로 덜 익은 푸른 매실 600g을 깨끗이 씻어 물기를 잘 닦고 서늘한 곳에서 하룻동안 말린 후 기호에 따라 설탕 200g 정도의 양을 밀폐용기에 켜켜이 재우고 소주 1,800cc를 부은 다음 밀봉해서 서늘한 곳에서 1~3개월 정도 숙성시킨다. 보통 1회 20cc씩, 1일 1~2회 공복에 마신다.

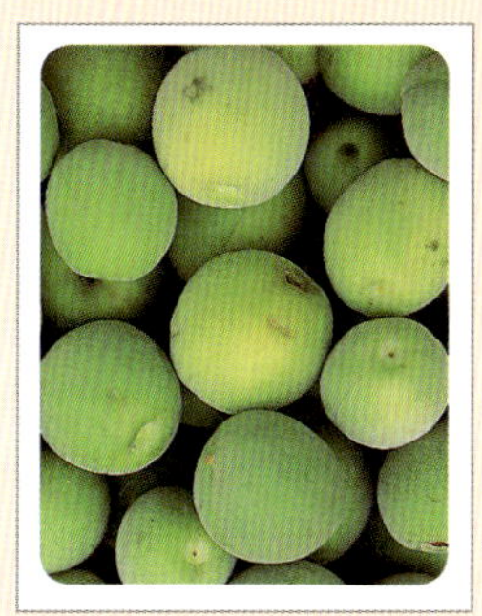

특효 비방 39 매실장아찌

식욕증진 효과가 좋다

준비할 약재는요…

매실(청매) 600g, 차조기잎(소엽) 100g

매실 600g을 깨끗이 씻어 소금 1컵(200g)을 뿌려 하루 정도 절인 후 체에 밭쳐 소금물을 빼내고 서늘한 곳에서 1주일 정도 말린 다. 잘게 썬 차조기잎(소엽) 100g과 밀폐용기에 켜켜이 담고 소금 2컵(400g)을 물 2컵(400cc)에 녹인 소금물을 함께 용기에 부은 후 밀봉해서 서늘한 곳에서 1개월 가량 숙성시키면 된다.

특효 비방 40 매실 엑기스

열성 질환에 효과가 좋다

준비할 약재는요…

매실(청매) 5kg

매실 5kg을 씻어 물기를 빼고 껍질을 벗겨 과육만 갈아 꼭 짜서 그 즙을 뚝배기에 담고 약한 불에서 나무주걱으로 저어가면서 졸인다. 걸쭉해졌을 때 불을 끄고 식혜 용기에 담아 보관해 두고 필요할 때 복용한다. 보통 200cc 정도의 따뜻한 물에 매실 엑기스 2~3작은술(10~15cc)을 넣어 녹인 후 기호에 따라 설탕을 타서 마신다.

매실초로 매실을 소금에 절일 때 매실에서 나오는 즙인데, 차조기(소엽)를 짓찧어 넣으면 빨갛게 물이 든다. 요리를 할 때는 빨간 매실초를 이용한다. 또는 설사·폐렴·기관지염·감기 등에 뜨거운 물 한 잔(200cc)에 매실초 3~4작은술(15~20cc)을 타서 마신다. 맛을 내기 위해 설탕을 가미할 수 있으며, 열이 있을 때는 연뿌리 생즙을 배합한다.

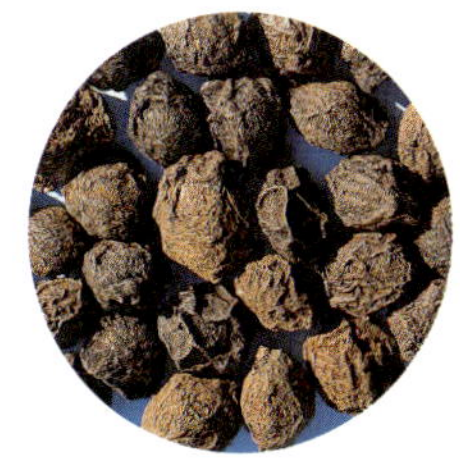

매실 주스로 깨끗이 닦은 청매를 같은 양의 설탕과 함께 밀폐용기에 켜켜이 재워 10여 일 후에 즙이 다 우러나오면 동동 떠오른 매실을 건져내고, 즙만 여과해서 병에 담아 보관한다. 2~3작은술(10~15g)씩 먹거나 물 한 잔(200cc)에 4~5작은술(20~25g)씩 타서 마신다.

옛날옛적엔~ 양귀비의 숙명적 라이벌, 매비는…

당나라 현종과 양귀비는 열렬한 사랑과 비극적인 최후로 유명하다. 그런데 양귀비에게는 숙명적인 라이벌인 여성이 있었으니, 그녀의 이름은 매비(梅妃)다.

당나라의 전성기를 이룰 만큼 명군이었던 현종이 불로장생과 신선술을 내세우는 도교에 빠져든 데다가 쉰세 살 되던 해에 사랑하던 무혜비를 잃은 후 정치에 염증을 느끼면서 여인에게 관심을 두게 됐다. 그래서 환관 고력사에게 전국에서 미녀들을 찾아오게 했는데, 복건성 흥북이라는 곳에 채화라는 미녀가 있다는 소문을 듣고 당장 불러오게 했다. 채화는 키도 늘씬했고, 생김새도 예쁠 뿐 아니라 학문과 교양을 두루 갖추고 있었으며, 유난히 매화꽃을 좋아했다고 한다. 그래서 현종이 '매화꽃 왕비'라는 뜻의 이름을 지어 주었으니, 이 여인이 바로 매비이다. 현종은 이 여인을 위해 전국 각지의 매화를 헌상하라고 엄명을 내릴 정도였다고 한다. 양귀비보다 먼저 후궁에 들어와 현종의 총애를 받던 여인이었던 것이다.

생활 한방·경혈

다른 이용법은?

◦ 미열을 느끼는 두통에는 매실장아찌의 살을 조금 잘라서 관자놀이에 붙이고 냉찜질을 한다.

◦ 차멀미에는 매실장아찌를 짓찧어 배꼽에 붙인다.

◦ 타박상에는 달걀 흰자, 밀가루를 혼합하고 여기에 매실초를 넣어 반죽해서 거즈에 고르게 펴서 발라 환부에 붙이고 마르면 갈아준다.

매실을 태운 '오매'도 약이에요!

●백매

백매는 매우기(梅雨期 ; 6~7월 초순 장마철)에 딴 매실을 볕에 말려 뚜껑이 잘 맞는 그릇에 담아 소금에 절인 것이다. 백매도 약으로 쓸 때는 반드시 씨를 빼고 약간 볶아서 쓴다.

백매에 대해서 《동의보감》은 이렇게 설명하고 있다. "쇠붙이에 상한 것을 낫게 하며, 피를 멎게 하고, 검정사마귀와 굳은살을 썩게 하고, 가래침을 없앤다."고 했다.

종기에 백매를 약간 태워 가루 내어 경분 소량과 배합해서 참기름에 개어 환부에 바른다.

백매를 물에 담가 신맛이 나게 해서 국이나 김치에 넣으면 좋다고 한다.

●오매로 청량음료를…

여름철 더위를 탈 때는 '제호탕'을 만들어 상복한다.

백청(꿀) 375g, 오매 가루 375g, 백단향 가루 30g, 사인 가루 15g, 초과 가루 11.25g을 함께 고루 섞어 약간 끓인 다음 사기그릇에 담아두고 찬물 한 잔 (200cc)에 3~4작은술(15~20g) 씩 타서 수시로 먹는다.

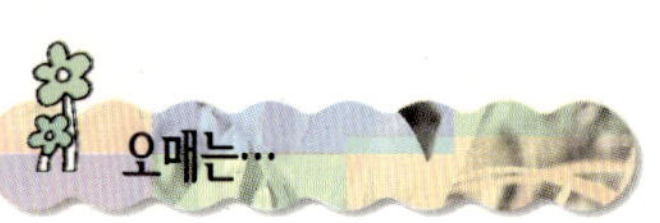

오매는 음력 5월에 노랗게 익은 매화 열매를 따서 볏짚을 태운 재와 미음을 고루 섞어서 불에 쪼여 연기에 그을리면서 말린 것이다.

오매를 약으로 쓸 때는 반드시 씨를 빼고 약간 볶아서 쓴다. 혹은 따끈한 소주에 찐 후 씨를 빼고 약으로 쓴다. 오매는 맛이 시고 떫으며, 성질은 따뜻하며, 독이 없다. 시토스테롤, 올레산 등을 함유하고 있다.

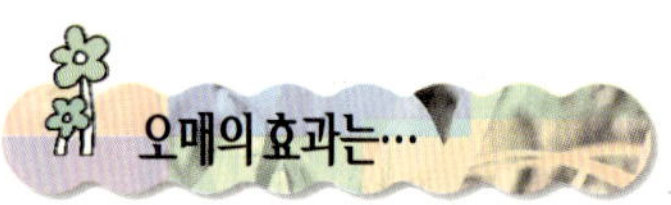

《동의보감》은 오매에 대해서 이렇게 설명하고 있다. "담을 삭히며 구토와 갈증, 이질 등을 멎게 하고, 피로에 의한 열이나 뼛속 깊이서 나오는 듯한 열을 치료하며, 술독을 풀어 준다. 또한 상한(외감성 전염성 질환) 및 곽란(급성 소화성 전염성 질환)일 때 갈증이 나는 것을 치료하며, 검정사마귀를 없애고, 입이 마르며, 침을 자주 뱉는 것을 낫게 한다."고 했다.

항균·항진균 작용을 하며, 특히 건위 작용과 지사 작용이 뚜렷하다. 지혈 작용도 한다. 또 회충이 담도에 들어가 복통을 일으킨 경우에도 효과가 좋다.

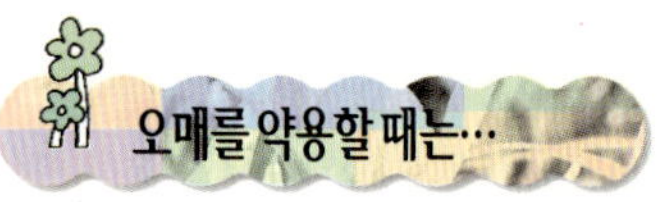

담석증의 통증 완화나 담석 예방에는 오매 1~2개를 녹찻잔에 넣고 뜨거운 물을 부어 뚜껑을 덮은 다음 5분 정도 우려낸 후 물을

한 번에 마신다. 1일 2회 꾸준히 복용한다.

항상 메스껍거나 구토 증세가 있을 때는 오매 1개를 2컵의 물로 끓여 반으로 줄면 1일 2회로 나누어 복용한다.

숙취를 풀려면 검은콩 20g, 녹두 20g에 오매 3개를 넣어 물 500cc로 끓여 반으로 줄인 다음 여러 차례 조금씩 입을 축이듯 자주 마신다.

설사에는 오매 2개를 물 300cc로 끓여 반으로 줄면 2회에 나누어 먹거나 여러 차례로 조금씩 나누어 먹는다.

유아가 젖과 음식에 체해 복부가 팽만하여 숨이 찰 때는 정향 12개, 사인 12개, 오매살 3개, 파두살 3개, 사군자육 5개를 가루내어 밥으로 반죽한 다음 0.03g 크기로 알약을 만들어 1회에 3~5알씩을 굴껍질 달인 물로 먹인다. 이 처방을 '소적환'이라고 한다.

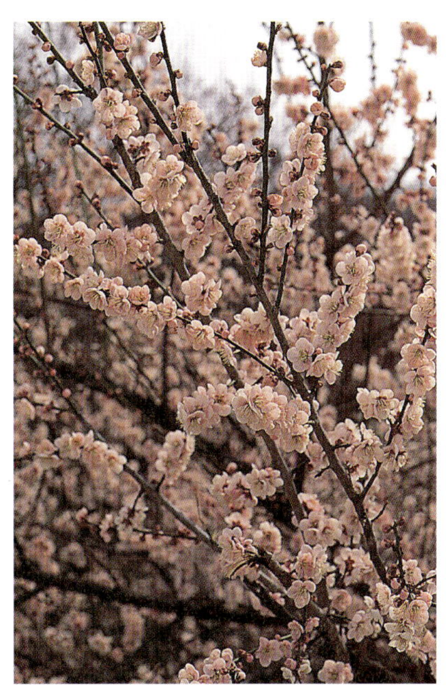

출산 후 출혈이 심하면 목이(생것을 가루낸 것) 300g, 목이(약성이 남게 태워 가루낸 것) 300g, 사향 가루 4g, 지각(잿불에 묻어 구워 가루낸 것) 8g을 함께 고루 섞어 1회에 4g씩을 오매 끓인 물(오매 1~2개를 물 300cc로 끓여 반으로 줄인 것)에 타서 먹는다.

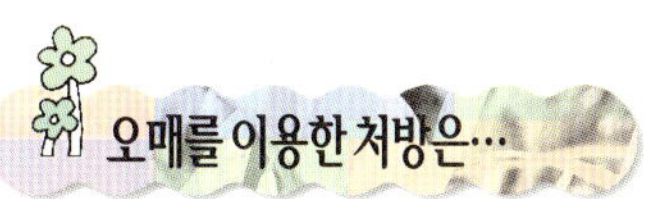

사물안신탕

가슴이 팔딱거리는 증세를 다스리는 처방

준비할 약재는요…
당귀 2.8g, 백작약 2.8g, 생지황 2.8g, 숙지황 2.8g, 인삼 2.8g, 백출 2.8g, 복신 2.8g, 산조인(볶은 것) 2.8g, 황련(볶은 것) 2.8g, 치자(볶은 것) 2.8g, 맥문동 2.8g, 죽여 2.8g, 주사(朱砂, 따로 가루낸다) 1.5g

복용법은요…
이상을 약재 중 주사를 뺀 나머지 약재를 1첩 양으로 하여 대추 2개, 볶은 쌀 한 줌(100g), 오매 1개를 함께 넣어 달인 물에 주사 가루를 타서 먹는다. 심장에 혈액이 적어서 가슴이 팔딱거리는 증세를 다스린다.

연담환

다섯 가지 건감(乾疳)을 치료하는 처방

준비할 약재는요…
황련(돼지 쓸개즙에 담갔다 꺼낸 것) 8g, 과루근 8g, 오매육 8g, 연육 8g, 행인 8g

복용법은요…
이상의 약재를 함께 가루내어 소 쓸개즙에 담갔다가 꺼내 떡에 반죽해서 0.03g만하게 알약을 만들어 1회에 15알씩을 '오매탕(오매 1개, 생강 3쪽, 꿀 소량을 넣고 끓인 물)'으로 복용한다.
오건감(五乾疳)은 혀가 마르는 '심감', 울지 못하는 '간감', 입이 마르는 '비감', 소리가 잘 나오지 않는 '폐감', 소변이 잘 나오지 않는 '신감'이 있다.

손가락 하나로 건강해지는, 3분 지압법…

몸이 쑤시거나 아플 때 누군가 옆에서 주물러 주면 통증이 가시면서 온몸이 나른해
지고 시원해진다. 하지만 몇 가지 방법을 알면 아픈 곳에 따라 다른 부위에 지압을 하
고 바로 효과를 볼 수가 있다. 간단하면서도 효과좋은 지압법, 어떤 게 있을까?

지압을 하기 전에… 아픈 사람은 긴장을 풀고 어깨를 낮춘다. 팔이 가슴에 깔리지 않도록 편안하게 엎드려 눕는 자세를
한다. 환경은 청결해야 하고 바닥은 너무 푹신하지 않도록 하며, 너무 딱딱하거나 너무 찬 곳도 좋지 않다. 실내의 온도와
조명을 편안한 느낌이 들 정도로 조절한다.

급소와 반응점을 찾아서…

해부학적인 지식이 없는 사람이 지압을 할 때는 다음의
방법으로 급소를 찾는 것도 좋은 방법이다.

오목한 곳을 찾는다 근육과 근육 사이, 뼈와 뼈 사이, 힘
줄과 힘줄 사이 등 오목한 곳에 급소가 많이 있다.

특별한 반응을 보이는 곳을 찾는다 급소를 누르면 시큰하
거나 묵직한 느낌, 찡 하는 느낌, 부풀어오르는 듯한 느
낌, 얼얼하거나 아픈 느낌 등의 반응을 보인다.

긴장을 풀고 호흡을 맞추어…

피부 표면을 수직으로 누른다 기본적으로 몸의 중심을 향
해 수직으로 누른다. 손가락을 뻗쳐서 누르되, 손가락의
힘을 뺀 다음 손가락에 몸무게를 실어서 눌러야 한다. 이
것을 '수직압'이라고 한다. 누르는 힘은 일정하게 하고
일정 시간 지속적으로 압력을 가한다. 보통 3~5초 정도
를 손가락을 떼지 말고 지속적으로 누른다.

긴장을 풀고 호흡을 맞추어 압력을 가한다 지압을 받는 사
람뿐 아니라 지압을 하는 사람도 긴장을 풀고 가장 안정
된 마음 상태에서, 가장 편안한 몸의 상태에서 지압을 하
는 게 좋다. 지압을 받는 사람의 근육이 긴장되어 있으면
지압을 제대로 할 수가 없다. 지압을 할 때는 가장 편안한
호흡을 하면서 숨을 내쉴 때 누르고 숨을 마실 때 잠깐 쉬
면서 지압한다.

주의할 점은…

1. 손을 청결히 한다.
2. 손톱을 짧게 자른다.
3. 얼굴이나 머리는 수건을 대고 그 위를 지압한다.
4. 지압중에는 필요 없는 말을 하지 않도록 한다.
5. 노인이나 야윈 사람에게 지압할 때는 부드럽게 한다.
6. 부은 곳은 지압하지 않도록 한다.
7. 등뼈나 늑골 위를 직접 지압하지 않도록 한다.
8. 식후 1시간 이후에 한다.
9. 급성 질병이나 전염병인 경우에는 지압하지 않도록 한다.

비염일 때는…

'영향' 과 '사백' 을 지압한다

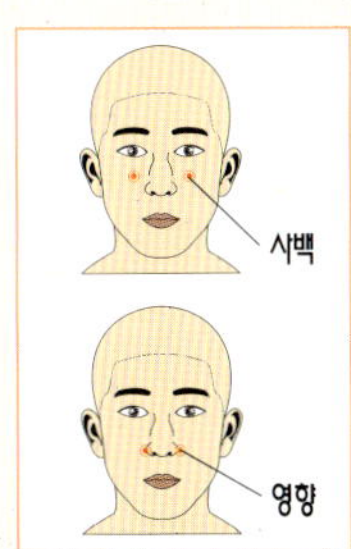

콧등이 끝나는 코끝을 '비첨' 이라 하고, 그 코끝 양옆에 있는 콧방울을 '비익' 이라고 한다. 그 콧방울 바로 옆부분에 위치하고 있는 경혈이 '영향' 이라는 경혈이다. '영향' 을 손끝으로 누르게 되면 코에서 앞 윗니쪽으로 찡하게 울리게 되는데, 눌러서 그 자극이 많이 올수록 효과가 좋다. 영향이란 향기를 맞아 들인다는 뜻을 갖고 있는 경혈로, 이 경혈을 자주 눌러주면 냄새를 맡지 못할 때, 축농증, 비염, 코피를 잘 흘릴 때도 좋다.

또 똑바로 앞을 향한 눈동자를 중심으로 2cm 밑에는 '사백' 이라고 하는 경혈이 있다. 이 경혈도 지긋이 자주 눌러주면 비염, 축농증, 두통 등에 상당히 좋다.

두통일 때는…

'백회' 와 '통리' 를 지압한다

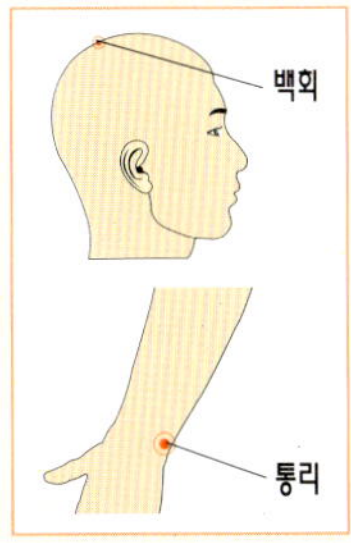

이마 정중선에서 뒷머리 정중선으로 선을 하나 만든다. 또 양쪽 귀를 연결하는 선을 머리 위로 하나 그어본다. 그 두 선이 교차하는 지점에 '백회' 라는 경혈이 있다. '백회' 경혈을 자꾸 눌러주면 두통을 없앨 수 있다.

손바닥을 위로 향하게 놓고 손목의 주름살을 보면 손바닥 위쪽으로 손목 주름이 있다. 그 주름에서 2cm 정도 정중선으로 올라가면 '통리' 라는 경혈이 있다. '통리' 경혈은 인체의 모든 정신 능력을 통하게 해 주는 경혈이다. 이 통리 경혈을 손가락으로 천천히 문지르면 두통이 말끔하게 가시는 것을 느낄 수 있다. 신선한 공기를 마시면 두통을 예방할 수 있다.

소화불량일 때는…

'중완' 을 지압한다

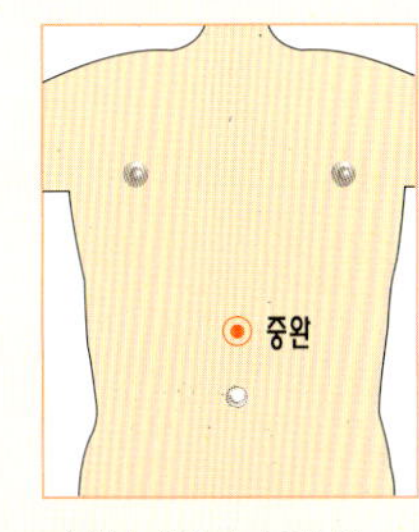

오목가슴(명치)의 움푹 들어간 부분을 손가락으로 누르면 그 아래로 볼록하게 튀어나온 검상돌기가 만져진다. 이 검상돌기에서 배꼽까지 직선을 그었을 때 1/2이 되는 곳이 '중완' 경혈이다. '중완' 경혈은 소화 기능을 촉진하는 경혈이다.

또 중완의 위에는 '상완', 아래에는 '하완' 이 있으므로 중완의 위아래를 모두 손바닥으로 문지르듯이 지압하면 좋다.

가스가 가득 차서 물과 섞여 뱃속에서 꾸르륵꾸르륵 소리가 나는 경우 또는 설사, 변비 등에 효과가 있다. 또 위염·위궤양·위하수 또는 위의 협착·위산과다·소화 불량·식욕부진·위통·복통·구토·복부의 팽만감 해소에도 좋다.

나른하고 힘이 없을 때는…

'용천' 을 지압한다

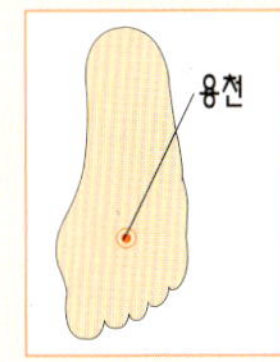

발바닥 앞쪽에 사람 인(人)자 모양의 주름이 있다. 다섯 발가락 전부를 발바닥 쪽으로 구부리면 엄지와 셋째 발가락 사이에 생기는 오목한 곳이 '용천' 경혈이다. 용천 경혈은 신장 기능이 샘솟는 경혈이다. 이 경혈을 지압하면 수분이 곳곳에 스며들어 생기를 띠게 되며, 의욕과 기력이 솟아나게 된다. 지압할 때는 두 엄지손가락을 포개어 누르거나, 주먹을 쥐고 두드려 주면 된다. 이 경혈은 인체의 수원지와 같아서 이곳에 이상이 생기면 체내 수분 대사가 곤란해진다.

불면증일 때는…

'안면' 을 지압한다

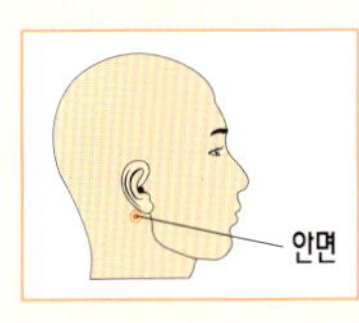

귓볼 바로 뒤에 뒷머리 쪽으로 약간 돌출한 부분이 있다. 엄지 손톱정도 크기의 동그란 뼈가 만져지는데 그 뼈의 뒤는 오목하다. 그 오목한 부분이 '안면' 이라는 경혈인데 자주 눌러주면 편히 잠들 수 있다.

불면증에는 잠이 들지 못하는 입면 장애 타입, 푹 자지 못하는 숙면 장애 타입, 아침에 너무 빨리 깨어나는 조조 각성 타입이 있다. 하지만 일주일에 2~3회 이상, 2개월 이상 지속됐을 때에만 전형적인 불면증이라고 할 수 있다.

스트레스가 쌓일 때는…

'삼음교' 를 지압한다

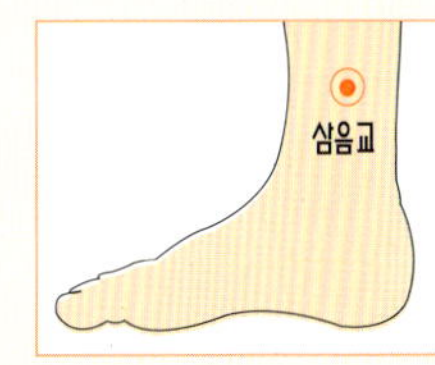

안쪽 복숭아뼈 위에 경혈이 있다. 발목 관절에서 한 뼘 반 정도 다리 안쪽에 있는 이 경혈을 '삼음교' 라고 한다. 이 경혈은 여성의 건강과 직결되는 발의 급소이며 남성에게는 호르몬 분비를 촉진시켜 주는 경혈이다. 가볍게 책상다리로 앉아서 양손 엄지를 사용해서 눌러주면 피로가 풀리면서 머리도 맑아진다. 여성의 생리 기능이 좋아지고, 남성의 강정 효과도 뚜렷하다.

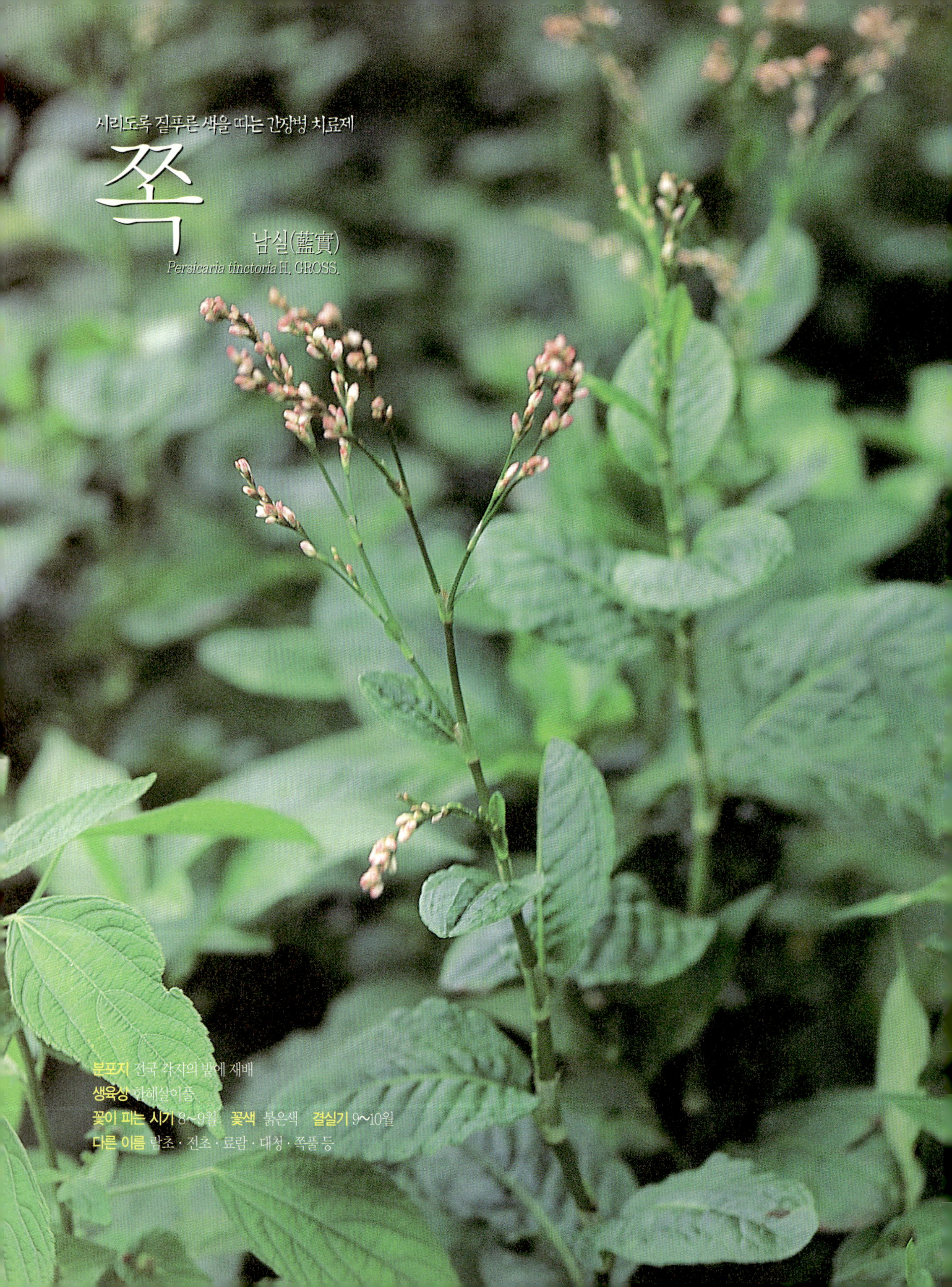

시리도록 짙푸른 색을 띠는 간장병 치료제

쪽

남실(藍實)
Persicaria tinctoria H. GROSS.

분포지 전국 각지의 밭에 재배
생육상 한해살이풀
꽃이 피는 시기 8~9월   꽃색 붉은색   결실기 9~10월
다른 이름 람초 · 전초 · 료람 · 대청 · 쪽풀 등

쪽은 여뀌과의 한해살이풀인데, '여뀌를 닮은 쪽'이라는 뜻으로 '요람'이라고 한다. 쪽의 줄기와 잎을 '청대'라고 한다. '청(靑)'은 단순한 푸른색이라기보다는 '검푸른 색'을 뜻하며, '대(黛)'는 '눈썹을 검게 그리다'라는 뜻이다. 다시 말해서 쪽으로 만든 청대로 눈썹 화장을 했던 것이요, 그래서 이름을 '청대'라고 한 것이다.

청대는 쪽으로 만든 검푸른 물감이다. 이 물감을 쪽 '람'자와 청대 '전'자를 써서 '남전'이라고도 한다. 일명 전화 · 전말화 · 청항화 · 청합분이라고 한다.

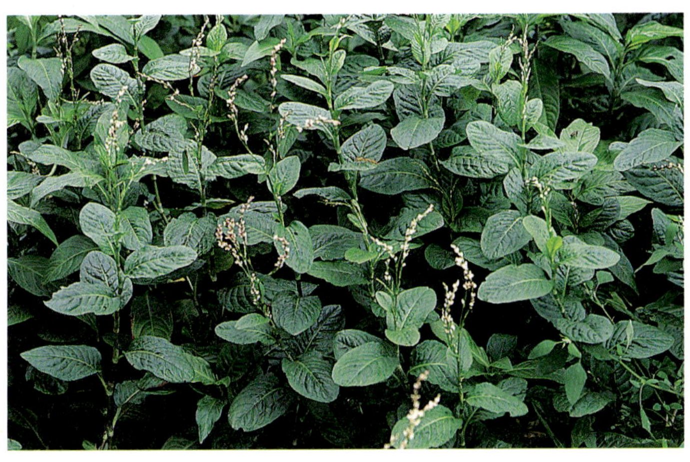

🍀 어디에서, 어떻게 자랄까?

중국이 원산지인 쪽은 염료 자원으로 들여와 농가에서 재배하는 여뀌과의 한해살이풀이다.

높이는 50~60cm이며, 줄기는 붉은 빛이 도는 자주색이다. 8~9월에 붉은색의 꽃이 피며, 수상화서를 이루는데 원줄기 끝에 빽빽히 달린다.

꽃덮이는 5개로 깊게 갈라지는데 길이는 2~2.5mm이며, 수술은 6~8개이며 짧다. 꽃밥은 연한 붉은색이며 3개의 암술대가 있다.

9~10월에 열매가 익는데, 수과(瘦果)는 꽃덮이로 둘러싸여 있고 길이는 2mm 정도로 흑갈색이다.

《성경통지》에는 조선에서 남초(藍草) · 쪽 · 전초(靛草) · 요람(蓼藍) · 대청(大靑) · 쪽풀이라고 하였으며, 중국에서는 남초 · 전초라 하고 남(藍)은 일명 전초라 하였고 내무부(內務府)에 남장(藍莊)을 설치한다 하였으며 대개는 염포(染布)용으로 쓰고 씨와 꽃은 약으로 쓴다 하여 청대(靑黛)로 이름하였다고 하였다.

《길림통지》에는 요람은 일명 전(靛)이며 청대는 염포에 쓰고 전화(靛花)는 약으로 쓴다고 하여 청대라 이름한다고 했다. 또 조선과 만주 각지의 밭에서 재배된다고 하였다.

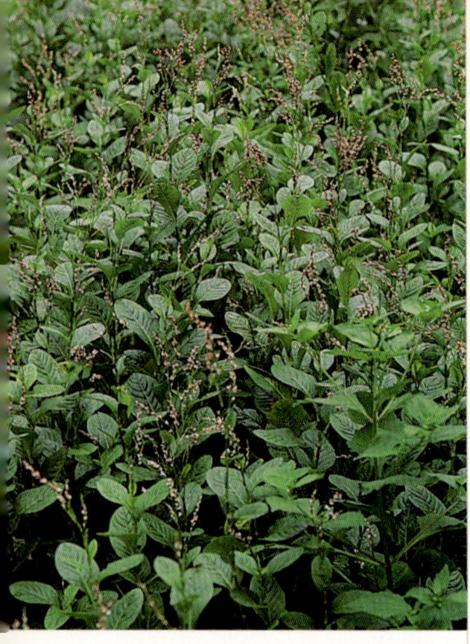

쪽의 열매를 '남실'이라 하며 일명 '남자'라고도 한다. 맛은 달고 성질은 차다. 잎과 뿌리는 맛이 쓰고 성질은 차며 독은 없다. 청대는 맛은 짜고(혹은 시고), 성질이 차다. 독은 없다. 인디칸을 함유하고 있다. 이것이 한번 발효되면 분해하여 인디고틴을 만든다.

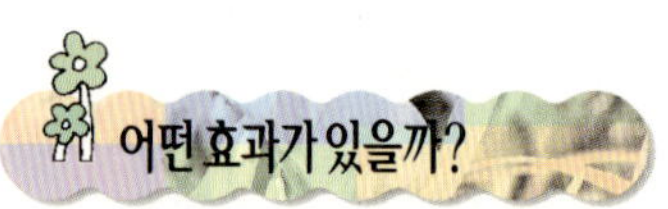

열을 떨어뜨린다 감염증으로 인한 고열에 효과가 있으며, 특히 간의 열화를 떨어뜨려 유행성 B형 간염, 급성 전염성 간염에 쓰인다. 이밖에도 열병으로 열꽃이 피고, 토혈·코피·객혈할 때 열을 떨어뜨리면서 증세를 완화시킨다.

어린아이 '감질'을 다스린다 '감질'은 어린아이에게 나타나는 병증이다. 만성 영양결핍증으로 열이 나며 모발이 초췌해지고 코가 마르며 피부가 건조해진다. 또 얼굴이 누렇게 뜨면서 몸이 야위고 복부가 팽만하며 설사가 잦은 병증이다.

소화·해독·억균 작용을 한다 소화 장애나 모든 약물의 중독에 해독제로 쓰인다. 또 억균 작용을 하여 황색 포도상구균, 디프테리아균 등을 억제한다. 그래서 이하선염, 만성 습진, 접촉성 피부염 등을 다스린다.

어떻게 먹으면 좋을까?

열독으로 심신이 번조하여 미친 듯이 내달리고 싶을 때는 고운 가루로 만든 청대 ½큰술(7.5g)을 한 잔(200cc)의 따뜻한 물에 타서 한 번에 마신다.

토혈이 그치지 않을 때 청대 8g을 물 100cc에 갈아 하룻동안 마신다. 이 처방을 '청금산'이라고 한다. 외감성 열성 질환으로 붉은 반점이 생겼을 때도 좋다.

해수가 심하며, 가래가 많아 자주 뱉으며 얼굴과 코가 빨개졌을 때는 물에 띄워 고운 것만 취하여 말린 후 곱게 간 청대 16g, 합분 12g을 꿀로 반죽해서 4g 크기의 알약을 만들어 취침 전에 3알씩 따뜻한 물로 복용한다. 이 처방을 '청대합분환'이라고 한다.

산후에 발광하는 증세가 생겼을 때는 '사물탕(당귀 5g, 천궁 5g, 백작약 5g, 숙지황 5g)'에 청대를 같은 양으로 배합해서 500cc의 물을 붓고 끓여 반으로 줄면 한 번에 복용하거나 2~3회로 나누어 복용한다.

소변 출혈에는 쪽의 생잎 40g, 생지황 20g을 물 500cc로 끓여 반으로 줄면 흑설탕을 타서 1일 2~3회로 나누어 식전공복에 복용한다.

♥ 주의하세요

· 음허에 의한 열이 있어 객혈·토혈 등의 증세가 있을 때는 금기한다.

· 쪽의 씨는 오래 설사할 때, 뱃속이 찰 때는 쓸 수 없다.

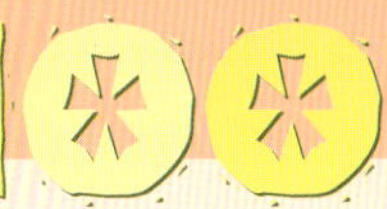

특효 비방 41 청대산

인후가 붓고 아프며 열이 날 때 쓰는 처방이다

준비할 약재는요…

청대 1.8g, 황련 0.9g, 황백 0.9g, 망초 1.8g, 주사 1.8g, 석웅황 0.9g, 우황 0.9g, 붕사 0.9g, 용뇌 0.3g

박하즙으로 입안을 씻어낸 다음 분량의 약재들을 곱게 가루낸 것을 입안에 뿌린다.

특효 비방 42 남엽산

어린아이의 설사·갈증·번열이 그치지 않는 증세를 다스리는 처방이다

준비할 약재는요…

남엽(청대엽) 0.6g, 적복령 0.3g, 적석지 30g, 황련(약간 볶은 것) 15g, 동과인 15g, 석류피(약간 볶은 것) 15g

약재를 거칠게 가루내어 매회 3g을 물 150cc로 끓여 100cc 정도로 줄면 찌꺼기는 버리고, 꿀 한 작은술(2.5g)을 넣고 다시 두세 번 끓도록 달여서 시간에 관계없이 복용한다. 복용량은 어린아이의 체격에 따라 증감한다.

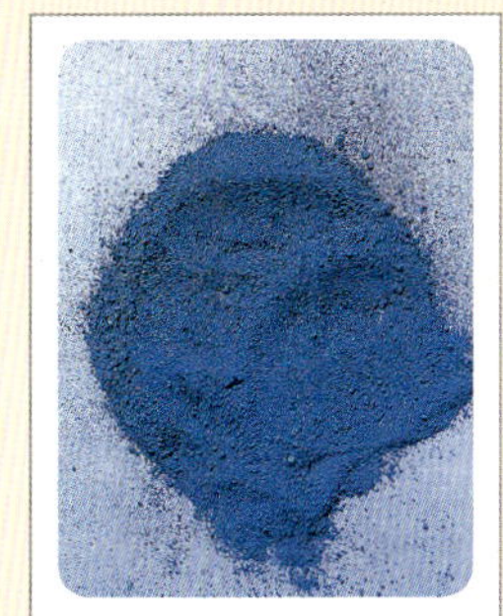

임파선염, 수술 후 감염증에는 쪽잎 300g, 목부용잎 300g, 포공영 120g을 6,000cc의 물에 12시간 정도 끓여 2,000cc로 줄면 1회 20cc씩, 1일 3회 공복에 따뜻하게 복용한다.

편두통에는 쪽의 뿌리 40g을 물 600cc로 끓여 반으로 줄면 1~3일 동안 조금씩 나누어 식전에 복용한다. 고열을 동반하는 두통에는 쪽의 뿌리 20g, 석고 60g을 물 600cc로 끓여 반으로 줄면 조금씩 2일 동안 마신다.

류머티즘 통증에는 쪽의 뿌리 40g, 돼지족 1개를 청주 1,000cc, 물 1,000cc를 섞은 것으로 달여 600cc 정도로 줄인 후 2~3일 동안 나누어 조금씩 복용한다.

옛날옛적에~ 염료로, 화장품으로 쓰임새가 다양한데…

'쪽빛 하늘'이라는 표현도 있듯이 쪽빛은 우리 민족이 무던히도 즐겼던 색깔이다. 붉은 자줏빛 줄기에 붉은 꽃을 피우는 쪽의 잎은 남빛 색소인 인디고가 들어 있어 염료로 쓰였는데, 혼수 치마나 이불, 관복에도 쪽물을 들였고, 불경을 만들 때도 한지에 쪽물을 들여 좀이 슬지 않도록 했다.

한편 눈썹을 그리는 화장품인 미묵(아이브로우 펜슬의 일종)으로 쓰이던 것들은 많다. 목화꽃 중에 유별나게 자색이 뚜렷한 꽃잎을 따 모아 볕에 말려 태운 꽃의 잿가루를 유연(기름 그을음)에 재서 참기름에 이겨 만드는가 하면, 관솔을 태운 송연묵으로 만들기도 하고, 보리깜부기의 가루를 털어 송연유에 재어 만들기도 했고, 자초화 꽃재에 금가루를 섞어 만든 고급품이 있었는가 하면, 오동나무 숯의 탄화도에 따라 검은 빛과 갈색으로 나누어 쓰던 일반품이 있었다.

그러나 가장 보편적이던 것은 쪽의 꽃재로 만든 청대였다. 왕실에서나 귀족들은 페르시아로부터 중국을 거쳐 수입한 고급 청대를 썼다고 한다. 이것을 '파사(페르시아)청대'라고 불렀다.

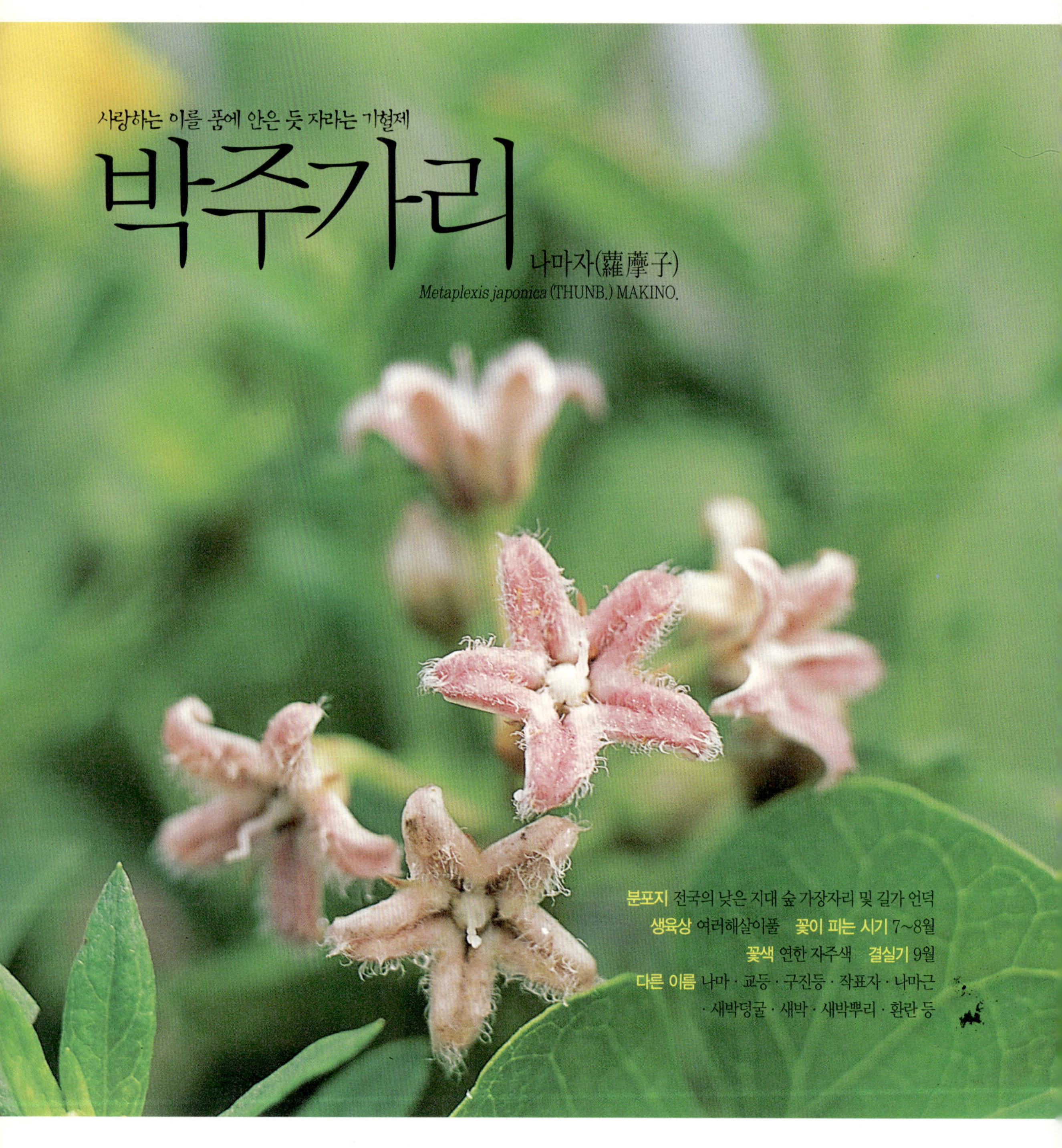

사랑하는 이를 품에 안은 듯 자라는 기혈제

박주가리

나마자(蘿摩子)

Metaplexis japonica (THUNB.) MAKINO.

분포지 전국의 낮은 지대 숲 가장자리 및 길가 언덕
생육상 여러해살이풀   꽃이 피는 시기 7~8월
꽃색 연한 자주색   결실기 9월
다른 이름 나마 · 교등 · 구진등 · 작표자 · 나마근
· 새박덩굴 · 새박 · 새박뿌리 · 환란 등

박주가리는 마치 남녀가 교접하듯 서로 부둥켜 안고 자라기 때문에 '교등' 이라는 이름으로도 불리며, 또 한나라 때부터 당나라 때에 걸쳐 월남에서의 중국 세력을 대표했던 곳, 즉 현재의 통킹, 예전에 구진으로 불리던 지역에서 많이 자라기 때문에 '구진등' 이라는 이름으로도 불리지만, 약명으로는 '나마' 로 불린다.

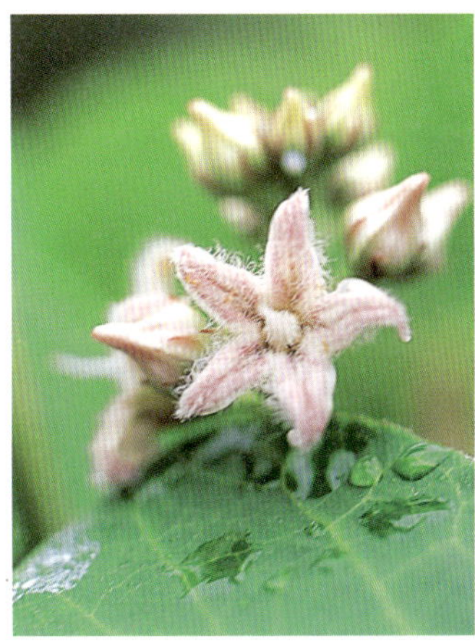

줄기나 잎을 꺾으면 흰 즙이 마치 젖처럼 나온다. 그래서 '젖 같은 액을 가진 덩굴풀' 이라는 뜻으로 '내장등' 이라 하며, 잎은 심장을 닮은 하트 모양으로 뒷면이 분처럼 희기 때문에 '흰반지덩굴풀' 이라는 뜻으로 '백환등' 이라고도 한다.

❀ 어디에서, 어떻게 자랄까?

전국의 산과 들, 대개는 낮은 지대의 양지쪽 메마른 땅에서 잘 자라는 박주가리과의 여러해살이 덩굴식물이다. 길이는 3m 안팎이며 줄기를 자르면 젖 같은 흰 유액이 나온다. 땅속줄기는 길고 곧게 뻗어난다.

7~8월에 연한 자주색의 꽃이 핀다. 꽃부리는 넓은 종 모양이고 5개로 깊게 갈라지며, 꽃잎 안쪽에 털이 빽빽히 나고 끝이 뒤로 말아진다. 열매는 길이 10cm 정도로 넓고 뾰족한 표주박 모양이며, 겉에 사마귀같은 돌기가 있다. 씨는 납작하며 흰색의 명주실 같은 것이 달려 있어 열매가 벌어지고 나면 바람에 하늘높이 솟아올라 멀리까지 날아간다.

여름에 길을 지나다 보면, 풀섶에 털이 많으면서 별로 꽃처럼 보이지 않는 덩굴이 보인다. 이들은 가을에 접어들면 많은 열매를 매달고 주변의 나무에 매달려 있으며, 특히 이 식물의 덩굴에는 많은 진딧물이 붙어 있다. 식물에 영양분이 없으면 진딧물도 오지 않는 법이다.

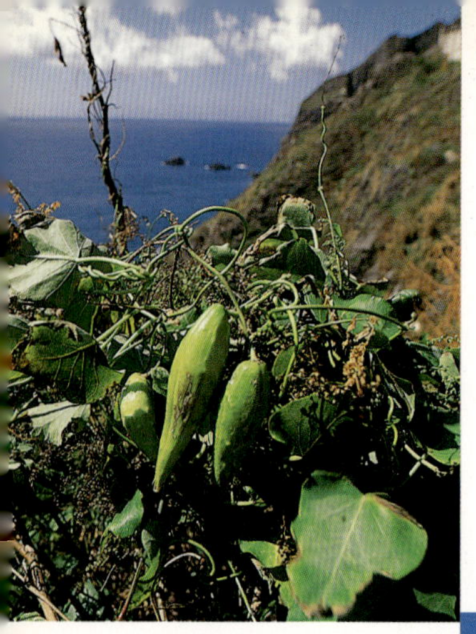

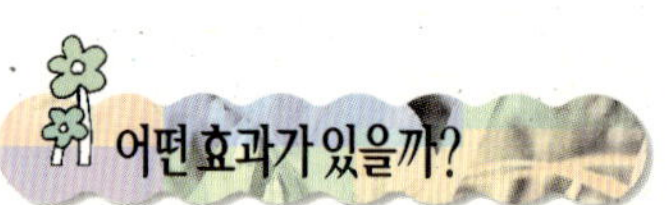

정액·골수·기혈을 보한다 그래서 '익정' 작용이 강하다고 한다. 따라서 임포텐츠로 불리는 음위증을 비롯해서 몽정·조루증 같은 유정 증세를 개선한다. 또한, 머리카락을 검게 하고, 허리와 무릎을 튼튼하게 한다.

젖을 잘 나오게 한다 이를 '통유' 작용이라고 한다. 따라서 산후에 모유의 분비가 순조롭지 못하거나 모유 분비량이 적을 때, 또는 산후에 생겨난 유선염을 치료하는 데 응용된다.

어린아이의 '감적'을 치료한다 어린아이의 '감적'은 잘 먹지 않고 몸이 야위면서 머리카락이 윤기를 잃고 쉽게 바스라지며, 흙이나 생쌀 먹기를 좋아하고 헛배가 불러 만삭의 배처럼 되고, '비장 종대'를 일으키는 병이다.

새살이 잘 돋게 하며, 독을 푼다 이를 '생기 작용', '해독 작용'이라고 한다. 따라서 화농성 외과 질환인 '옹종'을 비롯해서, 갑자기 얼굴이나 종아리가 빨갛게 되면서 열이 나는 '단독' 증세, 그리고 대하증이나 백전풍, 백선 등에 응용된다.

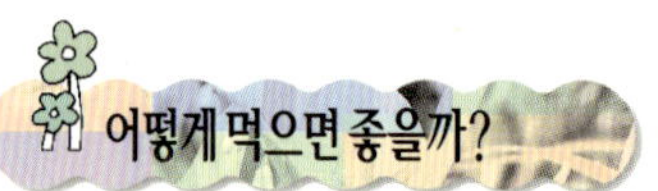

신장염에 의한 부종에는 박주가리 전초나 뿌리 10~20g을 약탕관에 넣고 500~700cc의 물을 붓고 달여 그 물의 양이 반으로 줄면 여러 차례로 나누어 하룻동안 차처럼 마신다.

모유가 부족하면 박주가리 전초 또는 뿌리 12~20g을 500cc의 물에 넣고 반으로 줄도록 달여 하룻동안 여러 차례로 나누어 차처럼 마신다.

어린아이의 감적에는 박주가리의 줄기와 잎을 말려 가루를 만든 다음 1회

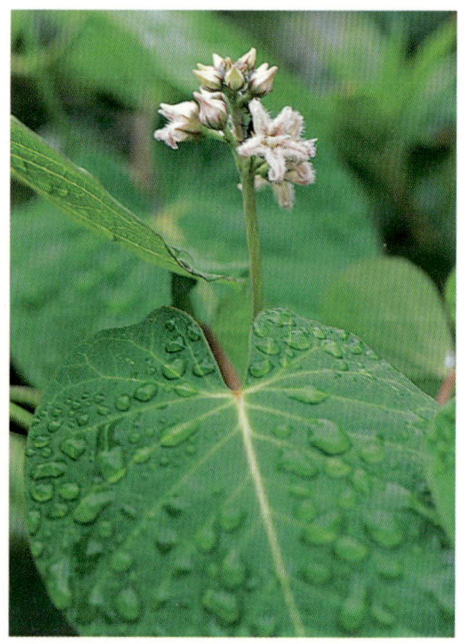

박주가리는 여름에 풀 전체를 베어 약용하며, 뿌리만 약용하기도 하는데, '나마근'으로 불린다. 맛이 달고 매우며 성질은 뜨겁지도 차지도 않다. 씨는 가을에 익은 열매를 따서 햇볕에 말려 약용하는데, '나마자'라고 하며, 맛은 달고 매우며, 성질은 따뜻하다. 뿌리에는 벤조일라마논, 메타프레시제닌, 이소라마논, 사르코스틴, 가가마린, 디벤조일가가이몰, 페르굴라린, 우텐딘 등이 함유되어 있고, 줄기와 잎에는 디–치마로즈, 디지톡소즈 등이 함유되어 있다.

● 잎줄기를 자르면 흰 즙이 나온다고 했는데, 이 즙에는 경련을 일으키는 약간의 독성이 들어 있다. 그래서 나물무침으로 이용할 때는 끓는 물에 데쳐서 잘 우려낸 다음에 조리해야 한다.

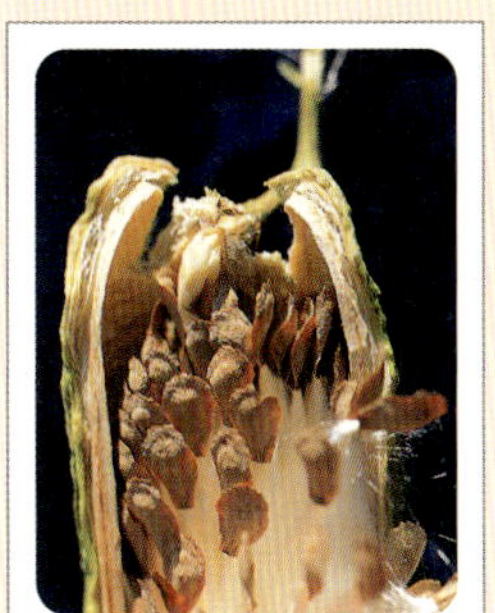

특효 비방 43 객혈방

폐결핵 등으로 인한 객혈을 치료한다

준비할 약재는요…
나마 120g, 지골피 120g, 백자인 120g, 오미자 120g

나마, 지골피, 백자인, 오미자를 분량대로 다음 약재를 모두 섞고 곱게 가루내어 1회 4~6g을 미음 100g에 타서, 1일 2~3회 공복에 복용한다.

특효 비방 44 양위방

임포텐츠를 치료한다

준비할 약재는요…
나마근 12g, 음양곽근 12g, 선모근 12g

분량의 약재를 약탕관에 넣고 700cc의 물을 붓고 끓여 반으로 줄면 1일 3회로 나누어 공복에 복용한다.

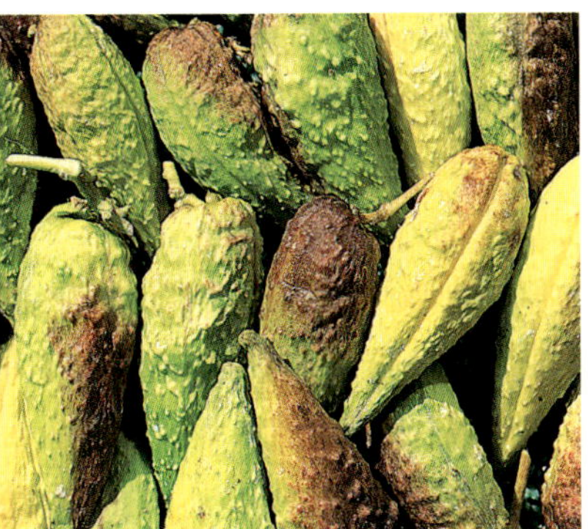

2~4g씩을 나이에 알맞게 양을 조절하여 설탕을 같은 양씩 섞어, 1일 2~3회 공복에 따뜻한 물로 복용한다.

골관절의 결핵에는 말린 박주가리 뿌리 40~60g에 물 1,000cc를 붓고 뭉근한 불로 6시간 정도 끓여 300cc로 농축하여 찌꺼기는 버리고 물만 걸러 따끈하게 데운 청주를 조금씩 타서 나누어 마신다. 3개월을 1치료 기간으로 잡고 2~3치료기간 동안 계속하면 효과가 있었다는 보고가 있다.

백전풍에는 박주가리를 끓여 마시면 효과가 있다고 《광제방》에 기록되어 있다. 1일 12~20g에 물 500cc를 붓고 끓여 반으로 줄면 하룻동안 마신다.

심한 타박상으로 피멍이 뚜렷하며 통증이 심할 때는 신선한 박주가리 줄기와 잎으로 생즙을 내어 1회 100cc씩, 1일 2~3회 공복에 마신다.

자개로 만들었든, 나무로 만들어 십장생을 조각했든, 지함에 오복의 글씨를 써 붙이고 삼원색 색종이로 안팎을 발랐든… 그 옛날의 반짇고리는 참 화려하게 만들어졌었다. 그리고 반짇고리 속에 들어 있던 바늘겨레 또한 화려하고 예쁘게 만들어졌다. 바늘겨레는 아랫부분과 윗부분을 따로 떼어 만들어 윗 부분은 뚜껑 구실을 하게 했고, 아랫부분에는 머리털이나 겨·솜 등을 채워 넣고 바늘을 꽂게 했는데, 이때 솜 대신에 박주가리 씨의 털을 채워 넣기도 했다. 박주가리의 씨에는 흰 털이 있어 바람에 날리는데, 솜의 대용으로 이 흰 털을 모아 바늘겨레의 속을 채우는 데 사용했던 것이다.

그래서 박주가리는 '할머니의 바늘겨레' 라는 뜻으로 '파파침선포' 라는 다른 이름도 갖고 있다.

다른 이용법은?

● 사마귀가 있는 부위에 박주가리 줄기나 잎을 잘라 흘러나오는 흰 즙을 바른다. 곤충에 물렸을 때나 두드러기, 종기 등에 이 즙을 발라도 좋다.

● 타박상으로 피멍이 심하고 아픔을 참기 어려울 때는 생즙을 내고 남은 찌꺼기를 환부에 붙인다.

● 칼이나 쇠붙이 등에 베인 상처에는 씨에 달린 명주실 같은 털을 붙인다.

● 이른봄에 어린순을 나물로 무쳐 먹어도 좋다. 씨는 해바라기 씨처럼 간식으로 먹는다.

오미자

오미자(五味子)
chizandra chinensis BAILL.

오미자는 깊은 산속에서 자라는데, 줄기는 다갈색 털이 있어 붉은 빛을 띠면서 덩굴로 자란다. 그래서 이 식물을 '홍내등'이라고 부른다. 잎은 긴 타원형으로 살구나무의 잎과 비슷하며, 꽃은 향기로운 연한 붉은 빛이 도는 황백색이고, 꽃이 지면 완두콩만한 열매가 줄기 끝에 무더기로 열려 이삭 모양으로 늘어진다. 그래서 '회급'이라는 별명을 갖고 있다. 생것은 푸르고 익으면 붉은 빛이 도는 자주색이다.

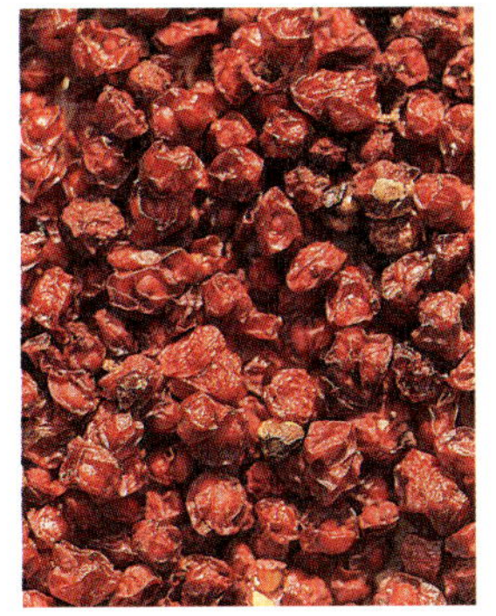

어디에서, 어떻게 자랄까?

전국의 심산 지역 산골짜기, 특히 바위가 잘려나간 곳에서 무리를 이루며 자라는 목련과의 덩굴성 낙엽 관목이다.

덩굴로 주변의 나무를 감고 올라가며 길이는 4~5m까지 뻗는다.

6~7월에 피는 꽃은 약간 연한 붉은 빛이 도는 황백색의 2가화로 지름은 15mm 정도이다. 화피열편(花被裂片 ; 꽃잎조각)은 6~9개이고 길이 5~10mm이며, 5개의 수술이 있고 여러 개의 암술이 있다. 꽃이 핀 다음 꽃받침은 길이 3~5cm로 자라서 여러 개의 열매가 이삭같이 달린다. 8~9월에 열매가 붉은색으로 익으며 모양은 구형이고, 길이는 6~12mm이며 속에 1~2개의 씨가 들어 있다.

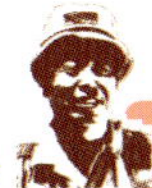

근래 들어 우리 나라 강원도 및 경상도의 심산 지역의 산골짜기 약초 농가에서 많이 재배하여 많은 양의 오미자가 생산되며 자연산으로는 지리산의 동부지역 경남지역과 강원 산간에서 많이 나온다. 지금도 경남 산청 안의 등에서는 가을에 자연산의 오미자가 많이 나오며 그 맛도 일품이어서 많은 사람들이 선호한다.

우리 나라에는 오미자 와에 '개오미자'가 있고 제주도에 자생하는 '흑오미자'와 남녘의 거문도 등 각 섬지역에 자라는 '남오미자' 등이 있다. 그 중 대개는 오미자를 일반적으로 약용으로 많이 쓰는 편이다.

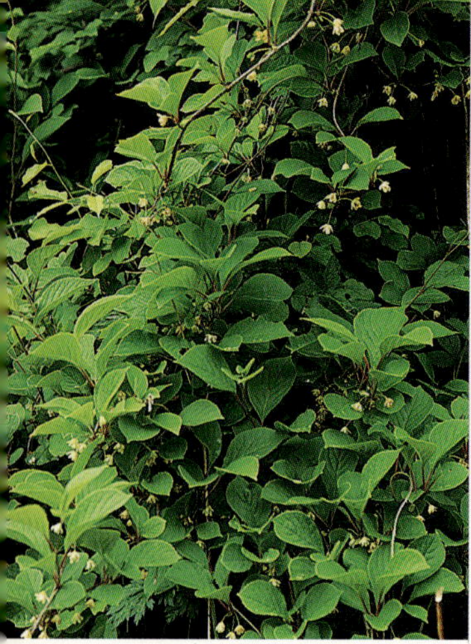

오미자는 껍질과 살은 달고 시며, 씨는 맵고 쓰면서, 전체의 맛은 짠맛이다. 그래서 5가지 맛을 함께 지니고 있다고 해서 '오미자'라고 부른다. 음력 8월에 따서 볕에 말려 약으로 쓴다. 맛이 시다. 약간 쓰기도 하다. 성질은 따뜻하고 독이 없다. 시트랄, 유기산, 비타민 A·C 등이 함유되어 있다.

● 상식하거나 또는 과량을 복용하면 보하는 작용이 너무 빨라서 폐를 수렴하여 허열을 일으킬 수 있다.

● 열을 수반하는 해수, 호흡곤란에는 금기다.

● 급성 염증이나 고혈압, 동맥경화에도 사용하지 않는 것이 좋다.

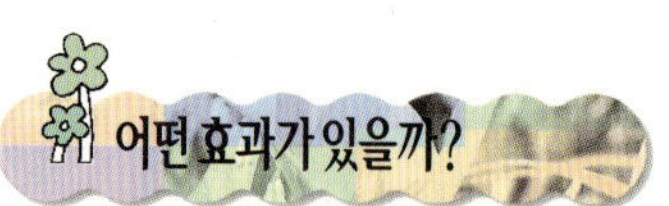

어떤 효과가 있을까?

진해·거담 작용을 한다　기침이 나면서 가래가 끓고 숨이 찬 것을 치료한다. 유효 성분은 에테르 추출물이다. 특히 노인의 만성 기관지염, 기관지 확장증에 그 효력이 뛰어나기 때문에 오미자를 '해수를 다스리는 귀신 같은 약'이라는 뜻으로 '수신(嗽神)'이라고 부른다.

간 기능을 강화한다　실제로 트란스아미나제 수치를 떨어뜨리는 효과가 뚜렷하다.

허약하고 몹시 여윈 것을 보하며, 양기를 강하게 돋운다　《동의보감》에는 남성의 정을 돕고 양물을 커지게 한다고 했다. 《신농본초경집주》에는 성교 시간을 길게 하고 유정·몽정·조루증을 막는 작용이 있다고 했다.

소갈증(당뇨병 유형의 병증)을 다스린다　번열을 없애고 식욕도 돋운다.

중추신경계의 흥분 작용이 있다　뇌파를 자극하는 성분이 있다. 따라서 대뇌피질을 흥분시키고, 작업 능률을 높인다. 졸음을 쫓고, 과로로 인한 기억력 감퇴에 좋으며, 주의력 감퇴나 사고력 저하를 개선하고, 신경쇠약을 치료하며, 눈을 밝게 한다. 컴퓨터 작업이나 밤샘 작업을 하는 사람, 수험생에게 좋다.

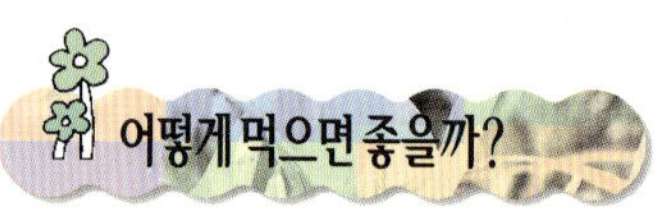

어떻게 먹으면 좋을까?

기억력·시력이 감퇴될 때는　찬물에 흔들어 씻어 물기를 뺀 오미자 4g을 물 500cc를 붓고 달여 반으로 줄면 하룻동안 여러 차례로 나누어 마신다.

해산 후 감기로 기침이 나고 숨이 차오르면서 가래가 심할 때는　오미자 4g, 선복화 4g, 행인 4g을 물 300cc를 붓고 끓여 반으로 줄면 한 번에 마신다.

기침이 오래 갈 때　오미자 40g, 감초 20g을 물 1,800cc로 끓여 1,000cc로 줄면 찌꺼기를 버리고, 약물만 조청처럼 농축해서 녹차가루 12g을 넣고 0.3g 크기의 알약을 만들어 1회 30알씩, 1일 3회 따뜻한 물로 복용한다.

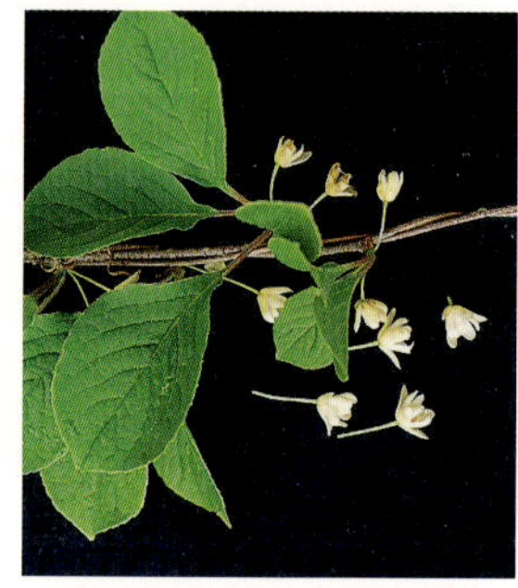

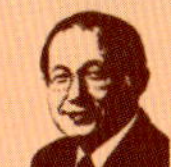
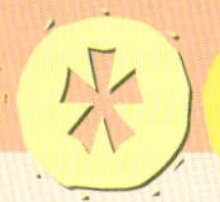
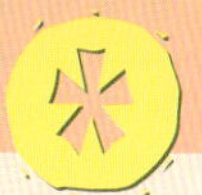

특효 비방 45 황기탕

기가 약해 열이 나고 온몸에 벌레가 기어다니는 것 같은 느낌이 들 때 효과가 좋다

준비할 약재는요…

오미자 9알, 황기 8g, 인삼 4g, 감초 4g, 당귀 2g

이상의 약재를 1첩 양으로 하여 물 300cc를 붓고 달여 반으로 줄면 한 번에 복용한다. 1일 2첩 양을 재탕까지 해서 1일 3회 복용한다. 열기가 발에서 위로 올라와 가슴이 늘 갑갑하면서 두근거리며, 머리가 무거운 증세를 치료한다.

특효 비방 46 녹용사근환

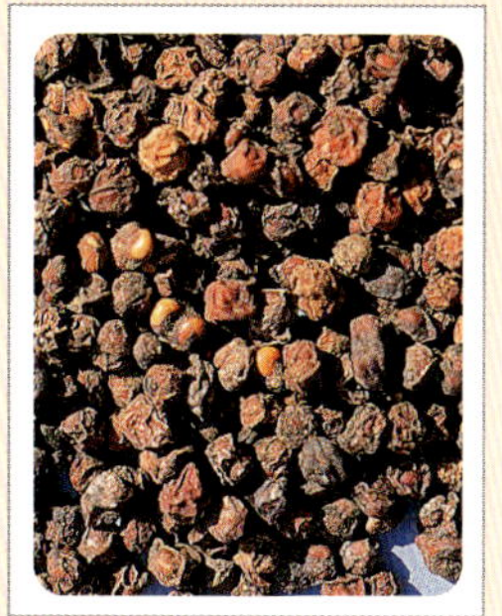

어린아이가 신연으로 힘줄과 뼈가 위축되고 연약해지는 것을 다스린다

준비할 약재는요…

오미자, 육종용, 우슬, 모과, 토사자, 숙지황, 녹용, 천마, 두충 각각 같은 양

이상의 약재들을 함께 가루내어 꿀로 반죽해서 0.3g 크기의 알약을 만들어 1회에 30~50알씩 따끈하게 데운 청주나 미음으로 복용한다. 이 처방을 일명 '가감사근원' 이라고 한다.

메니에르씨 병으로 어지럼증·귀울림·메스꺼움이 있을 때는 오미자 9g, 산조인 9g, 산약 9g, 용안육 15g을 물 500cc를 붓고 달여 반으로 줄면 하룻동안 나누어 마신다.

땀을 지나치게 흘려 나른하고 정신적으로도 지쳤을 때는 맥문동 8g, 인삼 6g, 오미자 6g을 물 600cc를 붓고 끓여 그 양이 반으로 줄면 하룻동안 여러 차례로 나누어 따뜻하게 마신다.

생활 한방 정보

윤기나는 머리결의 비결은?

● 머리카락이 약하고 비듬이 많을 때는 오미자 생잎과 덩굴을 잘라서 물을 가득 부어 3~4시간 담가 두면 투명하면서도 끈끈해지는데, 이것을 빗에 묻혀 머리를 빗는다. 비듬도 없어지고 머리카락에 윤기가 난다.

옛날옛적엔~ 생활의 지혜가 담긴 '오미자국에 달걀' …

꽃에 얽힌 말 중에는 '금상첨화' 처럼 좋은 말이 있는가 하면, '노류장화' 같이 안 좋은 말도 있다. '안개 속 꽃구경' 처럼 헛다리 짚는 말이 있고, '달리는 말 위에서 꽃구경' 이라는 덤벙대는 말이 있고 '빨리 피는 꽃이 빨리 진다' 는 뼈아픈 교훈의 말도 있다. '죽은 나무에 꽃이 핀다' 는 영화로운 말이 있는가 하면 '꽃 없는 나비' 처럼 외로운 말도 있다.

그리고 '매화도 한 철, 국화도 한 철' 이라는 덧없는 말도 있다. '호박꽃도 꽃' 이라는 비아냥거리는 말이 있는가 하면 '수파련에 밑동자' 라고 해맑게 아름다운 자태를 칭찬하는 말도 있다. 그래서 '이웃집 꽃이 더 곱다' 고 하던가! '여자 삼십에 꽃이 지고 남자 삼십에 꽃핀다' 는 남녀유별의 못된 말도 있고, '딸네 사돈은 꽃방석에 앉히고 며느리 사돈은 가시방석에 앉힌다' 는 말처럼 심사 뒤틀린 말이 있는가 하면 '남의 꽃을 빌려 부처에게 바친다' 는 얌체 같은 말도 있다.

'배꽃이 두 번 피면 풍년이 든다' 거나 '진달래가 두 번 피면 가을날이 따뜻하다' 거나 혹은 '오미자국에 달걀' 이라는 말들은 모두 생활의 지혜가 담긴 말들이다. 정체가 완전히 녹아 없어질 때 '오미자국에 달걀' 이라는 말을 쓴다. 달걀을 오미자국에 넣으면 녹아 버리기 때문에 생긴 말이다.

달걀을 흔적없이 녹여 버리는 오미자! 그래서 담즙 분비를 촉진하고 지방을 녹이는 약으로 쓴다.

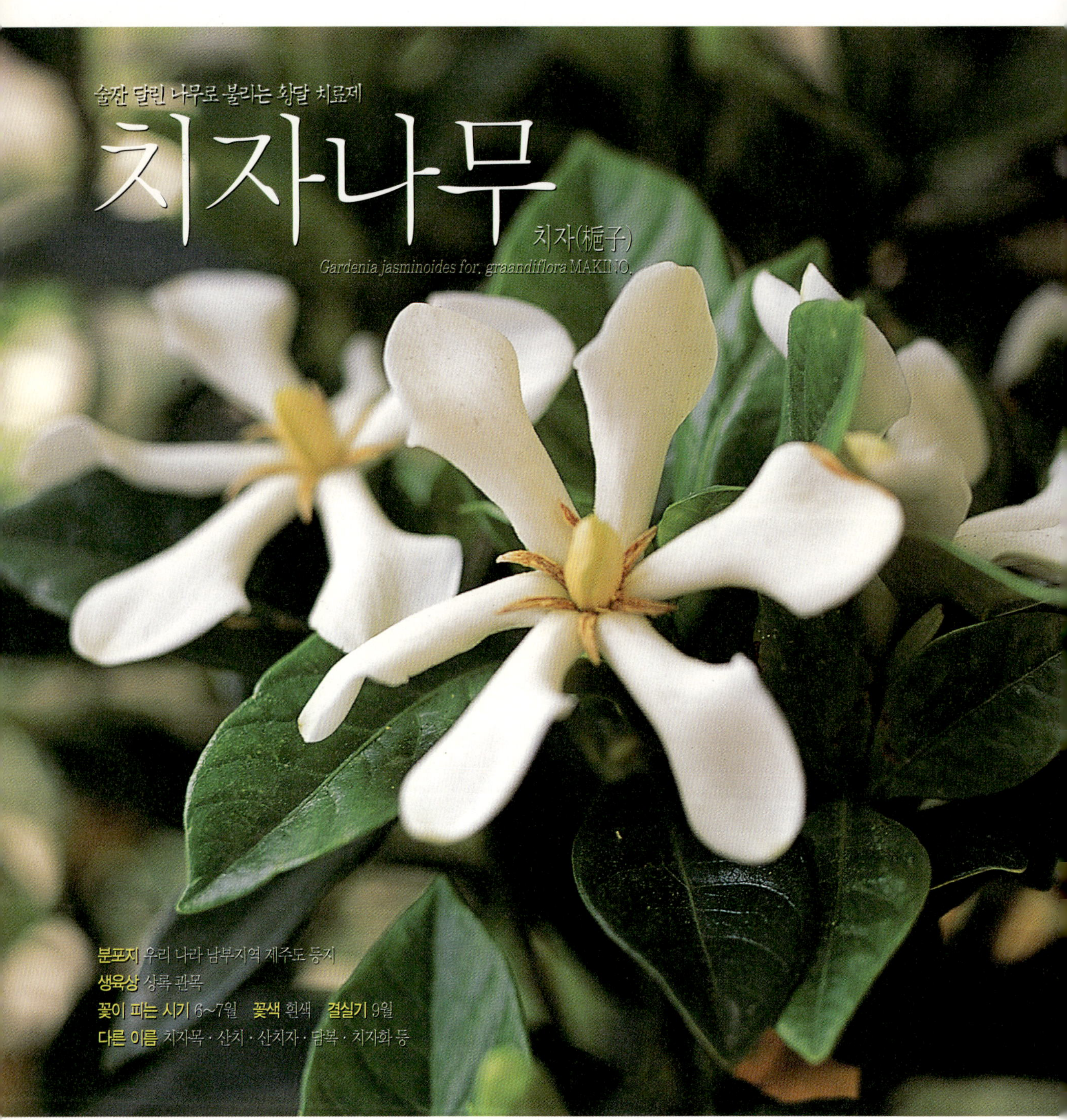
술잔 달린 나무로 불리는 황달 치료제
치자나무
치자(梔子)
Gardenia jasminoides for, graandiflora MAKINO.
분포지 우리 나라 남부지역 제주도 등지
생육상 상록 관목
꽃이 피는 시기 6~7월   꽃색 흰색   결실기 9월
다른 이름 치자목 · 산치 · 산치자 · 담복 · 치지화 등

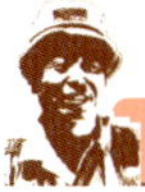

치자나무는 향기 좋은 흰꽃이 음력 2~3월에 피면, 마치 술잔처럼 보인다. 그래서 '술잔 달린 나무'라고 해서 '치(梔)'자를 써서 '치자'라고 부른다. 술잔 중에 '치'라는 술잔은 바닥이 둥근 술잔이다.

두텁고 짙은 푸른색을 띠는 반드름한 잎은 토끼의 귀와 흡사하다. 두 끝이 뾰족하고 세로로 모가 진 푸른 열매가 익으면 얇은 껍질이 노랗게 변하며, 그 속은 짙은 홍갈색을 띤다.

🍀 어디에서, 어떻게 자랄까?

우리 나라 남부지역, 제주도 등지에서 흔히 심고 있는 꼭두서니과의 상록 관목이다. 근래에는 남부지역에서 밭에 대규모로 재배되기도 한다. 높이는 2m 안팎이고 가지가 많이 뻗으며 잎은 표면에 윤기가 있다.

6~7월에 흰꽃이 피며 지름이 5~8cm 정도로 향기가 많이 난다. 꽃은 큰 편으로 6~7개의 꽃잎과 6~7개의 수술이 달리고 암술은 1개이다. 꽃받침의 능각은 6~7개이다. 9월에 열매가 붉은 빛을 띠는 노란색으로 익으며 열매의 능각도 6~7개가 있다.

같은 속으로 '꽃치자나무'가 있는데 이는 대개 관상용으로 심고 열매가 작다. 꽃잎이 겹으로 있는 것은 '천엽치자'라고 하는데, 이들 모두 남부지역에서만 자라고 열매는 약용 및 염료용으로 쓰인다.

15년 전까지만 해도 치자나무의 꽃을 만나기가 쉽지 않았다. 근래 들어서 치자나무, 꽃치자나무 등이 관상용으로 흔히 나오지만 예전에는 남녘의 큰 종가집 울안에 심든 것이 고작이었다. 어느 해는 찾아가면 꽃이 시들고, 어느 해는 아직 꽃이 피지 않아 참으로 꽃을 보는 시기를 맞추기가 어려웠다. 전화연락도 제대로 되지 않던 때라 전라도 지역이나 경상도 지역의 치자나무 꽃을 만나기란 하늘에 별따기 만큼이나 어려웠다.

1995년에는 아예 커다란 치자나무 한 그루를 집안에 들여놓았다. 하지만 산으로 장기간 일하러 간 사이에 꽃이 피어 잡에 돌아와 보니 이미 시드는 중이었다.

1996년에는 이 치자나무를 겨울 동안 방 아랫목에 모셔놓고 겨울을 넘겼다. 덕분에 초여름에 화려하게 피어나는 치자나무의 꽃을 마음껏 사진에 담을 수 있었고 가을에는 많은 양의 열매도 수확했다.

《만선식물자휘》에는 조선에서 치자목(梔子木)·산치(山梔)·산치자(山梔子)·담복(薝蔔)·치자화(梔子花)·치자나무라 부르며, 남조선 각지의 밭에서 재배된다고 하였다.

산치(山梔)란 야생의 치자를 일컫는 것이라 하였다. 아마도 원산(園産)보다 나은 것이기 때문이라 하였다.

《산림경제》에는 꽃부리를 데쳐서 식초에 무쳐 먹는 법이 실려 있다. 향기가 있으며 사람의 입맛에 아주 걸맞는다 하였으며, 과실은 노란색을 물들이는 염료로 쓰고, 약재로는 해열·이뇨·지혈 등의 효과가 있다고 하였다.

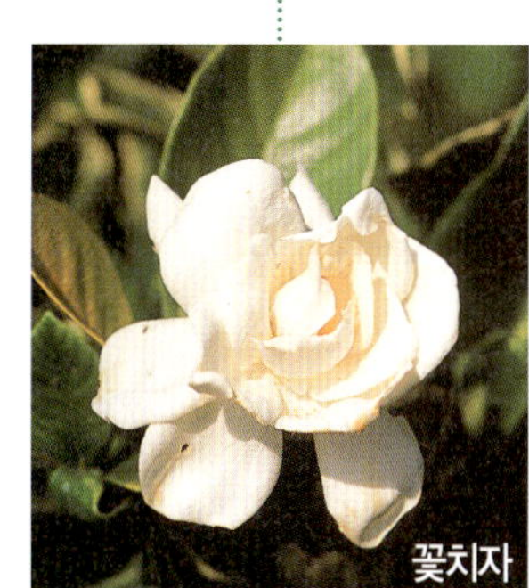

꽃치자

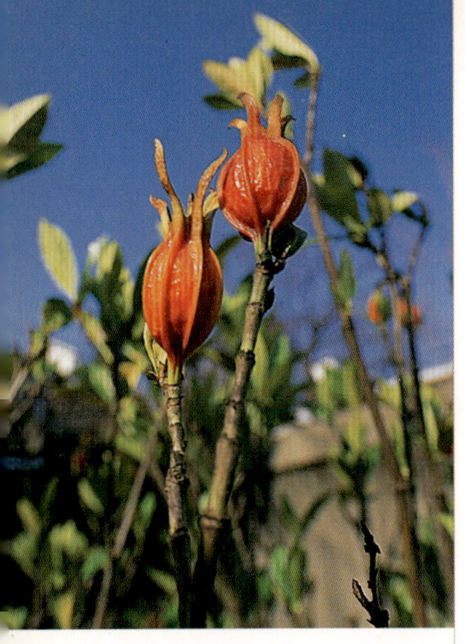

치자는 9월이 지나고 서리가 내린 후에 열매를 채취하여 햇볕에 말려 약으로 쓴다. 맛이 쓰고 성질이 차다. 독은 없다. 크로친, 크로세틴, 사프롤 엘로, δ-만니톨, β-시토스테롤 등이 함유되어 있다.

- 치자의 씨를 쓰면 가슴속의 열을 없애고, 껍질을 쓰면 피부의 열을 없앤다.

- 보통 때는 생것을 쓰고 허해서 열이 오르는 때는 동변에 축여 새까맣게 되도록 7번 정도 볶아서 쓰고, 피를 멈추는 데는 먹같이 검게 볶아서 쓴다.

- 생치자를 쓸 경우 때로 메스꺼울 수 있다.

- 허하고 냉해서 진흙 같은 변을 볼 때는 쓸 수 없다.

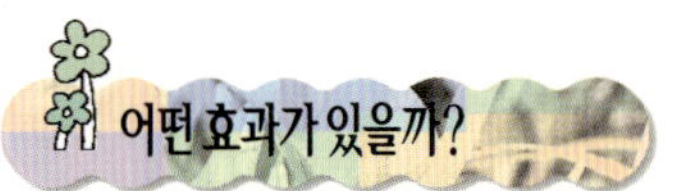

어떤 효과가 있을까?

담즙 분비를 촉진한다 이담 작용이 있어서 담즙 분비를 촉진하는데, 실험에 의하면 총담관을 결찰한 동물의 혈중 빌리루빈 증가를 억제한다. 크로친, 크로세틴 등이 이런 효과를 나타낸다. 따라서 황달에 가장 주된 약재로 쓰인다.

해열 작용을 한다 발열중추를 억제하여 열을 떨어뜨린다.

지혈 작용을 한다 태워서 쓸 때 지혈이 잘 된다.

진정 작용을 한다 열성 질환으로 인한 뇌출혈, 신경흥분으로 인한 가슴떨림 혹은 불안 · 초조 · 불면 등을 치료한다.

어떻게 먹으면 좋을까?

가슴이 심하게 두근거리고 불안할 때는 말린 치자 1개를 으깨어 거름통 있는 찻잔에 넣고 뜨거운 물을 붓고 뚜껑을 닫은 채 5분 정도 있다가 우러난 물을 한 번에 마신다. 불면증, 갱년기 장애에 의한 열감과 진땀 등에도 이 방법을 쓴다.

대변 출혈에는 치자 태운 것을 가루내어 4g씩 복용한다. 특히 술독으로 혈변이 자주 반복되는 데 좋다. 혹은 치자 가루를 꿀로 반죽해서 2g 크기의 알약을 만들어 1회 3알씩, 1일 3회 공복에 따뜻한 물로 복용한다.

통풍이 급성으로 발작하여 통증이 심할 때는 말린 치자를 알루미늄 호일에 싸서 프라이팬에 올려 검게 구운 후 가루내어 1회 1~2g씩 따뜻한 물로 복용한다. 혹은 팥 40g, 율무 40g, 현미 80g을 씻어 하룻밤 물에 불렸다가 치자 5g과 함께 냄비에 넣고 물 10컵(2,000cc)를 부어 센 불에서 끓이다가 약한 불에서 1시간 정도 더 끓여 곡류가 푹 퍼지면 간을 맞추어 뜨거울 때 먹는다.

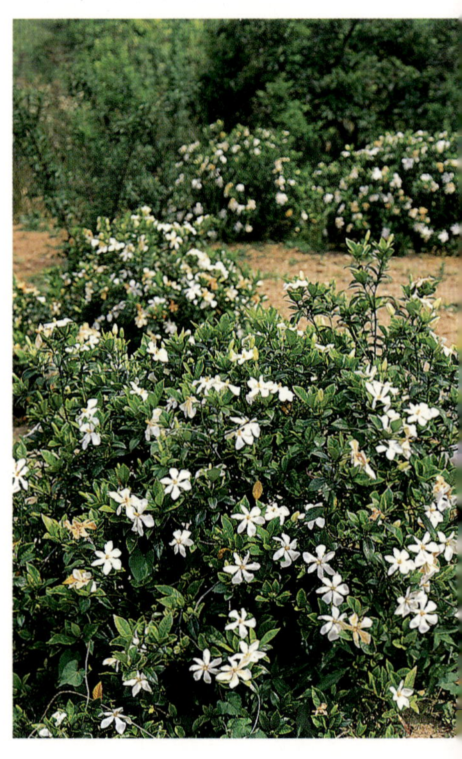

특효 비방 47 시호억간탕

성욕을 풀지 못해 생긴 오한과 열을 다스린다

준비할 약재는요…

치자 2.8g, 시호 8g, 청피 6g, 작약 4g, 목단피 4g, 지골피 2.8g,
향부자 2.8g, 창출 2.8g, 천궁 2g, 신곡(볶은 것) 2g, 생지황 1.2g,
연교 1.2g, 감초 0.8g

이상의 약재를 1첩 양으로 하여 물 300cc를 붓고 끓여서 반으로
줄면 한 번에 마신다. 1일 2첩 양을 재탕까지 해서 1일 3회에 먹는다.
과부, 노처녀 등 음기가 성하지만 양기가 없어 소원을 이루지 못해
오한과 열이 학질처럼 교대로 나타날 때 쓰면 좋은 처방이다.

특효 비방 48 청량산

열성 질환으로 인후가 붓고 아플 때 효과
가 좋다

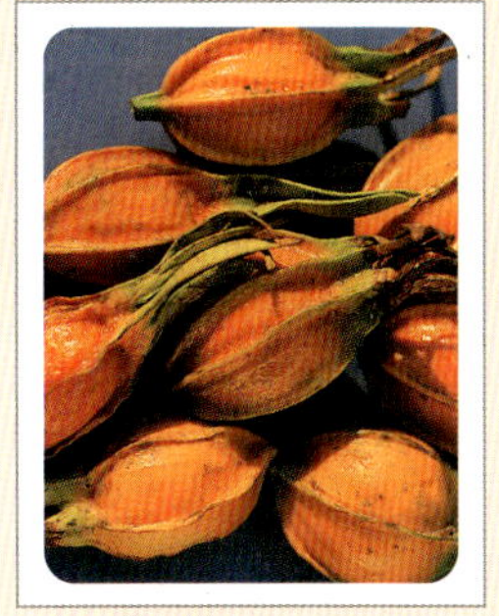

준비할 약재는요…

치자 2.8g, 길경 6g, 연교 2.8g, 황금 2.8g,
방풍 2.8g, 지각 2.8g, 황련 2.8g, 당귀 2.8g,
생지황 2.8g, 감초 2.8g, 박하 1.2g, 백지 1.2g

이상의 약재를 1첩 양으로 하여 등심초 2g, 차 100g을 함께 넣고 물
300cc를 붓고 달여 반으로 줄면 한 번에 마신다. 1일 2첩 양을
재탕까지 해서 3회로 나누어 마신다.

황달이 있으면서 소변이 잘 안 나올 때는 인진 12g, 치자 8g, 황련 8g을 물
500cc를 붓고 끓여 반으로 줄면 하룻동안 나누어 마신다.

철쭉꽃을 먹고 중독이 된 데는 치자 달인 물이 해독제가 된다

혈뇨와 배뇨통이 겸해 나타날 때는 치자 가루와 활석을 같은 양씩 배합해서
4g씩을 파의 흰 부분이 달린 뿌리를 달인 물로 복용한다. 이때 약간의 설사
를 할 수 있다.

옛날옛적엔~ 지상에 처음 핀 치자나무, '가디니어'…

옛날 '가디니어' 라는 미녀가 있었다. 흰색을 무척 좋아하던 그녀는 옷이나 가구나 무엇이든지 온통
흰색으로 치장하기를 좋아했다. 어느 날 천사가 나타나 어떤 열매를 주면서 말했다. "이것은 천국에만 피는
꽃이랍니다. 화분에 심어 크게 자라면 키스하세요. 1년 후에 다시 오겠습니다." 하고는 사라졌다. 그녀는
정성스럽게 키웠고, 1년이 지나 꽃이 피었는데, 어찌나 순결하고 맑은 꽃인지 눈이 부셨다. 그녀가 제일
좋아하는 하얀색의 꽃이 우아한 자태를 뽐내며 향기를 드높이 휘날리고 있었다. 황홀해 하는 그녀 앞에
천사가 다시 나타나더니 "당신은 나의 사랑입니다." 하면서 키스하더니, 아름다운 젊은이로 변신했다.

천사가 가져다 준 이 꽃이 바로 지상에 처음 핀 치자나무인 '가디니어(Gardenia)' 이다.

무도회에 나가는 청년들은 이 꽃을 옷깃에 꽂았다. 그 색과 향에 취한 여자들이 춤을 못 출만큼 맥을 못
췄다나. 그래서 '가디니어' 라는 향수가 생겨났다.

우리 어머니들도 치자의 꽃향과 열매의 색을 생활에 잘 이용하는 지혜를 갖고 있었다. 꽃으로 술을 담고
열매로 물감을 들였던 것이다. 잘 마른 치자를 반으로 쪼개 물에 띄우면 누에실처럼 붉은 빛이 도는 노란색
물감이 풀려 나가는데, 이것으로 고운 모시에 물을 들여 곱게 차려 입기를 좋아했었다.

다른 이용법은?

● 두통에는 치자 가루를 꿀
에 버무려 헝바닥에 올려놓
는다. 이때 구토를 일으켜
토하게 되면 훨씬 빨리 통증
이 가신다. 단, 삼키지 않아
야 한다.

● 코피 나는 데 치자를 태
워 가루내어 콧구멍에 불어
넣거나 거즈에 싸서 콧구멍
을 막는다.

● 소변이 시원하게 안 나올
때는 치자 14개, 통마늘 1개
에 소금을 조금 넣고 짓찧어
배꼽과 회음 부위에 붙인다.

● 치질로 염증성 통증이 심
할 때는 치자를 까맣게 태워
가루내어 바셀린에 섞어 발
라준다.

첫여름 붉은 난초꽃을 피우는 지혈제

자란

백급(白及)

Bletilla striata REICHB. fil.

분포지 우리 나라 남부, 다도해 섬 지방 및 목포 지방의 바닷가 바위틈

생육상 여러해살이풀 **꽃이 피는 시기** 5~6월

꽃색 붉은 빛이 도는 자주색 **결실기** 10월

다른 이름 백급대암풀 · 대암풀 등

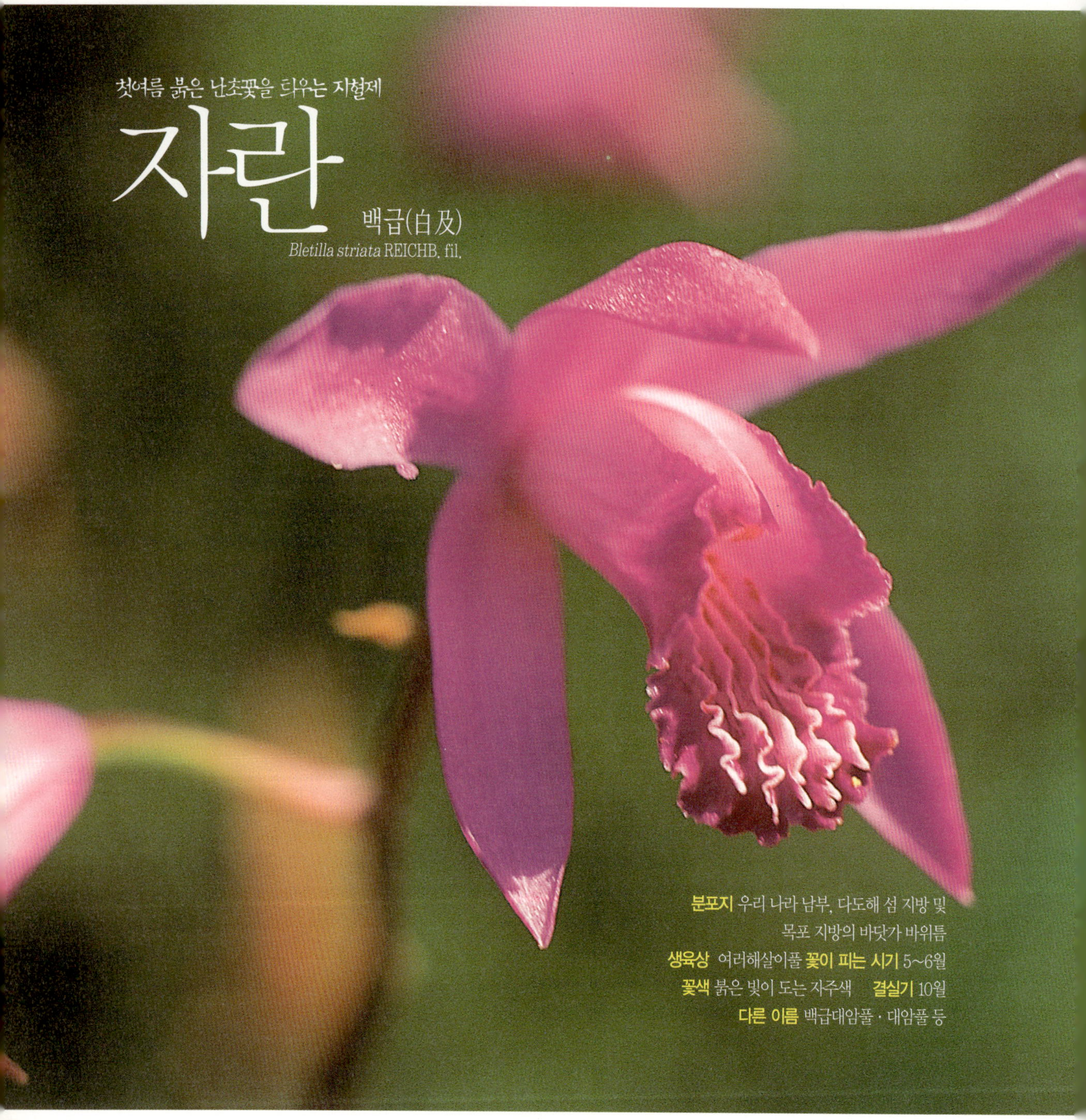

자란은 첫여름에 붉은 난초꽃이
피기 때문에 '자란', 또는 '주란'으로
불리는데 이 풀의 덩이뿌리는 '붉은
난초 뿌리'라 하여 '자혜근'이라고도
한다. 비늘줄기가 흰색이기 때문에
'백색에 다다르다'는 뜻으로 '백급'
이라는 이름을 붙여 약으로 쓴다. '백

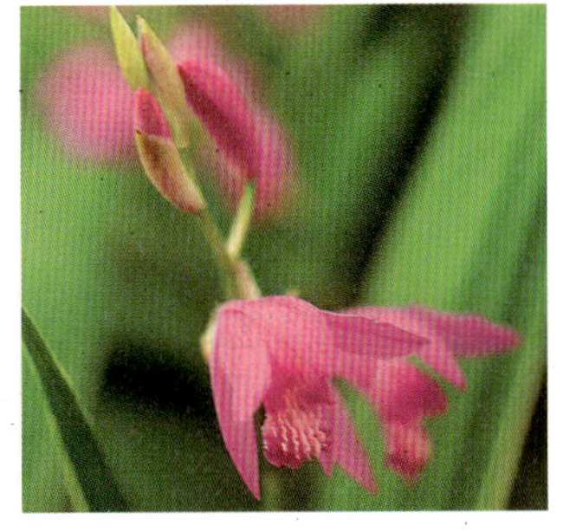

급'의 '급(芨)'이라는 단어는 '입(岌)' 또는 '란(㰖)'의 뜻을 지니고 있다.
그래서 '붉은 꽃 들난초'라는 뜻으로 '자간(紫簡)'이라고도 한다.

✿ 어디에서, 어떻게 자랄까?

우리 나라 남부지역 목포의 유달산 바위틈 등지에서 자생하는 난초과
의 여러해살이풀이다.

높이는 50cm 안팎이며 얼핏 보기에는 새우난과 비슷하다. 땅속의 둥
근줄기는 난상(卵狀) 구형이며 높이 4cm 정도로 육질이고 속은 흰색이
다. 잎은 밑부분에서 5~6개가 서로 감싸면서 원줄기처럼 되고 긴 타원
형이다. 길이는 20~30cm, 너비는 2~5cm이며 끝이 뾰족하고 밑부분
이 좁아져서 칼집 모양의 잎이 되고 세로로 많은 주름이 있다.

5~6월에 붉은 빛이 도는 자주색의 꽃이 피며, 5~7개의 꽃이 총상화
서로 달린다. 포엽(苞葉)은 길이 2~3cm 정도로 꽃이 피기 전에 1개씩 떨
어진다.

꽃은 지름이 3cm 정도이며, 꽃잎조각은 같은 형태로 길이 2.5~3cm,
너비 6~8mm이고 끝이 뾰족하며 비스듬히 반쯤 벌어지고 맥이 있다.

순판(脣瓣)은 가장자리가 약간 안쪽으로 말아지고 윗부분이 3개로 갈
라지며, 중앙부의 것은 거의 둥글고 가장자리가 물결 모양이다. 안쪽에
는 도드라진 5개의 능선이 있으며, 암술대는 길이 2cm 정도이다.

근래에는 원예농가에서 대량 생산하여 관상용으로 심고 있다. 대개의
난초류는 심산지역의 숲속이나 해안가의 숲속 그늘에 나는 것이 보통이
지만, 자란은 해변의 초원지에 자라고 또한 꽃의 색깔이 대단히 화려하
여 관상용으로도 적합한 편이다.

《옥편(玉篇)》에는 조선에
서 백급(白芨)·대암풀이
라 부른다 하였으며, 중국
에서는 백급이라 한다고
하였다.
급(芨)은 약명이며 또한
백급이라 쓰기도 하고 열
매는 호(糊 ; 풀)를 만드는
데 쓰이며, 껍질은 종이를
만든다고 하였다. 비늘줄
기를 백급근(白芨根)이라
하고 약재 또는 호료(糊料)
로 쓴다고 하였다.

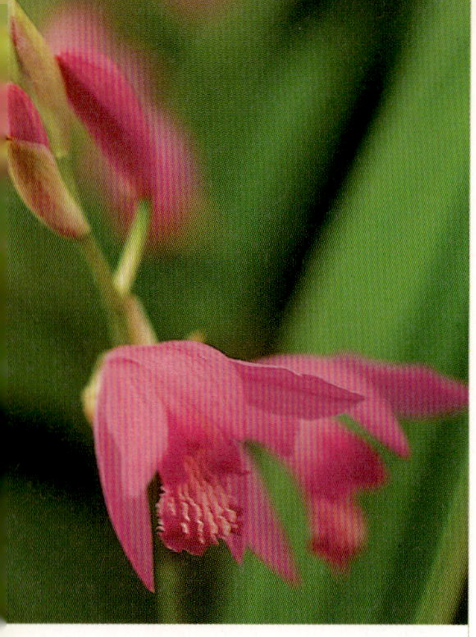

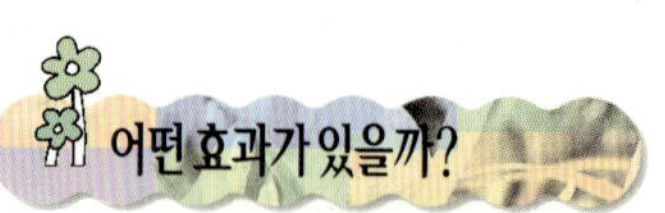

자란의 뿌리를 8~11월에 채취하여 줄기의 흔적과 잔뿌리를 제거하고 깨끗이 씻어서 증기로 찐 후, 비늘줄기 내면에 흰 심이 없어지면 그때 거친 껍질을 벗겨내고 말려서 약으로 쓴다. 보통 길이가 2.5cm, 폭이 1.5cm 정도 되는 편편한 모양으로, 맛은 쓰고 매우며 약간의 단맛도 나고 떫기도 하다. 성질은 약간 차며 독은 없다. 점액질인 블레틸라 만난, 정유 등을 함유하고 있다.

지혈 작용을 한다 혈구 응집에 의한 혈전을 형성해서 지혈 작용을 하는데, 그 효과가 빠르며 확실하다. 따라서 폐괴저 · 폐농양 · 피 섞인 기침 · 객혈 · 기관지 확장증 · 위출혈 · 궤양성 결장염에 의한 출혈 등 장 출혈 · 출혈성 자전증 · 구강점막 궤양 · 코피 등에 쓰인다.

폐결핵을 다스린다 폐결핵 병변을 소산시키며 섬유화 · 석회화 등을 촉진한다. 시험관 내에서 결핵균에 대한 억제 효과가 입증되고 있다. 물론 시험관 내에서 그람양성균 등에 대한 항균 작용도 한다. 또 백선균을 억제한다.

어떻게 먹으면 좋을까?

기관지 확장증으로 기침과 피 섞인 가래를 수반할 때는 백급 가루 2~4g씩을 1일 3회 따뜻한 물로 복용한다.

백일해의 경우 백급 가루를 1세 이내는 체중 1kg당 0.15g, 1세 이상은 0.2~0.25g을 복용시킨다. 89명의 환자 중 37명이 5일 이내에 증세가 현저히 호전되었으며, 15명은 10일 이내에 현저히 호전되었음이 임상 실험 결과 밝혀져서 발표된 바 있다.

규폐증에 백급 가루 2g씩을 매일 3회 복용한다. 44명의 단순형 환자 중에 3개월에서 1년 후 흉통 · 호흡곤란 · 해수 · 까만 가래 · 객혈 등의 증세가 현저히 소실되고 체중이 증가하고 폐 기능이 개선되었음이 임상 결과 발표된 바 있다.

심장 부위에 통증이 있을 때는 백급 8g, 석류껍질 8g을 섞어 곱게 가루내어 꿀로 반죽해서 콩알만한 크기의 알약을 만들어 1회 3알씩을 쑥식초(쑥을 식초에 우려낸 액)로 복용한다.

위 · 십이지장 궤양 출혈에 백급 가루를 1회 4~8g씩, 매일 3~4회 따뜻한 물로 공복에 복용한다

축농증에 백급 가루를 소주로 쑨 풀로 알약을 빚어 매회 12g씩을 황주(누룩과 차조, 또는 차수수로 만든 술)로 복용한다. 《외과대성》이라는 의서에 나오는 '백급환' 이라는 처방으로, 6개월이면 효과가 나타날 수 있다고 했다.

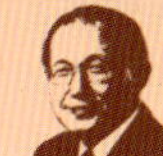
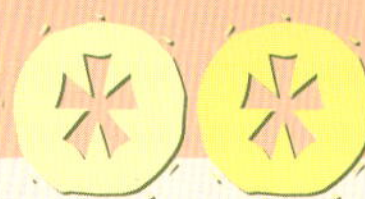

특효 비방 49 백급비파환

해수 · 객혈에 쓰는 처방이다

준비할 약재는요…

백급 30g, 비파엽(털을 제거하고 꿀물에
담갔다가 굽는다) 15g,
우절 15g, 아교주
(합분을 뿌려가면서
볶는다) 15g

이상의 약재를 가루내어
생지황을 진하게 끓여 짠
즙으로 반죽해서 알약을
만들어 1회 3g씩을 입에
머금고 녹여서 복용한다.

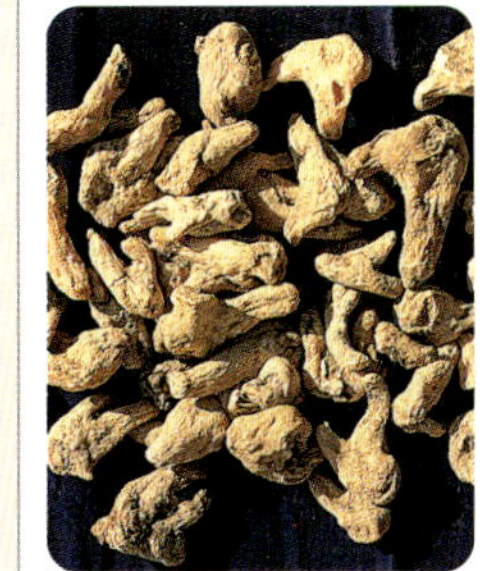

특효 비방 50 백급산

위궤양을 치료한다

준비할 약재는요…

백급 40g, 찹쌀(약간 볶은 것) 40g

이상의 약재를 가루내어 1회 4~6g씩을 1일 3~4회 공복에 따뜻한 물로 복용한다. 소화성 궤양이 있을 때 쓰는 처방인데, 동통을 느낄 때에는 모려 40g, 계내금 40g을 배합한다. 궤양 출혈이 있을 때는 오징어뼈와 백급을 같은 분량으로 혼합하여 위와 같은 요령으로 투약하면, 대개 일 주일만에 대변의 잠혈 반응(화학적인 검사를 해야만 알 수 있을 정도로 극미량의 혈액이 대변에 섞여 나오는 잠출혈을 검사하는 방법. 위장의 염증, 궤양, 암 등의 진단에 중요한 역할을 함) 시험이 음성이 되었다는 보고도 있다. 오징어뼈는 '오적골(烏賊骨)' 또는 '해표초'라고 불리는 것으로, 탄산칼슘이 함유되어 있어서 제산 작용을 훌륭히 수행한다. 약으로 쓸 때는 노랗게 볶아서 가운데 볼록한 부분만 가루내어 쓴다.

타박상으로 골절이 된 데는 백급 가루 8g씩을 따끈하게 데운 청주에 타서 1일 3회, 식후에 복용한다.

옛날옛적엔~ 눈이 시리도록 하얀 피부를 갖고 싶다면…

이집트의 여왕 하세프수트는 화장품의 원료가 풍부한 전설의 고장 '푼트'로 대규모 원정을 감행했다고 한다. 이집트 여인들은 나트론(나일강의 진흙)으로 몸을 문지른 다음 수아부(표백토와 재를 섞은 반죽)로 각질을 제거하고 향유로 마사지하여 부드럽고도 흰 피부를 유지하려고 했다고 한다.

그리스 시대에는 파에데로테로 피부를 희게 하려고 했는데, 이것은 아칸더스(쥐꼬리망초과의 여러해살이풀의 뿌리)에서 얻어낸 일종의 분으로 식초에 개어 바르면 아무리 누런 피부도 아기 피부처럼 생생한 빛을 되찾는다고 했다. 동양에서는 옥 같이 맑고 깨끗하며 눈부시도록 흰 피부를 만드는 처방이 전해져 오고 있다. 바로 '형기여옥산'이라는 처방이다.

백정향 40g, 백급 40g, 백축 40g, 백렴 40g, 백지 28g, 당귀(볶은 것) 20g, 승마 20g, 백질려 20g, 백복령 12g, 저실자 12g, 마황(마디를 제거한 것) 8g, 백부자 6g, 연교 6g, 천초 4g. 이상을 가루낸 다음 비누처럼 물에 풀어서 세면할 때 사용한다. 처방 중의 백급은 피부 종양을 없애 피부를 맑게 하며, 백렴은 피부 재생 효과가 있으며, 백지는 농을 밀어내며 가려움을 없애는데 예로부터 '화장품을 만들어 바르면 기미와 여드름을 제거한다.'고 하였고, 백부자는 '얼굴에 생기는 백 가지 병을 치료한다.'는 약재다.

난초를 가리키는 'orchid'라는 낱말은 그리스어 'orchis(고환)'에서 유래했다고 한다. 비늘줄기가 고환과 비슷하기 때문에 붙여진 이름인데, 이것이 여성 미용제로 쓰인다니 어쩐지 쑥스럽기만 하다.

생활 한방 정보

다른 이용법은?

● 가벼운 외상성 출혈에 백급 가루를 오배자 가루와 함께 환부에 살포하면 지혈이 잘 된다. 백급 가루 또는 백급 끓인 물을 거즈에 적셔 출혈 부위를 덮으면 효과 있으며, 심지어 수술 때 정맥성 출혈에 대한 지혈 효과도 큰 것으로 알려져 있다.

● 탕화상에는 백급 가루를 기름에 개어 바른다. 습진에도 도움이 된다.

● 항문 열창에는 백급과 석고를 함께 가루내어 연고 형태로 만들어 환부에 바른다.

자귀나무

합환피(合歡皮)
Albizzia julibrissin DURAZZ.

분포지 우리 나라 중부지역 황해도 이남 지역
생육상 낙엽 소교목
꽃이 피는 시기 6~7월　**꽃색** 붉은색　**결실기** 9~10월
다른 이름 합환목·합혼목·야합목·합환수·합혼수·야합수·유정수
　　　　·수궁괴·융화수·관성수·도로수·풍치수 등

왕자귀나무

자귀나무는 밤에 잎이 오므라든다. 잎이 달려 있는 볼록한 밑부분의 세포가 빛이 약해지면 물이 빠져 세포가 움츠러들기 때문인데, 그래서 밤이면 잠자는 것이 귀신같기 때문에 '자귀'라는 이름을 붙였다고 하며, 밤이면 스스로 부끄러워한다[自愧]고 하여 일명 '자괴나무'라고 부른다.

🍀 어디에서, 어떻게 자랄까?

우리 나라 중부지역·황해도 이남지역에 자생하며 흔히 관상수 및 가로수 등으로 심는 콩과의 낙엽 소교목이다.

높이는 3~5m 정도이고 큰 가지가 드문드문 나와 퍼지며, 어린 가지는 털이 없으며 능선이 있다.

6~7월에 붉은색의 꽃이 피며, 어린 가지 끝에서 길이 5cm 정도의 꽃자루가 자라서 15~20개의 꽃이 산형(傘形)으로 달린다. 꽃은 양성(兩性)으로 꽃자루[小花梗]가 없다. 꽃받침통은 잔털이 있으며 길이 3mm 정도로 연한 녹색이고 끝이 뚜렷하지 않게 5개로 갈라진다.

꽃부리는 종 모양이고 길이 6mm로, 5갈래로 갈라지며 녹색이 돈다. 수술은 25개 정도로 길이 3cm이며 상반부는 붉은색, 하반부는 흰색이다. 암술은 수술보다 약간 길고 씨방에 털이 없다. 9~10월에 익는 열매는 길이 15cm 정도의 편평한 꼬투리에 5~6개의 씨가 들어 있다.

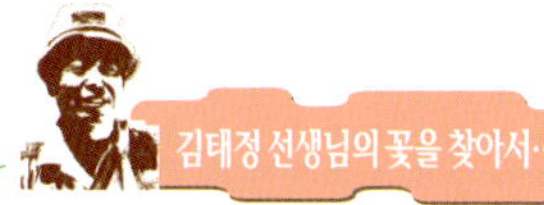

전남 목포의 유달산에는 자귀나무와 같은 속인 '왕자귀나무'가 자라고 있다. 왕자귀나무는 꽃이 노란색으로 핀다. 매년 여름이면 노란색의 꽃을 피운 모습이 대단히 아름다운 나무이다.

왕자귀나무의 꽃을 사진에 담기 위해 몇 년 동안을 찾아다녔지만 처음에는 어디에서 자라는지 알 수가 없었다. 때문에 몇 번이나 헛걸음을 한 후에야 겨우 왕자귀나무가 있는 곳을 알아볼 수 있었다. 남부지역은 중부지역에 비해 피는 시기가 약간 이르다. 그래서 너무 이르거나 혹은 꽃이 시들어 버린 후여서 실망을 했었다. 1999년에는 아예 목포에서 자리를 잡고 며칠 동안을 기다려 완전한 꽃을 볼 수 있었다. 그런데 안타깝게도 하필 이 시기에 계속 비바람이 불어닥쳐 바닷가 언덕에 있는 큰 나무의 꽃을 아름답게 촬영하기란 여간 어려운 일이 아니었다. 기지를 발휘하여 마침내 가까스로 몇 컷의 왕자귀나무 사진을 얻을 수 있었다.

《만선식물자휘》에는 조선에서 합환목(合歡木)·합혼목(合婚木)·야합목(夜合木)·자귀나무라 한다고 하였다. 또 중국에서는 합환수(合歡樹)·합혼수(合婚樹)·야합수(夜合樹)·유정수(有情樹)·수궁괴(守宮槐)·융화수(絨花樹)라 한다고 하였다.

관상수, 도로수, 풍치수 등으로 조선과 만주 각지에서 재배된다고 하였다. 노간(老幹)이라 해도 그 수피(樹皮)는 평활(平滑 ; 편평하고 미끄러운 것)이다라고 하였다. 건축, 기구재에 쓰여진다고 하였으며 수피는 야합피(夜合皮), 합환피(合歡皮)라 하고 모생약(毛生藥), 흥분제, 강장제, 구충제에 쓰여진다고 하였다. 잎은 검게 태워서 고약에 쓰고 옹저(癰疽), 독두(禿頭), 접골(接骨) 등에 효과가 있다 하였으며 열매는 건조시켜서 전복(煎服)하고 산기이병(疝氣痢病)을 고친다고 하였다.

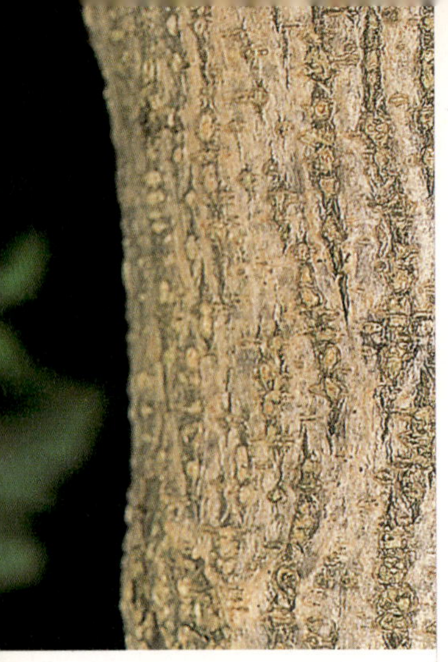

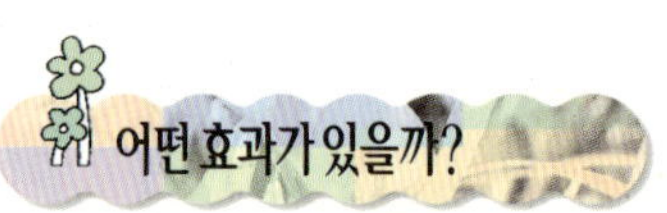

해울 작용(우울증을 해소시키는 작용)이 있다 《동의보감》에는 오장을 편하게 하고 정신과 의지를 안정시키며, 근심을 없애고 마음을 즐겁게 한다고 했다. 따라서 주로 불면증·억울 상태·흥민·식욕부진 등의 증세가 있는 신경쇠약에 쓴다.

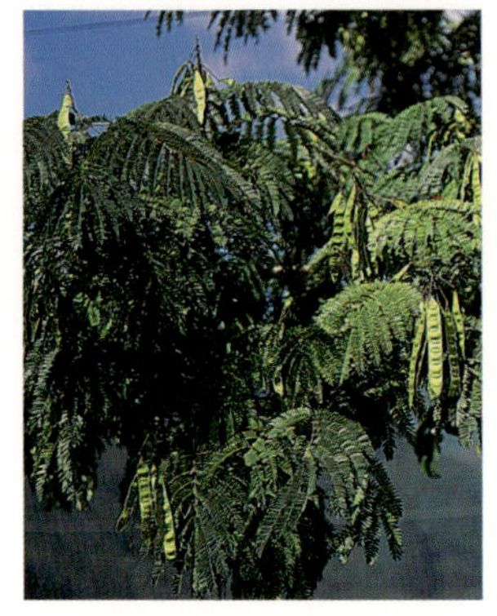

옹종을 삭인다 따라서 '폐옹'으로 고름을 뱉을 때 효과가 있다.

타박상으로 붓고 아픈 데 좋다 관절이나 근육의 만성 통증 혹은 인대 손상이나 골절 등이 있을 때 상처를 빨리 아물게 하고 새 살을 빨리 돋게 하며 통증을 없애고 힘줄과 뼈를 이어준다.

부종을 내리고 살충 작용을 한다 나력(결핵성 임파선염) 등을 다스린다.

우울증에는 합환피 20g을 물로 달여 복용한다. 대뇌피질을 흥분시켜 우울증을 해소하는데, 장기간 연속 복용해야 비로소 효과를 얻을 수 있으므로 꾸준히 복용해야 한다.

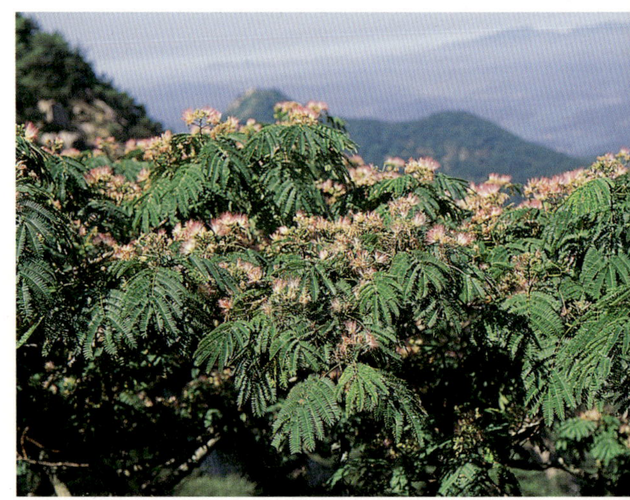

폐옹에는 손바닥만한 합환피 1개에 물 300cc를 붓고 달여 100cc로 만들어 3회에 걸쳐 나누어 먹는다. 이 처방을 '황혼탕'이라고 한다. '폐옹'이란 숨이 차고 양 옆구리가 그득하며

자귀나무는 여름과 가을에 나무껍질을 30cm 길이에, 1~2cm 두께로 벗겨 말려서 약으로 쓰는데, 바깥 표면은 회갈색을 띠고, 안쪽 표면은 담황색을 띤다. 맛은 달고 성질은 평하며 독이 없다. 알비진, 사포닌, 타닌 등을 함유하고 있다.

주의하세요

외용을 주로 하고, 복용할 때는 한의사의 지시에 따르는 것이 좋다.

특효 비방 51 합혼단가미방

환각 증세를 다스린다

준비할 약재는요…
합환피 15g, 인삼 15g, 연자심 15g, 복신 9g,
산조인(볶은 것) 30g, 파극천 30g, 숙지황 60g

이상의 약재를 물 500cc를 붓고 달여 먹는다.

특효 비방 52 합환탕

우울증을 다스리는 데 효과가 좋다

준비할 약재는요…
합환피 30g, 단삼 15g, 야교등(하수오 덩굴) 15g, 백자인 6g

이상의 약재를 물 500cc로 끓여 물의 양이 반으로 줄면
여러 차례로 나누어 먹는다.

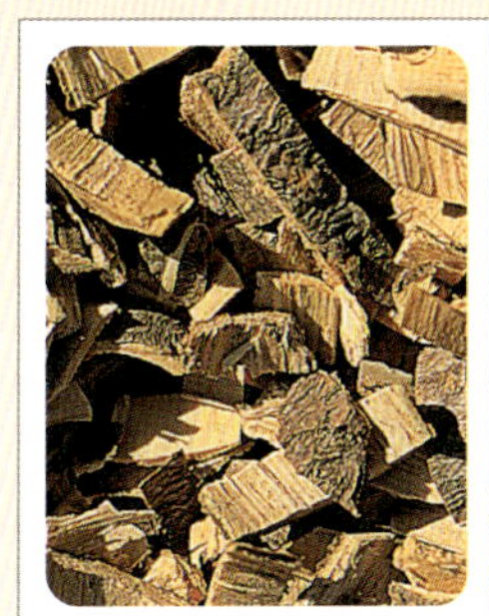

가슴 윗부분의 살이 불룩해지며 찹쌀죽 같은 고름을 토하며 목구멍이 마르
고 추워서 부들부들 떠는 증세를 말한다.

폐옹이 오래 갈 때는 합환피와 백렴을 같은 양씩 배합하여 물에 끓여 복용
한다. 이 처방을 '합환음' 이라고 한다.

뼈가 부러진 데는 뼈가 부러진 데는 합환피(검은 빛이 나도록 볶은 것)
160g, 백개자(볶은 것) 40g을 함께 가루내어 1회에 8g씩 따끈하게 데운 청
주에 타서 먹고 찌꺼기는 상처에 붙인다.

타박상에는 합환피(볶아서 가루낸 것) 160g, 사향 4g, 유향 4g을 함께 빻
아서 곱게 가루내어 매회 12g을 따끈하게 데운 청주로 복용한다.

옛날옛적엔~ 집안에 자귀나무를 심으면 화평하다!

구약성서 창세기 32장 25절에는 야곱의 처 레아가 아들 하나를 낳고 단산했다가 '합환채' 를 먹은 후에
잇사갈, 스불론, 디나 등 자녀를 줄줄이 낳게 되었다고 한다.

합환채는 페르시아에서 번성하고 있는 자귀나무이다. 이 꽃을 먹으면 부부가 화합해서 희열, 환희를 얻게
된다고 했으며, 또 중동 지역에서 사방용으로 많이 쓰이던 이 나무는 뿌리가 여자의 하반신을 닮았기
때문에 고대 이집트에서도 최음제로 사용하고 있었다.

《동의보감》에는 합환피를 설명하면서 성내는 것을 누르고 기쁘게 하여 근심을 없게 한다. 자귀나무를
정원에 심어 놓으면 성을 내지 않는다고 했다. 억울한 감정이나 분노, 근심과 초조, 그리고 질투심을 없애는
데 효과가 있다는 것이다.

물론 질투심을 없애는 방법에는 여러 가지가 있다. 예를 들면 율무쌀, 천문동, 붉은 기장쌀을 각각 같은
양으로 하여 가루내어 꿀에 반죽한 다음 알약을 만들어 남자와 여자가 같이 먹으면 서로 질투하지 않는다고
하며, 혹은 꾀꼬리 고기를 먹으면 질투심을 없앨 수 있다고 한다. 합환피도 그 중 하나다. 그래서 예로부터
꽃잎을 말려 원앙 베개 속에 넣어 부부가 함께 베고 자거나 부인의 속옷에 넣어 차고 다니기도 했다.

자귀나무의 꽃도 약이 될까요?

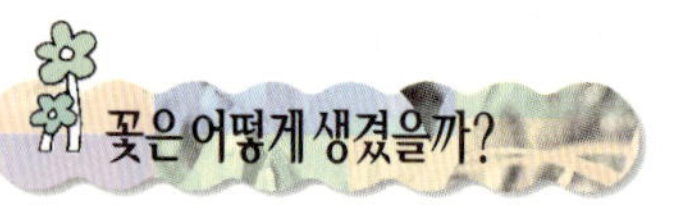

꽃은 어떻게 생겼을까?

《동의보감》에서는 자귀나무를 다음과 같이 설명하고 있다.

"나무는 오동나무 비슷한데, 가지가 아주 부드럽고 약하다. 잎은 주염나무나 회화나무와 비슷한데, 아주 잘고 빽빽하게 서로 마주난다.

그 잎이 저녁이면 맞붙기 때문에 '합혼(合昏)' 이라고 한다. 음력 5월에 황백색의 꽃이 핀다. 화판은 색실과 비슷하다. 가을에 콩꼬투리 같은 열매가 열리며, 씨는 아주 얇고 작다."고 했다.

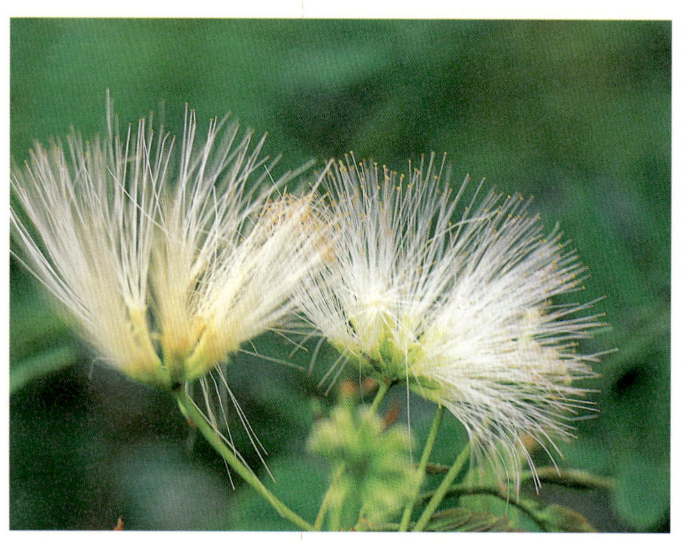

많은 수꽃술이 가는 실처럼 길게 뻗고 붉어서 매우 아름다운데, 이 꽃술에서 유감(類感)되어 강정·다산의 약효를 믿었으며, 그래서 부부가 화합해서 희열, 환희를 얻게 되므로 이 나무를 '합환목' 이라 부른다. 혹은 무정했던 사람의 정도 돌아오게 하는 나무라고 해서 '유정수' 라고 부른다.

자귀나무의 꽃을 '합환화', 또는 '야합화' 라고 한다. 좀더 세분하면 꽃핀 것을 말린 것이 '합환화(合歡花)' 이며, 꽃봉오리를 채취하여 말린 것은 '합환미(合歡米)' 라고 구분한다. 혹은 월나라 선녀같이 아름답다고 해서 '월선화' 라고도 부른다. 맛은 달고 쓰며, 성질은 평하다. 꽃이 피면 온 정원에 향이 가득한데 시를 지어 읊을 정도로 방향이 대단하다.

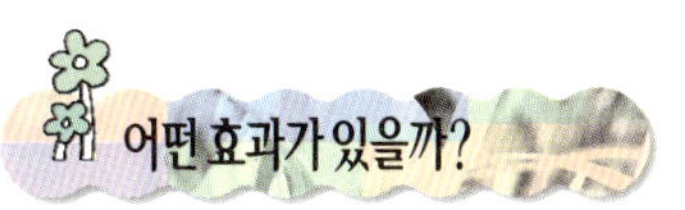

어떤 효과가 있을까?

자귀나무의 껍질(합환피) 뿐 아니라 꽃(합환화 또는 야합화)도 항억울 작용이 있다. 기분을 풀고 우울증을 해소하며 마음을 안정시킨다.

특히 간기울결(肝氣鬱結)의 병증으로 가슴이 답답하고, 옆구리가 아프며 위통이 있고, 건망증이 심해지며 잠을 이루지 못할 때 효과가 좋다.

또 급성 결막염, 인후통 등에도 쓰인다.

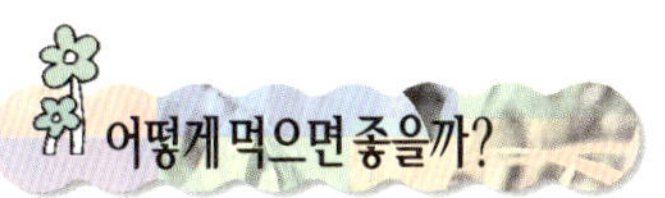

어떻게 먹으면 좋을까?

우울증·불면·흥분·불안 등이 있으면서 윗배가 잘 아프고 가슴이 답답할 때는 합환화 6g, 백작약 6g, 백자인 6g을 500cc의 물로 끓여 물의 양이 반으로 줄면 하룻동안 여러 차례로 나누어 차처럼 따뜻하게 마신다.

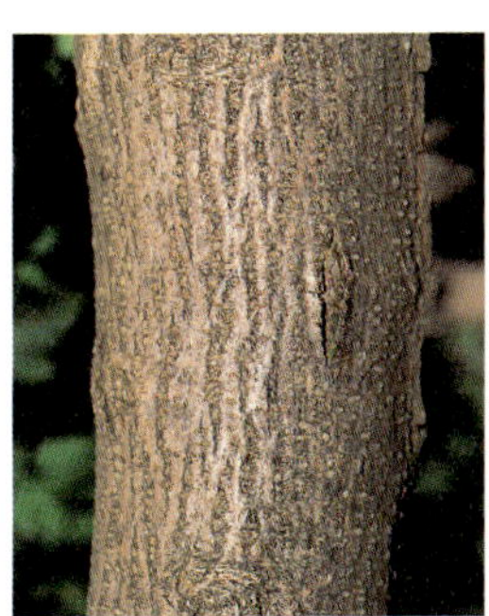

불면증에 합환화, 관계, 황련, 야교 등을 물에 달여 복용한다.

눈이 침침하고 시력이 떨어질 때는 합환화를 닭의 간과 함께 삶아 그 물을 마시면 좋아진다.

타박상에는 합환화 가루 8g씩을 따끈하게 데운 청주로 복용한다.

요통, 또는 요각통(허리부터 다리까지 땅기면서 아픈 것)이 오래 낫지 않을 때는 합환화 160g, 우슬 40g, 홍람화 40g, 석염 40g, 행인(더운물에 담가 껍질을 벗기고 밀가루와 함께 약간 누렇게 볶은 것) 40g, 계심 40g을 가루내어 끓인 꿀을 넣고 100여 회 두들겨 짓찧어 반죽해서 0.3g 크기의 알약을 만들어 1회 30알씩을 따끈하게 데운 청주로 공복 및 저녁 전에 복용한다. 이 처방을 '야합화환'이라고 한다.

운모고

종기·종양을 다스리는 내복 및 외용 겸용의 처방이다

●준비할 약재는요…

운모 160g, 염초 160g, 감초 160g, 괴지 80g, 유지 80g, 진피 80g, 상백피 80g, 측백엽 80g, 수은 80g, 산초 20g, 백지 20g, 몰약 20g, 적작약 20g, 육계 20g, 당귀 20g, 염화 20g, 황기 20g, 혈갈 20g, 석창포 20g, 백급 20g, 천궁 20g, 목향 20g, 백렴 20g, 방풍 20g, 후박 20g, 사향 20g, 길경 20g, 시호 20g, 송진 20g, 인삼 20g, 황금 20g, 창출 20g, 용담초 20g, 합환피(혹은 합환화) 20g, 유향 20g, 부자 20g, 복령 20g, 고양강 20g, 황단 560g, 참기름 1,500g

●복용법은요…

분량대로 약재를 준비한 다음, 운모·염초·혈갈·몰약·유향·사향·황단·염화는 내놓고 나머지 약은 썰어서 참기름에 7일 동안 담가 두었다가 약한 불에 달이는데, 백지와 부자가 누렇게 되었을 때 삼베천으로 짜서 찌꺼기를 버리고 다시 졸인다. 여기에 황단 등 8가지 약을 곱게 가루내어 넣고 버드나무 주걱으로 계속 저으면서 달여 고약을 만드는데, 물을 떨어뜨려 보아 구슬처럼 될 때까지 달인다. 이것을 사기그릇에 담고 그 위에 수은을 펴놓는다. 쓸 때마다 수은을 밀어놓고 꺼내서 쓴다. 《동의보감》에는 "여러 가지 옹저(癰疽)와 종양(瘡腫)에 붙이거나 먹으면 신기하게 낫는다."고 했다. 그러나 외용을 주로 할 것이며, 내복할 때는 한의사의 지시에 따르는 것이 좋다.

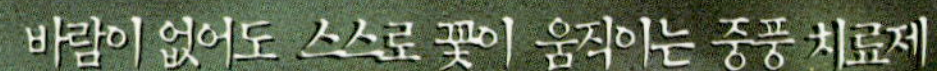

천마

적전(赤箭)

Gastraodia elata BLUME.

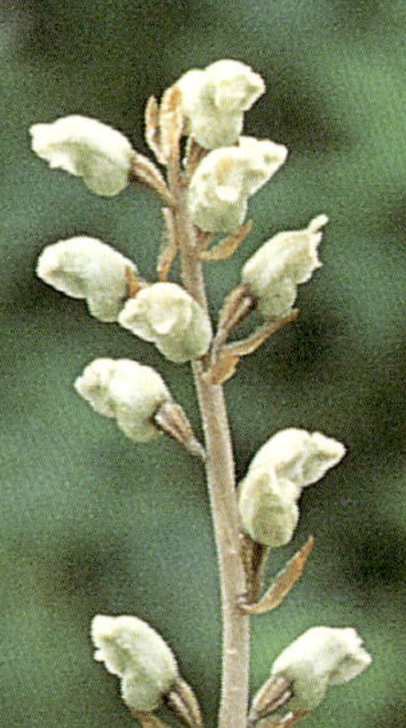

분포지 전국의 깊은 산 부식질이 많은 계곡의 숲속
생육상 여러해살이풀
꽃이 피는 시기 6~7월   **꽃색** 노란 빛이 도는 갈색   **결실기** 9월
다른 이름 정풍초 · 수자해좆 등

천마는 뿌리줄기가 갈색을 띤 긴 타원형으로 주름까지 잡혀 있는 것이 마치 더벅머리의 생식기를 영락없이 닮았기 때문에 민망하게도 '수자해좆' 이라는 이름으로도 불리고 있다. 싹은 붉은색이고 모양이 화살대 같아서 '적전' 이라고 하며, 바람이 불면 움직이지 않고 바람이 불지 않으면 스스로 흔들리기 때문에 별명을 '정풍' 이라고 한다. 혹은 '홀로 움직이는 기생풀(독요지)' 또는 '귀신같은 풀(신초)' 이라고 부른다.

줄기는 '천마경엽' 이라 하며, 열매는 '천마자' 또는 '환통자' 라고 하는데 가루 모양의 가늘고 작은 씨를 많이 갖고 있다.

🍀 어디에서, 어떻게 자랄까?

전국의 심산지역 산골짜기 숲속 부식질(腐植質)이 많은 계곡에 자라는 난초과의 여러해살이풀이다.

높이는 60~100cm이며 잎이 없다. 감자같은 덩이줄기가 있는데 긴 타원형이고 길이는 10~18cm, 지름은 3.5cm이며 옆으로 뚜렷하지 않은 테가 있다. 막질(膜質)의 초상엽(鞘狀葉)은 길이 1~2cm로 가는 맥이 있고 밑부분이 원줄기를 둘러싼다.

6~7월에 노란 빛이 도는 갈색의 꽃이 피며, 화서는 길이 10~30cm로 많은 꽃이 달린다. 외화피(外花被)는 3개가 합쳐져서 표면이 부풀기 때문에 일그러진 단지 모양이다. 윗부분은 3개로 갈라지며 안쪽에 2개의 내화피(內花被)가 달리므로 윗부분이 5개로 갈라진 것처럼 보인다.

9월에 삭과되며, 열매는 길이 12~15cm로 끝에 꽃덮이가 있다.

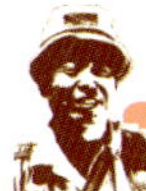

우리 나라 심산 지역의 산골짜기에는 많은 약용식물이 자생한다. 하지만 난초과의 식물 중에서 약용으로 쓰이는 것은 불과 몇 가지에 지나지 않으며, 석곡·약란·자란 정도인데 그 중의 하나가 천마이다. 특히 다른 것들은 엽록소가 있는 푸른 잎을 달고 있으나, 천마는 비늘조각 같은 엷은 막질의 인엽으로 된 것이 잎 역할을 하며 각 마디에 달린다. 그리고 대개의 난초류들 가운데 약으로 쓰는 난초류는 땅속의 알뿌리가 크게 달리는 편이다. 그 중 천마는 땅속에 마디가 많은 고구마 같은 알뿌리가 있는데, 줄기와 뿌리까지 캐어 놓고 보면 얼핏 골프채를 연상시킬 정도로 닮았다.

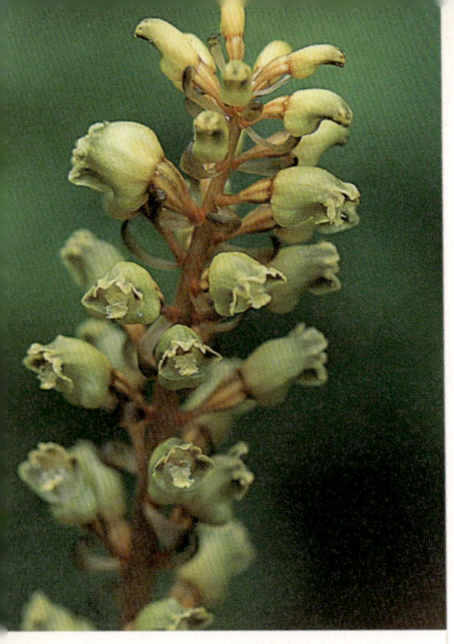

천마는 봄 또는 가을에서 겨울에 걸쳐 뿌리줄기를 캐서 증기에 찐 다음 햇볕에 말려 약으로 쓴다. 맛은 달고(혹은 마비될 정도로 몹시 맵다고 한다), 성질은 평하며(혹은 따뜻하며), 바닐린, 점액질, 배당체, 미량의 비타민 A 유사물질 등을 함유한다.

● 열기가 있는 두통이나 한기와 습기에 의한 두통에는 쓸 수 없다. 입이 마르고 혀가 건조하며 인후통이 있거나 변이 막힐 때, 혈액이 부족한 경우와 유사 중풍증에는 복용할 수 없다.

● 천마는 습한 것을 건조하게 하는 성질을 갖고 있기 때문에 꼭 사용할 필요가 있더라도 보혈제를 배합해야 하며, 4~5회 복용한 다음에는 곧 중지해야 한다.

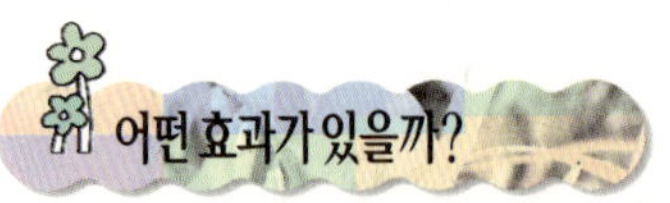

어떤 효과가 있을까?

어지럼증·풍기를 안정시킨다 천마를 '정풍초'라고도 부르는데, 어지럼증·고혈압·메니에르씨 병·뇌동맥 경화증에 의한 어지럼증을 비롯해서 허약체질의 어지럼증에 효과가 있다. 또 두통, 특히 풍기나 담습(비생리적 체액에 의한 것)으로 편두통이 생긴 데 효과가 있다. 특히 열매에는 풍기를 안정시키고 허한 것을 보해 주는 효과가 뚜렷하다.

항경련 작용을 한다 전기 충격으로 인한 경련의 역치를 높인다. 모르모트를 실험한 결과, 인공적으로 만든 간질 발작을 억제해 경련을 빠른 시간에 진정시키는 효과가 나타났다. 유행성 뇌척수막염·일본뇌염 등의 전염병으로 인한 뇌신경 자극 증세로 근육 경련이 있을 때 효과가 있다.

진통 작용을 한다 경락을 소통시켜 통증을 완화시키는데, 특히 습기가 현저해서 생긴 사지의 통증·저림증·마비·운동 장애에 효과가 있다. 따라서 만성 관절 류머티즘 등에 응용한다.

경련·열독에 의한 부스럼을 없앤다 천마는 몸의 내부로부터 외부에 미치는 약리 작용을 갖지만 반면, 천마의 어린 줄기인 '적전'은 체표로부터 몸 안으로 들어가는 약리 작용을 갖고 있어 경련이나 열독으로 생기는 부스럼을 치료한다.

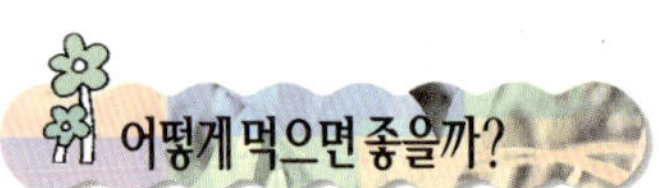

어떻게 먹으면 좋을까?

눈의 흰자위가 갑자기 푸른색으로 변할 때는 천마 15g, 국화 15g, 천궁 15g, 당귀 15g, 강활 15g, 백작약 15g, 감초 15g을 함께 거칠게 가루내어 물 500cc에 넣고 끓여 식후에 따끈하게 복용한다.

중풍을 일으킬 것 같은 전조 증세가 있을 때는 건지황 120g, 강활 105g, 당귀 75g, 천마 45g, 우슬 45g, 비해 45g, 현삼 45g, 두충 45g, 독활 45g, 포부자 15g을 가루내어 꿀로 반죽해서 0.3g 크기의 알약을 만들어 100알씩, 따끈하게 데운 청주 또는 따뜻한 물로 공복에 복용한다. 이 처방은 《동의보감》에 나오는 처방으로 뇌출혈 후유증·고혈압·신경쇠약에도 쓸 수 있는 처방이다.

중풍으로 반신불수가 풀리지 않고 침을 흘리며 언어가 분명치 않을 때는 반하 21g,

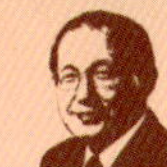
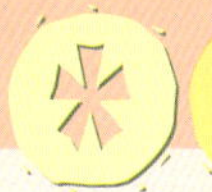
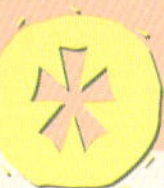

특효 비방 53 편두통탕

편두통에 효과가 좋다

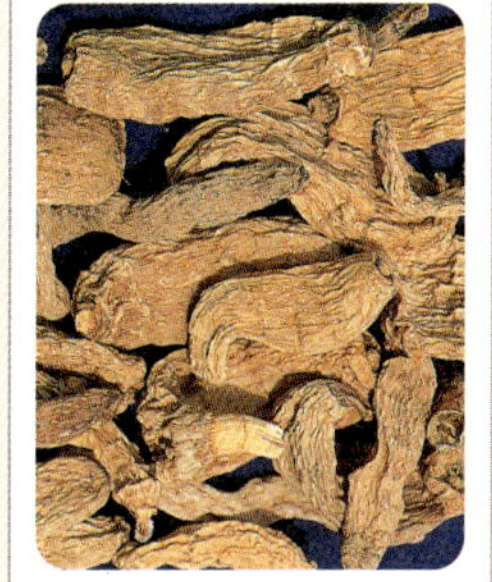

준비할 약재는요…
천마 15g, 백지 12g, 천궁 9g, 백화사 9g, 지룡 9g

분량의 약재를 500cc의 물로 끓여 2회로 나누어 복용한다.

특효 비방 54 천마반하탕

머리가 아프며 어지럽고 메스꺼운 것을 다스린다

준비할 약재는요…
천마 4g, 반하(법제한 것) 4g, 진피 2.8g, 시호 2.8g, 황금(술에 축여 볶은 것) 2g, 백복령 2g, 전호 2g, 자감초 2g, 황련 1.2g, 생강 3쪽

위의 약재들을 분량대로 준비하면 한 첩양이 된다. 이 약재들을 물에 달여 먹는다. 신경쇠약 · 고혈압 · 동맥경화증 등에서 두통 · 어지럼증 · 메스꺼움 등이 있을 때 쓴다.

생강 9g, 복령 9g, 백출 9g, 자감초 9g, 천마 7.5g을 거칠게 가루내어 질그릇에 넣고 삶은 뒤 프라이팬에서 말리듯이 볶아 곱게 가루내고 1회 9g씩을 생강과 대추를 끓인 물로 복용한다. 이 처방은 《위생보감》에 나오는 처방으로 어린아이의 경기에도 효과가 좋은 처방으로 알려져 있다. 어린아이는 평균 4.5g을 정량으로 하여 나이에 따라 양을 조절한다.

어지러워 쓰러질 것 같고, 뒷목과 어깨가 굳으며 두통과 피부 가려움증이 있을 때는 천마 20g, 천궁 80g을 가루내어 꿀로 반죽해서 0.4~0.5g 크기의 알약을 만들어 매 식후마다 1알씩을 녹차로 복용한다. 천마와 천궁을 배합해서 쓰면 풍열에 의한 두통을 다스리며, 어린아이의 경기를 다스리고, 풍기에 의한 사지마비를 다스리며, 풍열로 언어가 명확하지 못한 것을 다스린다.

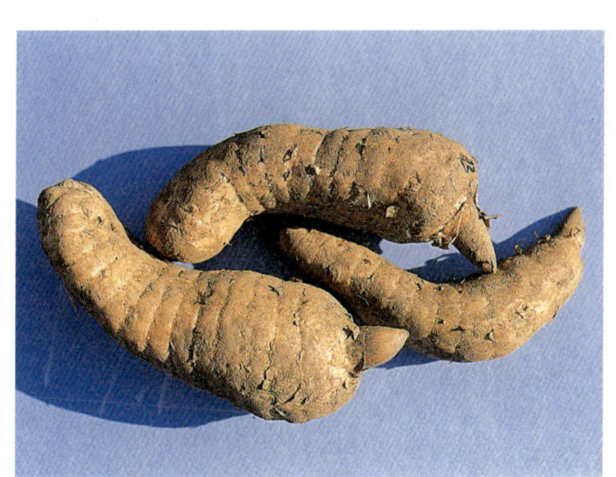

정력이 떨어지고 머리카락이 빨리 셀 때는 환통자(천마의 씨) 20g, 검실 20g, 금은화 80g, 파고지(봄엔 3일, 여름엔 1일, 가을엔 2일, 겨울엔 5일 동안 술에 담갔다가 꺼내 불에서 말린 후 가루낸 것) 80g을 함께 가루내어 꿀로 반죽해서 0.3g 크기의 알약을 만들어 50알씩을 공복에 따끈하게 데운 청주로 복용한다.

먹으면 먹을수록 장수를 누리는 강장제

황기

황기(黃耆)

Astragalus membranaceus BUNCE,

분포지 울릉도 및 중부·북부지역의 고산지대
생육상 여러해살이풀
꽃이 피는 시기 7~8월　**꽃색** 연한 노란색　**결실기** 9월~10월
다른 이름 기초·단녀삼 등

황기는 단녀삼의 뿌리다. '黃'은 노란 색깔을 가리키고, '耆'는 늙었다는 뜻이므로, 이 약은 색이 노란 빛을 띠고 있으며 오래 복용하면 장수할 수 있음을 알 수 있다. 황기를 또 '芪'로 표기하기도 한다. 이때의 '기'는 '저(底)'의 뜻으로, 이 약이 인체의 하부를 크게 보하고 있음을 알 수 있다. 약효가 너무 좋아 '왕손'이라는 별명을 갖고 있으며, 또 '백 가지의 근본'이라는 뜻으로 일명 '백본'이라 부른다.

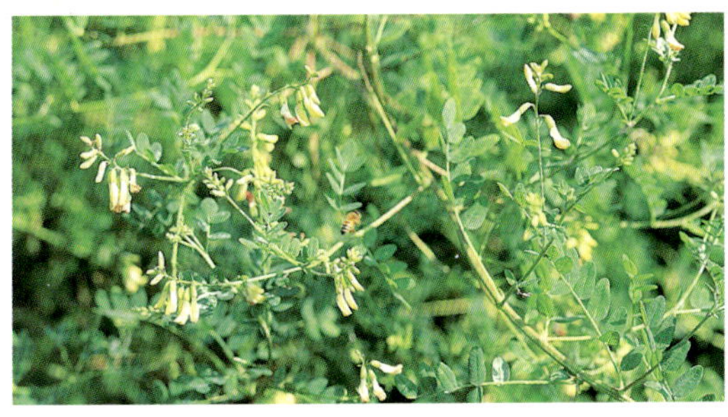

🌸 어디에서, 어떻게 자랄까?

우리 나라 중부지역과 북부지역의 산지에 자생하고, 근래에는 약초 농가에서 밭에 재배하는 콩과의 여러해살이풀이다.

높이는 1m 안팎이며 전체에 잔털이 있고 가지가 갈라진다. 7~8월에 연한 노란색의 꽃이 피고 시간이 지나면서 붉은 빛이 도는 자주색으로 변한다. 꽃의 길이는 15~18mm이고 꽃자루[小花梗]의 길이는 3mm 정도이다. 꽃받침은 길이 5mm이고 너비 4mm로 끝이 5개로 갈라지며, 열편(裂片)은 길이 1mm 정도이고 10개의 수술은 양체(兩體)로 갈라진다.

9~10월에 열매가 익는데, 꼬투리는 도란상의 타원형이며 길이 2~3cm 정도이다.

같은 속의 식물로는 제주도의 들녘에 자라는 '탐라황기', 산지에 자라는 '황기', 경상도 및 북부지역의 산지에 자라는 '자주황기', 백두산의 고원지에 많이 자라는 '개황기' 등이 있다. 이 중 산지에서 자라는 황기가 약용으로 가장 많이 쓰이며, 다른 것들은 자주황기가 약으로 쓰일 뿐 개황기 · 탐라황기 등은 약으로 쓰이지 않는다.

《채방책(採訪冊)》에는 조선에서 황기(黃耆) · 황기(黃芪) · 기초(芪草) · 단녀삼이라고 하였으며, 중국에서는 황기(黃耆) · 황기(黃芪)라고 하였다. 황기(黃耆)는 영고탑(寧古塔)에서 나오는 것이 좋으며, 돈화현(敦化縣)의 것이 그 다음이라고 하였다.

조선 중부 이북에서 만주의 산지에 걸쳐 자생한다고 하였다.

보약의 으뜸으로 친다고 하였으며 고로 기(耆)라는 이름이 있다고 하였다. 기(芪)는 그 속자(俗字)이다라고 하였고, 인삼 · 방풍 · 감초와 더불어 4가지 영약 중의 하나로 헤아린다고 하였다.

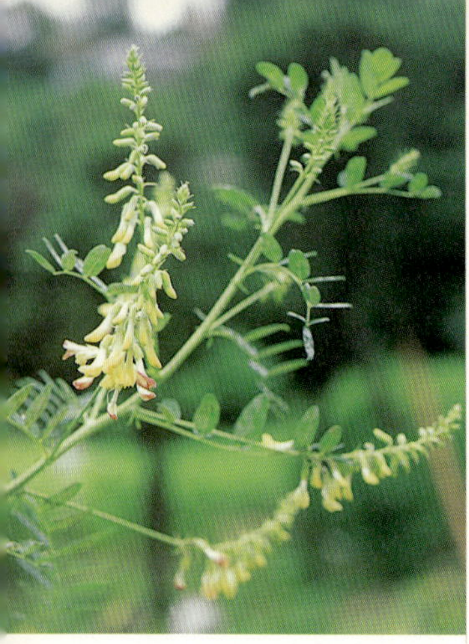

황기는 가을에 뿌리가 다치지 않도록 채취하여 물에 잘 씻어서 껍질을 벗긴 뒤 햇볕에 잘 말려 두고 쓰면 된다. 뿌리가 갈고 곧으며 겉이 흰 것을 좋은 품종으로 친다. 맛은 달고 성질은 약간 따뜻하다. 홀릭산, 콜린, 베타인, 아미노산 등을 함유하고 있다.

● 황기를 투여하면 소변량이 현저하게 증가하게 된다. 그러나 너무 많은 양을 투여하면 오히려 소변량이 감소한다.

● 질환을 다스릴 때는 날 것 그대로 쓰고, 만성 소화기 질환을 치료하거나 보약에 넣을 때는 꿀물에 불린 다음 볶아서 쓴다.

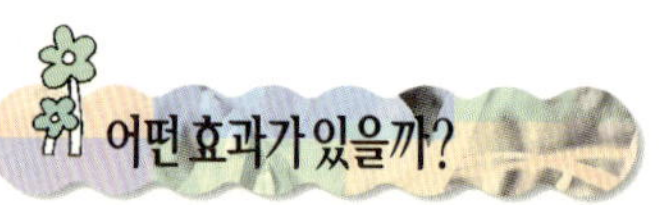

강장 작용을 한다 전신 기능을 촉진하는 대표적인 보기제로 인삼과 버금가는 약재로 알려져 있다. 식욕부진이나 심한 피로 등에 쓰는 약이나 보혈제를 처방할 때 황기를 주로 많이 넣는다. 강장 역할·면역력 증강·성신경 자극 작용·뇌의 흥분성 증대·피로 해소 작용을 하는 데 뛰어난 약효를 가지고 있다.

비·위장 소화기 기능을 보강해 준다 비·위장 소화기계의 허약에 의해 운송 기능과 변화 기능이 실조하여 식욕이 부진해지고 소화가 잘 되지 못하고 헛배가 그득하게 부풀어 오르며 설사를 하거나 권태와 무기력이 클 때 및 탈항이나 자궁 탈수, 위하수 등에 효과가 있으며, 간 보호 작용을 한다.

심장을 튼튼하게 하는 기능이 있다 심장의 수축력을 강하게 하고, 혈관 확장 작용이 있어서 혈액순환을 촉진하며 혈압을 낮춘다.

소변을 원활하게 하고 설사를 멈추게 하는 효능이 있다 황기를 투여하면 소변량이 현저하게 증가하게 된다. 신진대사를 촉진해서 우리 몸의 수분들, 즉 체액의 유통을 개선시키는 작용까지 한다. 특히 단백뇨와 부종에 효과가 있다.

땀샘을 조절하여 다한증을 개선하는 약재 중에 효과가 가장 높다 폐 기능이 허약하여 숨이 차고 땀이 날 때 효과적이다. 폐장 기능을 보하고, 체표에 흐르고 있는 방위력을 견고하게 보호하기 때문이다.

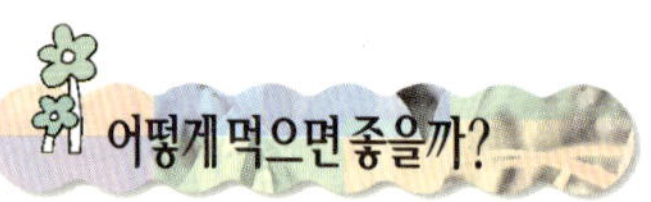

진땀이 많이 나고 때로는 밤에 이불을 적실 만큼 '도한증'이 심할 때는 '황기삼계탕'을 먹는다. 내장을 빼내고 손질한 닭 한 마리에 인삼과 황기 12g씩을 넣고 마늘·대추·찹쌀 등을 넣어서 1,800cc의 물로 삶아 물의 양이 반으로 줄 때까지 끓인 후 물을 걸러 내어 여러 차례 마시고 닭고기는 조금씩 먹는다.

'다한증'을 개선하려면 황기를 썰어 진한 꿀물에 담가 황기에 꿀물이 듬뿍 배어들었을 때 꺼내어 프라이팬에 노릇노릇하게 구운 후, 다시 황기 20g에 물 500cc를 붓고 끓여 반으로 줄면 이것을 하룻동안 여러 차례로 나누어 마신다. 이때 인삼 8g 정도를 함께 끓이면 약효가 더욱 좋다.

특효 비방 55 건중탕

허약한 어린아이에게 효과가 좋다

준비할 약재는요…

황기 4g, 자감초 4g, 백작약 20g, 계피 12g, 대추 4알

위 약재를 함께 넣고 물 400cc로 끓여 반으로 줄인 후, 다시 엿 40g을 넣고 끓여서 100~150cc로 만들어 한 번에 복용한다. 나이에 따라 1~2일 동안 여러 차례로 나누어 먹기도 한다. 허약한 어린아이, 특히 여름을 타는 허약한 어린아이에게 좋다. 물론 이 처방은 위궤양에도 효과적이다.

특효 비방 56 당귀보혈탕

빈혈·몸이 허한 것을 다스린다

준비할 약재는요…

황기 20g, 당귀 8g

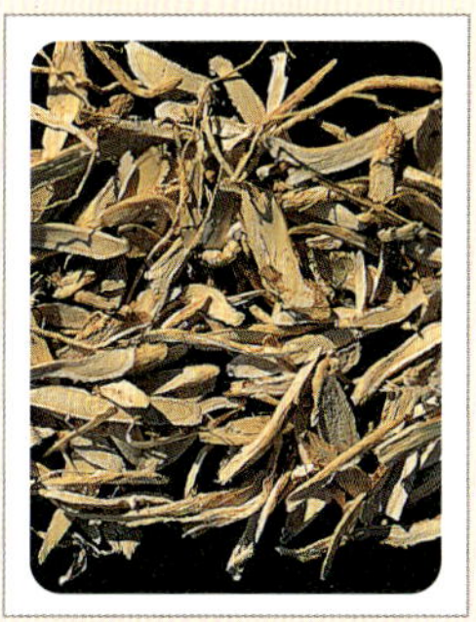

위의 두 가지 약재를 물 500cc를 붓고 끓여 반으로 줄인 후 하룻동안 2~3회 나누어 복용한다. 혈액 속에 들어 있는 영양 작용의 저하와 그에 따른 물질적 기초의 부족으로 인해서 안색이 창백하고 피부가 윤택함을 잃어서 몸이 허할 때 좋은 보약이다.

피곤해서 말하기조차 싫고 움직이면 숨이 차며 저절로 땀이 흐르고 가슴이 답답하면서 불안해하는 경우에는 '황기죽'을 먹는다. 생황기 22.5~45g을 물 1,800cc를 붓고 달여서 그 찌꺼기를 짜낸 걸쭉한 즙에 멥쌀 60g, 설탕 적당량을 넣고 끓여서 죽을 쑨 후 굴껍질 가루 0.75g을 섞고 잠시 더 끓여 아침·저녁으로 알맞게 데워서 복용한다. 이 황기죽은 체질이 허약하여 땀을 많이 흘릴 때, 기혈이 부족할 때도 효과가 있다.

기허로 미열이 나며 피부에 벌레가 기어다니는 것 같으면서 가슴이 답답하고 두근거리며 머리가 무겁고 전신이 노곤할 때는 황기 6g, 인삼 3g, 감초 3g, 오미자 6알을 물 300cc를 붓고 끓여 반으로 줄면 한 번에 마신다.

옛날옛적엔~ 사람의 건강을 지키는 장수의 묘약, 황기!

생물은 얼마나 살 수 있을까? 하루살이는 이름값도 못하고 고작 2시간을 산다. 매미의 성충은 이틀에서 길어야 일 주일 정도 산다고 하며, 수펄은 한 달 정도가 평균 수명이라고 한다. 거기에 비하면 대략 10년을 산다는 지렁이나 30년을 산다는 거머리는 장수족에 속한다. 옛부터 장수의 대명사로 불리던 사슴이나 두루미는 겨우 40여 년을 살 뿐이며 코끼리의 수명도 50~60년에 불과하다. 물고기는 대략 1~2년, 길어야 4~5년 사는데, 뱀장어만은 무려 90여 년을 살 수 있다고 한다. 100년 이상 사는 동물로는 악어, 독수리 등이 있으며, 황소거북은 장장 200여 년을 산다고 한다.

그러나 식물 중에는 장수하는 게 많다. 은행나무·삼나무·느티나무·녹나무 등은 수백 년을 살며, 세쿼이어는 무려 4,000년 이상이나 살 수 있다고 한다. 그러나 더 의미가 있는 것은 자신의 생명은 길지 않지만 인간의 생명을 살리고 나아가 인간을 건강, 장수할 수 있게 희생하는 생명체가 아닐까? 바로 그런 생명체의 하나가 장수의 묘약으로 회자되는 '황기'다.

질좋은 황기를 고르려면…

● 중국산 황기는 겉껍질을 벗기지 않고 잔뿌리를 다 쳐냈으며 자른 면이 빤질빤질하고 깨끗하다. 그리고 향이 거의 없다. 그래서 될 수 있는 대로 꺾은 면이 희고, 솜처럼 부드러운 섬유가 있어 빤질빤질한 느낌이 덜 드는 것을 쓰도록 한다.

● 단백뇨·수독증이 있을 때는 생황기를 쓰고, 빈혈이 있거나 기허하여 기운이 뚝 떨어지고 땀을 주체하지 못할 만큼 많이 흘리며, 특히 도한이라고 하여 취침중에 끈끈한 땀이 온몸에서 흐를 때는 황기를 진한 꿀물에 담가 황기가 꿀물을 듬뿍 빨아먹은 다음 프라이팬에 놓고 노릇노릇하게 볶아서 쓴다.

'황기' 만큼 좋은 약재 있나요?

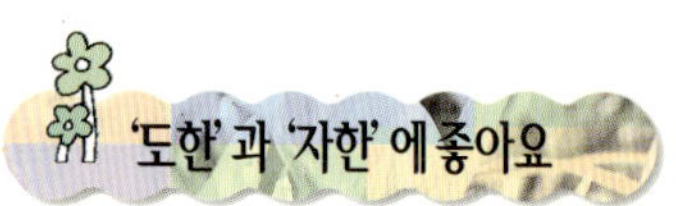

'도한'이 뭘까?

잠이 든 사이에 땀이 났다가 깨면 언제 그랬느냐는 듯 땀이 걷히는 증세를 '도한'이라고 하는데, 도한의 원인에는 여러 가지가 있다.

체내 구성 물질이 모자라 허증의 열이 생기는 '음허내열'을 원인으로 보지만, 폐결핵·심장병·류머티즘열·자율신경실조증·심신 피로·허약 등이 도한의 원인이 될 수도 있다.

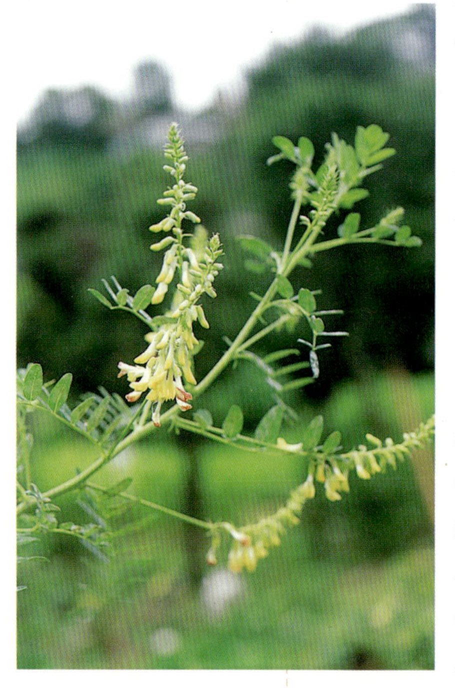

'도한'에 황기가 정말 좋을까?

'도한'을 치료하기 위해서는 충분히 휴식을 취하고 체력을 보강하며 원인이 되는 질병을 파악하여 치료하는 것이 가장 중요하지만 보조 요법으로 황기를 쓰기도 한다. 항간에서 땀을 많이 흘릴 때 삼계탕에 '황기'를 넣어 먹으면 아주 좋다고들 한다. 항간에서 말하는 '황기'가 바로 황기다. 황기를 잘못 부르고 있는 것이다. 이름은 잘못 부르고 있지만 효과만은 정확하다. 삼계탕에 황기를 넣어 끓여 먹으면 그 많던 땀도 가시고 기운이 펄펄 나게 된다.

땀을 많이 흘리면 왜 힘이 없을까?

땀을 너무 많이 흘리게 되면 몸 안의 수분이 그만큼 줄어들게 된다. 땀은 99% 이상이 수분이기 때문이다. 땀으로 수분만 소모되는 것이 아니다. 염분도 함께 빠져나간다. 땀은 농도가 낮은 식염수라고 불릴 만큼 약간의 염분도 함유하고 있기 때문이다. 보통 0.65%의 염분이지만, 발한 정도에 따라 뚜렷하게 달라져서 0.3~0.9%까지 변화한다. 따라서 땀을 많이 흘릴수록 수분과 염분을 그만큼 빼앗기게 되어, 결국은 기진맥진해진다.

'자한' 은 어떤 땀을 말하는 걸까?

긴장의 고비에 직면해 욕보면서 땀을 뺄 때처럼 스트레스에 의한 땀이 있다. '정신성 발한' 이라고 한다. 땀의 양도 적고 발한 시간도 짧다. 손·발·겨드랑이에서만 일어난다. 또 무더위나 운동 혹은 노동 후, 두터운 의복이 원인이 되어 나는 땀이 있

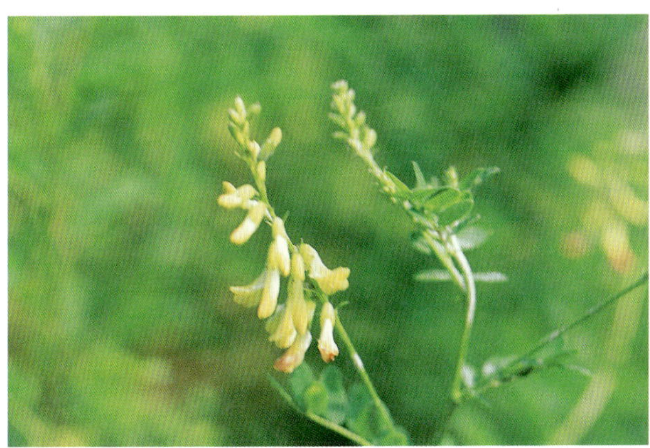

다. '온열성 발한' 이라고 한다. 손·발을 제외한 온몸에서 일어난다. 신맛이나 매운맛 등의 미각 자극에 의해서도 땀이 난다. 이것을 '미각성 발한' 이라고 한다.

그러나 이런 땀과는 전혀 다른 땀도 있다. 저절로 땀이 뚝뚝 떨어지는 것이다. 스스로 흘리는 땀이라 하여 '자한증' 이라고 한다. 또 너무 많이 흘리는 땀이라 하여 '다한증' 이라고도 한다. 이는 기가 허약해진 경우에 많다.

●황기건중탕

자한증에 가장 많이 쓰고 있다. 기운도 돋우고 혈허한 것도 개선하면서 땀까지 다스리는 처방이기 때문이다. '소건중탕' 을 중심으로 당귀를 가미한 '당귀건중탕', 황기를 가미한 '황기건중탕', 당귀와 황기를 함께 가미한 '귀기건중탕' 등은 주로 어린아이의 자한증에 많이 쓰인다.

●보중익기탕

중인이나 기력이 극도로 쇠약해져 있는 자한증에 주로 많이 쓰인다.

●육미지황탕

노인이나 어린아이의 자한증에 주로 쓰이고 있다.

●옥병풍산

체표가 허약하여 자한증이 있는 경우에 쓴다.

●황기탕

'옥병풍탕' 이라고도 부른다. 백출 8g, 방풍·황기 6g. 이상을 가루내어 18.37g씩 따뜻한 물 혹은 따끈하게 데운 청주에 타서 마신다. 혹은 이 처방을 끓여 마셔도 좋다. 땀이 지나치게 많을 때는 본 처방에 모려·부소맥·마황뿌리·오미자 등을 가미해서 쓰고 감기가 있어 땀이 많을 때는 본 처방에 형개·소엽 등을 가미해서 쓴다.
음허할 경우에는 '육미지황탕' 을 합방하고, 기허할 때는 '보중익기탕' 을 합방한다.

덩굴 껍질로 고운 베를 짜던 강력한 해열제

칡

감갈근(甘葛根)

Pueraria thunbergiana BENTH.

분포지 전국의 산과 들
생육상 여러해살이 덩굴식물
꽃이 피는 시기 8월 **꽃색** 붉은 빛 도는 자주색 **결실기** 9~10월
다른 이름 갈 · 갈등 · 칡덩굴 등

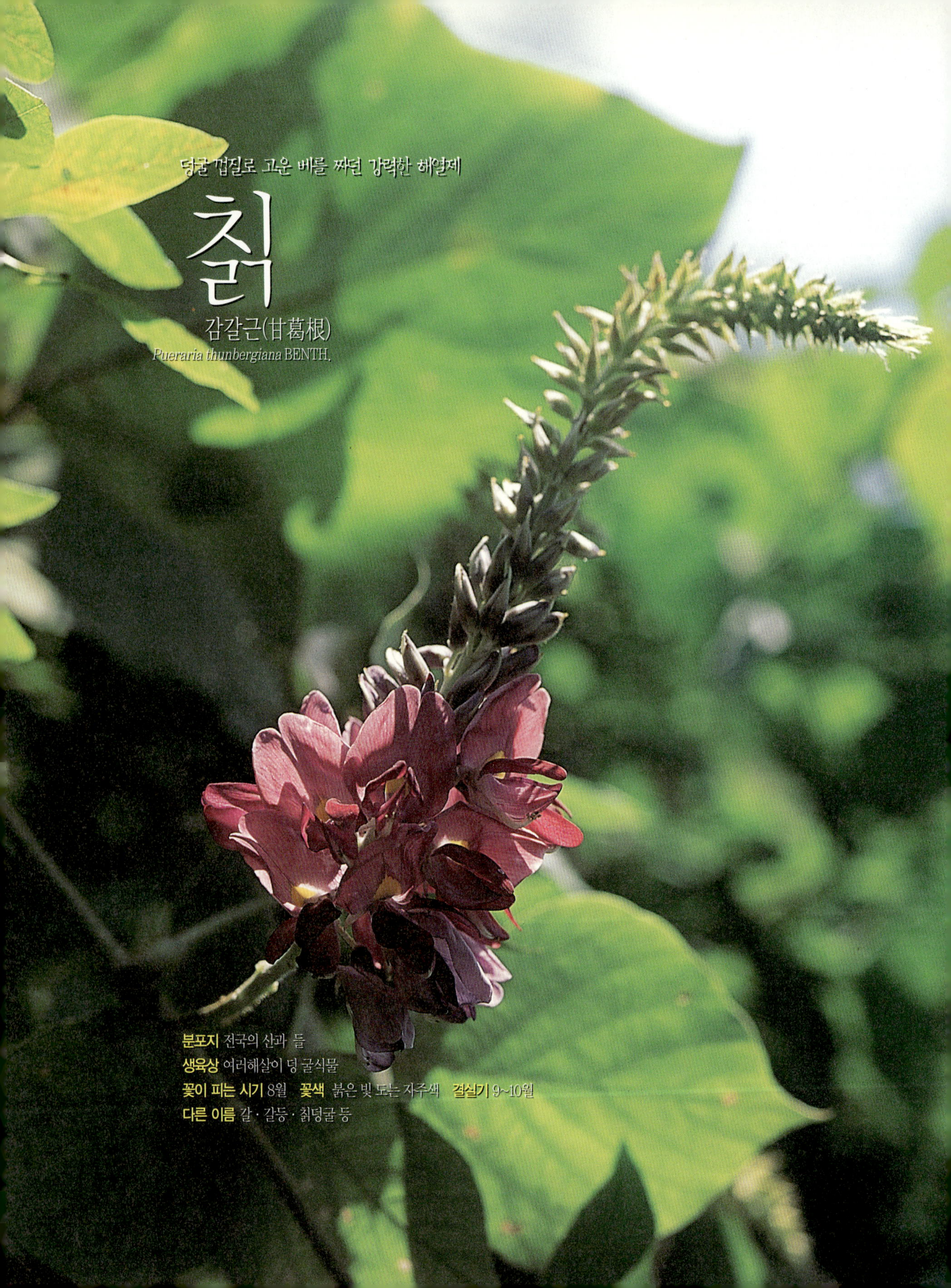

칡은 콩과에 속한 여러해살이 덩굴식물인데, 예전에는 칡의 덩굴껍질로 고운 베를 얽어 짰다고 한다. 그래서 '혁(革)'을 짜는 식물이라 했는데, 중국말로 '혁'과 발음이 같은 '갈(葛)' 자를 써서 이 식물의 이름을 칡이라고 지었다고 한다.

또 사슴이 즐겨 이 풀을 먹는다고 한다. 그래서 '사슴[鹿]이 먹는 콩잎[藿]'이라는 뜻으로 일명 '녹곽'이라고 하며, '사슴[鹿]이 먹는 콩[豆]'이라고 해서 '녹두'라고도 한다.

밥알 같은 알갱이가 나오는 칡은 '밥칡' 또는 '참칡'이라 해서 식용이나 약으로 쓰고, 나무처럼 단단하고 심이 박혀 맛이 없는 것을 '나무칡' 또는 '갈래칡'이라 해서 공업용으로 쓴다.

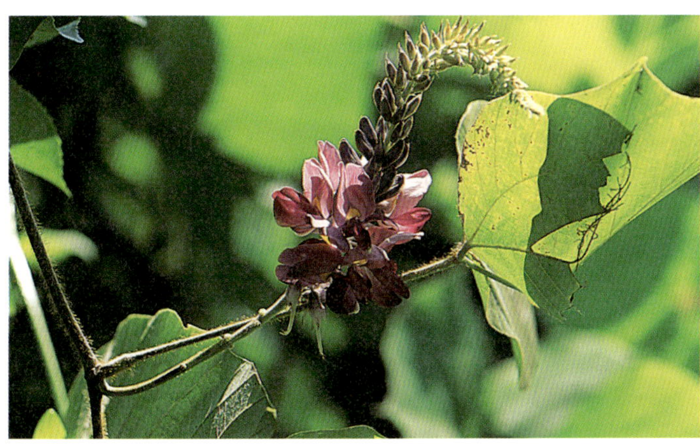

🍀 어디에서, 어떻게 자랄까?

전국의 산과 들에 흔히 자생하는 콩과의 여러해살이 덩굴식물이다.

길게 자라지만 끝 부분이 겨울 동안에 말라죽는다. 줄기에 갈색 또는 흰색의 퍼진 털과 구부러진 털이 많이 있다.

8월에 붉은 빛이 도는 자주색의 꽃이 피며 길이는 18~25mm이다. 9~10월에 꼬투리가 익는데, 꼬투리에는 굳게 퍼진 갈색 털이 많이 있다.

뿌리가 굵게 자라면서 많은 녹말을 저장하므로 갈분을 만든다. 또 줄기를 새끼 대용으로 쓰기도 하며, 껍질로는 갈포(葛布)를 만든다.

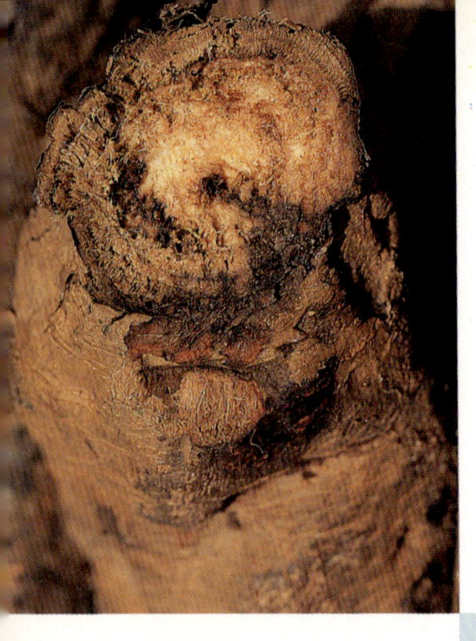

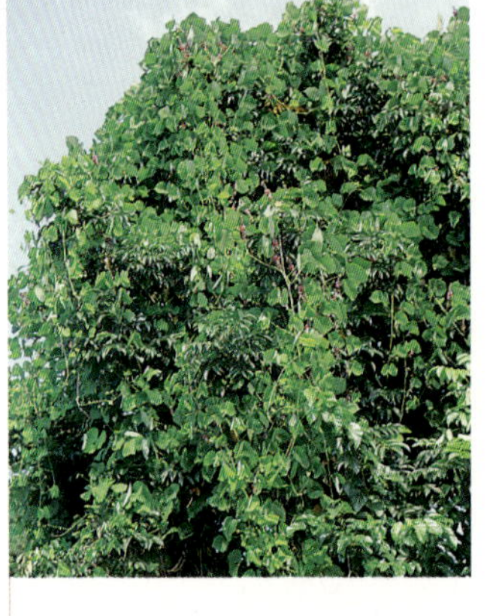

칡은 땅속으로 깊이 들어간 것(되도록 지하 30cm 밑에 있는 것)이 좋다. 이 뿌리를 '갈근'이라 하는데, 말린 것을 특히 '건갈'이라고 한다. 맛은 달며, 성질은 평하고(혹은 냉하다고도 한다), 독이 없다. 갈근 플라본, 푸에라린, 다이드젠 등의 플라본류 및 전분 등을 함유한다.

● 칡은 겉이 황적색이고 자른 면은 담황색 또는 유백색을 띠며, 잘랐을 때 흰색의 가루가 많은 것이 좋은 품질이다. 때로 석회로 그 외면을 분장한 것도 있으므로 주의해야 한다.

● 위염으로 구역질을 하거나 대변을 못 보고 메스꺼워하는 경우, 땀을 지나치게 많이 흘리면서 열이 높은 경우, 혀가 분칠을 한 것처럼 빨간 경우, 여름철 더위로 땀이 많을 때는 쓸 수 없다.

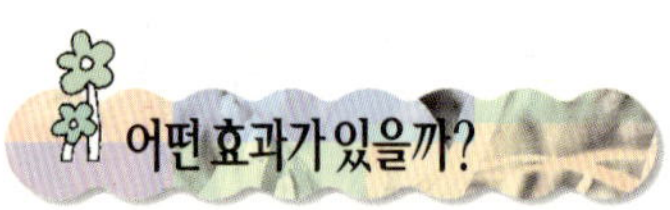

어떤 효과가 있을까?

강력한 해열 작용을 한다 풍기와 한기로 머리가 아픈 것을 낫게 한다. 땀구멍을 열어 주어 땀을 내게 하여 체표를 풀어 준다. 특히 감기에 의한 열을 떨어뜨리며 감기 초기의 두통, 어깨나 목덜미가 뻐근할 때 좋다.

진액을 생성한다 열을 떨어뜨려 체내의 수분 소모를 방지하면서 아울러 진액을 생성시키기 때문에 술독을 풀고 갈증을 푼다. 특히 《동의보감》에는 "허해서 나는 갈증은 칡뿌리가 아니면 멎게 할 수 없다."고 했다.

지사 작용을 한다 급성 장염, 세균성 이질 등에 의한 설사를 치료한다.

관상동맥을 확장하며, 뇌 혈류량을 증가시킨다 급성 심근허혈증을 개선하며, 뇌혈관을 확장시켜 뇌의 혈류량을 증가시키므로 고혈압 환자의 뇌혈류 상태를 개선한다. 고혈압 치료에도 도움이 된다.

어떻게 먹으면 좋을까?

감기로 열이 나고 오한이 나며 땀이 없고, 두통과 어깨나 뒷덜미가 뻐근할 때는 갈근 가루 4g에 끓는 물을 조금 부어 잘 저은 다음 1컵(200cc) 정도의 끓는 물을 다시 붓고 투명해질 때까지 저어서 복용한다.

감기로 열이 있고 등이 뻣뻣할 때는 갈근 6g, 대추 6g, 마황 5g, 계지 5g, 백작 9g, 생강 9g, 감초 3g을 1첩 양으로 끓여서 복용한다. 먼저 마황에 물 500cc를 붓고 끓여 거품을 걷어낸 다음 나머지 약재를 넣고 다시 끓여 물이 반으로 줄면 짜서 하룻동안 여러 차례로 나누어 마신다. 약을 복용하고 따뜻한 미음을 먹은 후 약간 땀이 나도록 이불을 덮고 있으면 훨씬 쉽게 감기가 떨어진다.

급성 장염으로 설사를 할 때는 갈근 9g, 황금 9g, 감초 3g을 함께 물 500cc를 붓고 끓여 반으로 줄면 2회로 나누어 마신다. 《동의보감》에는 "칡뿌리를 가루 내어 먹으면 곡기를 끊을 수 있으며 주리지 않는다."고 했다.

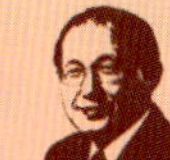
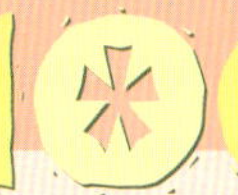
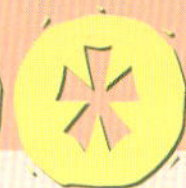

특효 비방 57 맥문동음자

갈증이 삽한 것을 다스린다

준비할 약재는요…

갈근 4g, 맥문동 8g, 지모 4g, 천화분 4g, 인삼 4g, 오미자 4g, 복신 4g, 생지황 4g, 감초 4g

위의 약재들을 분량대로 준비하면 1첩 양으로 하여 죽엽 10장과 함께 물 500cc를 붓고 끓여 반으로 줄면 마신다. 이 처방은 혀가 붉고 갈라지며 갈증이 몹시 나는 것을 치료하는 처방이다. 따라서 소갈증(당뇨병 유형의 병증)으로 갈증이 심할 때도 쓸 수 있다.

특효 비방 58 삼두해정탕

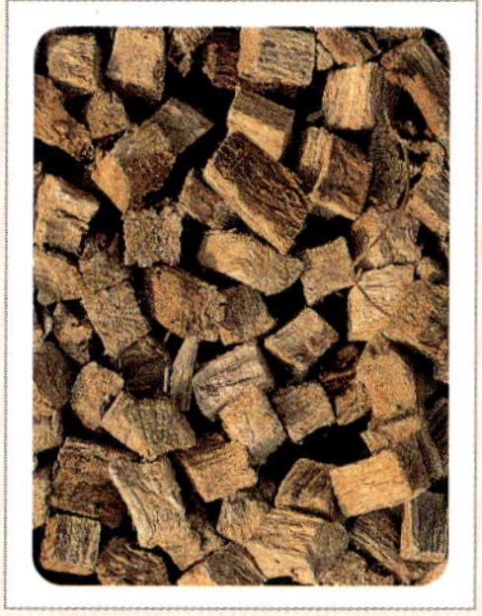

술 중독으로 두통·구토·갈증이 생긴 데 효과가 좋다

준비할 약재는요…

갈근 8g, 창출 6g, 진피 4g, 적복령 4g, 모과 4g, 반하 4g, 신곡 2.8g, 택사 2g, 건강 1.2g, 검은콩 8g, 녹두 8g, 팥 8g

이상의 약재를 1첩 양으로 하여 물 500cc를 붓고 달인 다음 약간 따뜻하게 하여 편한 시간에 복용한다. 1일 2첩 양을 재탕까지 해서 1일 3회 복용한다. 여름철에 술을 마시고 갈증이 날 때는 황련 2g을 더 넣는다.

약을 지나치게 먹었거나 중독되어 답답하고 죽을 것 같을 때는 갈근을 짓찧어 즙을 내서 마시거나 물에 달여서 먹는다고 했다.

술을 지나치게 마셔서 중독되어 얼굴이 파랗게 되고 이를 악물며 정신을 차리지 못할 때는 곧 옷을 벗기고 토할 때까지 몸을 밀었다 당겼다 돌렸다 하여 토하게 하며, 옷을 벗긴 채 따뜻한 물에 몸을 잠기게 한 다음 계속 따뜻한 물을 부어 주어서 몸을 따뜻하게 해 준다. 찬물에 넣으면 죽을 수도 있다. 그리고 갈근즙을 입에 떠 넣어 깨어나게 한다.

옛날옛적엔~ 짐새보다 한 수 위인 '가뢰', 그보다 더한 사람, 사람들…

짐독(鴆毒)은 '짐' 이라 불리는 새의 독을 말한다. 짐새는 독사 등의 뱀을 잡아먹는 독기가 강한 새로 올빼미 비슷한데, 목이 길고 털빛이 자흑색에 부리는 검붉고 눈이 검다. 독이 얼마나 강한지 이 새의 둥지 근처에는 풀이 자라나지 못하고 짐새의 배설물이나 깃이 섞인 음식을 먹으면 즉사한다고 한다.

이 '짐독' 을 해독시키는 약재가 바로 칡이다. 그런데 무엄하게도 이 칡꽃에서 자라는 독벌레가 있다. 바로 '가뢰' 다. 이 벌레가 음력 2~3월에 원화라는 꽃 위에 있을 때는 '원청(청가뢰)' 이라고 한다. 이것이 음력 6~7월에 칡꽃에 있을 때는 '갈상청장' 이라고 한다. 그리고 8월에 콩꽃 위에 있을 때 '반묘' 라고 부른다. 9~10월에는 땅에 들어가서 숨는데, 이때는 '지담' 이라고 한다. 같은 벌레지만 계절에 따라 이렇게 이름이 다르다. 이 벌레의 딱지 위에는 짙은 노란색의 반점이 있고, 배는 까맣고 주둥이는 뾰족하다. 그런데 이 가뢰를 잡아먹는 것이 있다. 바로 정력제라면 사족을 못 쓰는 사람들이다. 가뢰는 뒷날개가 퇴화해서 날지 못하기 때문에 다리에서 악취나는 노란 독액을 분비해서 자신을 보호한다. 그래서 독이 많을 수밖에 없는데 그 독이 칸타리딘이다. 이를 먹으면 가발기(假勃起) 상태가 된다.

생활 한방 정보

칡 이렇게 약용한다!

- **생뿌리(생갈근)** 갈증, 토혈, 임신부의 열병, 어린아이의 태열 등을 다스린다. 숙취에는 소주병 1병 정도의 생즙을 한 번에 마신다. 미친 개한테 물렸을 때 생뿌리를 짓찧어 먹고, 씻으며, 찌꺼기를 상처에 붙인다.

- **칡잎(갈엽)** 지혈 작용이 있어서 쇠붙이에 상한 것을 낫게 하며 피를 멎게 한다.

- **칡꽃(갈화)** 꽃봉오리를 그늘에서 말려 쓴다. 칡꽃, 팥꽃을 같은 양으로 섞어 약한 불에 말린 뒤 가루내어 1회에 4~8g씩 먹으면 술에 취하지 않는다. 이 처방이 '쌍화산' 이다.

- **칡뿌리 전분(갈분)** 칡뿌리 생것을 짓찧어 물에 가라앉힌 앙금이다. 번거롭고 갈증이 나는 것을 멎게 하고, 대·소변을 원활하게 해 준다. 어린아이가 열이 나면서 명치끝이 답답하고 빠근할 때 좋다.

어혈을 풀고 혈액순환을 돕는 보혈제

적작약

작약(芍藥)

paeonia obovata MAXIM.

분포지 흔히 밭에서 재배

생육상 여러해살이풀

꽃이 피는 시기 5~6월

꽃색 흰색 · 붉은색 · 잡색

결실기 8월

다른 이름 작약화 · 작약근 · 도지 · 적작 등

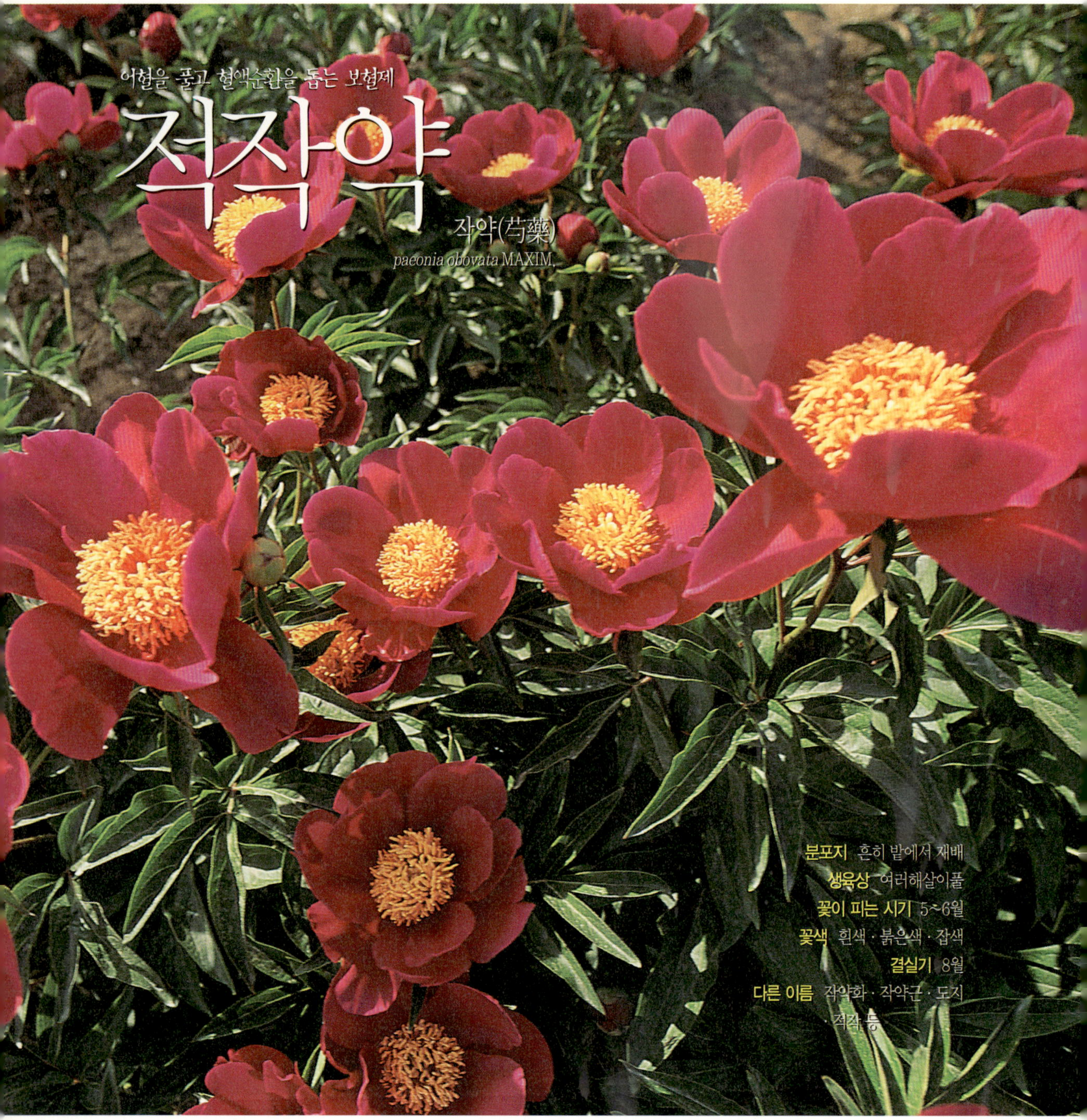

적작약은 '홍약' 이나 '적약' 이라고도 하며 원산지는 중국이다. 작약의 '작' 은 꽃이 선명하고 아름답다는 뜻으로, 이름에 걸맞게 꽃이 매우 아름답지만 그 꽃을 사랑하는 사람에게 보내면 장차 이별할 것을 뜻한다고 하여, 일명 '장 리' 라고 부르기도 한다.

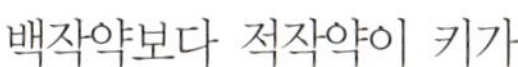

원래 작약은 백작약과 적작약의 구별이 없이 사용되어 왔는데, 명나라 때 명의 무희 옹(무중순)이 이를 구분한 후부터 백작약과 적작약을 구별하여 쓰기 시작했다.

백작약보다 적작약이 키가 크며, 백작약은 잎이 알 모양 또는 피침형인 반면 적작약은 잎이 어긋나며 깃 모양으로 깊이 째져 있다. 또 작약 가운데서도 뿌리가 붉은 것을 적작약이라 하고, 뿌리가 흰 것을 백작약이라 한다. 흔히 '집함박꽃뿌리' 를 백작약이라 하고, '메함박꽃뿌리' 를 적작약이라고 한다.

🌸 어디에서, 어떻게 자랄까?

대개는 전국의 약초농가에서 밭에 재배하는 미나리아재비과의 여러해 살이풀이며 유독성 식물이다. 높이는 50~80cm이고, 뿌리는 방추형(紡錘形)이며 굵다. 뿌리를 잘라 보면 붉은 빛이 돌기 때문에 적작약(赤芍藥)이라고 한다.

5~6월이 되면 품종에 따라 흰색·붉은색·잡색 등 여러 가지 색으로 꽃이 핀다. 원줄기 끝에 1개의 꽃이 달리는데, 꽃받침은 5개이고 가장자리가 밋밋하며 녹색이고 끝까지 남아 있다. 꽃잎은 10개 정도이고 길이는 5cm 정도이다. 노란색의 수술이 많이 달리며 씨방은 3~5개로 털이 없고, 짧은 암술의 머리가 뒤로 젖혀진다. 8월에 열매가 익는데, 안쪽으로 터져 흑청색의 씨가 나온다.

《길림외기》에는 조선에서 작약(芍藥)·작약화(芍藥花)·작약근(芍藥根)·적작약(赤芍藥)·도지(刀枝)라 한다 하였고, 적작약·도지는 '작약근(芍藥根)' 을 지칭하는 말이라 하였다.

중국에서는 작약(芍藥)·작약화(芍藥花)·작약근(芍藥根)·적작약(赤芍藥)·적작(赤芍)이라 하였으며, 적작약·적작은 작약근(芍藥根)의 약칭이라 하였다. 적작(赤芍)은 곧 작약근(芍藥根)을 말하며, 붉은 것과 흰 것이 있고 나오는 산지에 따라 다르다고 하였다.

반도(半島)의 산지에 고루 자라고 만주에 분포한다고 하였다. 또한 붉은색과 흰색의 2종이 있다고 하였으며, 흰색이 더 많다고 하였다.

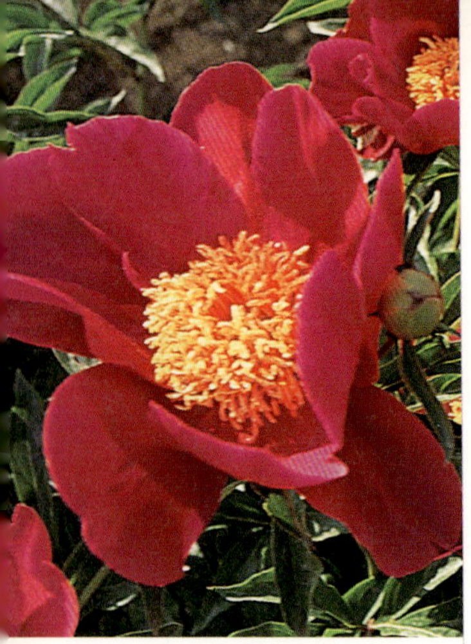

적작약의 뿌리는

8월부터 땅이 얼 때까지 한번에 캐지 않고 해마다 나누어 캔다. 말린 것은 원추형·방추형이며, 뿌리 윗부분에 줄기가 자란 흔적이 있다. 겉면은 가로주름이 있는 적갈색, 속은 담갈색이다. 맛은 쓴데 시큼하며, 성질은 차다. 정유, 지방유, 수지양 물질, 벤조산, 타닌, 페오니플로린, 페오닌 등 여러 성분이 있다.

🌸 어떤 효과가 있을까?

혈액을 순환시키며 어혈을 푼다 이를 '행혈파혈' 작용이라고 한다. 따라서 월경불통을 통경시키며, 월경불순을 고르게 해 준다. '혈비'라고 불리는 신경통을 다스리며, 관상동맥을 확장하여 협심증으로 나타나는 통증을 해소한다.

진정·진통 작용을 한다 특히 장평활근의 경련에 의한 복통을 완화시킨다. 어혈복통, 위통, 전립선염에 의한 통증, 생리통, 자궁통, 타박상에 의한 내출혈 통증, 머리에 타박상 등 외상을 입은 후에 오는 어혈두통을 가시게 한다.

항바이러스 작용 및 청열 작용을 한다
인플루엔자·각종 바이러스에 대해 억제 작용을 하며, 열을 떨어뜨리기 때문에 번열 증세를 다스린다. 열을 떨어뜨리는 약효는 오래 지속되는 것이 특징이다. 청열 작용으로 피를 맑

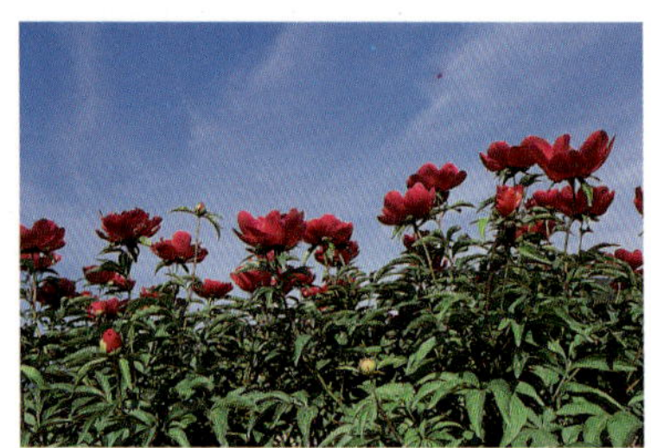

고 서늘하게 해 주기 때문에 코피, 혈변 등의 증세 치료에도 도움이 된다.

항균 작용을 한다 벤조산을 함유하고 있어서 이질균, 티푸스균, 황색 포도상구균, 용혈성 연쇄구균, 결핵균 등에 대해 강한 억제 작용을 한다.

부종을 없애고, 혈압을 떨어뜨린다 소변불리를 개선하는 작용으로 신장을 강화시켜 부종을 다스리고, 높은 수치의 혈압을 낮춰 준다.

🌸 어떻게 먹으면 좋을까?

부정기적 자궁 출혈이 그치지 않을 때 향부자와 적작약을 같은 양씩 배합해서 거칠게 가루내어 1회 8~12g에 물 300cc를 붓고 소금 1작은술(5g)을 타서 끓여 1일 2~3회, 식전에 복용한다. 흰색 냉이 많거나, 냉이 붉을 때에도 효과가 있다.

코피가 그치지 않을 때 적작약 가루를 1회 4g씩 공복에 물과 함께 먹는다.

소변이 시원치 않을 때에는 적작약 40g과 빈랑 1개를 함께 거칠게 가루내어 매회 4g씩을 200cc의 물로 달여 반으로 줄면 1일 2~3회 공복에 복용한다.

급성 유선염에는 600cc의 물에 적작약 20g, 생감초 8g을 함께 넣고 물의 양이

특효 비방 59 적작약탕

위장에 어혈이 뭉쳐 음식을 먹으면, 토하고 명치 밑이 뿌듯하면서 식욕이 없으며 메스꺼운 것을 다스린다

준비할 약재는요…

적작약 6g, 반하(생강즙에 법제한 것) 45g, 진피 30g

약재를 모두 섞어 거칠게 가루내어 1회 12g에 생강 7쪽을 넣고 물 500cc에 달여 물의 양이 반으로 줄면 시간에 관계없이 하룻동안 여러 차례로 나누어 따끈하게 차처럼 마신다.

특효 비방 60 적작약산

여성의 기혈이 조화를 이루지 못해 가슴이 답답하고 어지러우며 뼈마디가 아픈 것을 다스린다

준비할 약재는요…

적작약 8g, 목단피 8g, 백복령 8g, 백지 8g, 시호 6g

분량대로 준비한 약재를 곱게 가루내어 1회 8g씩을 생강 1쪽, 대추 1개와 함께 물 300cc로 끓여 200cc로 줄면 식후나 취침 전에 따끈하게 복용한다.

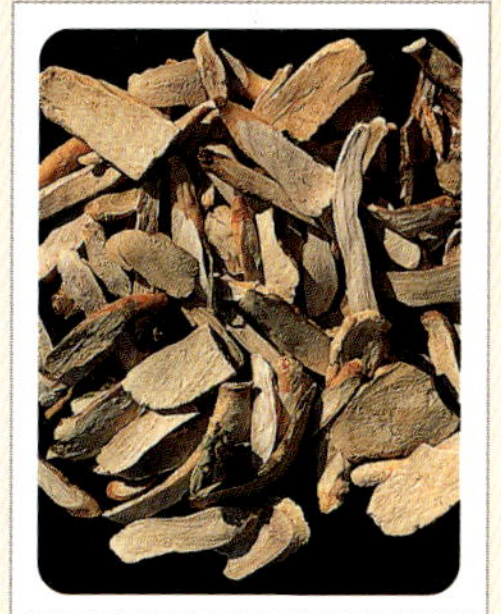

반으로 줄 때까지 달여 1회 100cc씩, 1일 3회로 나누어 따뜻하게 복용한다.

피부 미용을 위해서는 양귀비가 즐겨 먹었다는 술을 담가 먹는다. 용안육·당귀·적복령·대추·작약·시호·목단피·홍화·치자·향부자·국화를 같은 양으로 섞고 약재의 1.5배 되는 분량의 소주를 부은 다음 밀봉해서 1개월 동안 숙성시킨 후 여과해서, 이 술을 1회 20cc씩, 1일 2회 공복에 마신다. 용안육은 미용에도 좋고 신경을 진정시켜 충분한 수면을 유도하며 체내에서 피로 독소를 말끔히 몰아내면서 피부가 티없이 맑아지게 한다. 당귀는 보혈제이고, 적복령은 스트레스를 풀어 준다. 대추는 노화를 방지하고 기미를 없애며, 작약은 간에 뭉친 피로 독소를 풀어 준다. 시호는 얼굴의 열감을 내려주며, 홍화는 혈액순환을 좋게 해 준다.

옛날옛적엔~ 의술의 신으로 추앙받는 아스클레피오스!

아스클레피오스는 아폴론의 아들로, 켄타우로스족의 케이론 밑에서 자라면서 약초와 치료 기술을 전수받아 내과·외과에 두루 능한 의사가 되었다. 메두사의 피가 담긴 두 개의 병을 황금끈으로 묶어 뱀의 몸에 매어 지니고 다녔다. 메두사의 우측 정맥에서 받은 피는 죽음에서 생명을 소생시키고, 좌측 정맥에서 받은 피는 사람을 즉사시키는 효력을 갖고 있었다. 그런데 아스클레피오스가 생명을 소생시키는 피로 죽은 사람을 자꾸 살려 내자 지옥의 신 하데스는 제우스 신에게 불평을 하였고, 그래서 제우스는 아스클레피오스에게 벼락을 쳐서 죽게 하였다. 그 후 사람들은 아스클레피오스를 의술의 신으로 모셨고, 그가 데리고 다녔던 뱀을 의술의 상징으로 삼고 있다.

식물을 처음 약으로 사용한 의약의 신으로는 '파이안'을 꼽는다. 그는 작약을 비롯한 여러 식물을 약으로 썼기 때문에 그의 이름을 따서 작약의 학명을 '파이오니아'라고 하며, 만병통치약으로 여겼기 때문에 작약의 씨를 넣은 와인은 인간에게 질병을 일으키는 재앙을 주는 악마를 물리친다고 믿었다고 한다.

같이 먹으면 안 되는 음식이 있어요~

우리가 먹는 음식 중에는 같이 먹었을 때 매우 해로운 음식이 있다. 음식을 먹고 탈이 난다면 차라리 먹지 않는 게 낫지 않을까? 같이 먹으면 특히 해로운 음식, 어떤 게 있는지 알아보자.

돼지고기는~ 생강 · 메밀 · 아욱 · 매실 · 볶은콩 · 쇠고기 · 메추라기를 금기한다.	**돼지의 간은~** 생선회 · 메추라기 · 잉어 창자를 금기한다.	**돼지의 심장 · 폐는~** 엿 · 백화채(白花菜) · 오수유를 금기한다.	**양고기는~** 매실 · 팥 · 생선회 · 메밀 · 식초 · 우유 · 젓갈을 금기한다.
잉어는~ 돼지의 간 · 아욱 · 개고기 · 닭고기를 금기한다.	**개고기는~** 마름 · 마늘 · 소의 내장 · 잉어 · 두렁허리를 금기한다.	**쇠고기는~** 메기 · 기장쌀 · 밤 · 부추 · 개고기 · 생강 · 돼지고기를 금기한다.	**소의 간은~** 메기를 금기한다.
우유는~ 생선 · 신 음식을 금기한다.	**청어는~** 콩 · 콩잎을 금기한다.	**토끼고기는~** 생강 · 귤 껍질 · 겨자가루 · 닭고기 · 사슴고기 · 물개고기를 금기한다.	**닭고기 · 달걀은~** 마늘 · 생파 · 찹쌀 · 개고기 · 꿩고기 · 잉어 · 토끼고기를 금기한다.
꿩고기는~ 메밀 · 목이버섯 · 호두 · 붕어 · 돼지의 간을 금기한다.	**오리고기는~** 오얏 · 자라고기를 금기한다.	**메추라기는~** 버섯 · 목이버섯을 금기한다.	**메기는~** 소의 간 · 사슴고기 · 멧돼지고기를 금기한다.

붕어는~ 맥문동 · 겨자가루 · 마늘 · 설탕 · 닭 · 돼지의 간 · 꿩을 금기한다.	**생선은~** 우유 · 신음식을 금기한다.	**방게는~** 형개 · 감 · 귤 · 대추를 금기한다.	**새우는~** 돼지고기 · 닭고기를 금기한다.
오얏은~ 꿀 · 오리고기 · 참새고기 · 닭고기 · 노루고기를 금기한다.	**복숭아는~** 자라고기를 금기한다.	**대추는~** 파 · 생선을 금기한다.	**비파(枇杷)는~** 뜨거운 국수를 금기한다.
양매(楊梅)는~ 생파를 금기한다.	**은행은~** 뱀장어를 금기한다.	**모든 오이류에는~** 유병(油餠)을 금기한다.	**설탕은~** 붕어 · 대순 · 아욱을 금기한다.
메밀에는~ 돼지고기 · 양고기 · 꿩고기 · 조기를 금기한다.	**기장쌀은~** 아욱 · 꿀 · 쇠고기를 금기한다.	**생파는~** 꿀 · 닭고기 · 대추 · 개고기 · 양매(楊梅)를 금기한다.	**부추는~** 쇠고기 · 꿀을 금기한다.
생강은~ 돼지고기 · 쇠고기 · 말고기 · 토끼고기를 금기한다.	**겨자가루는~** 토끼고기 · 붕어 · 닭고기 · 자라를 금기한다.	**목이버섯은~** 꿩고기 · 오리고기 · 메추라기를 금기한다.	**호두는~** 오리고기 · 꿩고기 · 술을 금기한다.
밤은~ 오리고기 · 꿩고기 · 술을 금기한다.	**홍시는~** 술을 금기한다.	**감 · 배는~** 게를 금기한다.	**꿀은~** 파 · 상추를 금기한다.

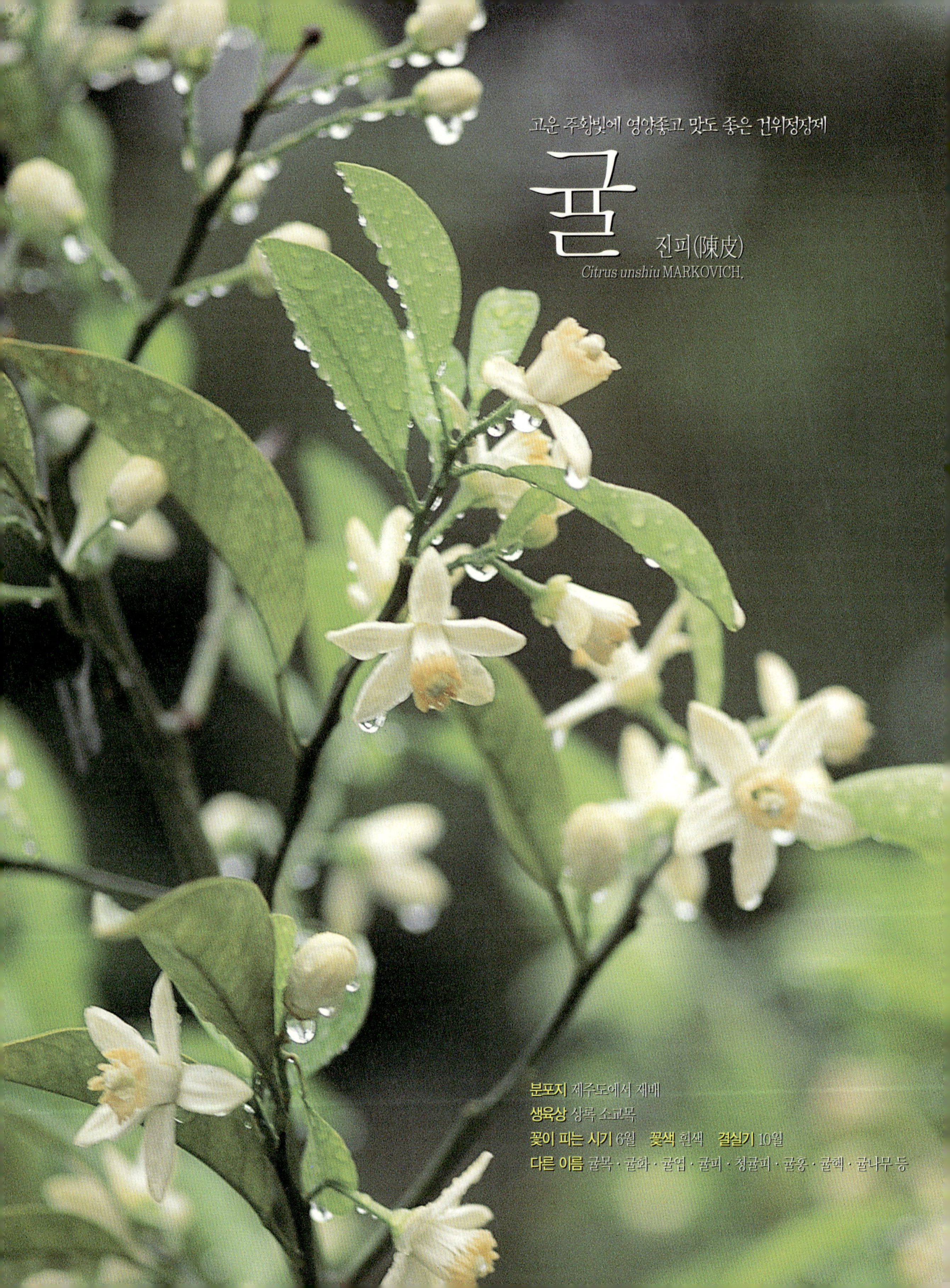

고운 주황빛에 영양좋고 맛도 좋은 건위정장제

귤 진피(陳皮)

Citrus unshiu MARKOVICH,

분포지 제주도에서 재배
생육상 상록 소교목
꽃이 피는 시기 6월 꽃색 흰색 결실기 10월
다른 이름 귤목 · 귤화 · 귤엽 · 귤피 · 청귤피 · 귤홍 · 귤핵 · 귤나무 등굴은 '경옥(璚玉 ; 아름다운 구슬, 마노)'과 같이 무늬가 아로새겨져 있다고 해서 '나무[木]에 달린 경옥[璚]'이라는 '橘' 자를 붙인 것이다.

한편 오색 꽃구름을 경(慶)이라 하고, 겉은 붉고 속은 노란 빛이 돌면서 연기 같지도 않고 안개 같지도 않은 뭉게뭉게 피어나는 구름을 '율(矞)'이라 하는데, 굴나무의 열매 역시 겉은 붉고 속은 노란색이면서 쪼개면 향기로운 분무가 흩어져 나오는 것이 마치 이와 같아서 '橘' 자를 붙인 것이라고 한다.

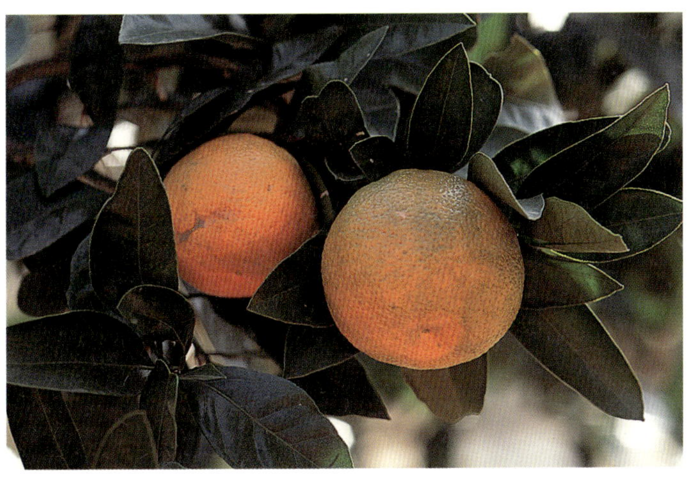

🍀 어디에서, 어떻게 자랄까?

일본이 원산지이며 제주도에서 재배하는 운향과의 상록 소교목이다. 높이는 5m 안팎에 달하고 가지에 가시가 없다.

6월에 흰색의 꽃이 피며 향기가 있다. 꽃받침잎과 꽃잎은 각각 5개이고 대개 20개 정도의 수술과 1개의 암술이 있다.

10월에 익는 열매는 등황색(橙黃色) 또는 황적색이다. 편구형(扁球形)이고 지름 3~4cm로 껍질이 과육과 잘 떨어진다. 가운데 중심이 비어 있고 겉껍질이 매끄럽고 윤기가 있다.

우리 나라의 제주도에는 여러 가지의 굴나무가 자라고 있으며, 우리가 가장 많이 애용하는 과일 중의 하나이다.

《만선식물자휘》에는 조선에서 굴목(橘木)·굴(橘)·굴화(橘花)·굴엽(橘葉)·굴피(橘皮)·진피(陳皮)·청굴피(靑橘皮)·굴홍(橘紅)·굴핵(橘核)·굴나무라 하였고, 제주도에서 재배된다고 하였다.

굴(橘)은 감(柑)에 비하면 껍질이 얇고 매끄러우며 속에 근(筋)이 많고 신맛이 강하다고 하였다. 열매는 벌꿀 또는 설탕을 가하여 익혀서 굴병(橘餠)을 만들고 가끔 굴주(橘酒)를 담글 때도 있다고 하였다.

잎·열매껍질·씨를 모두 약재로, 꽃을 차의 재료로 이용한다고 하였다.

굴피는 완전히 익은 노란 껍질을 말린 것을 '진피'라 부르고 덜 익은 푸른 껍질 말린 것을 '청굴피'라고 하였다.

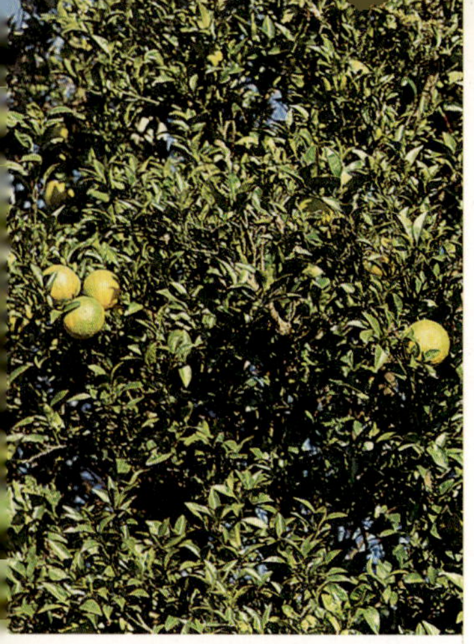

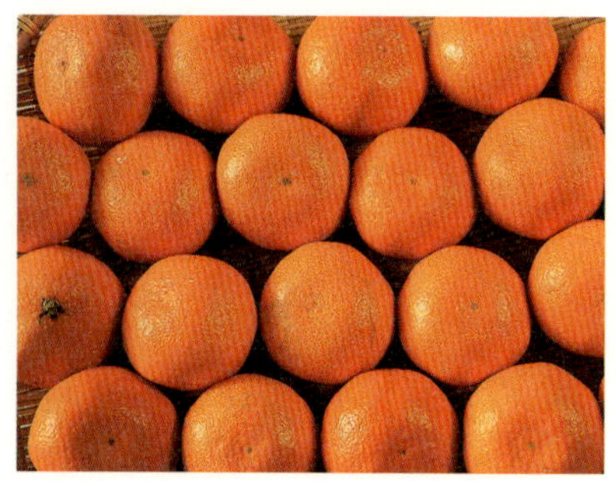

귤의 껍질을 '진피'라고 하여 약으로 쓰는데, 그 빛이 붉기 때문에 '홍피'라고도 한다. 이 껍질은 묵은 것일수록 약효가 좋다고 한다. 맛은 쓰고 매우며(혹은 달다고 한다), 성질은 따뜻하고(혹은 덥다고 한다), 독이 없다. 헤스페리딘, δ-리모넨, 비타민 B₁ 등을 함유하고 있다.

건위·정장 작용이 뚜렷하고, 소화불량을 다스린다 늘 복부가 팽만하면서 속이 답답하며 식욕이 떨어지고 때로 구토·구역을 느낄 때 쓰이며, 딸꾹질도 치료한다.

가래 및 가래가 많은 기침을 다스린다 특히 끈적끈적하고 흰 가래가 많고 가슴과 윗배가 답답할 때, 혹은 끈적거리는 누런 가래를 뱉기 어려워하고 기침이 심하며 호흡곤란과 흉통을 수반하는 때 효과가 있다.

기침·가래가 심할 때는 미나리 뿌리 1단, 진피 20g에 물 500cc를 붓고 끓여 반으로 줄면 체에 걸러 즙만 받아 하룻동안 여러 차례로 나누어 마신다.

기침이 심할 때는 귤피 160g, 감초 40g을 함께 볶아 가루내어 1회 8g씩을 따뜻한 물로 복용한다. 유선염으로 젖몸살을 앓을 때에도 좋은 치료 방법이다.

변비(특히 노인이나 허약체질인 사람의 변비)에는 귤피, 행인을 각각 같은 양씩 배합해서 가루내어 꿀로 반죽해 0.3g 크기의 알약을 만들어 1회 70알씩 미음으로 먹는다. 이 처방을 '귤행환'이라고 하며, 낮에 대변을 보기 힘든 데 쓴다. 만일 밤에 대변을 보기가 힘들면 귤피와 도인을 배합해서 곱게 가루낸 다음 알약을 만들어 복용한다.

산후 소변이 시원하지 않을 때는 진피를 가루내어 1회 4~8g씩 따끈하게 데운 청주로 복용한다.

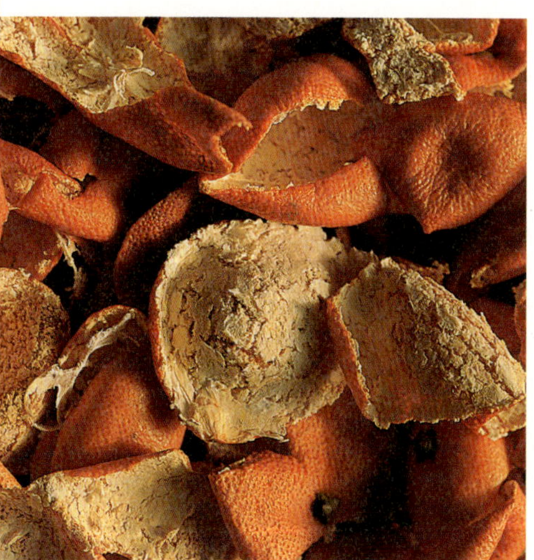

● 비·위장 소화기를 보강하려면 흰 속을 긁어 버리지 말아야 한다. 그러면 위를 보하고 속을 편안하게 한다.

● 가슴에 막힌 기를 치료하려면 흰 속을 긁어 버리고 쓴다. 그러면 담을 삭히고 체기를 푼다. 흰 속을 버린 껍질을 '귤홍'이라고 한다.

특효 비방 61 보기생혈탕

매맞은 자리가 곪아 짓무르며 잘 낫지 않을 때 효과가 좋다

준비할 약재는요…

진피 4g, 인삼 4g, 백출 4g, 백복령 4g, 백작약 4g, 당귀 4g, 향부자 4g, 패모 4g, 길경 4g, 숙지황 4g, 감초 4g

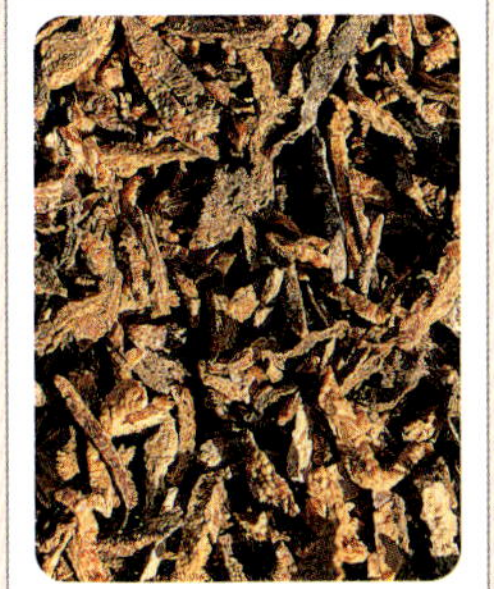

이상의 약재를 1첩 양으로 하여 소주 300cc, 물 300cc를 붓고 끓여 반으로 줄여서 한 번에 마신다. 1일 2첩 양으로 재탕까지 해서 3회 복용한다. 타박상, 교통사고 등에 의한 경우에도 쓸 수 있는 처방이다.

특효 비방 62 귤피죽여탕

메스꺼움이 심한 것을 다스린다

준비할 약재는요…

진피 12g, 죽여 12g, 당삼 12g, 감초 3g, 생강 12g, 대추 12g

분량대로 준비한 약재에 물 500cc를 붓고 끓여 반으로 줄면 하룻동안 조금씩 수시로 차처럼 마신다. 차게 마시면 메스꺼운 증세를 쉽게 가라앉힐 수 있다. 소화 장애가 있으면서 메스꺼움이 심할 때 쓰는 처방인데, 임신중 오조증(입덧)에도 효과가 있다.

딸꾹질이 그치지 않을 때는 진피 8g, 죽여 8g을 물 300cc를 붓고 달여 반으로 줄면 한 번에 따뜻하게 먹는다.

생선을 먹고 중독이 된 데는 진피를 진하게 달여 마신다. 게 식중독에도 좋다. 다산 정약용은 진하게 달인 물 한 사발(300cc)을 공복에 먹으라고 했다. 진피를 요리에 넣어 먹으면 고기 비린내를 없애며 독을 푼다. 귤홍 20g, 곽향 20g을 물 500cc로 끓여 반으로 줄면 하룻동안 나누어 마신다.

옛날옛적엔~ 진정한 인술을 행하는 의사를 귤에 비유하는 것은…

의술을 인술이라고 한다. 그러나 고금을 통해 수많은 의사들은 비록 의술은 뛰어나도 인술이 따르지 못한 경우가 허다하다. 인술은 그만큼 어려운 것이다.

그 중 규범이 될 만한 의사들이 있다. 인술을 베푸는 의사를 '귤정'이니 '행림'이니 하고 일컫는데, 바로 이들 말의 어원이 되는 의사들이다.

우선 '귤정'의 어원이 되는 소탐이라는 의사가 있다. 중국 진나라 때의 의사인데, 치료비 대신 각자 자기 집 우물 옆에 귤나무를 심게 했다고 한다. 훗날 귤나무가 여러 집 우물 옆에서 크게 자라, 그 뿌리의 정기가 우물물에 울겨져 나오게 되었으므로, 모든 사람들이 이 물을 마시고 질병을 예방하고 치료했다고 한다. 귤나무를 심고 우물을 파서 병자에게 귤나무 잎을 먹이고 우물물을 마시게 하여 병을 고쳤다는 이 의사의 일화에서 비롯되어 지금도 인술을 베푸는 의사를 귤정(橘井)이라고 부른다.

귤이라면 빼놓을 수 없는 인물이 또 한 사람 있다. 두목지(원명 두목)라는 시인이다. 당나라 후기의 이 시인은 대단한 미남이었다고 한다. 그래서 술 취한 두목지가 가마를 타고 지나가면 극성스러운 여성들이 몰려나와 귤나무에서 귤을 따다가 던졌다고 한다. 진정한 인술의 의사들에게 귤을 던질 분 없을까?

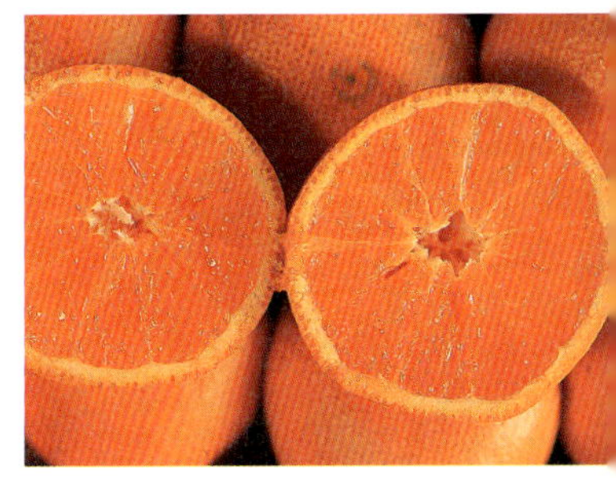

귤의 이런 것도 약이 됩니다…

신소산
고환이 붓고 아플 때 쓴다

준비할 약재는요…

치재(소금물에 축여 까맣게 볶은 것) 40g, 귤핵(볶은 것) 40g, 회향(소금물에 축여 볶은 것) 40g, 여지핵 32g, 익지인(볶은 것) 28g, 빈랑 20g, 청피(기름에 버무려 볶은 것) 12g.

복용법은요…

이상의 약재를 가루내어 1회 8g씩 청주로 공복에 복용한다.

이향환
호산(狐疝)을 다스린다

준비할 약재는요…

목향 120g, 향부자 120g, 산사 80g, 삼릉 40g, 봉출(식초에 삶은 것) 40g, 신곡 40g, 강황 40g, 천남성 40g, 황련(오수유와 함께 볶은 것) 20g, 나복자 20g, 도인 20g, 치자 20g, 귤핵(볶은 것) 20g

복용법은요…

약재를 가루내어 생강즙에 불린 증병에 반죽해서 0.3g 크기의 알약을 만들어 1회 50~70알씩 끓인 물로 복용한다. 이 처방은 '호산'으로 고환이 올라갔다 내려갔다 하면서 산통이 오기 때문에 호산이라는 이름이 붙은 병증을 치료한다. 뱃속에 덩어리가 지면서 아프던 것이 멎고 산통이 멎으면 또 뱃속에 덩어리가 지면서 아픈 것이 발작한다.

귤씨를 '귤핵' 이라 하여…

귤씨를 사용할 때 기와 위에 펴서 말리면 향이 난다고 한다. 씨 껍질은 버리고 씨 속의 알맹이만 약으로 쓴다. 맛은 쓰고, 성질은 따뜻하다. 기가 막히거나 뭉친 것을 순환시키며, 통증을 가라앉힌다. 특히 음낭수종 등 음낭·고환의 질환에 효과가 뚜렷하다.

술독으로 콧등이 붉어진 딸기코에 볶은 귤씨를 곱게 가루로 만든 다음 1회 4g씩 먹는다.

요통과 방광기(아랫배가 아프고 소변을 보지 못하는 병증)에는 귤씨를 볶아 껍질을 버리고 가루내어 한 번에 4g씩 술로 먹는다.

요통에는 귤씨, 두충을 같은 양으로 배합해서 곱게 가루내어 1회 4~6g씩을 3%의 소금물로 복용한다. 혹은 따끈하게 데운 청주로 복용한다.

귤 속흰막을 '귤락' 이라 하여…

귤의 속살에 붙은 실같은 층을 '귤낭상근막' 혹은 '귤락' 이라고 하는데, 맛은 쓰고 달며 성질은 평하다. 펙틴이 많이 들어 있다.

거담 작용이 있어 가래·기침이 있을 때 쓰여지며, 진통 작용도 하므로 외상 등으로 흉부나 옆구리가 아플 때도 쓰인다.

갈증을 멎게 하고 술을 마신 뒤에 토하는 것을 치료한다. 달여서 먹는다.

귤의 속살을 '귤육' 이라 하여…

귤의 학명 'citrus' 는 그리스어로 '상자' 를 뜻한다고 한다. 우리는 귤을 달다는 뜻으로 '감귤' 이라고 부르며, 귤의 속살을

'귤육' 이라고 한다. 맛은 달고 시며, 성질이 차다. 수분이 87.5%이며 열량은 100g당 50㎈에 불과하다. 질좋은 구연산이 풍부하고 비타민 A · C 등이 있다. 따라서 피로를 풀고, 소갈증을 다스리며 입맛을 돋운다. 동맥경화증도 예방할 수 있다.

코감기에 귤 1개를 불에 구워 속 알맹이만 먹는다.

동상에는 귤 5~6개를 진하게 끓여 그 물에 환부를 담그기를 여러 차례 반복한다.

푸른 귤껍질을 '청피' 라하여…

덜 익어 누런 귤껍질인데, 색깔이 푸르기 때문에 '청피' 라고 한다. 껍질이 얇은 편이고 광택이 난다. 맛은 쓰고(또는 쓰고 맵다고 한다), 성질은 따뜻하며, 독이 없다.

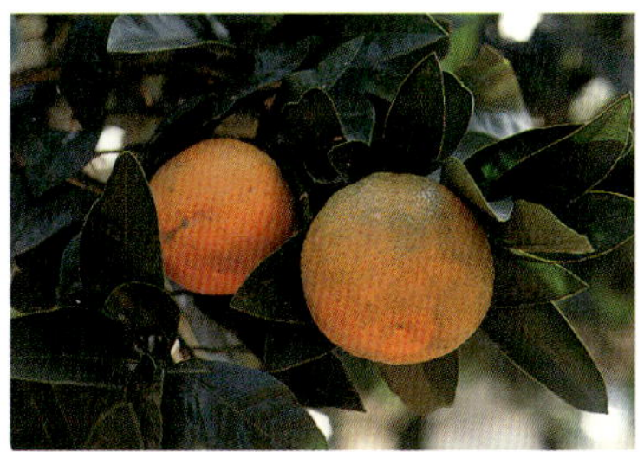

기가 막힌 것을 풀며, 소화가 잘 되게 하고, 뱃속에 응어리가 뭉치는 것과 가슴에 기가 막히는 것을 풀어준다. 특히 걸핏하면 화를 내고 분통을 터트려 옆구리에 울화의 덩어리가 뭉친 듯 뻐근한 데 아주 효과가 있다.

요통에 청피를 볶아 가루내어 1회 4g씩을 따끈한 청주에 타서 복용한다. 지속적으로 복용해야 효과가 좋다.

뱃속의 응어리를 풀려면 식초에 적신 후 볶아서 쓴다.

'진피' 와 '청피' 를 함께 쓰면 인체 상 · 중 · 하부의 모든 기를 고르게 할 수 있다. 이 때는 흰 속을 버리고 쓴다. '진피' 는 맛이 맵기 때문에 인체 상부의 기를 고르게 하고, '청피' 는 맛이 쓰기 때문에 인체 하부의 기를 고르게 한다.

●청피를 이용한 처방 2가지

칠미조기탕

스트레스로 옆구리가 그득하게 결리고 아플 때 효과가 있다

준비할 약재는요…
청피 6g, 향부자 3g, 곽향 3g, 오약 3g, 사인 3g, 감초 3g, 목향 1.5g.

복용법은요…
이상의 약재 중 목향을 제외한 나머지 약재를 물 500cc에 끓여 300cc 정도 되었을 때 목향을 넣고 다시 끓여 150~200cc가 되도록 졸여 한 번에 복용한다.

청피과루탕

산후 유방염을 다스린다

준비할 약재는요…
청피, 과루인, 도인, 연교, 천궁, 귤엽, 조각자, 감초 각각 같은 양.

복용법은요…
이상의 약재를 거칠게 가루내어 21~24g씩을 물 500cc에 끓여 반으로 줄인 후 하룻동안 조금씩 여러 차례로 나누어 마신다.

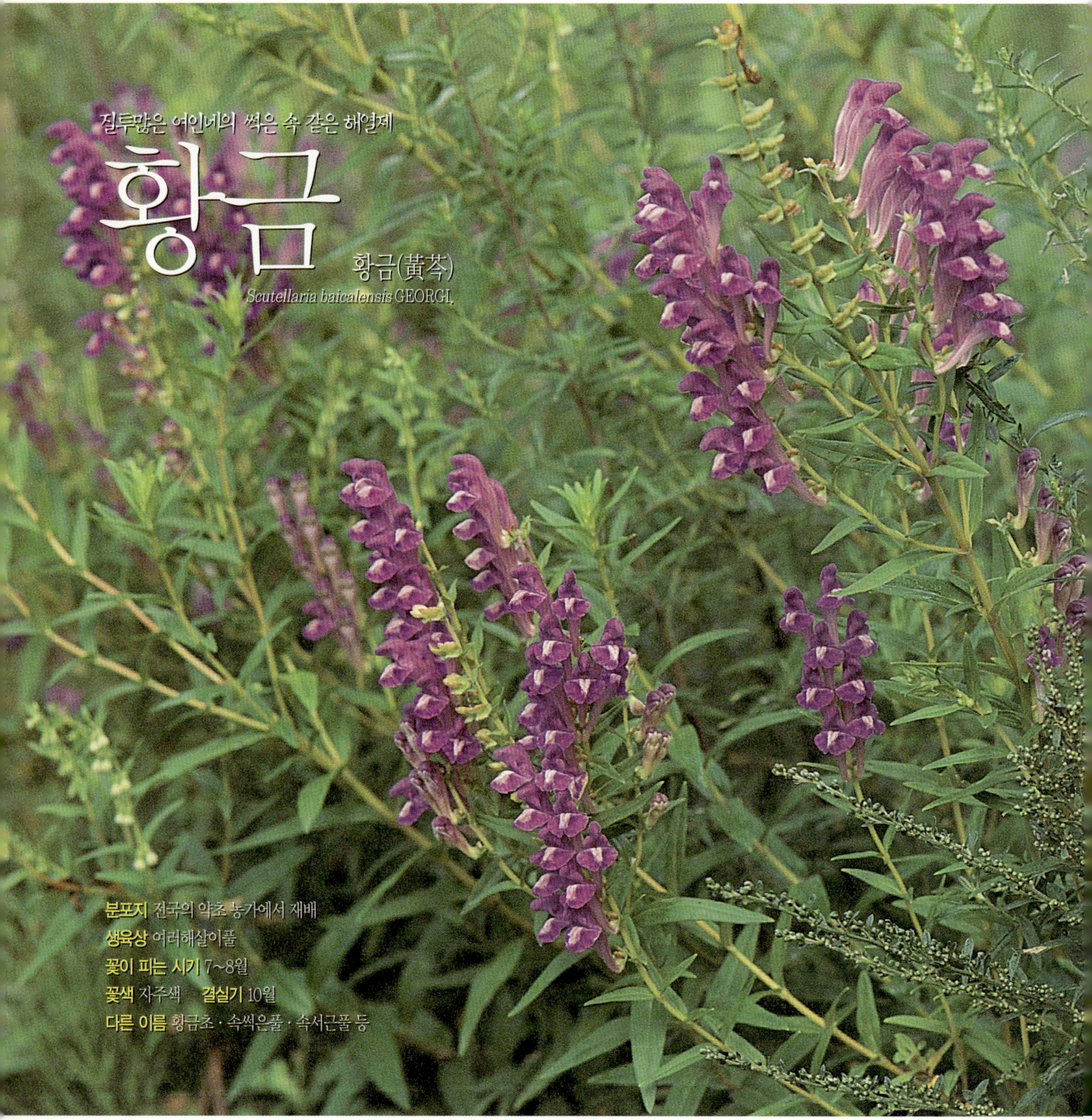

질투많은 여인네의 썩은 속 같은 해열제

황금

황금(黃芩)

Scutellaria baicalensis GEORGI.

분포지 전국의 약초 농가에서 재배
생육상 여러해살이풀
꽃이 피는 시기 7~8월
꽃색 자주색   결실기 10월
다른 이름 황금초·속썩은풀·속서근풀 등

황금은 '황색의 분금(芬金)'이라는 뜻이며, 가을의 노란 빛을 감응했다고 해서 붙여진 이름이다. 우리 말로는 '속이 썩은 풀'이라고 해서 일명 '속서근풀'이라고 한다.

약으로 쓰는 뿌리의 상태에 따라 이름이 다르다. 속이 빈 뿌리를 '부장(腐腸)'이라 부르며, '공장' 또는 '내허'라고 한다. 질투심 많은 부인 같이 속이 썩었다고 해서 일명 '투부'라고 부르기도 한다. 속이 비고 색이 까만 늙은 뿌리를 '고금(枯芩)' 또는 '편금(片芩)'이라고 한다.

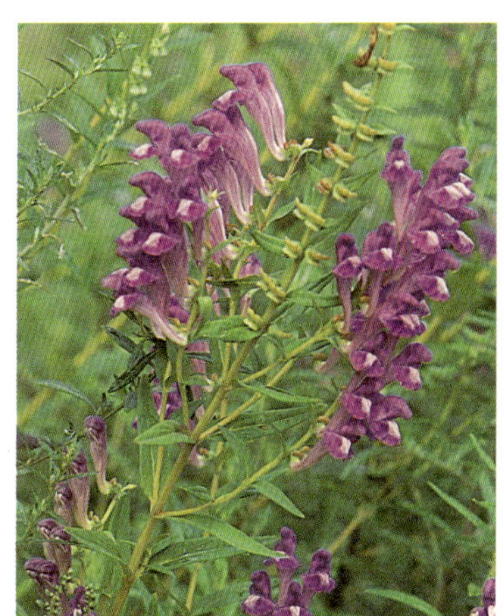

또 뿌리 속이 파괴되어 매우 가벼운 것은 '숙금(宿芩)'이라 하고, 뿌리가 가늘고 둥글며 단단하고 강한 것은 '자금(子芩)'이라 하며, 가늘면서도 속이 충실하며 빳빳한 것을 '조금(條芩)'이라고 한다.

✿ 어디에서, 어떻게 자랄까?

중국이 원산으로 대개는 약초 농가에서 흔히 재배하고 있는 꿀풀과의 여러해살이풀이다. 높이는 60cm 안팎이고 전체에 털이 있다. 원줄기는 네모가 지며 한 곳에서 여러 대가 나오고 가지가 많이 갈라진다.

7~8월에 자주색의 꽃이 피어 원줄기 끝과 가지 끝에 달리는데, 화서에 잎이 달리고 각 잎겨드랑이에 꽃이 1개씩 달린다. 꽃받침은 종 모양이며 가장자리가 밋밋하고 2개로 갈라지며, 뒤쪽에 돌기가 있고 꽃이 진 다음 젖혀진다.

화통(花筒)은 길이 2.5cm 정도로 밑부분이 굽어 있고, 윗부분이 2개로 갈라진다. 뒤의 열편(裂片)은 투구형이고 겉에 잔털이 있으며 첫째 열편은 퍼진 모양으로 자주색이다.

10월에 익는 열매는 꽃받침 안에 들어 있고 둥글다.

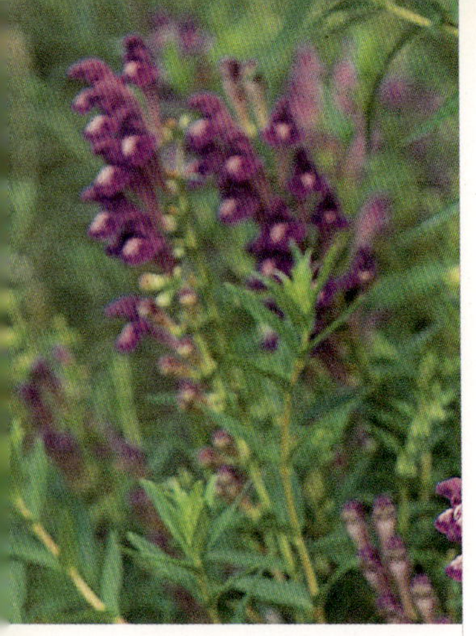

황금은 이른봄과 가을,
또는 삼월 삼짇날에 뿌리를 캐어
잔뿌리를 다듬고 겉껍질을
긁어낸 다음 햇볕에 말려 약으로
쓴다. 맛은 쓰고 성질은 차며
바이칼린, 바이칼레인, 오고닌,
오고노시드, 네오바이칼레인,
β-시토스테롤 등이
함유되어 있다.

● 체내의 열을 떨어뜨리고자 할 때는 속이 연하고 겉이 충실한 '조금'을 쓰고, 체표의 열이나 폐에 열이 있을 때는 '고금'을 사용한다.

● 비위가 약할 때, 소화가 안 될 때, 위장이 냉할 때는 쓰지 않거나 혹은 양을 과하게 쓰지 말아야 한다. 장이 냉하면서 설사할 때나 맥이 가라앉고 약할 때도 쓰지 않는다.

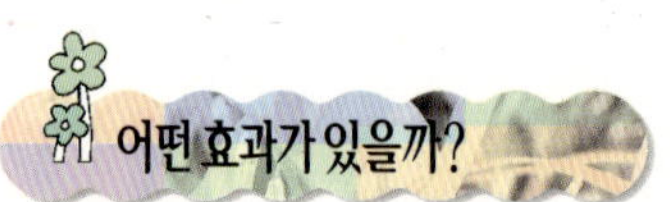

어떤 효과가 있을까?

열을 떨어뜨리고 습기를 제거하며 이뇨 작용을 한다 상기도염 · 급성 기관지염 · 폐렴 등 폐열에 의한 해수 기침에 좋다. 대장의 열을 내리고 불필요한 체내 유동액을 체외로 배출시키며 소화 작용을 한다. 설사 · 복통과 후중기가 심한 설사, 혹은 대변에 농과 피가 섞여 나오는 경우에도 효과가 있다. 장관 운동을 억제하며 담즙 분비를 촉진한다. 한편 이뇨 작용의 유효 성분은 황금이 갖고 있는 바이칼레인이다.

진정 작용과 혈압 강하 작용을 한다 대뇌피질의 억제 과정을 강화하여 진정 작용을 하며, 혈관을 약간 확장시켜 혈압을 떨어뜨린다. 따라서 고혈압을 비롯해서 동맥경화, 갱년기 실조증 등으로 머리가 아프고 눈이 충혈되며, 입이 쓰고 얼굴이 벌겋게 달아오르면서 가슴이 답답할 때 효과가 아주 좋다.

안태 작용을 한다 특히 '조금'이 안태 작용을 하는 것은 열을 떨어뜨리기 때문이다. 임신중의 하복부 통증(절박유산)으로 열을 수반했을 때도 열을 떨어뜨리면서 유산을 방지한다.

해독 작용을 한다 시험관에서 적리균 · 티푸스균 · 녹농균 · 포도상구균 · 용혈성 연쇄구균 · 폐렴쌍구균 등에 강한 항균 작용을 하는 것으로 알려져 있다. 또 선모상 표피균 등 많은 진균에 대하여 일정한 억제 작용을 하며, 항바이러스 작용이 있어 인플루엔자를 억제할 수 있다.

어떻게 먹으면 좋을까?

세균성 이질에는 황금 9g에 백작약 6g과 감초 6g을 더하고 대추 2~3개와 함께 물 300cc를 붓고 끓여 반으로 줄면 하룻동안 나누어 차처럼 마신다.

장염에 의한 설사에는 황금 9g, 칡뿌리 9g에 감초 3g을 함께 넣어 물 300cc를 붓고 끓여 반으로 줄면 한 번에 다 마신다. 이렇게 마시기를 1일 2~3회, 2~3일 지속하면 치료 효과가 아주 좋다.

가슴이 답답하며 잠을 이루지 못할 때는 황금 9g, 국화 9g에 하고초 15g을 배합해서 물 500cc를 붓고 끓여 반으로 줄인 다음 하룻동안 나누어 마신다. 혈압 강

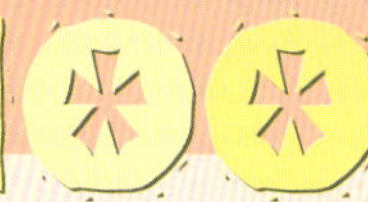

특효 비방 63 당귀탕

절박유산을 방지할 때 쓰는 처방이다

준비할 약재는요…

황금 6g, 백작약 6g, 당귀 9g, 백출 9g, 천궁 1.5g

이 약재들을 분량대로 준비하면 한 첩 양이 되는데 하여 물 300cc로 끓여 반으로 줄면 마신다. 하룻동안 2첩 분량을 재탕까지 해서 1일 3회 복용한다.

특효 비방 64 청상견통탕

편두통이 심하고 메스꺼우며 토하는 것을 다스린다

준비할 약재는요…

황금 6g, 창출 4g, 강활 4g, 독활 4g, 방풍 4g, 천궁 4g, 당귀 4g, 백지 4g, 맥문동 4g, 만형자 2g, 감국 2g, 세신 1.2g, 감초 1.2g, 생강 3쪽

이상을 한 첩 분량으로 하여 물 300cc를 붓고 끓여 반으로 줄면 마신다. 하룻동안 2첩 분량을 재탕까지 해서 1일 3회 복용한다.

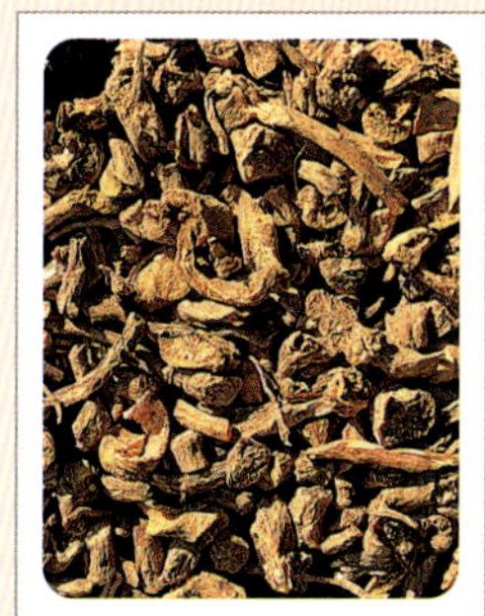

하 작용이 뚜렷하고 증세를 개선하는 효과가 아주 좋다. 혈압이 높아 머리가 아프며 눈이 잘 충혈되고 입이 쓰고 얼굴이 달아오르는 증세에도 좋다.

폐에 열이 있어 기침이 심할 때는 황금 4g, 상백피 4g, 지골피 4g, 감초 4g을 물 300cc를 붓고 끓여 반으로 줄면 한 번에 마신다.

열이 있어 갈증이 심하고 소변이 잘 나오지 않을 때는 황금 4g에 치자 3개를 부스러뜨려 까맣게 볶은 것을 함께 물 300cc로 끓여 반으로 줄면 2~3회 나누어 마신다.

임신중 유산될 것처럼 태동이 불안할 때는 황금 15g, 백출 30g, 사인 9g, 아교 9g을 가루내어 매회 6g씩을 쑥 달인 물로 복용한다.

옛날옛적엔~ 두통 중에서도 처방이 묘연한 편두통!

두통은 가장 흔하게 호소하는 통증이면서도 그 모든 것을 이해하기에는 아직도 어려운 것이 사실이다. 그 중에서도 편두통은 그 통증의 모든 걸 이해하기가 더욱 난감하다. 편두통은 대개 젊은 나이에 시작되며 가족력이 강한 게 특징이다. 뇌를 정밀 진단해도 별 이상을 발견하지 못하는 경우가 대부분이다.

발작 초기에는 권태롭고 우울해지며 자꾸 누워 자려고만 한다. 일시적으로 말하기 어렵고 눈앞에 섬광이 나타나거나 암점이 나타나기도 하며, 눈앞에 기하학적인 도형이 나타나면서 시야가 좁아진다. 동공이 커지며 안결합막과 비점막이 충혈되고 대개는 아픈 쪽 얼굴의 색이 창백해진다. 처음에는 매우 심한 두통을 느끼는데, 삼차신경의 지배구역을 따라 발작적이며 격렬한 통증을 느끼면서 물결이 출렁이고 파도가 일렁거리는 듯한 파동성 동통을 느끼는가 하면 머리에 구멍을 뚫는 듯한 통증으로 고통받기도 한다. 통증은 수초 내지 수십 초 지속되다가 돌연 그치고, 하루에도 수 차례 내지 수십 차례 발작한다.

생활 한방 정보

이럴 땐 '편두통'…

- 주기적으로 발작하는 단측두통이 있다.

- 자율신경의 기능 문란이 병발한다.

- 발작 때마다 그 성질이 비슷하다.

- 에르고타민을 사용했을 때 그 치료 효과가 현저하다.

- 발작 간헐기에는 정상인과 다름이 없다.

금빛 아기참새처럼 산뜻한 피부병 치료제

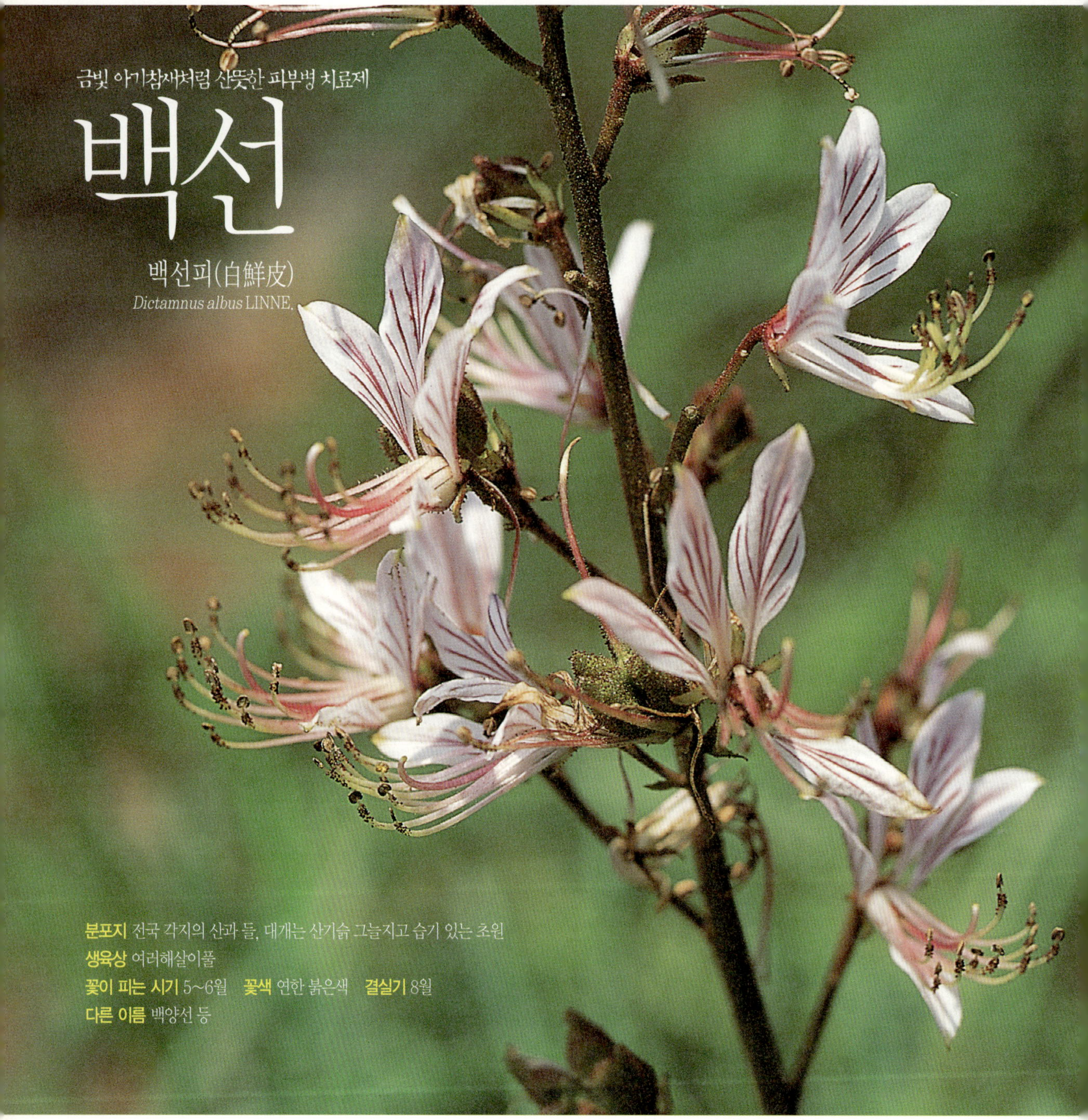

백선

백선피(白鮮皮)

Dictamnus albus LINNE.

분포지 전국 각지의 산과 들, 대개는 산기슭 그늘지고 습기 있는 초원

생육상 여러해살이풀

꽃이 피는 시기 5~6월　**꽃색** 연한 붉은색　**결실기** 8월

다른 이름 백양선 등

백선은 '흰색으로 선명하다'고 해서 붙여진 이름이다. 그래서 일명 '백양', '백양선', '지양선'이라고 한다.

산초과에 속하는 '검화'의 뿌리를 쓰는데, 그래서 '들꽃 산초'라는 뜻으로 '야화초'라 하거나 혹은 '금빛 아기참새 같은 산초'라는 뜻으로 '금작아초'라고 부른다.

뿌리는 약간 굵고 흰데, 줄기는 나무처럼 단단하다. 짙은 냄새가 나는 옅은 붉은 색의 다섯 잎 꽃이 피며, 겉에는 오톨도톨한 기름샘이 있다. 냄새가 역겨워 일명 '취근피'라고도 한다. 혹은 '여덟 개의 다리를 가진 소'라는 뜻으로 '팔고우'라고 부르기도 한다.

❀ 어디에서, 어떻게 자랄까?

전국 각지의 산기슭에서 자라는 운향과의 여러해살이풀이다.

땅속에 굵은 뿌리가 있고 원줄기는 곧게 자라며 높이는 90cm 안팎에 달한다. 5~6월에 연한 붉은색의 꽃이 피며 지름은 2.5cm 정도이다.

꽃잎은 5개로 원줄기 끝의 총상화서에 달린다. 꽃자루[小花梗]는 길이 0.5~2cm로서 털과 함께 선모(腺毛)가 있다. 10개의 수술은 암술대와 함께 밑으로 처지지만 끝이 위를 향한다. 씨방은 5실이다.

8월에 삭과(蒴果)되며, 삭과는 5개로 갈라지고 털이 있다. 잎에 털이 많이 있는 것을 '털백선'이라 한다.

꽃이 아름다워 간혹 관상초로 심기도 하지만, 이 풀은 건드리면 역겨운 냄새가 많이 나기 때문에 그다지 호평을 받지 못한다.

봄이 한창일 무렵 산기슭의 숲 가장자리나 초원에서 높이 솟아 여러 마리의 작은 나비가 앉아 있는 듯이 피어난 꽃은 아침 햇빛을 받아 햇살과 같이 바라보면 아름다운 나비처럼 보이는 꽃으로, 경기도와 강원 산간에서 많이 볼 수 있다.

봄이면 흔하게 피는 꽃이지만 이 꽃의 개화 시기를 잘못 맞추어 필자는 이 꽃 때문에 수 년 동안 여러 번 애를 태웠다. 다행히도 1990년 경상북도의 문경새재 고개에서 아름다운 꽃을 카메라에 담을 수 있었다. 또 지난 초여름에는 경기도의 민통선 지역에서도 막 피어나는 아름다운 백선꽃을 만난 행운을 가졌다.

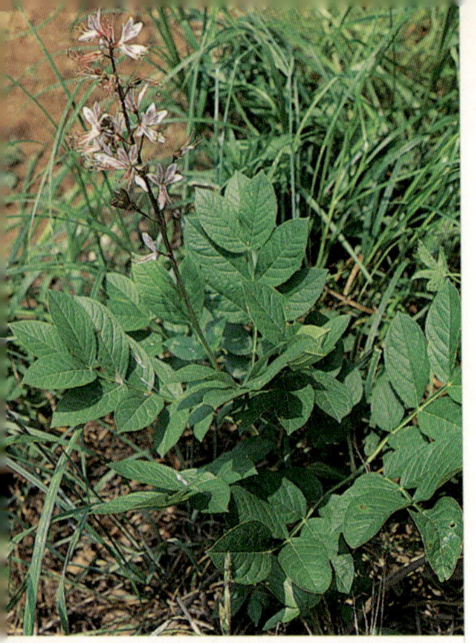

백선은 늦봄부터 여름 사이에 뿌리를 캐어 물에 씻은 다음 껍질을 벗겨 '백선피' 라는 이름으로 약용한다. 맛은 쓰고 성질은 차며 독은 없다. 디크탐닌, 오바쿨락톤, 프락시넬론, 디크탐놀리드, 사포닌, 정유 등을 함유하고 있다. 지상부에는 프소랄렌과 독소 성분인 크잔토톡신이 함유되어 있다.

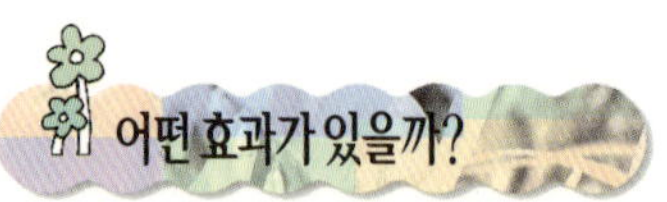

어떤 효과가 있을까?

해열 작용이 있다 일반 피부 감염증으로 인해 발열이 있을 때 쓴다. 특히 만성 습진 · 두드러기 등 '풍열습독' 으로 인한 피부 질환에 사용한다.

살균 · 소독 작용이 있다 옴 · 악창 · 습진 · 마른버짐 · 두드러기 · 부스럼 등에 응용된다. 특히 시험관 내에서 여러 종류의 백선균을 억제한다. 백선균은 사상균의 하나로, 전염성 피부병을 일으켜서 표피 또는 진피를 변화시킨다. 피부의 빛깔이 변하거나 또는 동전만한 크기의 얼룩 반점이 생겨서 점점 커지고, 연회색의 비듬 같은 것이 생기면서 머리카락이 빠진다.

이뇨 작용이 있다 소변이 찔끔거리며 시원치 않을 때 쓴다.

풍습으로 인한 저림증, 통증을 다스린다 관절 류머티즘, 손 · 발의 근육과 뼈가 굴신하기 어려울 때, 하지의 관절운동 장애, 보행곤란 등의 증세가 있을 때 치료제로 쓰인다.

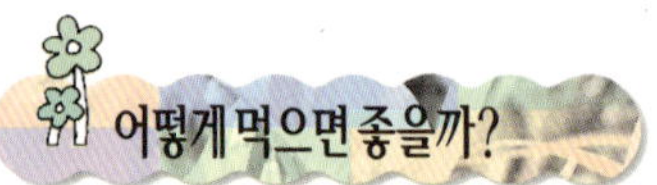

어떻게 먹으면 좋을까?

'간황' 에는 백선피 8g, 인진 8g을 섞어 600cc의 물을 붓고 끓여 300cc 정도로 줄면 1일 3회로 나누어 따뜻하게 복용한다. 간황은 황달 중에서 온 몸이 황금색이고 말을 많이 하지 못하며 사지가 무력하고 잠자기를 좋아하며 끈끈한

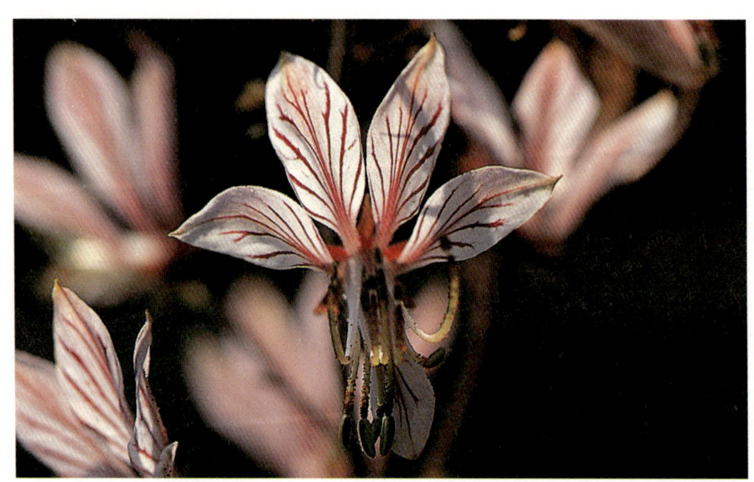

특효 비방 65 백선피탕

피부가 건조하고 코가 막히는 것을 다스린다

준비할 약재는요…
백선피 45g, 맥문동 45g, 복령 45g, 행인(볶은 것) 45g, 세신 45g, 백지 45g, 상백피 60g, 석고 60g

이상의 약재를 거칠게 가루낸 다음 콩을 삶은 물 300cc에 9g씩 약을 넣고 끓여서 반으로 줄면 하룻동안 여러 차례로 나누어 복용한다.

특효 비방 66 환기소독음

초기 종기를 치료한다

준비할 약재는요…
백선피 3g, 토복령 20g, 당귀(술에 적신 것) 4g, 백지 4g, 조각자 4g, 의이인 4g, 모과 3g, 목통 3g, 금은화 3g, 자감초 2g

이상의 약재를 물 500cc를 붓고 끓여 반으로 줄면 1일 2회에 나누어 복용한다.

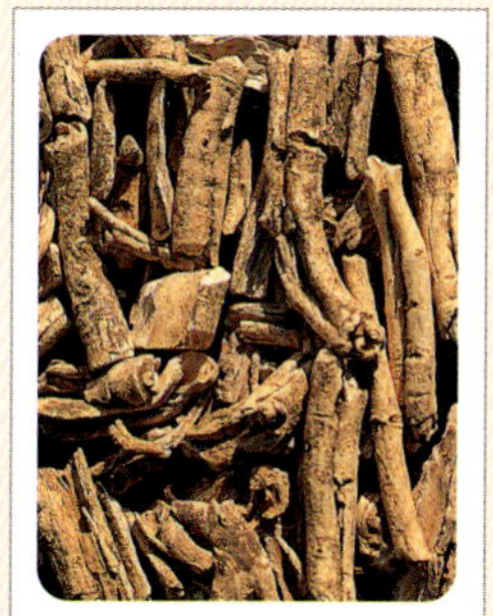

침을 뱉는 것을 말한다.

'서루'에는 '서루'는 결핵성으로 경부 및 액와 임파선에 응어리가 생겨 마치 쥐가 구멍을 뚫은 것 같이 터널을 이룬 것을 말하는데, 이 환부로부터 피고름이 그치지 않고 나올 때는 백선피 12g을 물 500cc를 붓고 끓여 반으로 줄면 하룻동안 나누어 마신다.

산후에 중풍이 왔을 때는 백선피 120g을 물 3,000cc를 붓고 끓여 1,000cc 정도로 물의 양이 줄면 그 물만 걸러 나누어 마신다고 했는데, 이 처방을 '일물백선탕'이라고 했다. 그러나 1일 8~12g을 물 500cc를 붓고 끓여 반으로 줄면 하룻동안 여러 차례로 차처럼 나누어 마시는 게 좋다.

옛날옛적엔~ 약효도 좋고 아름다움과 향을 지닌 꽃을 찾아…

영원히 시들지 않고 좋은 향을 지닌 풀은 없을까? 귀여운 소리를 내는 꽃이 있다. 새벽녘에만 피는 노란 앵초꽃인데, 꽃이 필 때 마치 비눗방울이 터지는 것 같은 귀여운 소리를 낸다고 한다. 그런가 하면 비탄에 젖은 통곡 소리를 들어야 신나게 자라는 나무가 있다. 묘지에 서 있어서 우는 소리와 눈물을 먹고 자란다는 이 나무는 '우무마아'라는 나무다.

꽃이라면 으레 아름답고 향기로운 것으로 생각되지만 사실 90% 이상의 꽃들이 불쾌한 냄새를 가지고 있거나 냄새가 전혀 없다고 한다. 그 중에는 역겨울 정도로 썩은 고기 냄새를 내는 식물이 있다고 한다. '라오레샤'라는 식물이다. 물론 어성초도 생선 비린내가 난다고 해서 '어성초(魚腥草)'라는 이름이 붙여졌으며, 백선 역시 양고기의 비릿한 냄새 같은 것이 난다고 해서 '백전(白羶)'이라고 한다.

장미는 향기가 좋다. 애머러스꽃은 영원히 시들지 않는다고 한다. 백선은 질병을 치료하는 약효가 출중하다. 장미처럼 좋은 향기에, 애머러스처럼 시들지 않고 백선처럼 약효가 좋은 식물은 혹시 없을까?

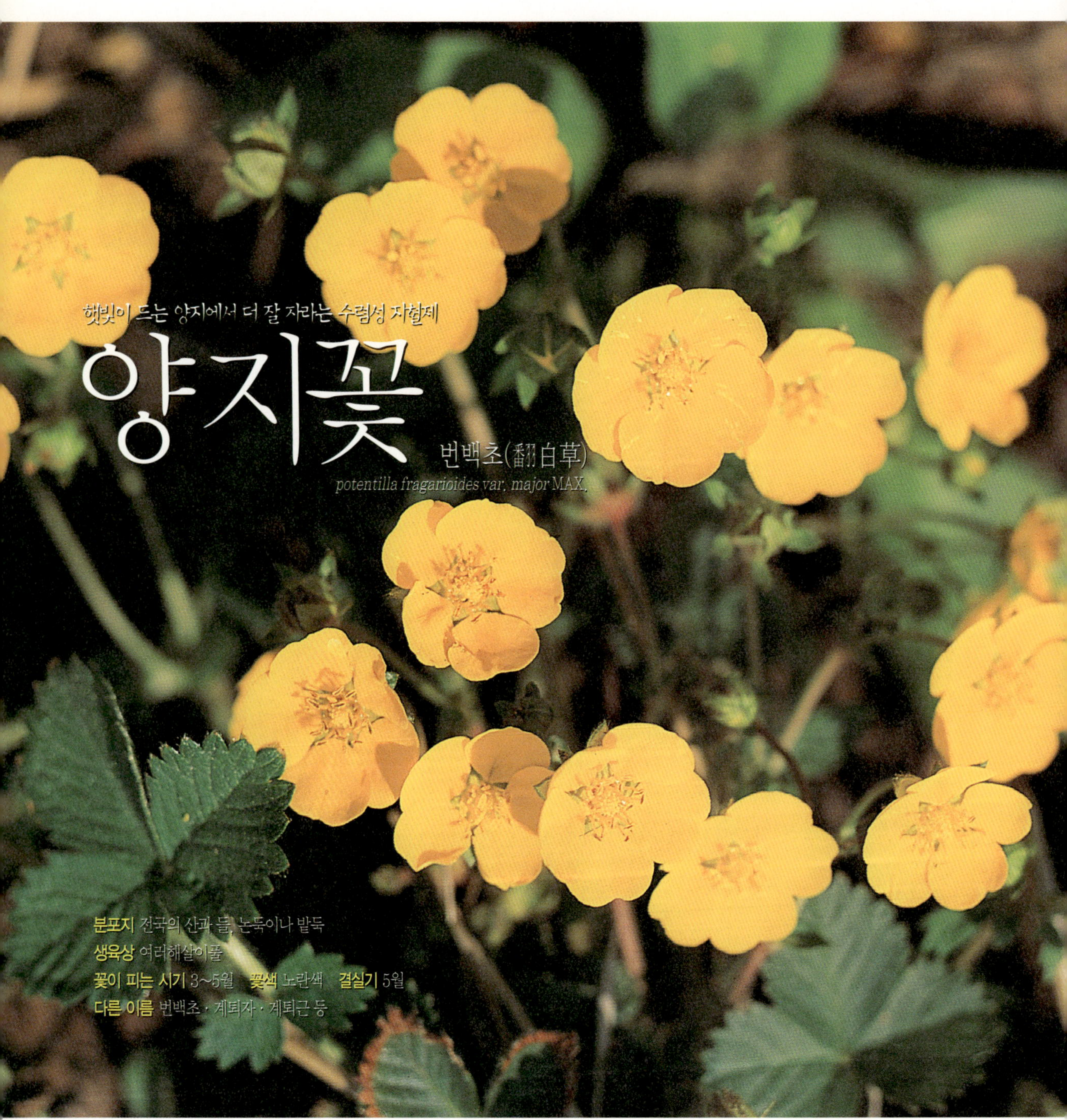
햇빛이 드는 양지에서 더 잘 자라는 수렴성 지혈제

양지꽃
번백초(翻白草)
potentilla fragarioides var. major MAX.

분포지 전국의 산과 들, 논둑이나 밭둑
생육상 여러해살이풀
꽃이 피는 시기 3~5월   꽃색 노란색   결실기 5월
다른 이름 번백초 · 계퇴자 · 계퇴근 등

양지꽃은 하늘을 향한 잎의 면이 푸른색인데 반해 땅을 향한 잎의 면은 흰색이기 때문에 일명 '천청지백' 이라는 이름을 갖고 있으며, 또 잎을 뒤집으면 밑면이 흰색이기 때문에 '눈의 흰자위를 까뒤집고 부라리다[翻白] 라는 뜻으로 '번백초' 라는 이름을 갖고 있는데, 이 '번백초' 가 약명으로 쓰이고 있다.

깃털 같은 잎의 모양을 빗대어 일본에서는 '꿩 자리' 라는 뜻으로 '치석(雉蓆)' 이라고 부르며, 중국에서는 뿌리의 모양에서 '닭다리 뿌리' 라는 뜻으로 '계퇴근' 이라 부르거나 또는 뿌리 아랫쪽이 비후하여 방추상을 이루고 있기 때문에 '천추타' 라는 이름으로 부르기도 한다. 또 꽃의 끝이 닭발처럼 오므라들었다고 해서 '닭의 발톱' 이라는 뜻으로 '계각조' 라고도 한다.

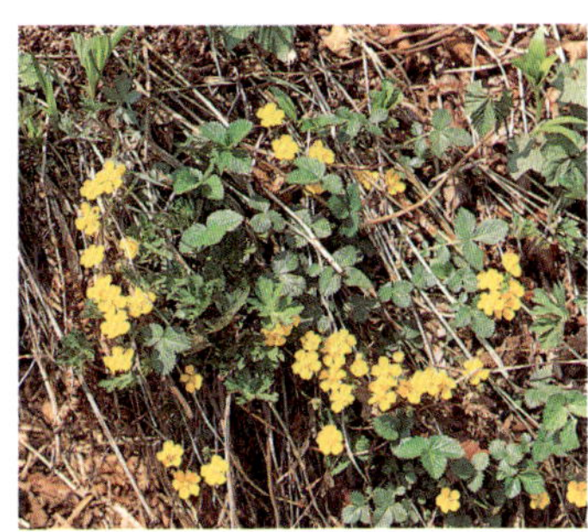

✿ 어디에서, 어떻게 자랄까?

전국의 산과 들, 논둑이나 밭둑 특히 햇볕이 잘 드는 곳에 흔히 자생하는 장미과의 여러해살이풀이다.

높이는 30~50cm이고 전체에 긴 털이 나 있다. 근생엽(根生葉 ; 뿌리에서 직접 땅 위로 나온 잎)은 여러 개가 나와서 사방으로 비스듬히 퍼진다. 잎자루가 길고 잎은 3~13개의 어린 잎으로 구성된 깃모양의 겹잎이며, 가장자리에 톱니가 있다. 3~5월에 노란색의 꽃이 핀다. 턱잎은 타원형이고 꽃잎은 요두(凹頭 ; 끝이 오목하게 파진 것)로 꽃받침보다 2배 정도 길고, 암술과 수술은 많으며 꽃받침에 털이 있다.

열매는 5월에 익으며 길이 1mm 정도로 가는 주름살이 있다. 우리 나라에는 같은 속의 '눈양지꽃', '가락지나물', '좀딸기', '돌양지꽃', '참양지꽃', '섬양지꽃', '은양지꽃', '좀양지꽃', '솜양지꽃', '제주양지꽃', '민눈양지꽃', '세잎양지꽃', '물양지꽃', '딱지꽃', '원산딱지꽃', '개소시랑개비', '물싸리풀', '물싸리', '검은낭아초' 등이 자라고 있다.

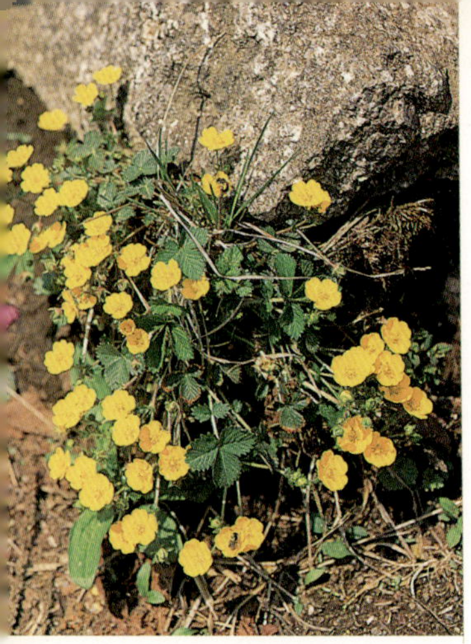

양지꽃은 여름과 가을에 뿌리를 포함한 전초를 채취하여 깨끗이 씻어 그늘에서 말려 약으로 쓴다. 맛은 쓰고 달며, 성질은 뜨겁지도 차지도 않다. 독은 없다. 뿌리에는 타닌 등이 함유되어 있다. 양지꽃과 같은 속인 딱지꽃의 뿌리와 전초를 번백초라는 이름으로 약용하기도 하는데, 맛이 쓰며, 성질은 차고, 약간의 독이 있다.

열을 떨어뜨리고 해독 작용을 한다 장염 · 이질 · 학질 · 폐렴 등을 치료한다. 약리실험에서 억균 작용이 있음이 입증되었다.

지혈 작용이 있다 약리실험에서 모세혈관 강화 작용이 밝혀졌으며, 일종의 수렴성 지혈제로 작용한다. 따라서 위궤양 · 토혈 · 대변 출혈 · 코피 · 월경과다 · 부정기적 자궁 출혈 · 산후 출혈 등에 쓰인다.

허한 몸을 보강해 준다 위장을 맑게 한다.

종양을 삭히는 작용이 있다 종기 · 나력(결핵성 임파선염) 등을 다스릴 수 있다.

세균성 이질 · 설사에는 신선한 번백초로 생즙을 내어 1회 100cc씩 1일 2~3회 공복에 마시거나, 말린 것 20g을 물 300cc를 붓고 끓여 150cc 정도로 농축시켜 1일 2~3회로 나누어 복용한다.

종기에는 번백초 뿌리 12g을 물 500cc를 붓고 끓여 반으로 줄면 하룻동안 나누어 마신다. 학질로 오한과 발열이 교대로 나타날 때도 효과가 좋다.

가래가 끓는 천식에는 번백초 전초 12~20g을 물 500cc를 붓고 끓여 물의 양이 반으로 줄면 설탕(얼음설탕이 더 좋다)을 조금 타서

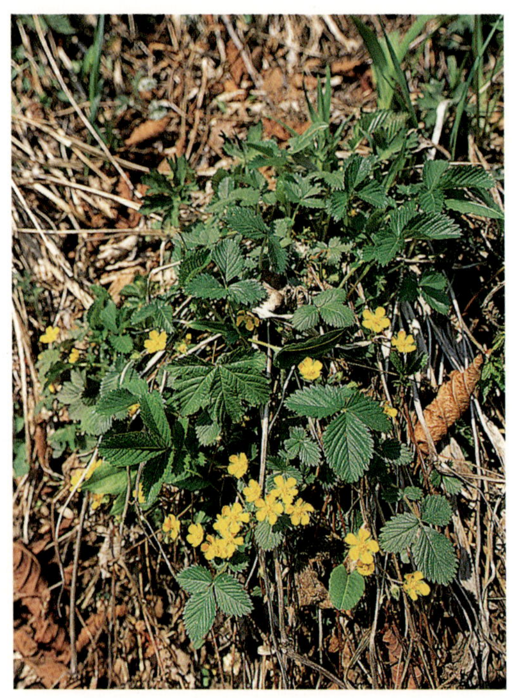

특효 비방 67 번백초저폐전탕

해수 · 만성 기관지염 · 천식을 다스린다

준비할 약재는요…
번백초 뿌리 40g, 돼지 허파 240g

이상을 물 2,000cc를 붓고 함께 끓여 1,000cc로 만들어 번백초 찌꺼기는 버리고 끓인 물과 돼지 허파를 2~3일 동안 여러 차례로 나누어 공복에 먹는다.

특효 비방 68 번백초저장탕

대변 출혈에 효과가 좋다

준비할 약재는요…
번백초 60g, 돼지 창자 360g

이상을 물 3,000cc를 붓고 함께 끓여 1,500cc로 만들어 번백초 찌꺼기는 버리고 끓인 물과 돼지 창자를 함께 2~3일 동안 여러 차례로 나누어 공복에 먹는다.

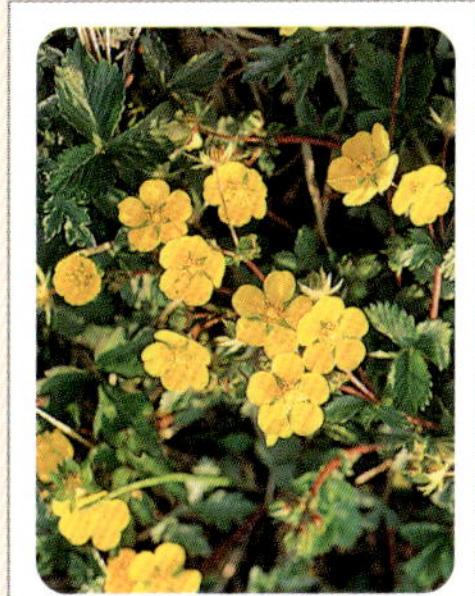

하룻동안 여러 차례로 나누어 조금씩 마신다.

토혈이 계속될 때는 번백초 8~12g을 물 2사발(600cc)을 붓고 끓여 1사발(300cc)로 줄면 공복에 마신다.

부정기적 자궁 출혈에는 번백초 뿌리 40g을 600cc의 소주를 붓고 끓여 반으로 줄면 2~3동안 여러 차례로 나누어 마신다.

혈우병에는 신선한 번백초 80~120g을 물 1,000~1,800cc를 붓고 끓여 반으로 줄면 하룻동안 나누어 마시면 효과가 있다고 의서에 기재되어 있으나 앞으로 연구를 계속해야 할 과제이다.

어린 잎과 줄기는 살짝 데친 다음 양념간을 해서 나물로 먹는다.

옛날옛적엔~ 해를 따라 피고지는 섭리로…

국화는 어둠을 좋아하기 때문에 13시간 동안 지속적으로 어둠 속에서 지낸 후에야 꽃을 피운다고 한다. 그래서 밤에 잠깐씩 국화에게 빛을 비추어 어둠을 깨버리면 국화의 꽃피는 시기를 인위적으로 늦출 수 있다고 한다. 반면에 아욱은 빛을 좋아하기 때문에 햇빛을 따라 움직인다고 한다. 재미있는 것은 일몰 때의 아욱 잎들의 반응이라고 한다. 해가 지자마자, 모든 아욱의 잎들은 아침에 다시 해가 떠오를 동쪽을 향해 일제히 얼굴을 돌린다고 한다.

이렇게 빛이 적은 조건에서도 생육이 가능한 식물이 있는가 하면, 빛이 충분해야 잘 생육하고 빛이 약해지면 생육이 나빠지거나 또는 불가능한 식물이 있다. 후자를 양지식물이라 하는데, 전형적인 양지식물의 잎은 모두 책상조직과 큐티클층이 잘 발달하여 두껍고 잎의 넓이는 대부분 작고 단위면적당 기공의 수가 많은 '양엽' 을 이루는 게 특징이다.

양지에서 잘 자라는 꽃, 그래서 양지꽃으로 불리는 이 꽃도 깃 모양의 양엽을 이루고 있다.

생활 한방 정보

다른 이용법은?

◦ 외상으로 출혈이 있을 때는 신선한 번백초를 짓찧어 환부에 붙인다. 종기에도 생것을 짓찧어 붙인다.

◦ 염창염골, 즉 경골 부위에 발생하는 궤양. 초기에는 가렵고 아프며 벌겋게 붓는데, 터지면 진물이 흐르고 심하면 곪아 오랫동안 아물지 않는다)에는 달인 물의 증기를 환부에 쏘이고, 그 물로 씻거나, 천을 적셔 따뜻하게 하여 환부에 붙이고 식으면 다시 붙이기를 반복한다.

동쪽으로 뻗은 뿌리는 효과좋은 부종 치료제

뽕나무

상백피(桑白皮)

Morus alba L.

분포지 전국의 마을 부근

생육상 낙엽 교목 또는 관목

꽃이 피는 시기 6월 **꽃색** 노란 빛 도는 녹색 **결실기** 6월

다른 이름 상목 · 백상 · 상엽 · 상심 · 상심자 · 상토 · 뽕 · 상수 · 백상 · 지상 등

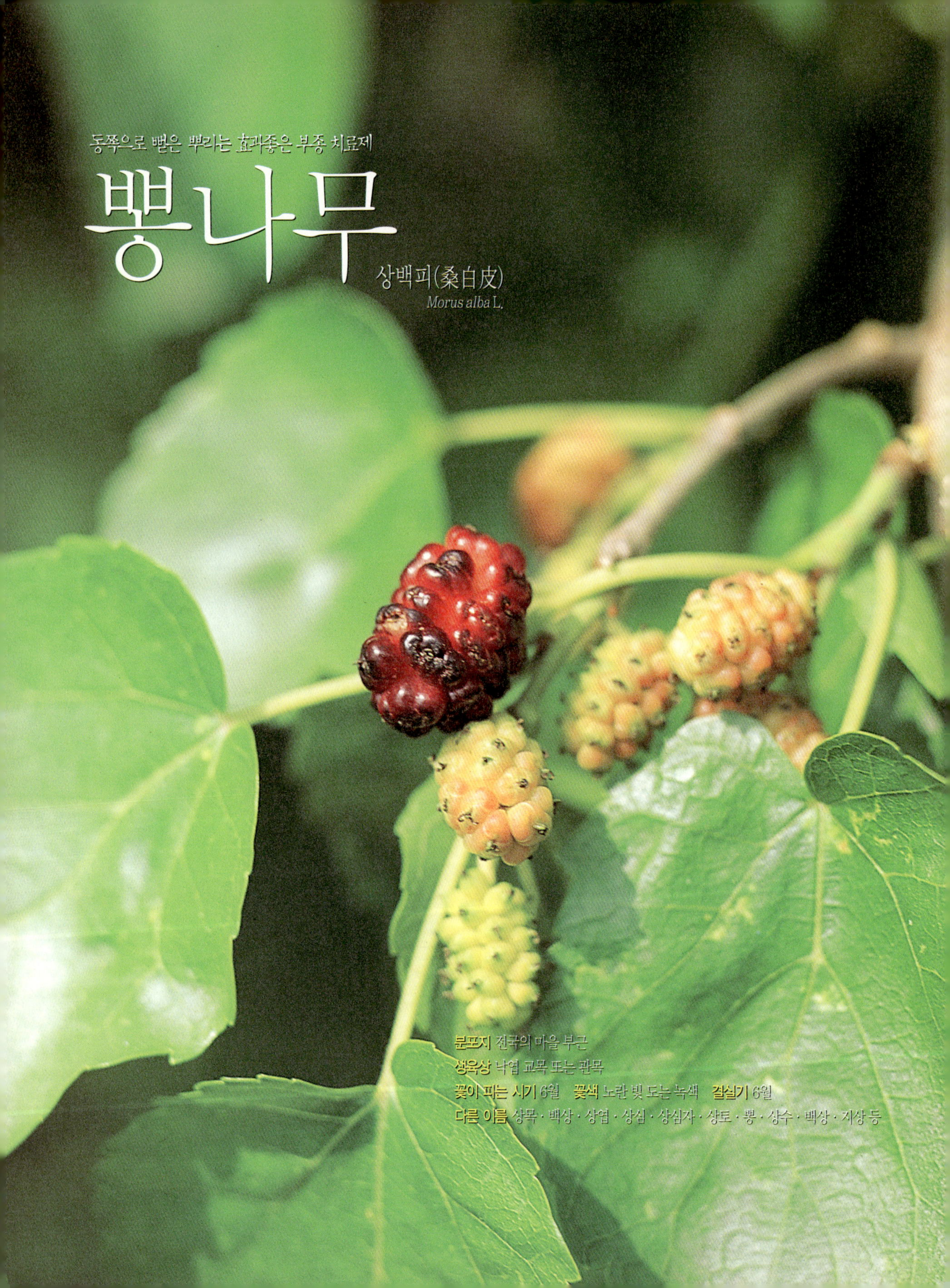

뽕나무는 '상(桑)'이라고 한다. 이것은 '手手手'와 '木'이 합쳐져 이루어진 글자다. 즉 여러 사람의 손을 거쳐 채집한 잎으로 누에를 기르기 때문에 붙여진 글자다.

뿌리껍질을 채취하여 겉껍질을 벗기고 흰 속살(대체로 담황색 혹은 황갈색)만을 약으로 쓰기 때문에 뽕나무의 뿌리껍질을 '상근백피' 또는 '상백피'라 한다. 일명 '백상피' 또는 그냥 '상피'라고도 한다.

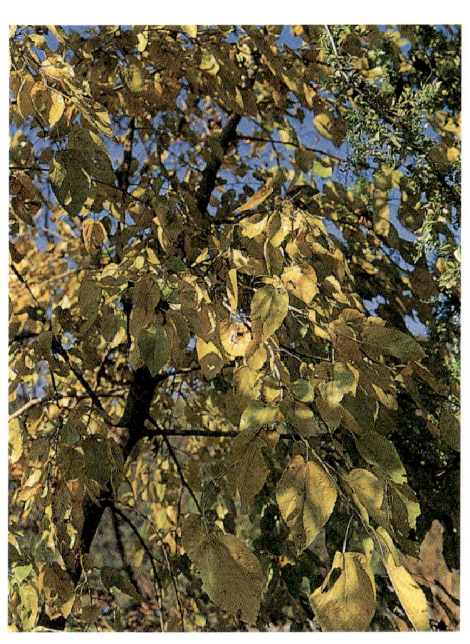

《만선식물자휘》에는 조선에서 상목(桑木)·백상(白桑)·상엽(桑葉)·상심(桑椹)·상심자(桑椹子)·상백피(桑白皮)·상토(桑土)라 하였으며, 뽕나무 혹은 뽕이라 하는데 뽕은 상엽을 뜻하는 속칭이라고 하였다.

오디는 상심자의 속칭이며 상토는 뿌리껍질을 가리키는 이름이라 하였다.

중국에서는 상수(桑樹)·백상·지상(地桑)·상심자·상백피라는 이름으로 부른다고 하였다.

조선과 만주 곳곳의 산지에 자생하며 또는 재배된다고 하였다.

🍀 어디에서, 어떻게 자랄까?

전국의 마을 부근에 흔히 자라며, 농가에서 밭에 재배하던 뽕나무과의 낙엽 교목 또는 관목이다.

어린 가지는 회갈색 또는 회백색이고 잔털이 있으나 점차로 없어진다.

6월에 노란 빛이 도는 녹색의 꽃이 피며 꽃은 2가화이다. 수화서는 새 가지의 밑부분 잎겨드랑이에서 밑으로 처지는 미상화서에 달린다. 암화서는 길이 5~10mm이며 암꽃의 암술대는 거의 없다.

암술머리는 2개이고 길이 2mm 정도이며, 씨방은 털이 없다. 6월에 열매가 검은색으로 익으며, 길이 1~2.5cm로 먹을 수 있다.

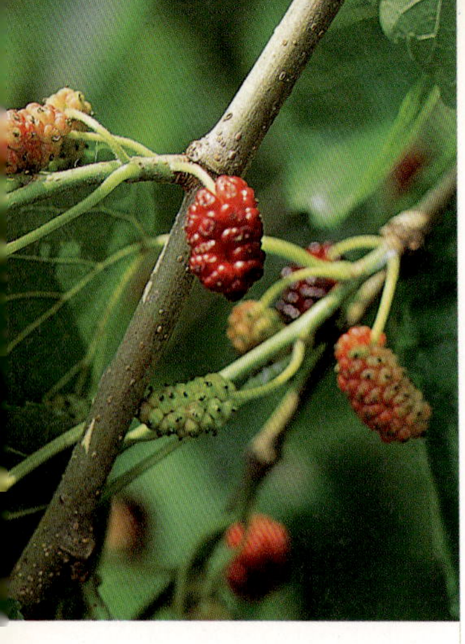

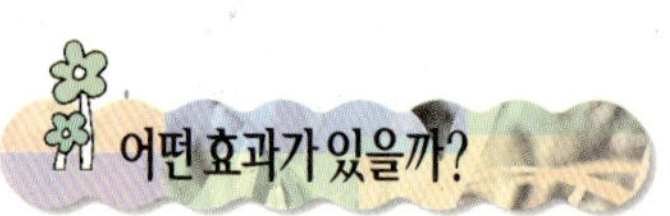

어떤 효과가 있을까?

폐열을 떨어뜨린다 가슴이 그득하여 호흡이 곤란할 때, 기침 특히 해수로 피를 뱉을 때, 폐기종에 감염을 합병한 때나 급성 기관지염 등에 효과가 있다.

수분대사를 시킨다 부종이 생긴 것, 특히 '피수'에 효과가 있다. 피수는 얼굴과 사지가 부종을 일으키면서 발열·갈증·소변 감소·해수 등의 증세가 뚜렷한 부종 질환 중의 하나다. 급성 사구체신염·알레르기성 혈관성 부종·병후 체력쇠약에 의한 부종 등에 효과가 있다. 또 비생리적 체액이 체내에 고여 생긴 담을 삭히고, 갈증을 멎게 하며, 소변을 원활하게 해 준다. 그러나 어느 경우든 열의 증세를 수반하는 데만 상백피를 쓸 수 있다.

쇠붙이에 다친 것을 빨리 아물게 해 준다 소염 작용이 뚜렷하다. 실험에 의하면 혈압을 떨어뜨리는 작용이 있다.

열을 떨어뜨리며, 모든 풍기와 습기를 다스린다 뽕나무 가지는 급성 관절 류머티즘, 만성 관절 류머티즘, 풍기와 습기에 의한 근육 질환 및 각종 관절통이나 운동 장애가 있을 때 쓰인다.

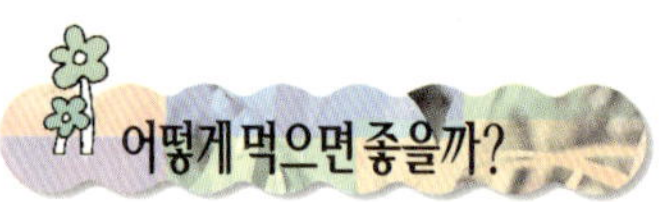

어떻게 먹으면 좋을까?

만성 신장염으로 소변의 양이 적고 몸이 부으며 가슴이 답답하고 때때로 혈압이 오를 때는 상백피 7.5g, 옥미수(옥수수 수염) 3.75g을 물 300cc를 붓고 끓여 반으로 줄면 한 번에 마신다. 1일 3회, 식전에 복용한다.

'자림'에는 상백피 6g, 택사 6g, 적복령 6g, 지각 6g, 빈랑 6g, 목통 6g을 생강 5쪽과 함께 물 300cc를 붓고 끓여 반으로 줄면 한 번에 복용한다. '자림'은 임신중 소변이 방울방울 떨어지면서 아픈 병증이다.

풍기와 습기로 관절통이 있을 때는 뽕나무 뿌리 20~40g을 물 600cc를 붓고 달여 반으로 줄면 1~2일 동안 여러 차례로 나누어 마신다. 타박상이나 고혈압에도 도움이 된다.

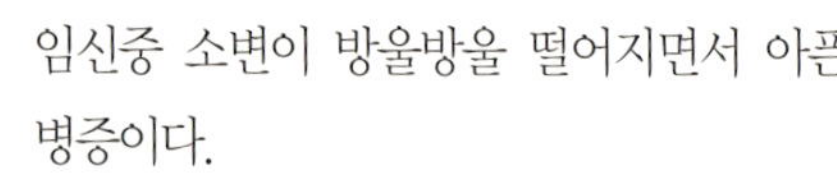

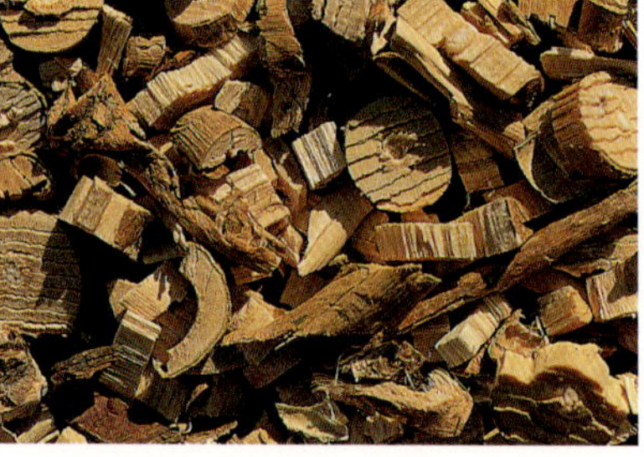

뽕나무는
《동의보감》에, '아무 때나 채취하는데, 땅 위에 드러나 있는 것은 사람을 상하게 한다. 처음 캐서 구리칼로 겉껍질을 긁어 버리고 속에 있는 흰 껍질을 벗겨서 햇볕에 말려 쓴다'고 했다.
질이 단단하고, 맛은 달며 성질이 차고 독은 없다. 펙티늄, 알파아미린, 팔미틱산, 정유 등을 함유하고 있다.

특효 비방 69 자완탕

임신중 기침으로 태아가 편치 못할 때 효과가 좋다

준비할 약재는요…

상백피 4g, 자완 8g, 천문동 8g, 길경 6g, 행인 4g, 감초 4g

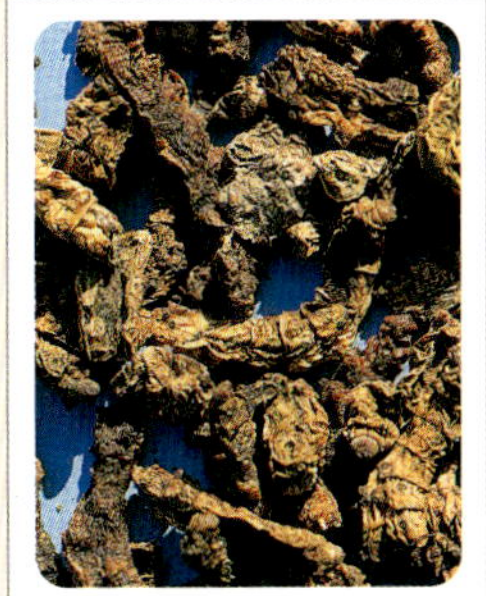

위의 분량을 1첩 양으로 하여 달걀 만한 크기로 뭉친 죽여와 함께 물 300cc로 달여 찌꺼기를 버리고 꿀 5g을 넣고 다시 한 번 끓어오르게 한 다음 따뜻할 때 한 번에 복용한다.

특효 비방 70 백룡교

약성 종기나 오랫동안 헌 데에 효과가 좋다

준비할 약재는요…

상백피 40g, 백미 40g, 백지 40g, 백렴 40g, 황기 40g, 상륙근 40g, 유백피 40g, 경분(따로 간 것) 20g, 유황(따로 간 것) 320g, 연분(정분) 320g, 황랍 320g, 행인기름(없으면 참기름) 600g

위의 약재들을 기름에 3일 동안 담갔다가 백지가 누렇게 될 때까지 서서히 달여 걸러서 찌꺼기를 버린 다음, 황랍과 유황을 넣고 녹여서 다시 걸러 약간 식힌 후, 경분과 연분을 넣고 자주 저어서 완전히 식힌 다음 그릇에 담아두고, 쓸때마다 천에 발라서 환부에 붙인다.

눈의 충혈성 질환에는 신선한 뽕나무 뿌리 40g을 물 500cc를 붓고 끓여 반으로 줄면 1~2일 동안 나누어 마신다. 이때 돼지 간 1개를 잘게 썰어 함께 넣고 끓여 매일 아침마다 먹어도 좋다.

'자종'에는 상백피 20g, 붉은팥 3홉(540g)을 물 500cc를 붓고 달여 반으로 줄면 하룻동안 먹는다. '자종'은 임신중 온몸이 붓고 배가 불러 오르며 숨이 차거나 배가 도드라져 가슴보다 높고 기가 치밀어 편치 못한 병증이다.

옛날옛적엔~ 옛날에는 배가 터졌을 때 무엇으로 꿰맸을까?

옛날에는 소한테 옆구리가 받쳐 배가 터져 장이 나와 더러운 냄새까지 날 때 어떻게 했을까? 참기름을 장에 바르고 손으로 제자리에 넣은 다음 인삼과 지골피 달인 물로 씻어주었다고 한다. 그렇게 하면 터진 가죽이 저절로 아물었다고 하는데, 빨리 아물게 하기 위해서 양고기국을 10일 동안 먹었다고 한다.

그렇다면 배가 터졌을 때는 무엇으로 꿰맸을까? 삼실, 생어저귀로 만든 실로 꿰매거나 생상백피로 가는 실을 만들어 화예석 가루를 묻혀서 뱃가죽을 속으로부터 꿰맸다고 한다. 절대로 뱃가죽의 겉껍질까지 다 꿰매지 않고 겉껍질은 그대로 둔 채 그 위에 혈갈 혹은 백초상의 가루를 뿌려 지혈시키면서 새살이 빨리 돋게 했다고 한다. 당나라 때의 안금장(安金臟)이란 사람도 배가 갈라졌을 때 이 방법으로 나았다고 한다.

그렇다면 왕지네에 물렸을 때는 어떻게 했을까? 그럴 때는 물린 자리에 거미를 산 채로 놓아두면 거미가 그 독을 빨아먹고 죽은 것처럼 되며 낫는데, 그래도 계속 아프면 다시 산 것으로 바꾸어야 한다. 거미가 죽은 것같이 되면 곧 물에 놓아주어서 살린다. 혹은 사함초를 비벼서 붙였으며, 혹은 물린 곳에 달팽이즙을 떨구거나 참기름에 불을 붙여 그 연기를 쏘이거나, 혹은 소금 끓인 물로 적셔 주기도 했다. 그리고 통마늘을 갈아서 붙이거나 아니면 상백피즙을 발랐다고 한다.

뿌리부터 열매까지, 모두 약이 되는 뽕나무!

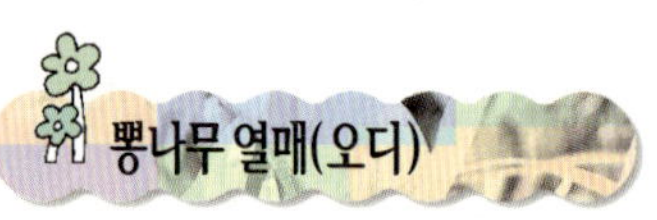

뽕나무 열매(오디)

'오디'는 뽕나무 열매로, '상심자'라고 하며 뽕나무의 정기를 듬뿍 받고 익었다 하여 '심인정', 또 '문무실'이라고도 한다. 혹은 뽕대추라 해서 '상조(桑棗)'라고도 한다. 갸름하고 오톨도톨하며, 익으면 검은 자줏빛이 되면서 맛이 아주 달다. 알이 크고 검은 보라색이며 잡질이 없는 것이 좋다. 늦은 봄에서 이른 여름에 익기 시작하는 열매를 따서 햇볕 또는 건조실에서 말려 약으로 쓰거나 쪄서 말려 약용한다.

●어떤 약효가 있을까?

당뇨병 범주에 속하는 소갈증이라는 병증에도 효과가 있다는 게 오디요, 늙지 않게 해 주는 작용마저 있는 게 오디다. 간장과 신장의 기능을 강화하여 관절을 부드럽게 하고 귀와 눈을 밝게 한다. 특히 눈병에 좋다고 알려져 있다. 또 정신을 안정시키고 맑게 해 주며, 기억력을 좋게 해 준다. 몸을 가볍게 하며 얼굴색도 좋아지게 한다고 했다. 소변을 잘 나가게 하여 부기를 가라앉히는 작용까지 있다.

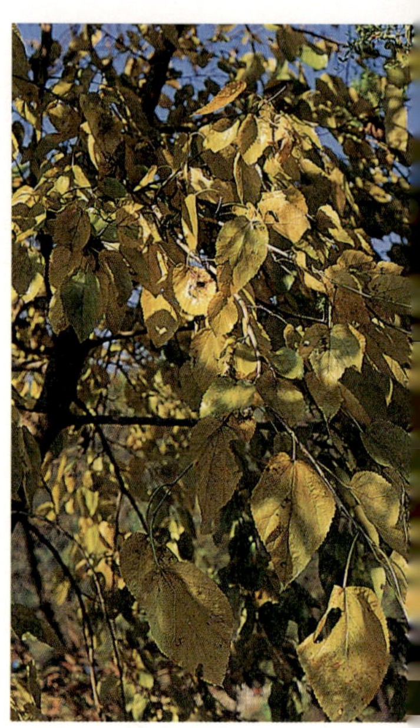

●어떻게 이용할까?

소장에 열이 있을 때는 잘 익은 오디의 즙을 내어 사기그릇에 넣고 졸여 고약을 만든 다음, 졸인 꿀을 넣고 잘 섞어서 한 번에 2~3숟가락(30~45g)씩 먹는다.

임파결핵에는 오디 15kg을 물에 졸여서 약엿을 만들어 한번에 30~40g씩, 하루 2~3회 식후에 복용한다. 이것을 '상심고'라고 하는데, 일명 '문무고'라고 한다. 간장과 신장의 기능을 돋우며, 피를 생성시키고, 풍기를 제거하며, 기침을 내리며, 이뇨 작용을 하며, 혈허의 증세로 어지럼증이나 이명이 있을 때 좋다.

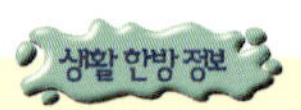

생활 한방 정보

오디로 담는 술, '상심주'

오디 600g을 깨끗이 씻어 물기를 완전히 뺀 후 소주 1,800cc를 붓고 밀봉해서 어둡고 서늘한 곳에 2개월 정도 보관해 두고 숙성시키면 된다. 술이 익으면 여과해서 술만 받아 밀폐용기에 담고, 적당량의 꿀을 섞은 다음 냉장고에 차게 보관하고, 소주잔으로 한 잔씩 공복에 마신다.

오디와 번데기로 담근 술이 스트레스에 의한 정력감퇴나 노인성 위축증에 효과가 뛰어난 가양주로 손꼽히고 있다. 오디는 장기 복용하면 뼈가 튼튼해지고 머리카락이 검어지며 정력이 출중해진다는 것이요, 번데기는 일명 '잠용(蠶蛹)'이라 하여 기운을 돋우고 성장발육을 돕고 식욕을 증진시키며 정력을 강화한다는 것이다. 말린 오디와 번데기를 쪄서 햇볕에 말린 것 각 200g을 소주 1,800cc에 담가 1개월 정도 숙성시킨 후 마신다.

주의하세요

● 오디는 비위허한(脾胃虛寒)으로 설사할 때는 쓸 수 없다.

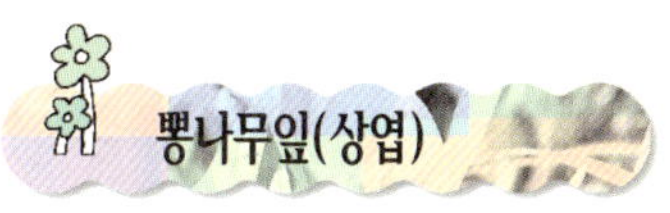

●어떤 약효가 있을까?

열을 떨어뜨린다. 따라서 감기로 열이 있으며, 기침하고 눈이 충혈되는 데 쓰인다.

또 가래를 삭히며 기침을 진정시킨다. 각기와 부종을 다스리며, 대·소장을 원활하게 한다. 풍으로 오는 통증을 멈추게 한다. 특히 식은땀을 잘 멎게 하며, 얼굴에 생긴 폐독창(폐에 독성이 축적되어 생기는 얼굴의 피부 트러블)을 다스린다. 이외에도 시험관 내에서 티푸스균에 대한 명확한 억제 작용이 있으며, 포도상구균의 생장도 억제한다.

●어떻게 이용할까?

식은땀이 많을 때는 뽕나무 가지에 달린 두 번째 푸른 잎을 이슬이 있을 때 따서 그늘에 말린 다음, 약한 불기운에 다시 말려 가루낸 후 1회 4~6g을 미음에 타서 먹는다. 청맹을 비롯한 안과 질환, 특히 바람을 맞으면 찬 눈물이 나는 데는 뽕나무 가지에 달린 잎을 가지째 구리그릇에 달여 그 물로 따뜻하게 눈을

> **주의하세요**
> ◉폐가 허하면서 열이 없이 기침할 경우, 설사할 경우, 감기중인데 땀이 없는 경우, 저혈압일 경우에는 쓸 수 없다.

씻는다. 얼굴에 생긴 폐독창에는 뽕잎을 따서 깨끗하게 씻은 다음, 찐 후 햇볕에 말려 가루내어 1회에 8g씩, 1일 3회 물에 타 먹는다. 일명 '녹운산'이라고 한다. 쇠붙이에 상처를 입은 데는 뽕나무 잎을 가루내어 마른 채로 상처에 뿌린다. 이것을 '신선도전고(神仙刀箭膏)'라고 하는데, 《동의보감》에는 "신선도전고의 신기함을 말로써 다할 수 없다."고 했다.

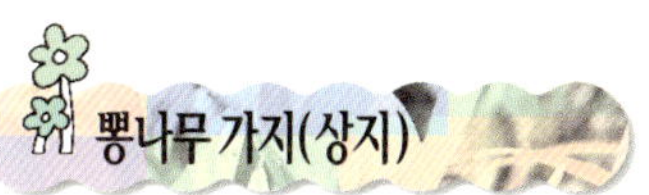

●어떤 약효가 있을까?

열을 떨어뜨리며, 모든 풍기와 습기를 다스린다. 따라서 '편풍(반신불수의 풍증)'·부종·각기·해수·천식 등을 다스린다. 급·만성 관절류머티즘, 풍기와 습기에 의한 근육 질환 및 각종 관절통이나 운동 장애가 있을 때 쓰인다.

●어떻게 이용할까?

편풍 예방에는 뽕나무 가지를 잎이 돋기 전에 채취하여 썰어서 볶아 20g씩을 물 500cc에 달여 반으로 줄면 하룻동안 차처럼 마신다. 오랫동안 마시면 편풍에 걸리지 않고 풍증을 미리 막을 수 있다고 했다.

소화 장애에는 뽕나무 가지를 구리칼로 잘게 썬 다음 20g씩을 사기그릇에 넣고 누런 빛이 나게 볶아서 물 500cc에 달여 반으로 줄면 하룻동안 여러 차례 나누어 마신다. 부종에는 1일 20g을 물 500cc로 끓여 반으로 줄면 하룻동안 여러 차례 차로 마시거나, 붉은 팥 20~40g과 함께 끓

여서 죽을 쑤어 자주 먹는다. 풍비(풍기에 의한
저림, 마비 등의 병증)에는 서리맞은 뽕나무의
잎과 가지 20~40g씩을 물 800~1,000cc로 달
여서 그 물에 손·발을 담그고 씻는다.

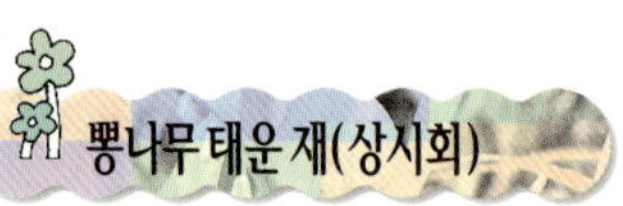

뽕나무 태운 재(상시회)

●어떤 약효가 있을까?

뽕나무 태운 재를 '상시회'라고 한다. 흠집과
검은사마귀, 무사마귀를 없앤다.

뽕나무잿물은 '상시회림즙'이라고 한다. 맛이
맵고 성질이 차며, 독성이 조금 있다.

뽕나무를 태운 재에 물을 넣어 여과시키고 증
발시키면 결정체를 얻게 되는데, 이것을 '상상
(桑霜)' 혹은 '목뇨(木碯)'라고 한다. 얼격(위암,
식도암과 유사한 병증)과 종양을 치료한다.

●어떻게 이용할까?

부종, 헛배부름, 복부팽만 등에 뽕나무잿물을 받
아서 그 웃물만 받아 붉은 팥을 넣고 죽을 쑤어
먹는다.

사마귀에 뽕나무 태운 가루를 명아주 태운 가
루와 함께 넣고 잿물을 받아 졸여서 사마귀에
떨어뜨리면 효과가 있다.

청맹을 비롯한 안과 질환에는 뽕나무 태운 잿가
루 1홉(180g)을 사기그릇에 담아 끓는 물을 부은
후 가라앉혀 그 웃물을 따뜻하게 하여 눈을 씻
는다. 식으면 다시 따뜻하게 해서 씻는데, 신기
한 효험이 있다고 한다.

썩은살, 굳은살을 없애면서 성한살은 상하지 않게

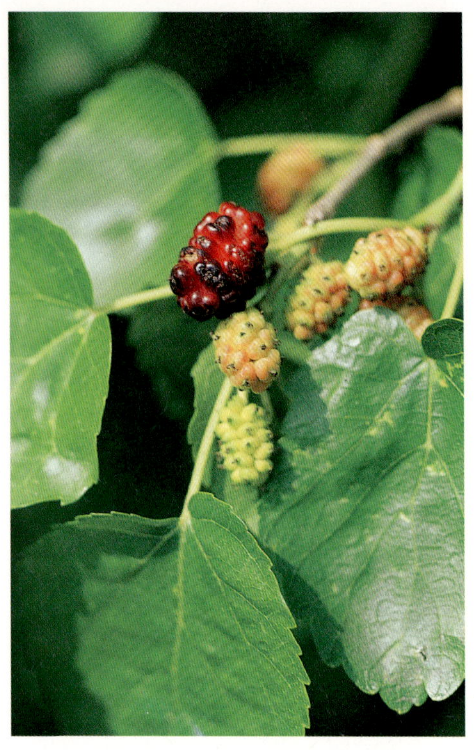

하려면 먼저 뽕나무잿물(끓는 물 10사발에 풀어
서 잿물을 받는다) 5사발(1,500cc)을 냄비에 넣
고 졸인다. 여기에 천산갑(부풀어 오르도록 잿
불에 묻어 구운 것) 80g, 비상 4g, 행인 7알을 함
께 고운 가루로 만든 것과, 생지황 80g을 갈아
만든 즙을 넣고 그을려 말린 다음, 사향 2g을 넣
고 달이다가 경분 2g을 넣고, 그 다음 주사(朱
砂) 4g을 넣어서 고약이 될 때까지 달인다. 다시
볶은 석회 가루 40g과 섞어서 덩어리를 만들어
항아리에 넣어 바람이 통하지 않게 잘 보관해
둔다. 쓸 때마다 꺼내서 멍울에 붙이는데, 다시
붙일 때는 먼저 붙였던 약과 딱지를 다 떼고 붙
여야 효과가 있다. 이 처방을 '금은 보화처럼 귀
한 고약'이라고 해서 '금보고'라고 한다.

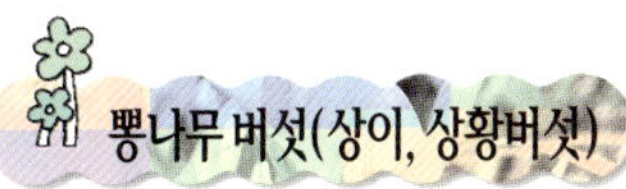
뽕나무 버섯(상이, 상황버섯)

●어떻게 생겼을까?

뽕나무의 그루터기에 자생하는 노란색의 버섯을 '상이(桑耳)'라고 하며, 일명 '상황버섯'이라고 한다. 처음에는 노란 진흙덩이가 뭉친 것 같다가 자라면 그루터기에 혀를 내민 모습을 띠기 때문에 '수설(樹舌)'이라고 한다. 또 버섯의 모양이 마치 닭이 뽕나무에 앉은 것 같다고 해서 '상계'라고 한다. 혹은 일명 '상균' 또는 '목맥'이라고 부른다. 맛이 달고 성질이 평하며 독이 약간 있다.

●어떤 약효가 있을까?

징가, 적취를 치료하는데, 이것들은 악성 종양을 가리킨다. 특히 소화기 계통의 암인 위암·식도암·십이지장암·결장암·직장암을 비롯해 간암의 절제 수술 후 화학요법을 병행할 때 면역 기능을 항진시킨다고 한다. 5종류의 치질을 치료하며, 장 출혈, 부정기적 자궁 출혈에 뛰

어난 효과가 있다. 또 붉은색·흰색의 냉이 흐르는 대하증 등을 다스린다.

●어떻게 이용할까?

치질, 대변 출혈에는 뽕나무 버섯 4g과 멥쌀 3홉(540g)을 함께 넣고 죽을 쑤어 빈 속에 먹는다.

징가, 적취에는 뽕나무 버섯을 태워 곱게 가루낸 다음 1회 4g씩을 따끈하게 데운 청주에 타서 먹는다.

월경불순, 자궁 출혈, 어혈이 뭉쳐 있을 때 뽕나무 버섯을 볶아 가루내어 1회 4g씩 따끈하게 데운 청주와 함께 공복에 복용한다.

소변이 찔끔거리면서 잘 나오지 않거나 배뇨통이 있을 때는 뽕나무 버섯을 가루내어 1회 4g씩을 따끈하게 데운 청주로 복용한다.

심한 설사에는 뽕나무 버섯 40g을 익혀서 부자 40g과 함께 가루내어 꿀로 반죽해서 0.3g 크기의 알약을 만들어 1회 10~20알씩 미음으로 복용한다. 단, 부자라는 약재는 독성이 있으므로 주의해야 한다.

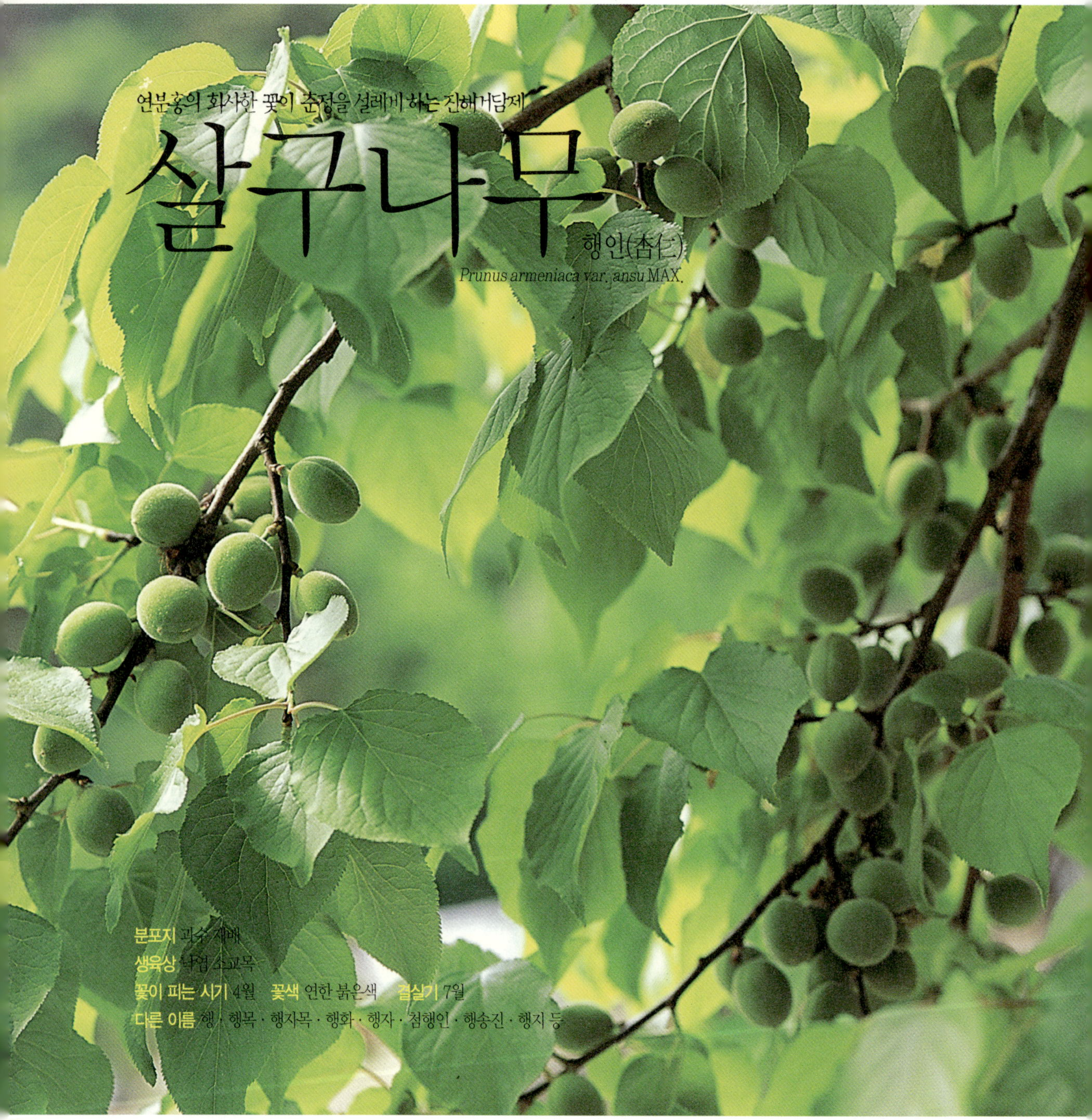

살구나무

연분홍의 화사한 꽃이 춘정을 설레게 하는 진해더담제

행인(杏仁)

Prunus armeniaca var. ansu MAX.

분포지 과수 재배
생육상 낙엽 소교목
꽃이 피는 시기 4월 **꽃색** 연한 붉은색 **결실기** 7월
다른 이름 행 · 행목 · 행자목 · 행화 · 행자 · 첨행인 · 행송진 · 행지 등

살구나무는 장미과에 속해 있기 때문에 잎보다 먼저 화사한 꽃이 피었다가 아차 하는 순간 사그라진다.

나무[木]에 열매[口]가 주렁주렁 달린 모양을 본따서 '행(杏)'이라 부른다. 열매는 매실과 비슷한데, 맛이 시면서도 달기 때문에 '달달한 매실'이라는 뜻으로 '첨매(甛梅)'라 부른다. 또 익으면 적황색이 되면서 과육이 풍부하기 때문에 '육행'이라고도 한다.

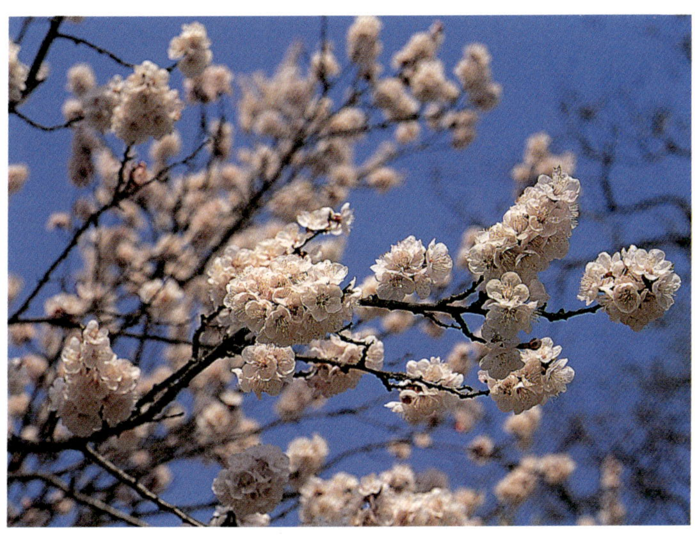

🍀 어디에서, 어떻게 자랄까?

흔히 과수로 재배하는 장미과의 낙엽 소교목이다. 높이는 5~10m이며 나무껍질에 코르크질이 발달하지 않았다.

4월에 잎보다 꽃이 먼저 피는데, 연한 붉은색으로 지름 25~35mm이며 꽃자루가 거의 없다. 5개의 꽃받침잎은 붉은 빛이 도는 자주색이며 젖혀진다. 꽃잎은 둥글고 수술은 많으며 1개의 암술이 있다.

7월에 열매가 노란색 또는 노란 빛이 도는 붉은색으로 익으며 거의 둥글고 지름은 3cm 정도이다. 씨에는 요점(凹點)이 없으며 거칠다.

'시베리아살구'는 씨의 측면에 날개 같은 돌기가 있다. 열매는 식용 또는 약용으로 이용한다.

《아언각비(雅言覺非)》에는 조선에서 행(杏)·행목(杏木)·행자목(杏子木)·행화(杏花)·행자(杏子)·첨행인(甛杏仁)·행송진(杏松津)이라 하였다. 살구는 행자(杏子)의 속칭이라 하였고, 행지(杏脂)는 행송진(杏松津)이라고 하였다.

중국에서는 행·행자목·행화·행자·첨행인·행지라고 하였다.

익은 열매는 생식 또는 과자로서 기호(嗜好)되고, 씨는 약재 및 요리에 쓰인다고 하였다.

열매가 작은 것일수록 달콤한 것을 밀행자(蜜杏子 ; 밀살구)라 한다 하였고, 첨행인(甛杏仁)은 주로 전탕(煎湯)을 만들어 풍열(風熱), 해수(咳嗽) 등에 내복(內服)하면 이를 잘 없애고 겸하여 자양강장의 효과가 있다고 하였다.

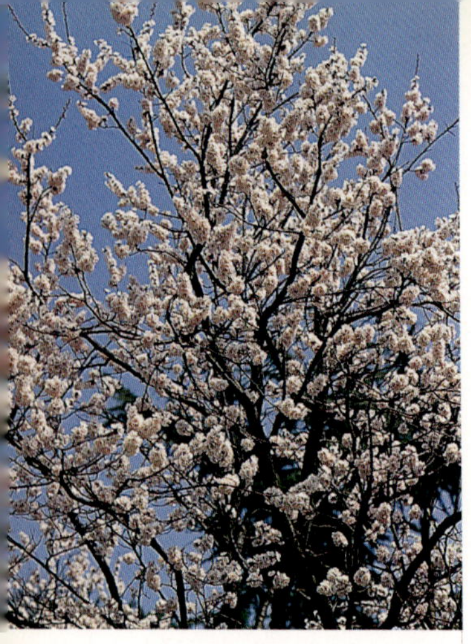

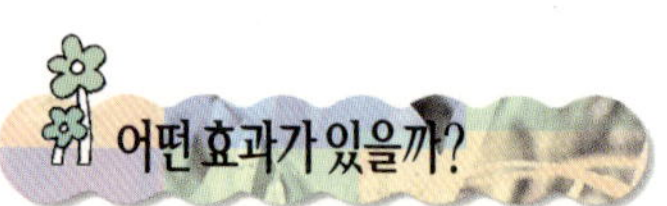

어떤 효과가 있을까?

진해 · 거담 작용, 호흡기 질환을 다스린다 끈적거리는 가래를 삭히며 기도의 통과 장해를 경감시켜 호흡을 편안케 한다. 기침, 천식에 호흡곤란을 동반할 때 좋다. 특히 감기 기침에 효과가 크다.

위를 편안하게 하며, 대장 운동을 촉진한다 식체, 변비에 쓰인다. 특히 기가 허하고 장이 메말라서 오는 습관성 변비를 개선한다.

피부를 맑게 한다 신진대사가 좋지 않아서 생기는 기미 등을 없애고 피부를 하얗게 하고 윤기나게 하는 피부 미용제로 쓰인다.

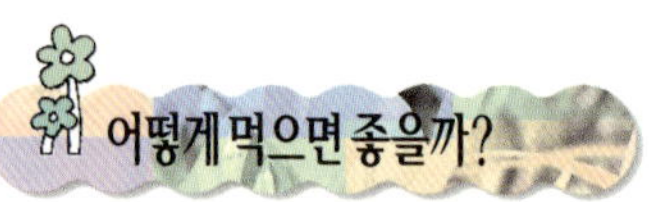

어떻게 먹으면 좋을까?

기침할 때는 행인의 껍질과 씨 끝을 떼어 버리고 볶은 다음 곱게 갈아서 1회 4g씩을 꿀과 함께 끓여 식전에 조금씩 복용한다.

천식에는 행인 20g, 도인 20g을 볶아 갈아서 밀가루를 물에 갠 것으로 반죽해서 0.3g 크기의 알약을 만들어 1회에 10알씩 따뜻한 물로 복용한다.

감기 · 몸살로 기침하거나 목이 아프거나 쉬었을 때는 행인 7개를 씻어 고운 가루로 만든 다음 냄비에 불린 쌀 100g과 함께 넣고 물 600cc를 부어 중불에서 뭉근히 끓여 죽을 쑨다. 쌀알이 고루 퍼졌을 때 소금으로 간을 맞춘 뒤 잠시 더 끓이다가 불에서 내려 먹는다.

부종과 기침이 겸한 데는 행인(볶아서 가루낸 것) 40g과 쌀을 함께 물에 불렸다가 죽을 쑤어 공복에 먹는다.

두통에는 행인을 물에 달여 마신다. 혹은 가루내어 죽에 넣어 먹는다. 이 방법은 소변이 나오지 않을 때도 효과가 있다.

인후통 · 편도선염에는 행인(볶아 가루낸 것) 1.2g, 계피 가루 0.4g을 함께 섞어 침으로 삼킨다.

생리통 · 생리불순에는 '행인주' 라는 술을 담가 먹는다. 깨끗이 씻어 물기를 뺀 살구씨를 용기에 담고, 행인과 같은 양의 설탕, 행인 부피의 3배 되는 양의 소주를 붓고 밀봉해서 서늘

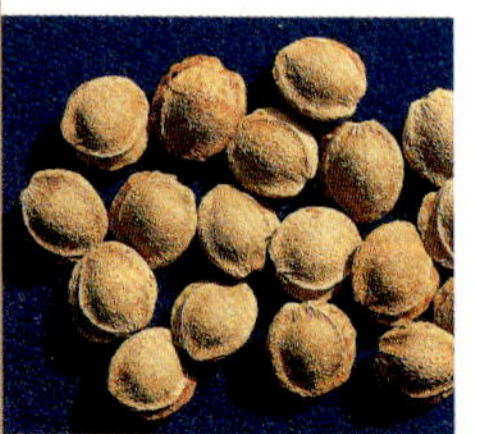

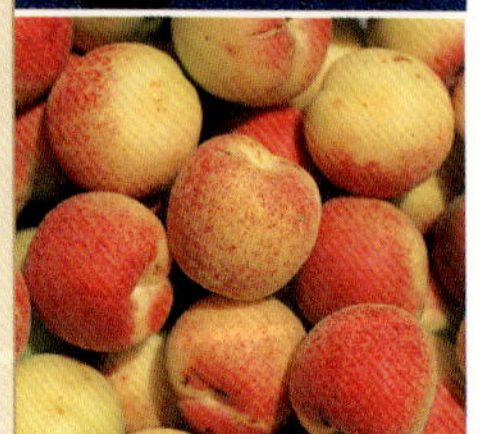

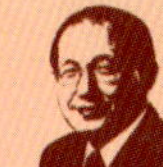
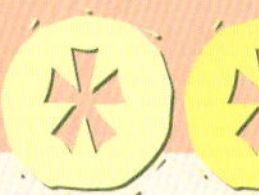
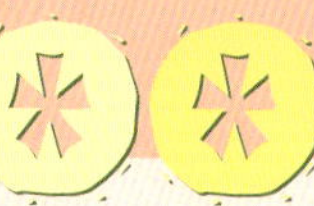

특효 비방 71 행소산

풍한에 의한 기침에 효과가 좋다

준비할 약재는요…

행인(양끝을 떼고 짓찧은 것) 9g, 반하(생강으로 법제한 것) 9g, 복령 9g, 생강 9g, 대추 9g, 자소엽 6g, 진피 6g, 지각 6g, 전호 6g, 길경 3g, 감초 3g

이상의 약재에 물 400cc를 붓고 끓여 반으로 줄면 2회로 나누어 복용한다. '풍한'에 의한 감기는 오한이 심하고 발열·코막힘·두통·뼈마디쑤심 등이 있으며, 천식같이 호흡곤란이 오며 기침한다.

특효 비방 72 상행탕

풍열에 의한 기침을 다스린다

준비할 약재는요…

행인(양끝을 떼고 짓찧은 것) 6g, 상엽 6g, 치자 6g, 이피(梨皮 ; 참배 껍질) 6g, 패모 9g, 담두시 9g, 사삼 9g

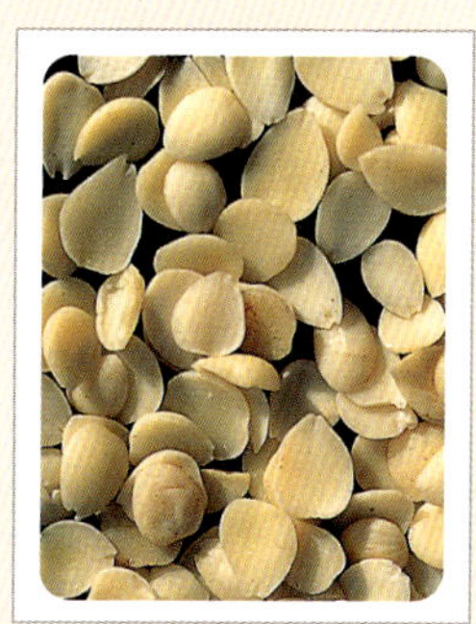

이상의 약재를 물 400cc를 붓고 끓여 반으로 줄면 2회로 나누어 복용한다. '풍열'에 의한 감기는 찬바람에 오한전율하고, 눈이 많이 아프고 콧물이 계속 흐르며, 기침이 심하다.

한 곳에서 3개월 정도 익힌 후 1일 20cc씩, 1일 2회 공복에 마신다.

자궁 출혈에는 행인 껍질을 약간 볶아 가루내어 1회 6g씩을 공복에 따뜻한 물로 복용한다.

치질 출혈에는 행인을 물에 달여 반으로 줄면 찌꺼기를 버리고, 그 약물에 쌀을 넣고 죽을 쑤어 먹는다. 아울러 살구씨 기름을 항문에 자주 바른다.

오래된 체증에는 살구씨로 만든 기름을 15g씩 먹는다. 개고기에 체한 데 특히 좋은데, 이때는 행인 가루를 꿀에 개어 2작은술(10g)씩 먹어도 좋다.

옛날옛적엔~ 인술을 베푸는 의사를 '행림'이라 부르는 까닭은…

'행림'의 어원이 되는 동봉이라는 의사가 있다. 이 의사는 중국 한나라 후관에 살던 유명한 의사였다. 독약을 먹고 죽은 지 사흘이나 되는 시체를 살린 의사로 환자를 치료하고도 치료비를 요구하지 않으며 주면 받고, 줄 형편이 못되면 괜찮다고 오히려 위로했다. 중환자에게는 살구나무 5그루를, 경환자에게는 1그루를 심으라고 권했다고 하는데, 그렇게 하기를 수십 년, 어느덧 동네는 10여 만 그루의 살구나무로 숲을 이루게 되었다고 한다.

엄청난 살구가 열리자 그는 동네 사람들에게 곡식을 가져와 그 값어치만큼 살구를 따먹으라고 했는데, 이렇게 모아진 곡식으로 그는 가난한 사람들을 도와주었다고 한다. 그래서 그 후부터 인술을 베푸는 의사를 '행림'이라 부르게 되었다고 한다.

옛사람들은 산길을 갈 때 살구나무로 만든 지팡이나 목탁을 들고 다녔다는데, 그렇게 하면 맹수가 덤벼들지 못했다고 한다. 또 죽은 후에 살구나무로 만든 관에 들어가고 싶어했다고 하는데 악령이 영혼을 괴롭히지 못할 것으로 믿었기 때문이다.

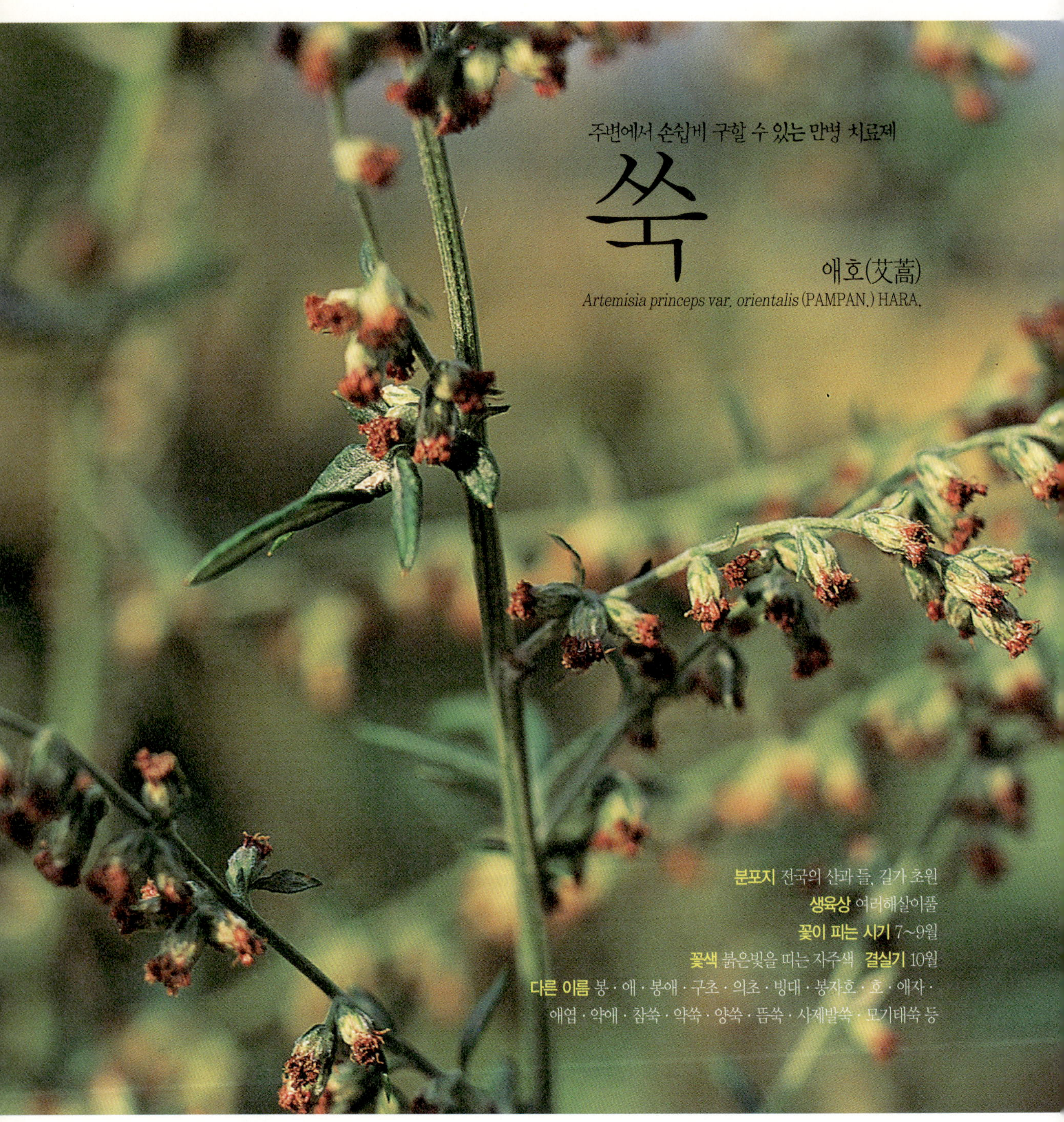
주변에서 손쉽게 구할 수 있는 만병 치료제

쑥

애호(艾蒿)
Artemisia princeps var. orientalis (PAMPAN.) HARA.

분포지 전국의 산과 들, 길가 초원
생육상 여러해살이풀
꽃이 피는 시기 7~9월
꽃색 붉은빛을 띠는 자주색 결실기 10월
다른 이름 봉·애·봉애·구초·의초·빙대·봉자호·호·애자·
애엽·약애·참쑥·약쑥·양쑥·뜸쑥·사재발쑥·모기태쑥 등

쑥은 대단한 약이다. 그래서 '의초(醫草)'라고 불릴 정도인데, 약으로 쓸 때는 '애엽'이라 한다. 혹은 '백호'라고도 한다. '호'란 다북쑥을 가리키며, '백'은 잎 표면에 하얀 털이 박힌 점이 있다는 뜻이다. 이런 쑥을 참쑥이라 한다. 이 쑥은 뜸을 뜨는데 이용되며, 흰 털은 긁어서 인주를 만드는 재료로 쓴다.

또 쑥을 봉호라고도 하는데 '봉'이나 '호'가 모두 쑥을 가리키므로 쑥을 중복해서 표현한 것이다. 봉애라는 말도 마찬가지다. '봉'이나 '애'가 모두 쑥을 가리키기 때문이다. 그래서 쑥을 단순히 애초라고 부르기도 하고 쑥잎만을 가리켜 애엽이라고도 한다.

어디에서, 어떻게 자랄까?

전국 각지에 흔히 자생하는 국화과의 여러해살이풀이다.

높이는 60~120cm이고 원줄기에 세로줄이 있으며 전체가 거미줄같은 섬유질로 덮여 있다. 뿌리줄기가 옆으로 뻗으면서 군데군데에서 싹이 나와 군생(群生)을 한다. 뿌리에서 나온 잎은 얼마 후에 쓰러진다. 줄기의 잎은 가탁엽(假托葉)이 있고 깃 모양으로 깊게 갈라진다.

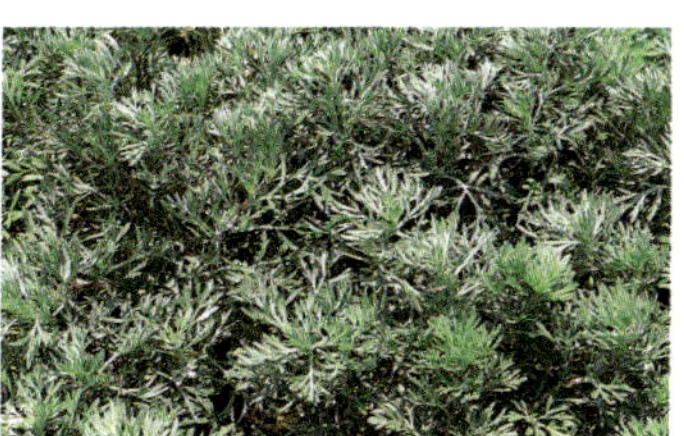

7~9월에 연한 붉은빛을 띠는 자주색의 꽃이 피는데, 원줄기 끝에 모여서 달린 화서에서 한쪽으로 치우쳐서 핀다. 10월에 씨가 익으며, 식용·약용으로 이용한다.

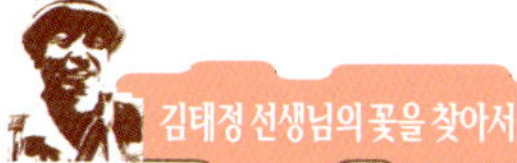

쑥은 우리 주변에서 가장 흔하게 볼 수 있는 식물이며, 이른봄에는 우리 건강에 도움을 주는 나물로 각광받는 풀이다.

그러나 늦여름과 초가을 8~9월에는 이들 쑥속들이 일제히 꽃을 피우면 많은 꽃가루가 날려, 이 무렵 가장 많은 목감기·눈병·알레르기성 질환을 일으키는 악질적인 식물로 변한다. 그러나 예로부터 쑥은 우리의 식탁에서 겨울이 지나고 봄이 되면서 우리의 입맛과 텁텁한 피를 정혈해 주는, 언제나 같이 살아가는 중요한 약용식물이다.

《성경통지》에는 조선과 만주의 산과 들 또는 논밭, 길가 등에 흔하게 자생한다고 하였다.

어린 잎은 데쳐서 나물로 하고 국에도 넣으며 떡에 넣어 먹는다고 하였다. 조선에서는 봉병(蓬餠)을 쑥떡이라 하며 봉단자(蓬團子)를 쑥굴이라 하고 육단자(肉團子)를 넣어 끓인 국을 애탕(艾湯)이라 하며, 밀가루 등의 곡물 가루와 섞어서 호(糊)처럼 익힌 것을 쑥범벅이라 하는 등 기타 식용법이 대단히 많다고 하였다.

잎의 전즙(煎汁)을 고약(膏藥)으로 만든 것을 '애고(艾膏)'라 하여 강장제, 통경제로 쓴다고 하였다. 엽배(葉背)의 흰 털을 채취하여 만든 것을 애초(艾草)라 하며, 이것을 육구(肉灸 ; 뜸)에 쓴다고 했고, 백병(百病)을 잘 고친다고 한다. 구초(灸草) 또한 의초(醫草)란 이름이 있는 까닭이다 라고 하였다.

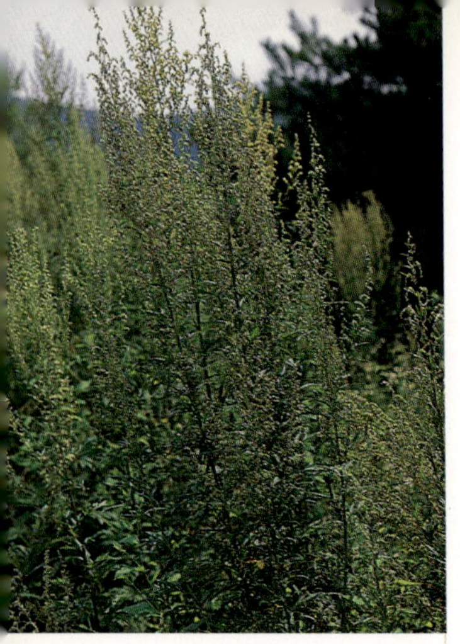

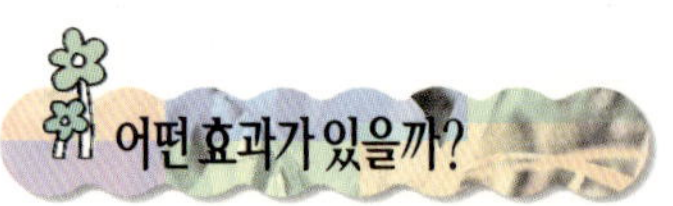

어떤 효과가 있을까?

피를 멎게 하고 몸을 따뜻하게 하며 불규칙한 월경을 치료한다 습관성 월경불순으로 고통을 당할 때, 무엇에 베었거나 치질이 있어 피가 날 때는 상처에 쑥을 곱게 갈아 붙이면 지혈 효과를 볼 수도 있다. 혹은 쑥을 태워 검게 된 것을 끓여 마셔도 좋다. 생쑥이든, 말린 쑥이든, 말려서 오래 묵힌 쑥이든 다 지혈 작용이 있지만 검게 태운 쑥만큼 지혈 작용이 강한 것도 없다.

임신중에 하혈이 있을 때, 산모가 대변을 보고 난 뒤 하혈에 시달리거나 설사가 멎지 않을 때 좋다 쑥은 몸을 따뜻하게 덥히는 역할도 하지만 자궁의 혈류를 원활하게 만들고 안태시키며 지혈 작용까지 하기 때문에 임신중에 먹으면 더 좋다.

위장을 튼튼히 해서 식욕을 돋구어 준다 쑥즙은 식욕을 촉진하고 소화가 잘 되도록 돕는 작용이 뛰어나다. 배가 자주 아플 때도 쑥으로 즙을 내어 공복에 먹으면 통증이 한결 가라앉는다.

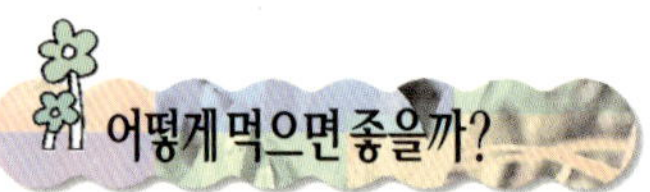

어떻게 먹으면 좋을까?

습관성 월경불순일 때는 쑥잎과 전당귀를 적당히 섞어서 가루로 만들고 이것을 꿀에 갠 다음 녹두알 크기로 빚은 뒤, 아침마다 밥을 먹기 전에 50알씩 소금을 약간 탄 물로 복용하면 월경이 고르게 된다. 알약을 빚는 것이 어렵거나 번거롭다면 쑥잎을 달여서 그 물을 마시거나 생잎을 즙으로 짜서 마셔도 된다.

임신중에 하혈이 있을 때는 익히지 않은 쑥잎 150g, 건강탄(말린 생강을 까맣게 태운 약재) 35g, 식초 1큰술(10cc)에 물 세 대접(900cc)을 부어 반으로 줄 때까지 달여서 마시면 효과를 볼 수 있다.

산모가 대변을 보고 난 뒤 하혈에 시달리거나 설사가 멎지 않을 때는 쑥잎 한 묶음과 생강 다섯 조각을 끈적끈적한 즙이 되도록 달여서 3~4회 복용하면 증세가 가벼워지는 치료 효과를 얻을 수 있다.

태반이 조기 박리될 때는 한방에서는 태반의 조기박리를 '태동' 과 '태루' 로 구별하여 대책을 세우고 있다. 이때는 급한 대로 약쑥 10g에다 갖풀을 구워 구슬처럼 만든 야교주 4g과 벌꿀을 4g씩 넣고 물 200cc로 함께 달여 반으로 줄면

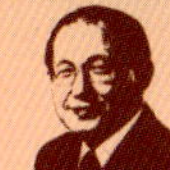
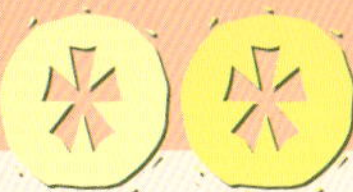

특효 비방 73 애부난궁환

자궁허냉을 다스린다

준비할 약재는요…

애엽 90g, 당귀(술에 적신 것) 90g, 황기 60g, 오수유 60g, 천궁 60g, 백작약(술에 적셔 볶은 것) 60g, 숙지황(술에 찐 것) 30g, 관계 15g, 속단 45g

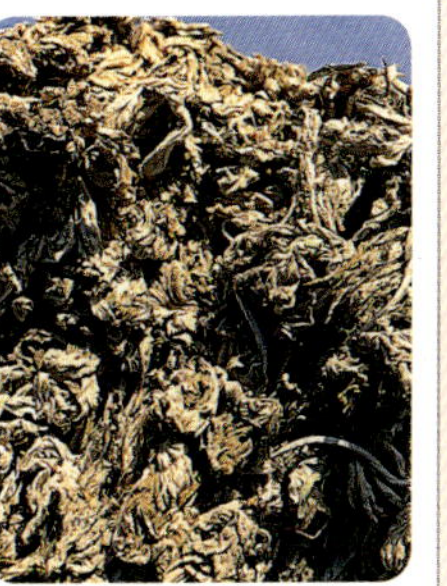

이상을 가루내어 식초를 넣고 끓인 밀가루풀로 반죽해서 0.3g 크기의 알약을 만들어 매회 50~70알씩을 묽은 식초로 식후 2시간쯤에 복용한다. 이 처방은 자궁이 허하고 냉한 것을 다스린다. 따라서 대하증이 심하고, 안색이 누렇게 들뜨며, 사지가 새큰하게 아프며, 권태 무력하며, 식욕이 없어 음식을 많이 들지 못하고, 생리도 불순하며, 복부가 때때로 아프며, 결혼한 지 오래되어도 아이를 낳지 못하는 증세를 치료한다.

특효 비방 74 신부전욕한방

신부전증을 다스린다

준비할 약재는요…

애엽 25g, 천초 25g, 홍화 25g, 창출 25g, 방풍 25g, 강활 25g, 독활 25g, 마황 25g, 계지 25g, 세신 25g

위의 약재를 15분 동안 끓인 후 용기에 넣고 양다리를 담근 다음 뜨거운 물을 채워 40분간 땀을 내기를 1일 1회씩 10~15일간 실시하는 것이다. 이 방법으로 피부 표면의 결절성 요소상(尿素霜)이 소실되고 몸의 쑤심이 경감되며 체내의 요소 등이 땀샘을 통해 배출되는 효능이 있다고 한다. 《중국의약정보》라는 학술지에 의하면 만성 사구체신염에 의한 진행형, 즉 신부전형인 만성 신기능 부전에 의해 빈혈·부종·소변량 감소·오심·구토, 혹은 코피 및 정신신경계 증세와 심포 마찰음 등이 있을 때는 욕한(浴汗)방법을 취하는 것이 효과적이라고 한다.

한 번에 다 마신다. 1일 3~4회 마신다. 또 약쑥 생것을 소주에 담가 두었다가 약쑥의 성분이 우러나면 이 술을 20~30cc씩 마신다.

정력이 현저히 감퇴될 때는 손·발이 차면서 고환 밑이 축축하고 복부도 냉해서 걸핏하면 배가 살살 아파오며, 하루에도 여러 차례 화장실을 들락거려야 하고, 항상 소화도 안 되고 식욕도 저하되어 진수성찬을 봐도 시큰둥해 하며 정력이 현저히 감퇴될 때는, 쑥술을 몇 개월 상복하면 자신도 놀랄 정도의 극적인 효과를 얻을 수 있다. 애엽주, 즉 쑥술은 대단한 정력제다.

옛날옛적엔~ 단군신화로 거슬러 올라가는 쑥의 역사는…

쑥은 마늘과 함께 단군신화에도 나올 만큼 역사가 오래된 약초다. 조선시대에 홍석모가 지은 《동국세시기》를 보면, '어린 쑥을 뜯어다가 쇠고기와 달걀을 넣고 끓인 것을 애탕이라고 한다. 또 쑥을 찧어 찹쌀가루에 섞어 떡을 만들고 볶은 콩가루를 꿀에 섞어 바른 것을 애단자라고 한다. 또 찹쌀가루로 동그란 떡을 만들어 삶은 콩을 꿀에 섞어 바르되 붉은 빛이 나게 하는 것을 밀단고라고 한다. 이것들이 모두 초겨울 시절음식이다.'라고 되어 있다. 《동국세시기》에 기록된 것처럼 애탕이니 애단자니 뭐 이런 것까지 꼭 먹을 필요까지는 없겠지만, 추울 때에는 쑥이 좋으니 자주 먹는 게 좋다.

생활 한방 정보

'애엽주'를 담그려면…

● 쑥은 어릴수록 향긋하고 약효도 좋다. 향기가 너무 강하다 싶으면 데친 뒤 하룻밤 정도 두었다가 써도 된다. 이렇게 오래 묵힌 애엽을 용기에 담고 1.5배 양이 되는 소주를 붓고 밀봉한 후, 20여일을 익히면 향기가 그윽한 애엽주가 된다. 이때 4~5일에 한 번씩 용기를 흔들어 주면 더 좋다.

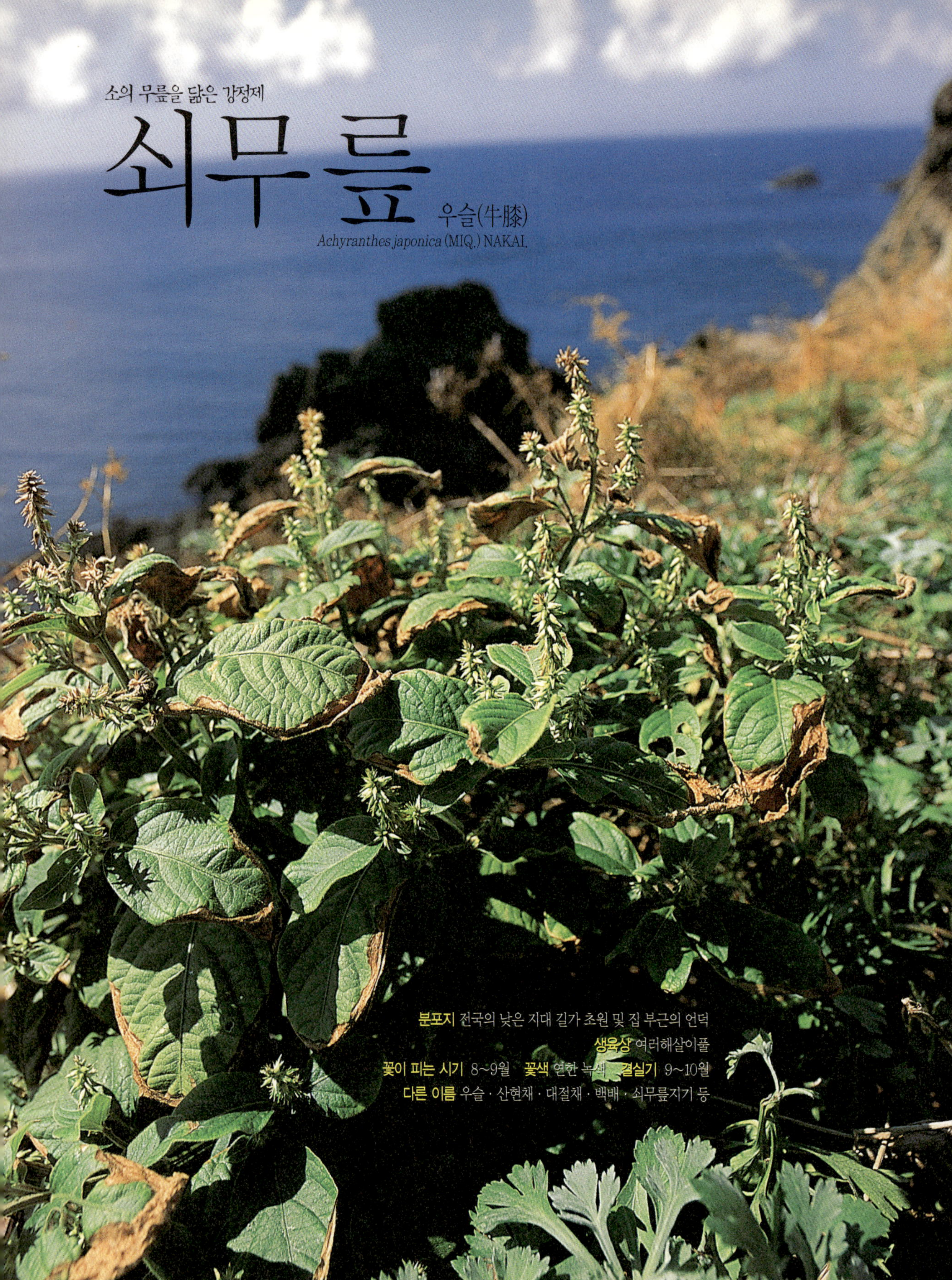
소의 무릎을 닮은 강정제
쇠무릎
우슬(牛膝)
Achyranthes japonica (MIQ.) NAKAI
분포지 전국의 낮은 지대 길가 초원 및 집 부근의 언덕
생육상 여러해살이풀
꽃이 피는 시기 8~9월 꽃색 연한 녹색 결실기 9~10월
다른 이름 우슬·산현채·대절채·백배·쇠무릎지기 등

쇠무릎을 약재로는 '우슬' 이라고 한다. 혹은 '산현채' 라고도 불리는데 줄기의 두드러진 마디가 마치 소의 무릎을 닮았다. 그래서 소의 다리라는 뜻으로 '우경' 이라는 이름으로도 불린다. 마디가 붉고 큰 것은 수놈 풀이라 하며, 푸르고 가는 것을 암놈 풀이라고 한다. 《신농본초경》에서는 '백배' 라고 불렀는데, 이는 정력이 백 배나 강해진다는 뜻의 이름이다.

이삭처럼 생긴 꽃이 핀 다음 열매가 맺히는데, 이 풀은 흔히 볼 수 있는 잡초이지만 약으로 널리 쓰이는 귀한 약초이기도 하다.

🌼 어디에서, 어떻게 자랄까?

전국의 산과 들에서 자라는 비름과의 여러해살이풀이다.

원줄기는 네모지고 높이 50~100cm이며 가지가 많이 갈라진다. 마디가 높아서 무릎처럼 보여 '쇠무릎' 이란 이름이 붙여졌다고 한다.

8~9월에 연한 녹색의 꽃이 핀다. 원줄기 끝에서 수상화서로 자라며 꽃은 양성(兩性)이고 밑에서부터 피어 올라간다. 꽃이 진 후에는 밑으로 굽어서 화서의 축에 붙는다.

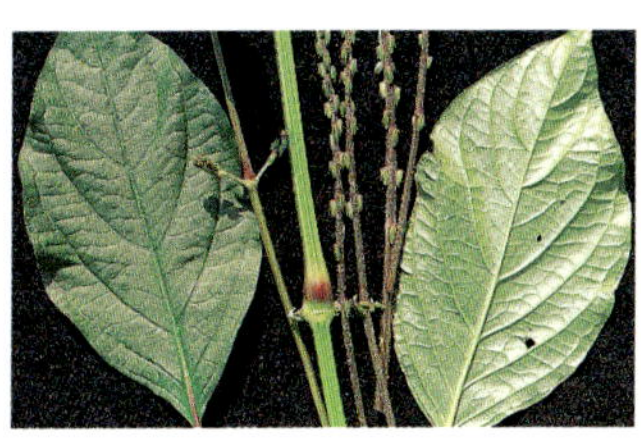

꽃받침열편은 5개가 서로 다르고 바깥쪽의 것은 끝이 매우 뾰족하다.

5개의 수술은 수술대 밑이 합쳐지며 그 중앙에는 꽃밥이 없는 수술이 1개씩 있다. 암술과 암술대가 각각 1개이다.

9~10월에 익는 포과(胞果)는 긴 타원형이며 꽃받침으로 둘러싸여 있고, 암술대가 남아 있으며 1개의 씨가 들어 있다.

쇠무릎은 흔히 볼 수 있는 식물로, 수염뿌리가 유난히 많고 줄기의 마디가 소의 무릎뼈와 너무나 닮은 꼴을 하고 있어 '쇠무릎' 이란 이름이 붙여졌다. 때로는 밭둑이나 논둑에 무리지어 자라고 가을철이면 지나가는 사람의 옷자락에 열매가 달라붙어 잘 떨어질 줄 모르는 고약한 열매 중의 하나이다. 하지만 이들은 날개나 발이 없는 대신 지나가는 동물의 몸에 달라붙어 먼 곳까지 이동하여 번식하는 지혜로운 열매이기도 하다.

《만선식물자휘》에는 조선에서 우슬(牛膝)·산현채(山莧菜)·대절채(對節菜)·백배(百倍)·쇠무릎·쇠무릎지기라 한다고 하였으며, 중국에서는 우슬·산현채라는 이름으로 불린다고 하였다.

조선과 만주 각지의 산과 들, 전원, 길가 등 할 것 없이 고루 자라는 잡초라고 하였다. 뿌리를 약용으로 이용한다고 하였으며 통경·진통·강장제로서 효과가 있다고 하였다. 어린 잎은 여식(茹食)한다고 하였다.

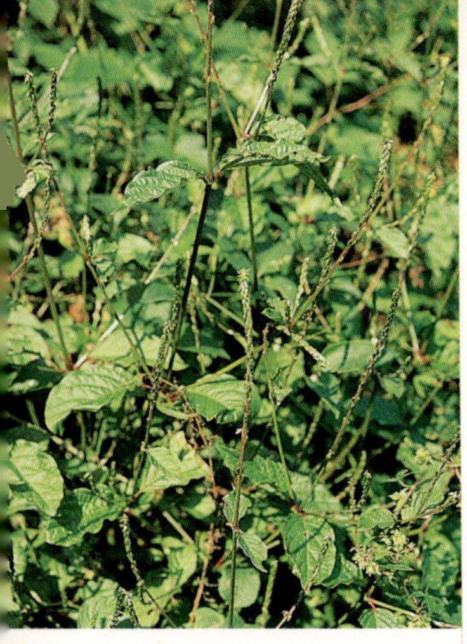

쇠무릎은 줄기부터 뿌리까지 모두 약으로 쓴다. 그렇지만 약효가 제일 좋은 부분은 사포닌과 칼륨염이 듬뿍 들어 있는 뿌리다. 9월말에 말채찍처럼 생긴 뿌리를 채취하여 물 속에 2일 정도 담갔다가 껍질을 벗기고 말려서 쓰면 된다. 우슬 중에 '회우슬'은 맛이 쓰고 시며, 성질은 뜨겁지도 차지도 않으며 사포닌과 다량의 칼륨염을 함유하고 있다. '천우슬'은 맛이 달고 약간 쓰며 성질은 뜨겁지도 차지도 않으며 알칼로이드를 함유한다.

주의하세요

유정(정액이 저절로 흐르는 병, 몽정이나 조루증도 포함한다)의 증세가 있을 때, 비·위장이 허약해서 설사가 잦을 때, 자궁 출혈이 있을 때, 임신중일 때는 쓸 수 없다.

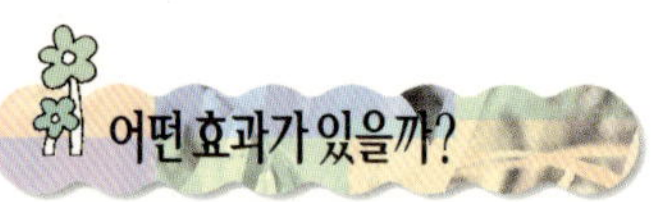

어떤 효과가 있을까?

산후 부종을 다스린다 대부분의 산모들이 산후에 부석부석해지는데, 손·발·얼굴 등 전신이 붓는 '산후 부종증'에는 '우슬탕'을 처방한다.

울혈을 개선하며 혈액순환을 돕는다 '울혈'은 국소 조직에 정맥의 피가 증가하는 증세이다. 우슬은 특히 상반신에 몰리는 혈액을 인체 하부로 유도함으로써, 허리와 하지로의 혈액순환을 촉진한다. 특히 성 기능이 쇠퇴한 노인성 요통과 하반신 무력증에 효과가 대단하다.

진통 작용이 있다 소의 무릎처럼 변형된 슬관절 통증(한의학에서는 '학슬풍'이라고 한다), 요통, 타박상, 류머티즘 통증에 효과가 있다.

강정 작용, 자궁 수축을 증강시켜 자궁의 흥분 작용을 돕는다 정력 보강, 여성의 월경통·무월경·희발월경, 아이를 낳고 생긴 복통을 치료하는 작용이 있다.

이뇨 작용이 있다 소변불리, 부종, 혈뇨, 요도염, 신장결석 등에 쓸 수 있다.

혈압을 떨어뜨린다 고혈압으로 두통·어지럼증이 나고 눈앞에 꽃이 아른거리는 증세에 약으로 쓰며, 뇌혈관 경련으로 두통이 있을 때도 효과가 있다.

어떻게 먹으면 좋을까?

산후 부종에는 산후에 특히 수분 대사가 잘 되지 않아 부종이 심할 때는 '우슬탕'을 처방한다. 우슬 4g, 백작약 20g, 천궁 12g, 계지 12g을 한 첩 분량으로 하여 800cc의 물을 붓고 끓여 물의 양이 반으로 줄면, 1일 3회에 나누어 복용하거나 혹은 1일 2첩 양을 재탕까지 끓여 3회로 나누어 복용한다. 기력이 많이 약할 때는 인삼 8g을 가미하는데, 모유 수유중에는 가미하지 않는다.

배뇨곤란·요도염·신장결석 등에는 우슬·당귀·황금을 같은 양씩 배합해 가루로 만든 다음 1회 4~6g씩, 1일 2~3회 따끈한 물로 식전공복에 복용한다.

소갈증에는 우슬 187.5g을 생지황 생즙 5되(9,000cc)에 담가 햇볕에서 즙을 증발시킨 다음, 꿀이나 밀가루풀로 반죽해서 팥알 크기로 알약을 만들어 1회 30알씩 공복에 따끈하게 데운 청주로 복용한다. 갈증이 심하고 몸이 야위며 소변이 잦은 당뇨병, 갑상선기능항진증 등의 소갈증을 해소한다.

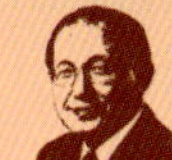
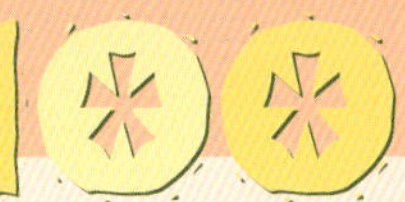

특효 비방 75 평간강압탕

고혈압을 다스린다

준비할 약재는요…

우슬 15g, 백질여 15g, 용골 15g, 모려 15g, 조구등 9g, 대자석 30g, 백작약 12g, 현삼 12g, 천문동 6g, 감초 3g

분량의 약재를 물 600cc로 끓여서 반으로 줄면 하룻동안 여러 차례로 나누어 복용하면 혈압을 떨어뜨린다. 특히 고혈압으로 두통·어지럼증이 나고 눈앞에 꽃이 아른거리는 것 같은 증세에 쓸 수 있으며, 뇌혈관 경련으로 두통이 있을 때도 효과가 있다. 단, 한의사의 지시에 따라야한다.

특효 비방 76 우슬산

월경불순으로 아랫배가 아프면서 허리까지 땅기는 증세를 다스린다

준비할 약재는요…

우슬(술에 적신 것) 30g, 계심 22.5g, 적작약 22.5g, 도인(껍질과 씨 끝을 떼어버린 것) 22.5g, 현호색(볶은 것) 22.5g, 당귀(술에 담근 것) 22.5g, 목향 22.5g, 목단피 22.5g

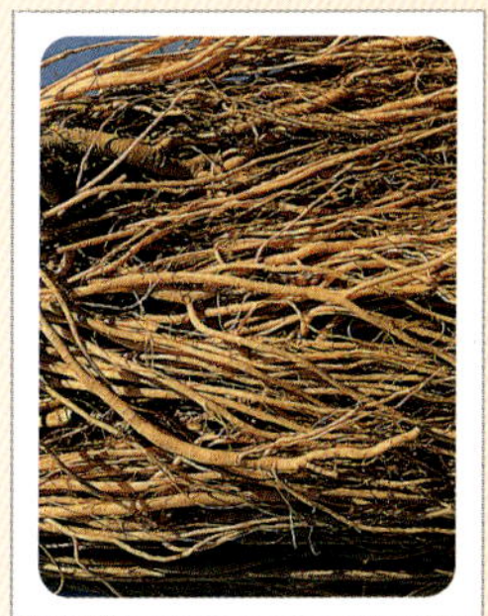

약재를 분량대로 준비한 다음 곱게 가루내어 매회 4~9g씩을 따끈하게 데운 청주로 복용하거나, 혹은 매회 15~18g씩을 물 500cc로 끓여 반으로 줄면 하룻동안 여러 차례로 나누어 차처럼 마신다.

부인의 하복부가 어혈로 응어리져서 아픈 데는 거칠게 가루낸 쇠무릎 8g을 소주 300cc에 달여 반으로 줄면 1일 3회로 나누어 따뜻하게 복용한다.

슬관절 통증·신경통·관절통에는 말린 쇠무릎뿌리를 소주에 적신 다음 볶거나 소주을 넣고 찐 뒤 다시 말려서 1일 5~10g씩을 물 500cc로 달여 반으로 줄면 1일 3회로 나누어 식간에 복용한다. 이때 뜨거운 물에 하룻밤 담갔다가 말린 오수유 4g을 넣으면 효과가 좋아지고 관절통이 잘 낫는다.

신경통에는 쇠무릎으로 '우슬주'를 담가 마시면 효과를 볼 수 있다. 가늘게 썬 쇠무릎 150g에 소주 1,000cc를 붓고 밀봉하여 서늘한 곳에 열흘 정도 두었다가 건더기를 10분의 1 가량만 남기고 걸러 다시 밀봉시킨다. 한두 달 정도 뒤에 적갈색의 술만 걸러 아침·저녁으로 공복에 20cc씩 마시면 된다. 심장 기능을 강화하고 혈액순환을 촉진시킨다.

옛날옛적엔~ 사람의 몸에 소의 머리를 한 약종상 직업신, 신농!

신농은 8척 7촌의 인물로 사람의 몸에 소의 머리를 하고 있는 인신우두(人身牛頭)의 전설상의 인물이다. 이 신농은 약물에 중독되어 사경을 헤맨 적이 한두 번이 아니었지만 갖가지 풀들을 직접 맛보아 약으로 쓸 풀들을 찾아냈다는 인물이다. 그래서 옛날 약방의 기둥에는 신농의 업적을 기려 '신농유업'이라는 글을 써 붙여놓기까지 했다.

쇠무릎인 우슬 역시 신농이 찾아준 약물이다. 이 풀은 척박한 곳에서도 잘 자란다. 그래서 아주 모질게 살아가는 사람을 '쇠무릎처럼 지독한 사람'이라고 한다.

산후 부종증은?

● 출산 후 산욕기에 산모의 전신이 부어올라 부기가 가라앉지 않는 증세를 말한다. 산욕기는 분만 후 모체의 모든 기능이 임신 전의 상태로 원상 복귀하는 산후 6~8주 정도이다. 소변불금증·소변불통증으로 산후 부종을 일으키기도 하는데, 오히려 산후 허약 상태의 체력에서 여러 요소들이 복합되어 나타난다. 특히 산후 소화기나 비뇨·생식기 기능의 약화로 수분대사가 원활하지 못해 일어나는 경우가 훨씬 더 많다. 심하게 되면 기침과 함께 복부나 전신이 붓는 수도 있다.

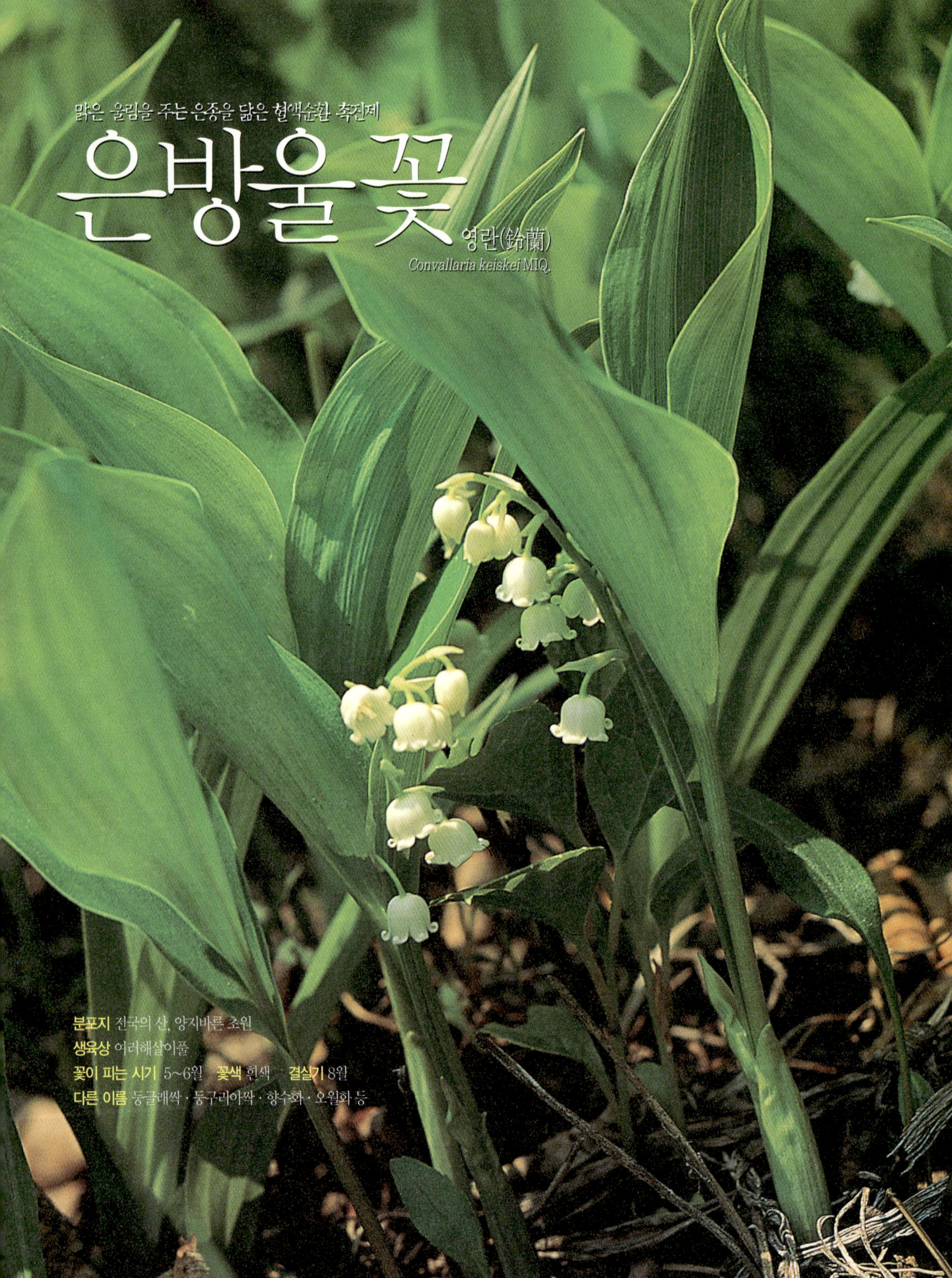

맑은 울림을 주는 은종을 닮은 혈액순환 촉진제
은방울꽃
영란(鈴蘭)
Convallaria keiskei MIQ.
분포지 전국의 산, 양지바른 초원
생육상 여러해살이풀
꽃이 피는 시기 5~6월   꽃색 흰색   결실기 8월
다른 이름 둥글래싹 · 둥구리아싹 · 향수화 · 오월화 등

방울꽃은 '홀잎떼기' 로 불리며 꽃의 색은 유백색이고 은으로 만든 종 모양을 닮았다 해서 '은방울꽃' 이라 불리며, 혹은 '방울 난' 이라는 뜻으로 '영란' 이라고 한다. 또 '님의 그림자 풀' 이라는 뜻으로 '군영초' 라고도 한다.

밤새도록 와인을 마시며 춤추던 작은 요정들이 아침이 밝아오자 깜짝 놀라 와인 잔을 은방울꽃잎에 걸어두고 사라졌다 해서, 또는 꽃이 와인 잔을 엎어놓은 것 같다고 해서 '요정들의 찻잔' 이라고도 한다. 독일에서는 '5월의 작은 종', 영어로 '메이 릴리', 동양에서는 '오월화' 라 한다.

어디에서, 어떻게 자랄까?

전국의 산지에 자생하는 백합과의 여러해살이풀이며 유독성 식물이다. 높이는 25∼30cm이며 털이 없고 땅속줄기가 옆으로 길게 뻗으면서 부분부분이 지상으로 새싹이 나와 번식되며, 밑부분에 수염뿌리가 있다.

5∼6월에 흰색의 꽃이 피는데 길이는 6∼8mm이고 종처럼 생겼다. 끝이 6개로 갈라져서 뒤로 젖혀지며 화서에 10개 안팎의 꽃이 달린다. 꽃자루는 길이가 5∼10cm이며 6개의 수술은 꽃부리 밑부분에 붙는다.

8월에 장과(漿果)되는데, 열매는 지름 6mm 정도로 둥글고 붉은색을 띠면서 익는다.

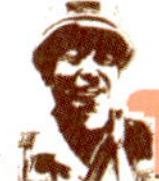

은방울꽃은 5월에 우리 나라의 산에서 피는 대표적인 꽃으로, 꽃은 작지만 향기가 많아 '향수꽃', '오월화' 라고 불린다. 꽃의 모양이 어린아이 손목에 채워주는 은방울과 비슷해서 '은방울꽃' 이라는 이름이 지어졌다고 한다. 프랑스 등지에서는 5월에 이 꽃을 따서 존경하는 사람에게 전하면 소원성취하며 행운을 얻게 된다는 속설이 있어 지금도 5월은 은방울꽃이 '수난을 당하는 달' 이라고 한다. '영란' 이라는 약 이름은 일본에서 쓰는 이름으로, 방울같은 꽃에 향기가 많기 때문에 난에 비유한 듯한 이름이다. 어린 싹을 나물로 먹는다고 하였지만 지금은 먹지 않으며, 분명히 이 식물은 독성이 있어 먹지 않는 나물로 알려져 오고 있다.

은방울꽃은 신록이 우거지면서 숲속에서 꼭꼭 숨어 꽃이 피기 때문에 좀처럼 깨끗한 꽃을 만나기가 어려운 꽃 중의 하나이다. 1998년 6월 하순, 백두산에 오르다가 그 곳의 고원지에 청초하게 피어난 은방울꽃을 만나 모처럼 고산지대의 아름다움을 만끽하였다.

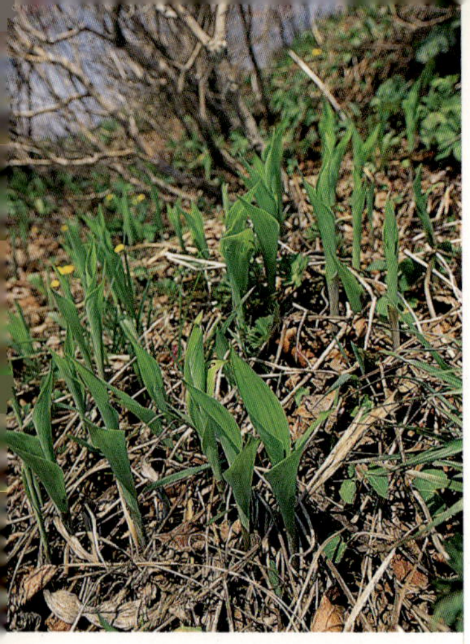

🌱 주의하세요

- 급성 심근염·심장내막염에는 사용을 금해야 한다.

- 독성이 있어 가벼운 중독이 있을 때는 식욕이 떨어지고 침을 흘리며 속이 메스껍다. 또한 어지럼증·두통·심장 박동 증가 등이 나타난다.

- 많이 섭취하면 심방과 심실 내의 전도가 안 되어 심부전으로 죽을 수 있으므로 심박수의 변화에 주의해야 한다.

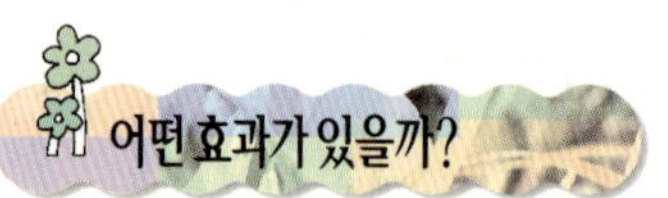

어떤 효과가 있을까?

소변을 순조롭게 한다 소변불리나 부종을 비롯해서 신장염이나 방광염을 치료하는 데 아주 효과가 좋다.

혈액순환을 원활하게 하며, 풍을 없앤다 혈액순환 장애에 의한 저림증과 풍기에 의한 저림증 및 통증을 다스린다.

장의 연동 운동을 강화한다 장 운동을 활발하게 하여 소화를 촉진시키고, 만성적인 변비를 개선한다.

강심·진정 작용을 한다 심장쇠약증·심장신경증·심장대사기능 장애·충혈성 심부전·수면불리·불안·초조 등을 다스린다.

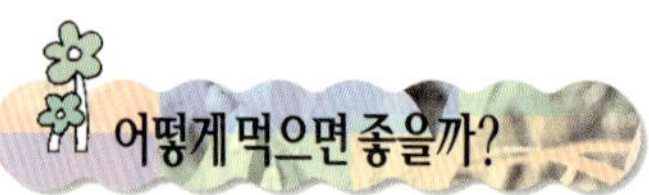

어떻게 먹으면 좋을까?

심장쇠약에는 은방울꽃의 뿌리 1~3g에 물 300cc를 붓고 달여 반으로 줄면 나누어 마시거나 가루내어 0.3g씩 1일 3회 복용한다고 하지만, 독성이 있으므로 주의해야 한다.

🌸 옛날옛적엔~ 성스러운 향기를 전하는 요정의 사다리…

"나를 바라지도 않으면서 나를 사랑하는/파란 은방울꽃을 든 소녀를 당신은 만났는가?"

유태계 영국 출신의 프랑스 시인 막스 자콥의 시는 은방울꽃을 든 소녀를 그리고 있다. 금방이라도 딸랑딸랑 종을 울릴 것같은 예쁜 은방울꽃을 든 소녀는 분명 요정같아 보이리라. 그래서 이 꽃을 '요정의 사다리'라고 부른다.

그런데 이 시 중에 나오는 은방울꽃은 파란색이다. 그러나 백합과의 여러해살이풀이며, 5월에 흰꽃이 꽃줄기 끝에 피는데 밑으로 늘어지며, 꽃부리는 아랫부분이 종 모양이고 윗부분은 여섯 갈래로 나누어진다. 향수의 원료로 쓰이며, 행복의 상징으로 연인에게 선물하는 꽃이며, 또 결혼식에서 신부에게 주는 꽃이다. 은방울꽃의 꽃말은 '행복한 기별'이다. 프랑스에서는 5월 1일에 은방울꽃으로 꽃다발을 만들어 보내면 행운이 찾아온다고 해서 이 날 '뮤게'라고 불리는 하얀꽃, 즉 은방울꽃을 따러 다녔다고 한다.

프랑스에서는 은방울꽃을 '천국에 이르는 계단'이라고 부르는데 은방울꽃은 천국의 계단에서 항상 남을 즐겁게 해주는 꽃이라고 한다.

그래서 '성모 마리아의 꽃' 혹은 '성모의 눈물'이라 하며, '계곡의 백합'이라는 이름으로도 불린다.

특효 비방 77 단독외용방

단독을 치료하는 데 효과 있는 세척 처방이다

준비할 약재는요…
은방울꽃 전초 40g

'단독'은 환부의 피부가 붉은색으로 칠을 해 놓은 것 같고 화끈거리면서 금세 가려웠다가 아팠다가 하며, 신속하게 만연되면서 확대되고 발열·오한·두통·갈증이 발생하고, 심한 경우에는 정신이 혼미해지면서 헛소리를 하거나 메스꺼워 토하기도 한다. 이를 치료할 때는 은방울꽃 전초 40g을 물 500cc에 달여 미지근하게 식힌 다음 환부를 반복하여 씻어 준다.

특효 비방 78 자전외용방

자전을 치료하는 데 효과 있는 외용 처방이다

준비할 약재는요…
은방울꽃 50g

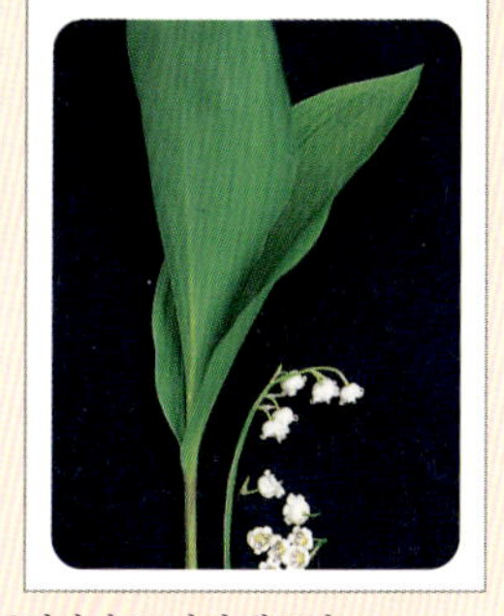

'자전'은 '자백전풍' 또는 '한반'이라 하는데, 가슴·등·목·어깨·겨드랑이 등에 크기가 일정하지 않은 자색이나 회백색의 반점이 생기다가 점차 확대되고 서로 합해지는데, 주변과의 경계가 뚜렷하며, 표면이 매끈하고 광택이 있으며, 긁으면 얇은 껍질이 일어나고 때론 약간 가렵다. 이를 치료할 때는 은방울꽃을 태워 잿가루로 만들어 곱게 빻아 채유(菜油 ; 채종유)에 개어 붙인다.

통풍은 이런 질환이에요

이름 그대로 바람처럼 여기저기 돌아다니면서 일어나는 통증성 질환이다. 통풍이라는 병명에서 충분히 알 수 있듯이 통증이 무척 심한 질환이다.

● 특징은요?

주로 발가락이나 무릎 등 하체에서부터 통증이 시작되는 것이 대부분이며, 갑자기 심한 통증이 오고 환부가 빨갛게 부어오르면서 고열이 난다. 이 통증과 고열은 밤에는 심해지고 아침이면 가라앉는 현상이 반복된다.

● 왜 생길까요?

단백질의 과잉 섭취 등으로 체내의 요산이 높아지는 것이 주원인이다. 보통 요산은 신장에서 소변과 함께 체외로 배설되는데, 너무 증가하면 신장의 기능이 그에 미치지 못하게 되어 체내에 남은 요산이 관절 부분에 고임으로써 통증을 일으키게 되는 것이다.

● 어떻게 대처해야 할까요?

일단 통풍에 걸리면 정기적으로 검사를 받을 필요가 있다. 또 통풍이 나타날 때는 혈액 속의 요산 수치가 늘어나게 되므로 정기검사를 통해 이를 먼저 알아내게 되면 통증과 고열을 미연에 막을 수 있다. 물론 과음이나 과식도 피하고 스트레스가 쌓이지 않도록 주의하는 것도 중요하다. 특히 단백질 섭취를 줄이도록 해야 하고, 비타민 A·나트륨·철분 등을 많이 함유하고 있는 야채나 과일의 섭취를 늘리도록 해야한다.

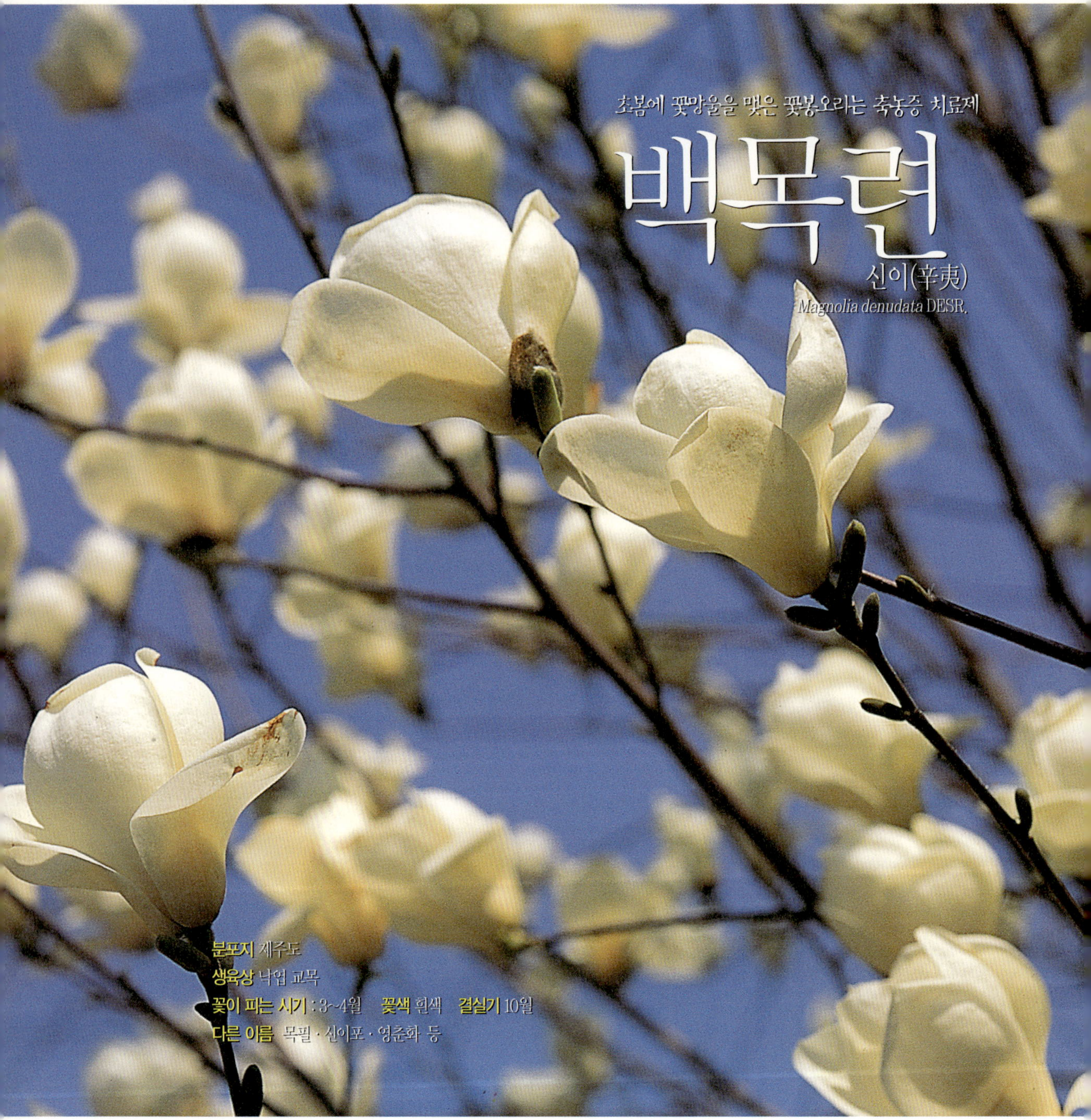

초봄에 꽃망울을 맺은 꽃봉오리는 축농증 치료제

백목련
신이(辛夷)
Magnolia denudata DESR.

분포지 제주도
생육상 낙엽 교목
꽃이 피는 시기 : 3~4월　**꽃색** 흰색　**결실기** 10월
다른 이름 목필 · 신이포 · 영춘화 등

백목련의 꽃봉오리를 '신이(辛夷)' 라고 한다. '신이' 의 '신(辛)' 은 맵고 향기가 있다는 뜻이고, '이(夷)' 는 소멸시킨다는 뜻이다. 기미를 잘 소멸시켜 붙여진 이름이다.

이른봄에 크고 향기 있는 꽃이 잎보다 먼저 펴서 한창일 때는 온 나무가 꽃투성이로 장관을 이루는데, 이 갈잎 큰키나무를 흔히 정원에 심어 가꾸기 때문에 '정원에서 자라는 나무' 라는 뜻으로 일명 '생정' 이라고도 한다.

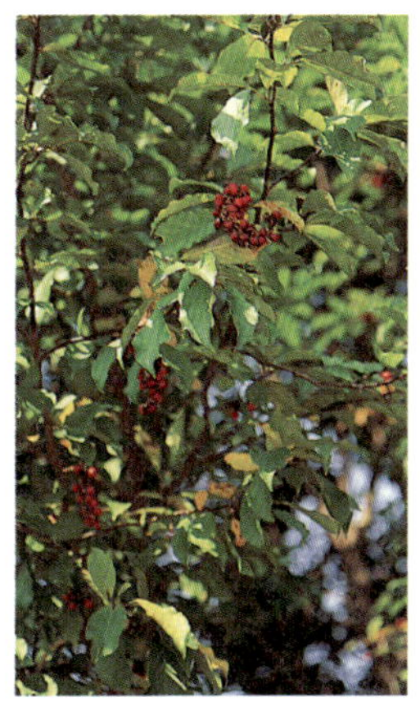

🌸 어디에서, 어떻게 자랄까?

중국 원산의 관상수로 정원에 흔히 심고 있는 목련과의 낙엽 교목이다. 높이 15m 안팎이며 줄기는 곧고 어린 가지와 겨울눈에 털이 있다.

3~4월에 잎보다 먼저 꽃이 핀다. 꽃은 흰색이며, 지름 12~15cm로 향기가 강하다. 3개의 꽃받침열편과 6개의 꽃잎은 모양이 서로 비슷하며 약간 육질이다.

10월에 열매가 붉은색으로 익는데, 길이 8~12cm 정도의 원주형에 여러 개가 달린다.

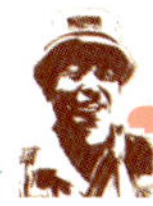

김태정 선생님의 꽃을 찾아서…

우리 나라의 곳곳에는 백목련과 같은 속의 여러 가지 나무가 자라고 있다. 이 중 소위 '목련' 은 제주도의 한라산에서 자생하는 야생종이며, 이와 꽃이 비슷하고, 흔히 심는 것을 '백목련' 이라 한다.

그리고 자주색 꽃이 피는 것을 '자목련' 이라 하며 일본에서 들여온 '일본목련' 이 고궁이나 공원에서 자라고 있다. 여름에 황백색의 큰 꽃이 새 잎이 자란 후에 피어난다. 또한 이와 비슷한 북아메리카 원산의 '태산목' 이 비슷한 크기로 고궁 등에 심어져 있어 혼동을 하기 쉽다.

이 중 일본목련의 열매를 '후박' 이라 하고 약용으로 쓴다.

그리고 높은 산에 자라는 함박꽃나무, 일명 '산목련' 이 있는데 향기가 가장 많고 새 잎이 다 자란 후에 꽃봉오리가 나와서 꽃을 핀다.

《만선식물자휘》에는 조선에서 신이(辛夷)·목필(木筆)·신이포(辛夷苞)라 한다 하였으며 중국에서는 신이·영춘화(迎春花)라고 하였다.

조선과 만주의 산과 들에 고루 자라고 왕왕 단순림(林)을 이룬다고 하였다. 조선에서는 포형(苞形)에 연유하여 목필이라 하고 만주에서는 속(俗) 영춘화라 부른다고 하였다.

꽃턱잎은 향이 있으며 맛은 쓰다고 하였으며, 약재로서는 안약(眼藥)으로 하는 것 외에도 두통, 비풍(鼻風) 등 일체의 감기를 고치는 데 쓴다고 하였다.

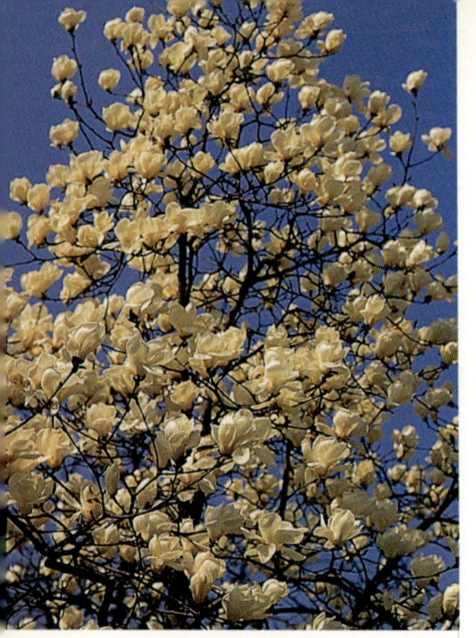

백**목련**은 꽃망울이
터지기 전에 따야 하며, 활짝 핀
것은 약 기운이 떨어진다.
약으로 쓸 때는 심과 겉의 털과
꽃받침을 없애고 쓴다. 색이
선명한 녹색을 띤 것이 좋다.
맛은 맵고, 성질은 따뜻하고(혹은
평하다고 한다), 독이 없다.
치트랄, 치네올, 오이게놀, 메틸
샤비콜, 피넨, 카부린 등을
함유하고 있다.

어떤 효과가 있을까?

풍기를 없앤다 풍으로 속골이 아픈 것을 낫게 한다. 어지러워 몸이 올올(兀兀
; 흔들려 위태로움)하며 매우 피로한 것을 다스린다.

코가 막히거나 콧물이 흐르는 것을 다스린다 비염, 알레기성 비염, 축농증, 코에
굳은살이 생긴 것 등을 치료하는 데 쓰인다.

얼굴의 부기를 내리며, 주근깨를 없앤다 얼굴에 바르는 기름을 만들어 바르면
광택이 난다고 한다.

치통을 멎게 하고, 눈을 밝게 하며, 수염과 머리카락이 나게 한다 동물실험에 의하
면 혈압을 떨어뜨리는 효과가 있다고 한다. 또 자궁에 대하여 흥분 작용이 있으
며, 실험을 통해서 백선균에 대하여 강한 항균 작용이 있음이 밝혀진 바 있다.

어떻게 먹으면 좋을까?

코가 막힌 데는 신이화를 곱게 가루내어 한 번에 4g씩을 파의 뿌리(총백) 1개
와 녹차를 함께 달인 물로 먹는다. 이 방법은 두통에도 좋다.

비연이나 만성 비염으로 두통, 코막힘, 농이 섞인 콧물 등이 있을 때는 신이화를 쓴
다. 《동의보감》에 의하면 "어떤 사람이 탁하고 더러운 냄새가 나는 콧물을 흘리
는데…, 상성·삼리·합곡 경혈에 뜸을 뜬 다음 황금(술에 법제한 것) 80g, 창
출 40g, 반하 40g, 신이화 20g, 세신 20g, 천궁 20g, 백지 20g, 석고 20g, 인삼
20g, 갈근 20g을 썰어서 7첩으로 나누어 먹였더니 나았다."고 했다. '비연'은
부비강염이다. 탁한 콧물이 멎지 않고 샘물처럼 나오는데, 이것이 심해지면 코
피가 나오고 눈이 어두워진다.

술을 많이 먹고 콧속이 헐 때는 신이 40g, 황련 20g, 연교 80g을 함께 약한 불
에서 프라이팬으로 타지 않게 잘 볶은 다음 가루내어 4~8g씩을 식후에 따뜻한
물로 복용한다.

얼굴·머리가 가려운데 마치 벌레가 기어가는 것 같은 느낌이 있을 때는 신이 4g,
백부자 2g, 반하 2g, 천화분 2g, 백지 2g, 백강잠 2g, 현삼 2g, 적작약 2g, 박하
0.32g을 물 300cc를 붓고 끓여 반으로 줄면 한 번에 마신다.

특효 비방 79 신이고

코 안의 굳은살로 코가 막히고 아픈 데 효과가 좋다

준비할 약재는요…

신이 80g, 세신 20g, 목통 20g, 목향 20g, 백지 20g, 행인 20g

이상의 약재들을 양의 골수(혹은 돼지기름) 80g에 섞어 돌그릇에 넣고 약한 불로 황적색이 나도록 졸여 고약을 만든 후, 용뇌 4g, 사향 4g을 넣고 알약을 만든다. 이것을 솜에 싸서 콧구멍에 넣으면 굳은살이 떨어진다. 어린아이의 콧물에는 이 약을 숫구멍과 콧구멍에 발라 준다. 이때 '신이산'이라는 처방을 함께 내복하면 더 효과가 있다. 신이, 백지, 세신, 승마, 고본, 천궁, 목통, 감초. 이상의 약재를 같은 양씩 배합해서 곱게 가루내어 1회 6g씩을 묽은 녹차로 복용한다.

특효 비방 80 신이청폐음

태음인의 인후병을 다스린다

준비할 약재는요…

신이 1.8g, 생감초 1.5g, 석고(불에 달군 것) 3g, 지모 3g, 생치자 3g, 황금 3g, 백합 3g, 맥문동 3g, 비파잎(털을 제거하고 꿀물에 적셔 구운 것) 3편, 승마 0.9g(혹은 강활, 독활, 연교, 박하를 더 넣음)

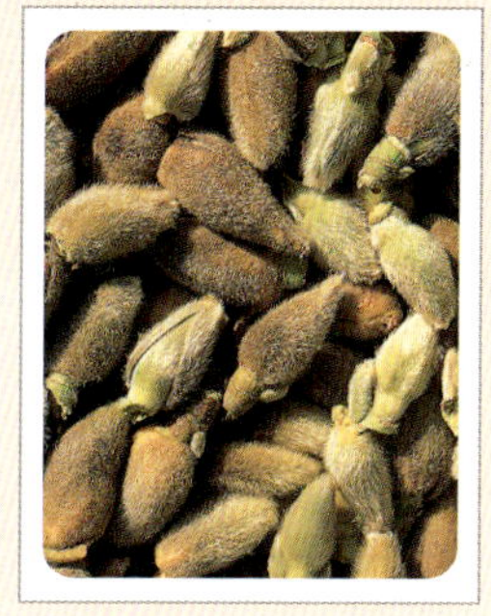

이상을 1첩 양으로 하여 물 300cc를 붓고 끓여 반으로 줄면 한 번에 복용한다. 1일 2첩 양을 복용한다. 비치(코의 굳은살)가 마치 석류씨만하거나, 심해지면 아래로 처지는데 자색을 띠고 딴딴하며 콧구멍이 막혀 호흡이 곤란한 경우를 다스린다.

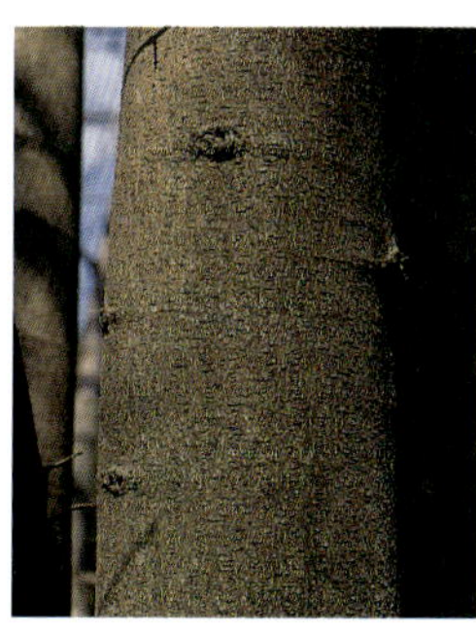

꽃이나 열매로 술을 담가 먹는다. 꽃으로 담근 술을 '신이화주'라 하고, 붉은 열매로 담근 술을 '신이주'라고 한다. 꽃이나 열매를 용기에 넣고 약재의 1.5배 되는 양의 소주를 붓고 약간의 설탕을 넣은 후, 밀봉해서 1개월 동안 냉장고에서 숙성시킨 후 여과해서 술만 받아 1회 20cc씩, 1일 2회 공복에 마신다.

열매의 붉은껍질은 맵고 향기가 좋기 때문에 요리할 때 향신료로 쓴다.

옛날옛적엔~ 꽃이 아래로 향해 피면 영락없이 비가 내리고…

'신침'은 신비로운 베개다. 옛날에 여렴이 이 비방을 옥청에게 전하고, 옥청은 광성자에게 전하고, 광성자는 황제에게 전하였다고 하는데, 《동의보감》에는 이 '신침'을 100일을 사용하면 얼굴빛이 광택이 나고, 1년이면 체내의 온갖 질병이 모두 다 치유되고 전신이 향기로워지며, 4년을 사용하면 백발이 검어지고 빠진 치아가 다시 나며 귀와 눈이 밝아진다고 했다.

'신침'은 5월 5일 단오날이나 7월 7일 칠석날 깊은 산속의 잣나무를 베어 목침을 만들고, 좁쌀이 들어갈 정도로 작은 120개의 구멍을 뚫으며, 그 속에 신이화를 비롯한 32가지 약재를 각 1냥씩 썰어서 베갯속을 채운 다음 포낭을 만들어 베개에 입혀서 사용한다. 꽃이 아래로 향하면 비가 오고, 위로 향하면 맑게 갠다고 하는 신비로운 꽃, 신이화! 그래서 '신침'에도 신이화가 들어가는가 보다.

생활 한방 정보

다른 이용법은?

● 코가 막힌 데는 신이화 가루를 솜에 싸서 대추씨 만하게 만들어 콧구멍에 끼워 둔다.

● 코가 막혀 냄새를 맡지 못할 때는 조각, 신이, 석창포를 같은 양씩 섞어 가루내어 솜에 싸서 대추씨 만하게 만들어 콧구멍에 끼운다.

● 과로로 치아가 들떠 아프며 잇몸이 붓거나 헐 때는 신이 40g, 사상자 80g, 청염 20g을 가루내어 잇몸에 바르거나 양치한다.

● 신이화로 만든 약액(우유로 끓여 농축한 약액이 효과가 좋다.)을 코에 떨어뜨리면 콧물이 줄어든다.

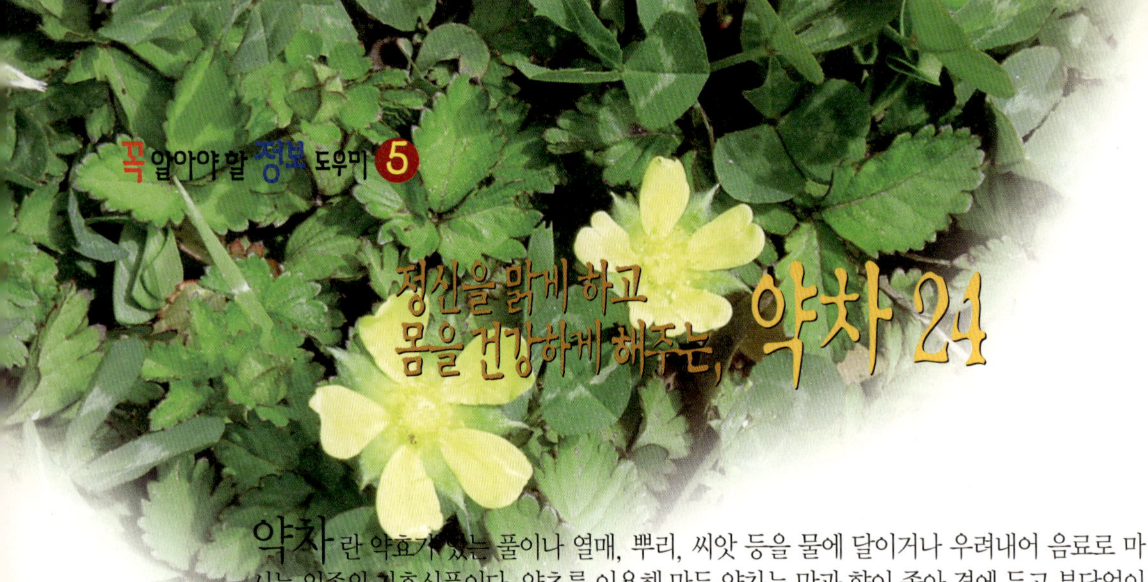

정신을 맑게 하고 몸을 건강하게 해주는, 약차 24

약차 란 약효가 있는 풀이나 열매, 뿌리, 씨앗 등을 물에 달이거나 우려내어 음료로 마시는 일종의 기호식품이다. 약초를 이용해 만든 약차는 맛과 향이 좋아 곁에 두고 부담없이 즐길 수 있다. 정신을 맑게 하고 몸을 건강하게 해주는 약차, 어떻게 마시는 게 좋을까?

약차 재료를 보관할 때…

1. 약재를 말린 차는 쉽게 습기를 흡수하므로 차통에 넣을 때 방습제를 함께 넣어서 보관하는 것이 좋다.
2. 과일청과 같이 습기가 있는 기본 재료는 냉장고에 넣어 시원하게 보관하도록 한다.
3. 약차 재료를 보관하는 용기에 약초의 종류와 이름, 채취한 날을 메모하여 기록해 놓으면 좋다.
4. 아무리 좋은 약차도 시간이 지날수록 약효가 떨어질 수 있기 때문에 짧은 기간 안에 먹을 양만 준비한다.

어떻게 마실까?

1. 찻잔은 두꺼운 것이라면 어떤 것이라도 좋다. 잔이 두꺼우면 온도를 오래 유지할 수 있다.
2. 매일 꾸준히 마시는 것이 중요하다. 한번에 많은 양을 달여서 마실 때마다 조금씩 데워 마시면 편리하다.
3. 약차를 마실 때는 부담없이 즐길 수 있도록 맛과 향을 살리는 게 좋다. 쓴맛이 나는 차에는 꿀이나 설탕을 약간 타서 마셔도 좋다.
4. 여름에는 시원하게, 겨울에는 따끈하게 마신다.

내 체질에 맞는 차, 맞지 않는 차 …

태양인	소양인	태음인	소음인
맞는 약차 솔잎차, 감잎차, 녹차, 보리차, 모과차, 미역차, 다시마차, 오가피차 등	**맞는 약차** 보리차, 산수유차, 구기자차, 녹차, 박하차, 영지버섯차 등	**맞는 약차** 율무차, 칡차, 땅콩차, 도라지차, 더덕차, 미역차, 다시마차, 오미자차, 둥굴레차, 맥문동차, 차조기차, 버섯차, 매실차, 귤차, 들깨차 등	**맞는 약차** 쑥차, 현미차, 차조기차, 옥수수차, 귤차, 대추차, 미역차, 인삼차, 영지차, 꿀차, 생강차, 쌍화차, 감초차, 당귀차, 천궁차, 두충차 등
맞지 않는 차 인삼차, 꿀차, 도라지차, 은행차, 영지버섯차, 호두차, 더덕차, 땅콩차, 율무차, 차조기차 등	**맞지 않는 차** 더덕차, 마차, 현미차, 도라지차, 생강차, 인삼차, 꿀차, 쌍화차 등	**맞지 않는 차** 보리차, 결명자차, 녹차, 인삼차, 꿀차, 생강차 등	**맞지 않는 차** 보리차, 율무차, 결명자차, 오미자차, 녹차 등

※ p.60~63의 「세상에서 가장 쉽게, 내 체질 아는 법」을 펼쳐 보아, 자신의 체질에 맞는 약차를 드세요.

감잎차

준비할 재료는요

감잎 2~3g, 물 100cc

이렇게 만드세요

1. 5~6월 경에 신선한 어린 잎을 따서 깨끗이 물에 씻은 후 물기를 뺀다.

2. 폭 5mm 정도로 얇게 썰어 천으로 만든 포대에 넣고 끈으로 입구를 묶은 후 찜통에서 몇 분간 찐다.

3. 김이 두어 번 나온 후 불을 끄고 따뜻한 기운이 남아 있을 때 포대를 손으로 잘 주무른다. 그래야 나중에 엑기스가 잘 우러나온다.

4. 포대에서 재료를 꺼내 체반에 넓게 펴서 바람이 잘 통하는 그늘에서 2~3일간 물기가 완전히 없어지도록 바싹 말린다.

5. 습기와 곰팡이를 막기 위해 방습제를 넣어 통에 보관한다.

6. 차관에 재료를 넣고 끓는 물을 붓는다. 5~10분 정도 엑기스를 우려낸 후 1일 1~2회 마신다.

결명차

준비할 재료는요

결명자 20g, 물 600cc

이렇게 만드세요

1. 싱싱한 결명자만을 골라 내어 깨끗이 씻어 물기를 뺀다.

2. 프라이팬에 올려 약한 불에서 볶는다.

3. 노릇노릇하게 될 때까지 볶은 후 방습제를 넣어 통에 보관한다.

4. 차관에 결명자를 넣고 물을 부어 끓인다.

5. 끓기 시작하면 불을 줄인 후 은근한 불에서 오랫동안 달인다.

6. 건더기는 체로 걸러 낸다.

7. 물만 찻잔에 따라낸다. 따뜻할 때 마셔도 좋고 냉장고에 넣어 차게 해서 마셔도 좋다.

8. 기호에 맞게 꿀을 타서 마신다.

계피차

준비할 재료는요

통계피 10g, 생강20g, 물 800cc, 잣 · 대추채 · 약간씩

이렇게 만드세요

1. 통계피와 생강을 깨끗이 씻어 물기를 뺀다.

2. 차관에 통계피와 생강을 넣고 물을 부어 끓인다. 물이 끓으면 약한 불로 줄여 은근하게 오랫동안 끓인다.

3. 건더기는 체로 걸러 내고 꿀과 잣, 대추채를 띄워 마신다.

구기차

준비할 재료는요

구기자 또는 구기잎 15g, 물 600cc, 꿀 약간

이렇게 만드세요

1. 구기자 또는 구기잎을 물에 씻어 물기를 뺀다.

2. 잘게 썰어 햇빛에 완전히 말린다.

3. 약한 불에 살짝 볶아 습기가 차지 않는 통에 보관한다.

4. 재료를 차관에 넣고 물을 부어 끓인다. 물이 끓으면 불을 줄여 약한 불에서 은근하게 오래 달인 후 건더기는 체로 걸러 낸다.

5. 찻잔에 걸러낸 물을 따르고 꿀을 타서 마신다.

귤차

준비할 재료는요

귤 10개, 설탕 1컵(200g), 물 200cc

이렇게 만드세요

1. 먼저 냄비에 설탕과 물을 넣고 절반으로 졸아들 때까지 달여 설탕 시럽을 만든다.

2. 귤은 흐르는 물에 깨끗이 씻은 다음 물기를 닦아 낸다.

3. 껍질을 벗겨 껍질과 알맹이를 얇게 썬다.

4. 얇게 썬 귤은 용기에 빽빽하게 눌러 담고 설탕 시럽을 부어 귤청을 만든다.

5. 냉장고에 20일 정도 보관한 후 사용한다.

6. 귤청 10g을 찻잔에 담는다.

7. 끓는 물을 찻잔에 부어 잘 섞어 마신다.

녹차

준비할 재료는요

녹차 15g, 물 500cc

이렇게 만드세요

1. 차관에 물을 끓여 약간 식힌다. 약 80℃ 정도가 가장 좋다.

2. 찻잔에 녹차를 넣고 물을 부어 3~4분 정도 우려내어 마신다.

3. 한꺼번에 우려내어 냉장고에 보관해 두고 갈증이 날 때 마셔도 좋다.

당귀차

준비할 재료는요

당귀 10g, 물 300~500cc

이렇게 만드세요

1. 1년생 뿌리를 11~12월에 캐어 흙을 털어 내고 3월까지 통풍이 잘 되는 그늘에서 말린다.

2. 더운 물에 담가 흙을 씻어 낸다.

3. 다시 50℃ 정도의 물에 10분 정도 담근 후 꺼내어 그늘에 말린다.

4. 완전히 마르면 습기가 없는 통에 넣어 보관한다.

5. 차관에 담고 물을 부어 끓인다.

6. 끓기 시작하면 불을 약하게 줄이고 은근한 불에서 오랫동안 달인다.

7. 건더기는 체로 걸러 내고 물만 따라 내어 꿀이나 설탕을 타서 마신다. 생강을 첨가하여 달이면 더욱 좋다.

두충차

준비할 재료는요

두충 20g(두충잎은 50g), 물 500cc, 꿀 약간

이렇게 만드세요

1. 두충이나 두충잎을 깨끗이 씻어 물기를 뺀다.
2. 두충잎을 잘게 썰어 약간 볶아둔다.
3. 차관에 재료를 넣고 약한 불로 은근히 달인다.
4. 체로 건더기를 건져내고 물은 식힌 후 냉장고에 보관한다.
5. 꿀을 약간 타서 마시면 더욱 좋다.

모과차

준비할 재료는요

모과 5개, 설탕 2kg

이렇게 만드세요

1. 모과를 깨끗이 손질해 길이로 4등분한 뒤 씨를 파내고 껍질째 얇게 저민다.
2. 소독한 유리병에 모과와 설탕을 켜켜로 부어 넣는다. 한달쯤 지나면 노란 모과즙이 우러나온다.
3. 뜨거운 물에 모과 몇 조각과 5~10g 정도의 즙을 넣어 마신다. 모과차를 마실 때 얇게 저민 유자나 유자청을 곁들이면 더욱 향긋하고 상큼한 맛을 즐길 수 있다.
4. 모과차를 빨리 만들어 마시고 싶은 경우에는 모과씨를 빼고 즙을 낸 다음 꿀이나 설탕을 넣어 죽처럼 만들어 용기에 담아 밀봉해 두었다가 끓인 물에 5g씩 타서 마시도록 한다.

사프란차

준비할 재료는요

사프란 100g, 물 200cc

이렇게 만드세요

1. 10월 말에서 11월 상순에 피어난 꽃에서 핀셋으로 암술 3개를 뽑는다.

2. 그늘에 잘 말린다(바람에 날려 가지 않도록 주의한다).
3. 차통에 방습제를 함께 넣고 밀폐시켜 보관한다.
4. 암술 8~10개를 찻잔에 넣는다.
5. 물을 끓여 찻잔에 붓고 잠시 후에 찻물이 우러나면 따뜻하게 마신다.

삼백초차

준비할 재료는요

삼백초 10~15g, 물 600cc

이렇게 만드세요

1. 장마철에 삼백초의 뿌리를 뺀 전체를 베어 물에 깨끗이 씻는다.
2. 그늘에서 완전히 건조시킨다.
3. 완전히 마른 후 잘게 썰어 통에 보관한다.
4. 차관에 삼백초와 물을 넣고 은근한 불로 달인다.
5. 물의 양이 절반으로 졸아들 때까지 달인 후 1일 4~5회로 나눠 마신다. 변비가 심할 때는 삼백초의 양을 늘린다.

생강차

준비할 재료는요

생강 3쪽, 물 300cc

이렇게 만드세요

1. 생강을 잘 씻어 물기를 뺀 후 강판에 곱게 간다.
2. 곱게 간 생강을 찻잔에 15g을 넣고 끓는 물을 붓는다.
3. 1~2분 후 꿀을 넣어 마신다.

연근차

준비할 재료는요

연근 ½뿌리, 물 300cc

이렇게 만드세요

1. 물에 연근을 깨끗이 씻어 물기를 빼고 적당한 크기로 썬다.
2. 차관에 재료를 담고 물을 부어 끓인다. 물이 끓으면 약한 불로 줄여 10~15분 정도 더 끓인다.
3. 물만 따라내어 수시로 차처럼 마신다.

오가피차

준비할 재료는요

오가피 50g, 물 1,000cc, 설탕 약간

이렇게 만드세요

1. 어린 잎을 따서 물에 잘 씻어 그늘에서 말린 다음 잘게 부숴 보존한다.
2. 끓이기 전에 살짝 볶으면 향기가 난다.
3. 주전자에 물과 60g의 오가피를 넣고 1시간 정도 끓여서 마신다.
4. 별다른 냄새는 없지만 설탕을 약간 넣어서 마시면 좋다.

오미자차

준비할 재료는요

오미자 30g, 물 600cc, 꿀 약간

이렇게 만드세요

1. 오미자는 잘 마른 것을 구입한다.
2. 물에 깨끗이 씻어 물기를 뺀다.
3. 오미자에 물을 부어 하루 정도 담가 둔다.
4. 체로 걸러낸 국물을 냉장고에 보관하였다가 마실 때 약간의 꿀을 타서 마신다.

유자차

준비할 재료는요

유자 10개, 설탕 1컵(200g), 물 200cc

이렇게 만드세요

1. 먼저 설탕과 물을 넣고 절반으로 졸아들 때까지 달여 설탕 시럽을 만든다.

2. 유자를 깨끗이 씻어 반으로 잘라 2mm 두께로 썬다.

3. 용기에 유자를 빽빽하게 눌러 담고 설탕 시럽을 부어 유자청을 만든다.

4. 냉장고에 20일 정도 보관한 후 먹기 시작한다.

5. 유자청 10g을 찻잔에 담는다.

6. 물을 끓여 찻잔에 부은 후 잘 섞어 마신다.

율무차

준비할 재료는요

율무(껍질째 볶은 것) 20~25g, 물 600cc

이렇게 만드세요

1. 율무는 껍질을 벗기지 않은 채 약한 불에 타지 않도록 볶는다.

2. 방습제를 넣어 통 속에 보관한다.

3. 율무 20~25g을 600cc의 물과 함께 차관에 넣고 보리차 끓이듯이 약한 불로 끓인다.

4. 껍질을 벗긴 율무를 재료로 쓸 때에는 10~15g 정도를 사용하는 것이 적당하다(껍질 벗긴 율무도 볶아서 사용한다).

5. 율무를 천으로 만든 자루에 넣어 끓여 마신다. 포장된 율무차를 사용하면 편리하다.

은행잎차

준비할 재료는요

푸른 은행잎 말린 것 5장, 물 300cc

이렇게 만드세요

1. 싱싱하고 푸른 은행잎을 그늘에 말려 깨끗이 씻은 후 물기를 뺀다.

2. 가늘게 채썰 듯이 은행잎을 썰어 차관에 넣고 끓는 물을 부은 다음 30분 정도 두었다가 진한 엑기스를 우려낸다.

3. 물만 찻잔에 따라 내고 꿀을 타서 하루에 한 번 마신다.

인삼차

준비할 재료는요

인삼 1뿌리, 물 1,200cc, 대추채 · 꿀 약간씩

이렇게 만드세요

1. 수삼은 흐르는 물에 살짝 흔들어 씻어 물기를 닦는다. 백삼이나 홍삼은 씻지 않고 그대로 사용한다.

2. 씻어 놓은 인삼을 얇게 저며썬다.

3. 차 주전자에 인삼과 물을 담고 약한 불에서 끓이다가 물이 800cc 정도로 줄 때까지 끓인다.

4. 따뜻한 찻잔에 따라 마신다. 꿀이나 대추채를 넣어 마시면 더욱 맛이 좋다.

잣차

준비할 재료는요

잣 15g, 물 300cc, 꿀 약간

이렇게 만드세요

1. 잣은 물에 씻어 물기를 빼고 프라이팬에 올려 향기가 나도록 볶는다.

2. 절구에 넣고 살짝 찧은 후 찻잔에 15g을 담는다.

3. 끓는 물을 부어 5분 정도 엑기스를 우려낸 후 꿀이나 설탕을 넣어 마신다.

진피차

준비할 재료는요

진피 20g, 물 300cc

이렇게 만드세요

1. 진피는 감귤의 껍질을 말려 만든다. 진피를 물에 씻어 차관에 넣고 물을 부어 끓인다. 물이 한 번 끓으면 불을 줄여 약한 불에서 은근하게 오랫동안 달인다.

2. 물만 따라 내어 설탕이나 꿀을 타서 마신다.

3. 생강을 약간 넣어 끓이면 더욱 좋다.

칡차

준비할 재료는요

칡뿌리 30g, 물 적당량, 꿀 약간

이렇게 만드세요

1. 칡뿌리 30g을 얇게 썰어 차관에 넣고 물을 부어 끓인다.

2. 물이 끓으면 약간 불로 줄이고 은근하게 오랫동안 달인다.

3. 건더기는 체로 건져 내고 물만 따라 내어 꿀을 타서 마신다.

비파잎차

준비할 재료는요

비파잎 100g, 물 200cc

이렇게 만드세요

1. 비파의 신선한 잎을 따서 깨끗이 씻은 후 물기를 뺀다.

2. 3일 정도 그늘에서 완전히 말린다.

3. 다 마르면 잘 비벼 부드럽게 만든 후 방습제와 함께 통에 보관한다.

4. 말린 비파잎 한 개를 거즈에 싸서 찻잔에 넣고 끓는 물을 붓는다.

5. 1~2분 정도 엑기스를 우려낸 후 마신다.

행인차

준비할 재료는요

살구 속씨 6g, 쌀 6g, 물 600cc

이렇게 만드세요

1. 행인은 끓는 물에 살짝 데친 후 속껍질을 벗기고 쌀과 함께 갈아 놓는다.

2. 차관에 재료를 넣고 물을 부어 끓인다. 끓기 시작하면 약한 불로 은근하게 끓인다.

3. 마실 때는 기호에 따라 꿀이나 설탕을 가미한다. 하루에 한 번만 복용한다.

네 개의 날개 달린 씨를 맺는 위장병 치료제

소리쟁이

양제근(羊蹄根)

Rumex crispus LINNE.

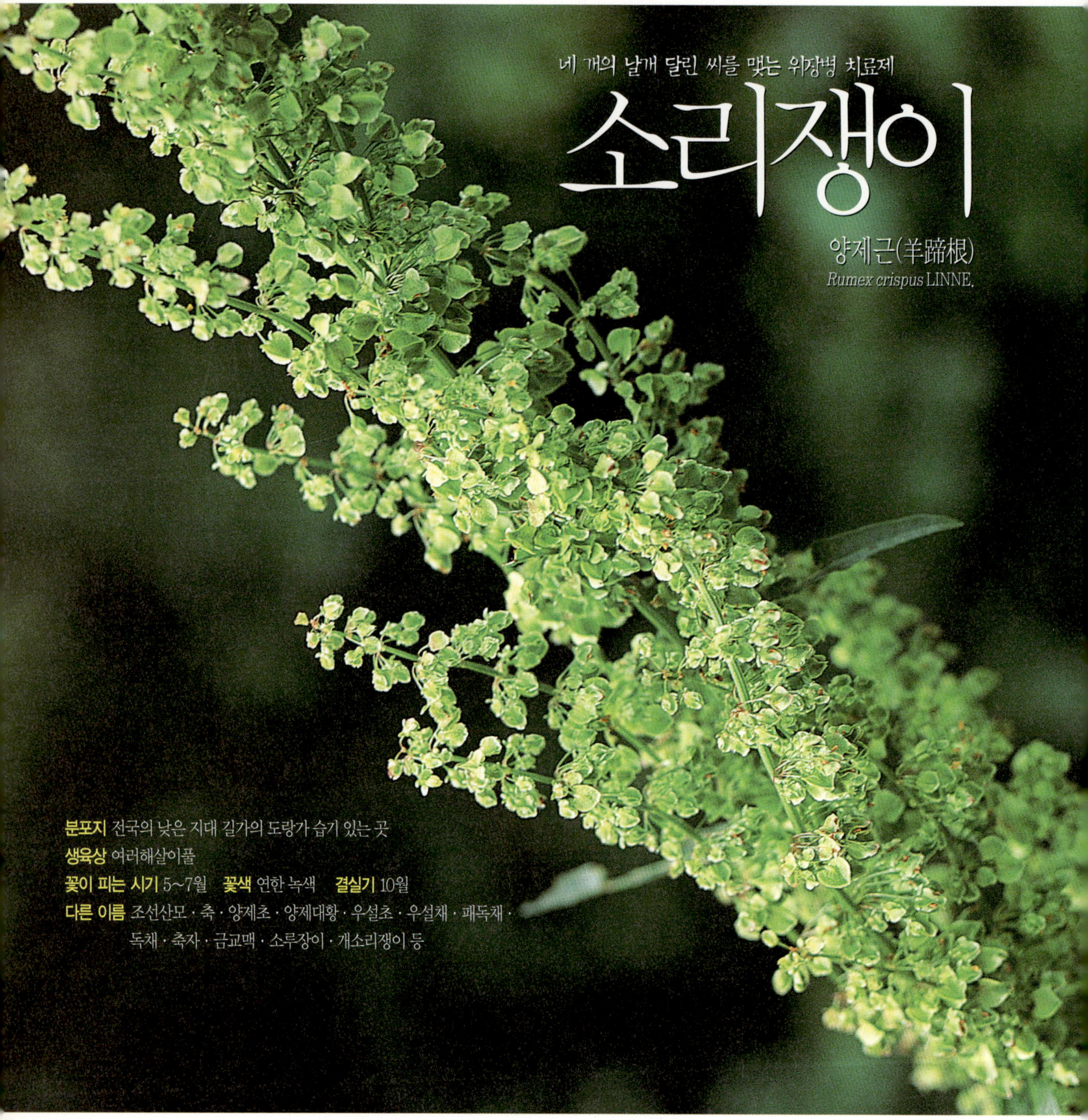

분포지 전국의 낮은 지대 길가의 도랑가 습기 있는 곳

생육상 여러해살이풀

꽃이 피는 시기 5~7월 **꽃색** 연한 녹색 **결실기** 10월

다른 이름 조선산모 · 축 · 양제초 · 양제대황 · 우설초 · 우설채 · 패독채 · 독채 · 축자 · 금교맥 · 소루장이 · 개소리쟁이 등

소리쟁이는 가을에 열매가 익으면 바람에 요란한 소리가 난다고 해서 '소리쟁이' 라고 하는데, 소리쟁이를 줄여서 '솔쟁이' 라고도 한다.

뿌리 모양이 양의 발굽 같다고 해서 '양제' 라는 이름이 생겼고, 잎의 모양이 소의 혀 같다고 해서 '우설초' 혹은 '우설채' 라는 이름이 생겼다. 혹은 잎이 시금치 같아서 들의 시금치라는 뜻으로 '야파채' 라고도 한다.

꽃핀 뒤에 네 개의 날개가 달린 씨를 맺는데, 씨는 고추씨 같고 메밀(교맥) 같아서 씨의 이름을 '금교맥' 또는 '천교맥' 이라고 한다.

봄의 새싹은 투명하고 미끈미끈한 막이 있으며, 여름이 되면 마르고, 늦은 가을에 가서 돋아나며, 겨울에도 죽지 않는다고 한다.

어디에서, 어떻게 자랄까?

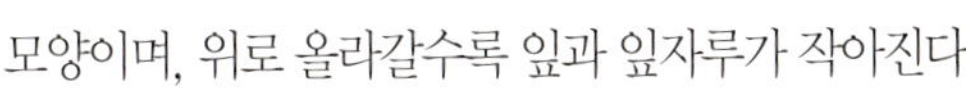

전국의 들판에 흔히 자라는 여뀌과의 여러해살이풀이다.

높이는 40~100cm이고 녹색이며, 비대한 뿌리는 노란색으로 땅속 깊이 들어간다. 줄기에 달린 잎은 긴 잎자루가 있다. 잎자루의 모양은 소의 혓바닥처럼 생겼고 가장자리는 물결 모양이며, 위로 올라갈수록 잎과 잎자루가 작아진다.

5~7월에 지름이 약 5~7mm인 연한 녹색의 꽃이 피는데 작은 꽃들이 모여서 큰 화서를 이룬다. 10월에 씨가 익으며 식용·약용으로 쓴다.

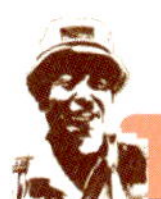

소리쟁이는 간혹 대황(大黃)의 대용으로 쓰이기도 한다. 우리 나라에는 같은 속의 참소리쟁이가 자생하고 또한 대황은 약초농가에서 재배하기도 한다. 소리쟁이와 참소리쟁이는 일반적으로 보면 거의 비슷하게 보이며 대개는 같은 용도로 이들 식물을 이용한다.

소리쟁이는 번식력이 강하고 또한 생명력도 대단히 강하여 겨울철에도 흔히 푸른 잎을 달고 길가의 구릉지나 도랑가에서 자란다.

대개의 사람들은 그저 흔한 잡초로 취급하고 관심도 없지만, 이들은 모두 중요한 약재로 쓰이는 자원식물 중의 하나이다.

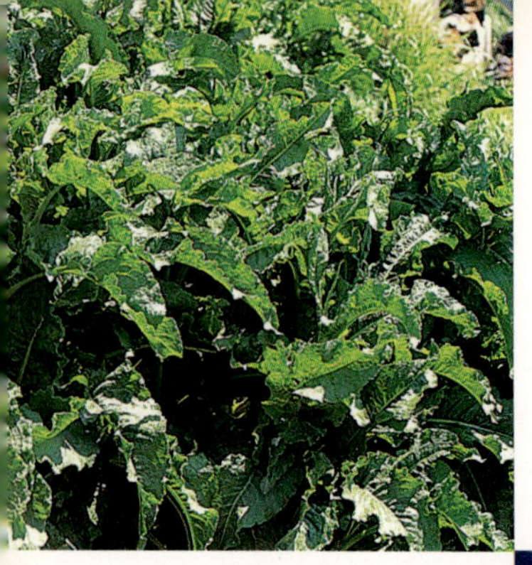

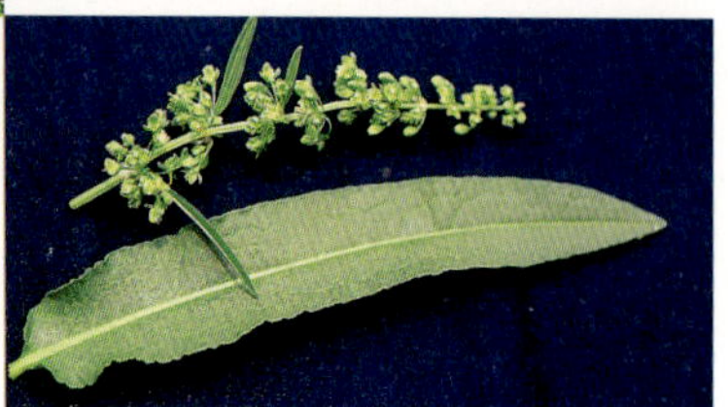

소리쟁이는 가을에 뿌리를 캐서 물에 씻어 말려 약으로 쓰는데, 맛은 쓰고 시며 성질은 차고 독이 약간 있다. 크리소파놀, 프란굴라에모딘, 네포딘 등을 함유하고 있다. 잎의 맛은 달고 성질은 매끄러우며 차고, 독이 없으며, 비타민C를 많이 함유하고 있다. 열매는 맛이 쓰고 성질은 평하며 독이 없다.

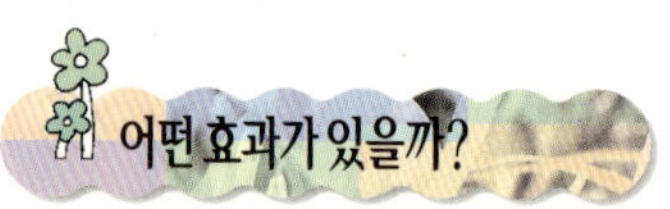

위장병 전반에 효력이 있다 위염·대장염 등에 쓰이며 새싹을 삶은 물을 이용하여 위암을 고쳤다는 사례도 있다. 황달에도 도움이 된다.

강장 효과가 뛰어나다 임포텐츠도 회복된다.

변비·치질의 특효약이다 장군풀, 즉 대황이라는 약재 대신에 쓰일 만큼 완하제로 효과가 있기 때문에 소리쟁이를 일명 '양제대황' 또는 '우설대황' 이라고 부를 정도이다. 따라서 변비·항문주위염·치질 등에 쓰인다.

독창(탈모증)을 다스린다 소리쟁이는 대머리 채소라는 뜻으로 '독채' 라는 별명도 갖고 있는데, 흔히 병증의 형태로 빠지는 탈모증을 개선시킨다.

소리쟁이를 일명 '패독채' 라고 부른다 따라서 지혈 작용을 이용하여 변혈·코피·기능성 자궁 출혈·토혈·혈소판 감소성 자반증 등에 쓰인다.

잎은 어린아이의 감적(5세 미만의 어린아이에게 많이 발생하는 만성 영양장애성 병증)을 다스리고 복어 중독을 푼다 대장을 운활하게 하여 변비를 없애며 대변 출혈을 다스리고, 또 가려운 병을 다스린다. 열매는 이질을 다스린다.

만성 변비의 완치를 목표로 할 때는 얇게 썰어서 말린 뿌리 한 줌(100g) 정도를 물 3홉(540cc)을 붓고 반으로 줄 때까지 졸여서 1일 3회 복용한다. 병의 상태·체력에 따라 가감할 수 있다.

산후 변비에는 뿌리를 짓찧어 즙을 내어 1작은술(10~15g)을 물 반 잔(100cc)에 넣고 달여 공복에 따끈하게 복용한다.

치질에는 전초를 달여 먹거나 혹은 뿌리 32~40g을 돼지고기 160g과 함께 끓여 고기가 완전히 익었을 때 약 찌꺼기를 건져내 버리고 국물과 고기를 먹는다.

대변 출혈에는 뿌리를 물에 씻어 썰고 생강 묵은 것을 껍질째 각 반 공기(100g)를 함께 볶아 소주에 담갔다가 수시로 마신다.

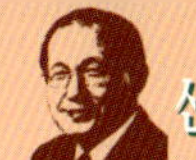
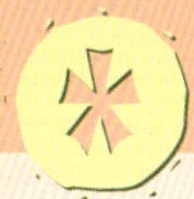
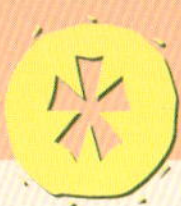

특효 비방 81 소리쟁이초침액

무좀에 쓰이는 외용 처방으로 효과가 좋다

준비할 약재는요…

20% 소리쟁이초침액, 소리쟁이 달인물

20% 소리쟁이초침액(소리쟁이를 식초에 담가 만든 것)을 바른다. 혹은 소리쟁이 달인 물로 매일 30~60분씩 씻거나 찜질하거나 담그는 방법을 쓴다.

소리쟁이는 간찰형·물집형에 고삼 달인 물과 번갈아 가면서 쓰면 잘 듣는다.

특효 비방 82 풍화안방

급성 결막염에 효과가 있는 외용 처방

준비할 약재는요…

소리쟁이 잎

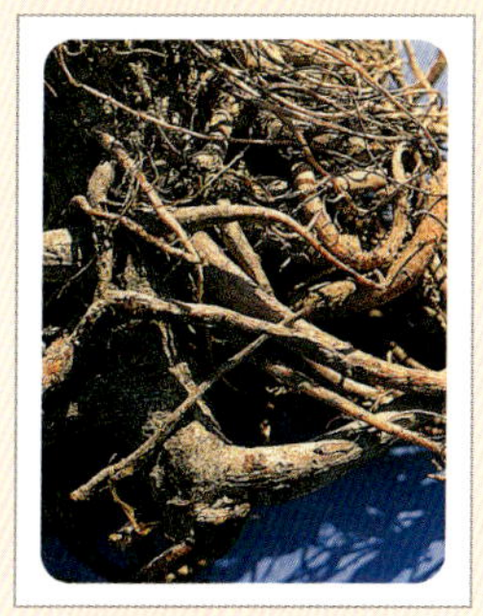

소리쟁이 잎을 짓찧어 태양 경혈에 붙인다. 태양 경혈은 눈의 바깥쪽 모서리와 귀 앞 머리카락이 시작하는 곳 사이로 오목한 곳에 위치하고 있다. '풍화안'은 지금의 급성 결막염에 해당되는데 양쪽 눈이 충혈되고 아프면서 발열·두통 등의 증세를 수반한다.

황달에는 양제근 20g, 오가피 20g을 끓여 복용한다.

생선 중독에는 어린 잎을 삶아 먹는다. 어린 잎은 생잎 그대로 쌈으로 싸서 먹기도 하지만 일단 데쳐서 식용하는 것이 좋다. 수산이 함유되어 있기 때문이다. 그리고 데친 후 한동안 놔두면 산화되어 푸른 빛이 누렇게 변색되므로 데친 즉시 먹도록 한다.

전초는 데쳐서 나물로 먹거나 초고추장에 찍어 먹는다. 줄기가 돋아나는 뿌리 윗동과 잎 사이의 부분을 국으로 끓여 먹으면 맛이 좋고, 소뼈 삶은 국물에 마늘과 함께 넣어 국을 끓이면 맛있다. 된장과 고추장을 푼 물에 소리쟁이 잎을 넣고 끓인 국을 소리쟁잇국이라고 한다. 소리쟁이는 이른봄에는 맛이 좋지만 늦봄부터는 맛이 없어 식용하기 어렵다.

옛날옛적엔~ 화상 입은 구렁이가 소리쟁이에 몸을 서리는 까닭은…

딸기와 도토리가 풍년이 들면 그 해 겨울은 춥다고 하며, 양파껍질이 얇고 섬세하면 그 해 겨울은 푸근하다고 한다. 대부분의 별꽃은 흰색의 작은 꽃 모양인데 이 꽃이 오므라들면 곧 비가 온다고 한다.

많은 꽃들이 비가 올 것 같으면 평상시보다 꽃을 늦게 피우고 일찍 진다고 하는데, 아프리카 수레바퀴꽃이 아침 8시 이후 또는 오후 5시 전에 꽃이 지면 반드시 비가 온다고 한다. 이렇게 정확한 일기예보 역할을 하는 꽃으로는 흰물백합·꼬리풀·동자꽃·꽃상추·데이지·바위앵두, 그리고 참소리쟁이를 꼽을 수 있다고 한다.

산불이 나서 화상을 입은 구렁이가 소리쟁이에 몸을 서리어 치료한다는 이 풀의 잎은 예로부터 유럽의 농촌에서는 괴혈병 예방제로 써왔다고 한다.

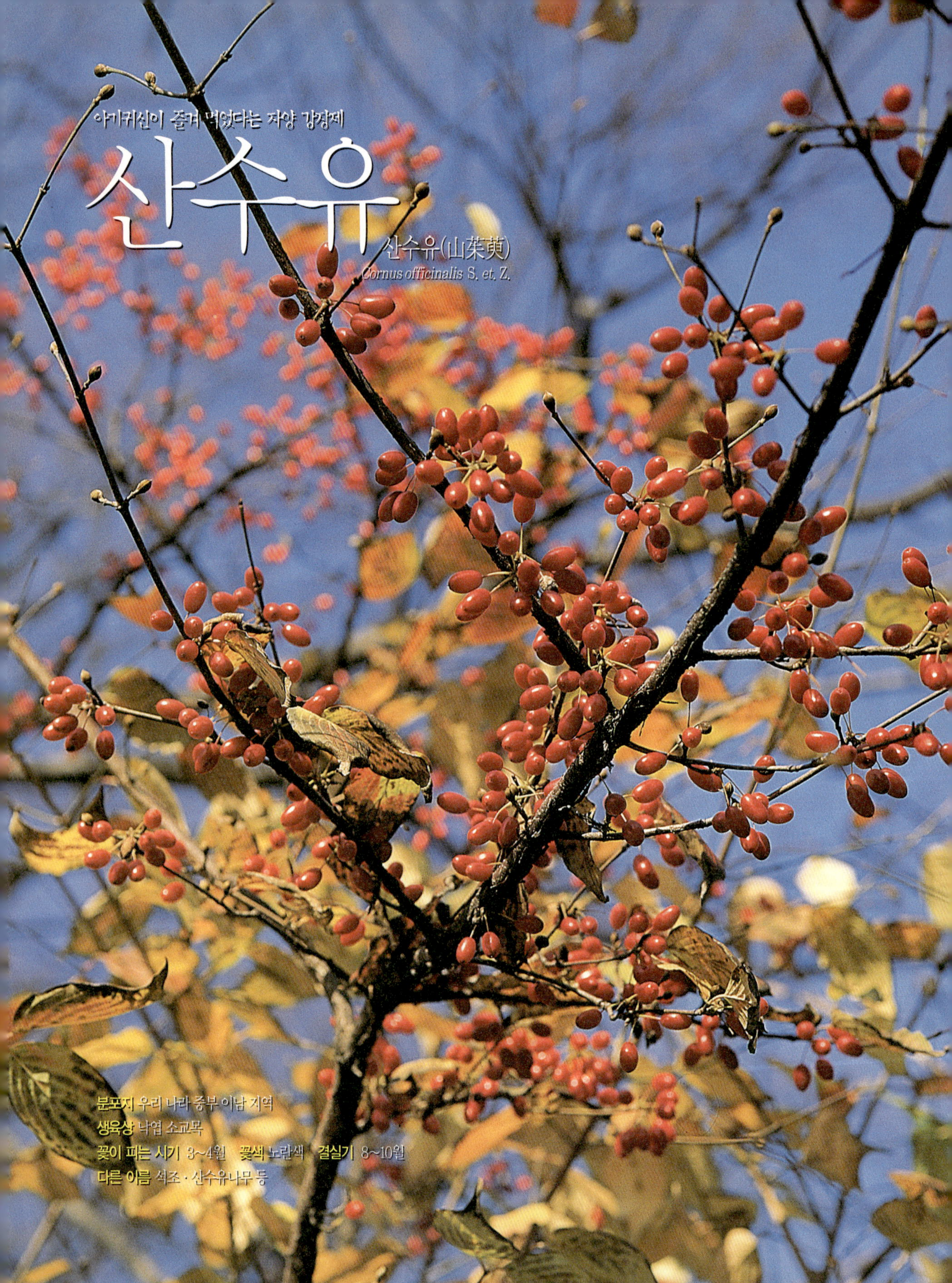
아기귀신이 즐겨 먹었다는 자양 강정제

산수유
산수유(山茱萸)
Cornus officinalis S. et. Z.

분포지 우리 나라 중부 이남 지역
생육상 낙엽 소교목
꽃이 피는 시기 3~4월   꽃색 노란색   결실기 8~10월
다른 이름 석조 · 산수유나무 등

산수유는 꽃보다 늦게 돋아나는 긴 달걀 모양의 잎의 뒷면 잎맥에 Y 자 모양의 노란 빛이 도는 갈색 털이 있어서 마치 '닭발' 같기 때문에 '계족나무'로 불리기도 한다. 층층나무과에 속하며 키가 작고 산에서 자란다. 열매는 처음 익어 마르지 않았을 때는 붉은데 살이 통통하고 윤택하다. 그래

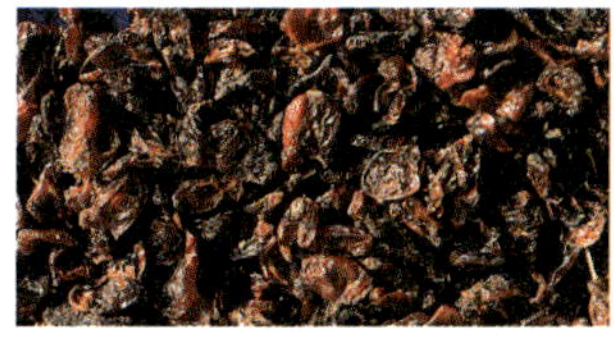

서 '산(山)-붉다[茱]-살찌다[萸]'라는 뜻으로 '산수유'라고 한다.

생김새가 대추 같아서 '돌대추'라는 뜻으로 '석조'라고도 하며, '살 많은 대추'라는 뜻으로 '육조'라고도 한다. 혹은 '아기귀신이 즐겨 먹는 열매'라고 해서 '기실'이라 부르기도 하며, '쥐똥'이라는 별명도 갖고 있다.

❀ 어디에서, 어떻게 자랄까?

우리 나라 중부 이남 지역에서 흔히 관상수로 심고 있는 층층나무과의 낙엽 소교목이다.

높이는 7m 안팎이고 나무껍질이 벗겨지며 연한 갈색이다. 어린 가지는 처음에는 털이 있고 분녹색(粉綠色)이고 껍질이 벗겨진다. 3~4월에 잎이 나오기 전에 먼저 노란색의 꽃이 피며 양성(兩性)이다. 꽃은 지름이 4~5mm이고 한 꽃차례에서 20~30개의 꽃이 달린다.

8~10월에 열매가 붉은색으로 익는데, 강정제로 쓰며 꽃은 관상용이다.

우리 나라에서 산수유가 가장 많이 생산되던 곳은 경기도의 광주·여주·이천·양평, 경북의 봉화 그리고 전라남도 구례의 산동면과 전라북도 남원군 산내면 등이다. 이 지역들은 산수유의 주생산지로 널리 알려졌으나 지금은 구례의 산동면과 산내면에만 오래된 거목이 있을 뿐 다른 곳에서는 거의 없어진 형편이다. 원래 산수유는 옛부터 약재로서 많이 애용해왔고 또한 값이 비싸 산수유나무 3그루만 잘 키우면 자식을 모두 대학 공부까지 시킬 수 있다고 할 만큼 수익성이 높은 약재였다.

근래 들어 산수유를 이용한 건강음료가 나오고 있으며, 산수유를 소주에 담가서 만든 술은 건강보신 또는 강장제로 알려져 많이 애용되고 있다.

《만선식물자휘》에는 조선에서 산수유(山茱萸)·석조(石棗)·산수유나무라 한다고 하였으며, 조선의 중부지역 산림중에 자생하는 교목이라고 하였다.

중국 본토가 원산지이며, 조선에서는 드물게 만나는 식물이라고도 하였다.

붉은색의 장과(漿果)는 시고 떫은맛이 나는데 생식하고, 그 말린 열매는 보신·장양(將養)·조뇨(調尿)에 효과가 있어 약용한다고 하였다.

장과(漿果)는 모양이 산조(山棗; 산대추)와 닮아 씨가 크며 육(肉; 열매살)이 박(薄)하다 하였고, 그래서 석조(石棗)라는 다른 이름이 있다고 하였다.

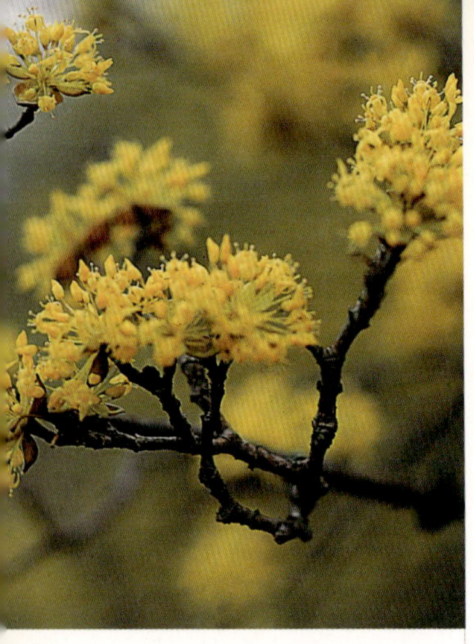

산수유는 음력 9~10월에 따서 그늘이나 약한 불에 말려 쓰거나 술에 적셔 찐 후 약으로 쓴다. 맛은 시고 떫으며, 성질은 약간 따뜻하고, 독이 없다. 코르닌 갈릭산, 타르타릭산, 말릭산, 비타민 A 유사 물질 등을 함유하고 있다.

어떤 효과가 있을까?

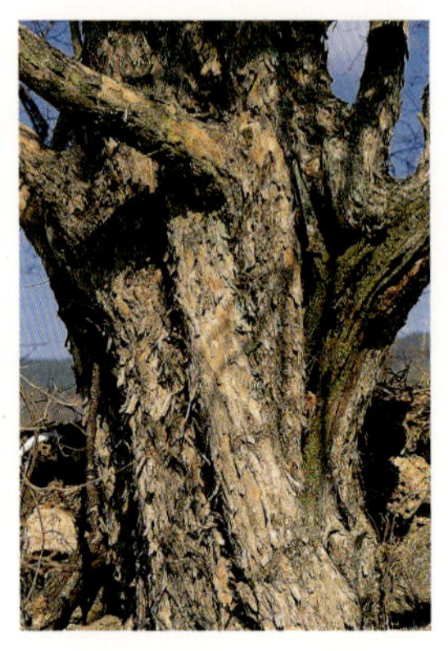

자양 효과가 크다 간장과 신장의 기능을 강화하고 보익하는 효과가 크다. 따라서 '신허'에 의한 빈뇨·야뇨·어지럼·귀울림·허리와 무릎의 통증·조루·발기부전 등에 두루 쓴다.

수렴 작용이 크다 정액이나 땀을 거두고, 유정·몽정 등을 다스리며, 급·만성의 허탈 상태로 땀을 비오듯 흘리며 멎지 않을 때 쓴다. 특히 많은 땀을 흘리며 손·발이 얼음처럼 냉한 허탈 상태 때는 산수유를 반드시 써야 한다. 월경과다, 부정기적 자궁 출혈, 대하증도 수렴한다. 또 잦은 소변을 수렴하는 이뇨 작용을 한다.

어떻게 먹으면 좋을까?

풍기로 어지럼증이 있으면 산수유 40g, 산약 20g, 감국 20g, 인삼 20g, 천궁 20g, 복신 20g을 가루내어 1회 8g씩 따끈하게 데운 청주에 타서 복용한다. 이 처방을 '천궁산'이라고 한다.

기운이 없고 빈혈까지 있을 때는 산수유 8~12g, 인삼 8~12g, 당귀 8~12g을 물 500cc를 붓고 끓여 반으로 줄면 하룻동안 여러 차례로 나누어 마신다.

성교 과다로 허리가 아플 때는 산수유 12g, 두충 12g을 물 500cc를 붓고 끓여 반으로 줄면 하룻동안 여러 차례로 나누어 마신다.

조루증에는 감인 500개, 연화수 40g, 산수유 40g, 백질려 200g, 복분자 80g, 용골 20g을 가루내어 꿀로 반죽해서 0.3g 크기의 알약을 만들어 1회 60~70알씩을 연꽃씨 끓인 물로 복용한다.

노인의 소변이 방울방울 떨어질 때, 어린아이의 야뇨증에는 산수유 4~8g, 인삼 4~8g, 오미자 4~8g, 귤피 4~8g, 익지인 4~8g을 물 500cc로 끓여 반으로 줄면 하룻동안 마신다.

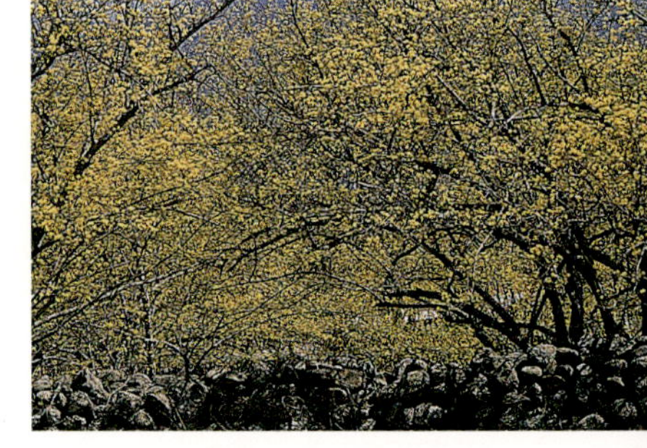

특효 비방 83 보정탕

몽정을 다스린다

준비할 약재는요…

산수유 2g, 당귀 2g, 천궁 2g, 백작약 2g, 생지황(생강즙에 축여 볶은 것) 2g, 맥문동 2g, 황백(술에 축여 볶은 것) 2g, 지모(꿀로 축여 볶은 것) 2g, 황련(생강즙에 축여 볶은 것) 2g, 치자(동변에 축여 볶은 것) 2g, 건강(까맣게 볶은 것) 2g, 모려(달군 것) 2g,

분량의 약재를 1첩으로 하여 물 300cc로 달여 한 번에 마신다. 1일 2첩 양을 재탕까지 해서 1일 3회, 공복에 복용한다.

특효 비방 84 자음지황탕

여성의 허로를 다스린다

준비할 약재는요…

산수유 80g, 숙지황(생강즙에 담갔다가 약한 불에 말린 것) 160g, 산약 80g, 천문동 80g, 맥문동 80g, 생건지황(술로 씻은 것) 80g, 지모(술로 축여 볶은 것) 80g, 패모(볶은 것) 80g, 당귀(술로 씻은 것) 80g, 향부자(동변에 담갔다가 볶은 것) 80g, 백복령 60g, 목단피 60g, 택사 60g

이상의 약재를 가루내어 꿀로 반죽해서 0.3g 크기로 알약을 만들어 공복에 1회 100알씩 소금 끓인 물(3% 소금물)로 먹는다. 여성의 허로증(허약하여 피로가 축적된 병증)으로 코피가 잘 나고 기침할 때 피가 섞여 나오기도 하며, 열이 나고 가래가 끓으면서 기침하며, 식은땀이 나고, 가슴이 울렁거리며, 월경이 고르지 못하거나 안 나올 때 쓰는 처방이다.

귀울림에는 산수유 100g을 소주 5컵(1,000cc)에 담가 한 달 후 술만 걸러, 1회 20cc씩, 1일 2회 공복에 마신다.

만성 중이염에는 산수유 20g을 물 500cc로 끓여 하룻동안 차처럼 꾸준히 마신다.

잠잘 때 땀을 많이 흘리고 갈증·요통이 수반되면 산수유 3g, 자감초 3g, 숙지황 30g, 구기자 6g, 산약 12g, 복령 9g을 물 500cc를 붓고 끓여 반으로 줄면 하룻동안 여러 차례로 나누어 따뜻하게 마신다.

옛날옛적엔~ 당나귀 귀를 가진 임금님이 산수유나무를 심은 뜻은…

경문왕은 신라의 제48대 임금이다. 그의 귀가 당나귀의 귀만큼 커서 항상 복두를 쓰고 벗지 않아 이 비밀을 아무도 몰랐지만, 다만 한 사람 복두장이만은 알고 있었다고 한다.

누설할 수 없는 비밀을 가슴에 품고 살자니 병이 들지 않을 수 없게 된 복두장이는 백약이 무효로 다 죽게 되었을 때 서라벌 도림사 뒷곁 대밭에 들어가 배가 아프도록 한바탕 웃고 나서 "임금님 귀는 당나귀 귀!"라고 시원하게 터뜨리고 죽었다고 한다.

그런 뒤로 바람만 불면 대나무들이 아우성을 질러댔다고 한다. "임금님 귀는 당나귀 귀!"라고.

그래서 격노한 경문왕은 대나무를 모조리 뽑아 버리게 하고 그 대신, 그 곳에다 산수유나무를 심게 했다고 한다. 산수유, 봄이 옹알이하는 철 이른 때 노란꽃을 화사하게 피웠다가 늦가을에 빨간 열매로 익는 산수유. 귀가 크면 거기도 크다는데, 그래서 귀 큰 왕이 선택한 수종이 정력제로 이름난 산수유나무였을까?

생활 한방 정보

'산수유'로 약술을 담그려면…?

빨갛게 잘 익고 살이 통통한 산수유 300g을 구입하여 씨를 빼고 흐르는 물에 잘 씻어 물기를 없앤다. 이것을 유리 용기에 넣고 소주 1,800cc를 붓고 밀봉해서 서늘한 곳에서 2~3개월 숙성시킨다. 숙성중 4~5일에 한 번씩 용기를 흔들어 주면 약효가 잘 우러나 좋다. 숙성되면 여과하여 1회 20cc씩, 공복에 마신다.

자태 고운 종 모양의 꽃이 피는 해독제

원추리

훤초(萱草)

Hemerocallis fulva L.

분포지 전국의 집 근처, 산과 들

생육상 여러해살이풀

꽃이 피는 시기 7~8월 **꽃색** 붉은 빛이 도는 노란색 **결실기** 10월

다른 이름 록초 · 망우초 · 의남초 · 황화채 · 광채 · 금침채 · 화채 · 등황옥잠 · 황훤초 · 넘나물 등

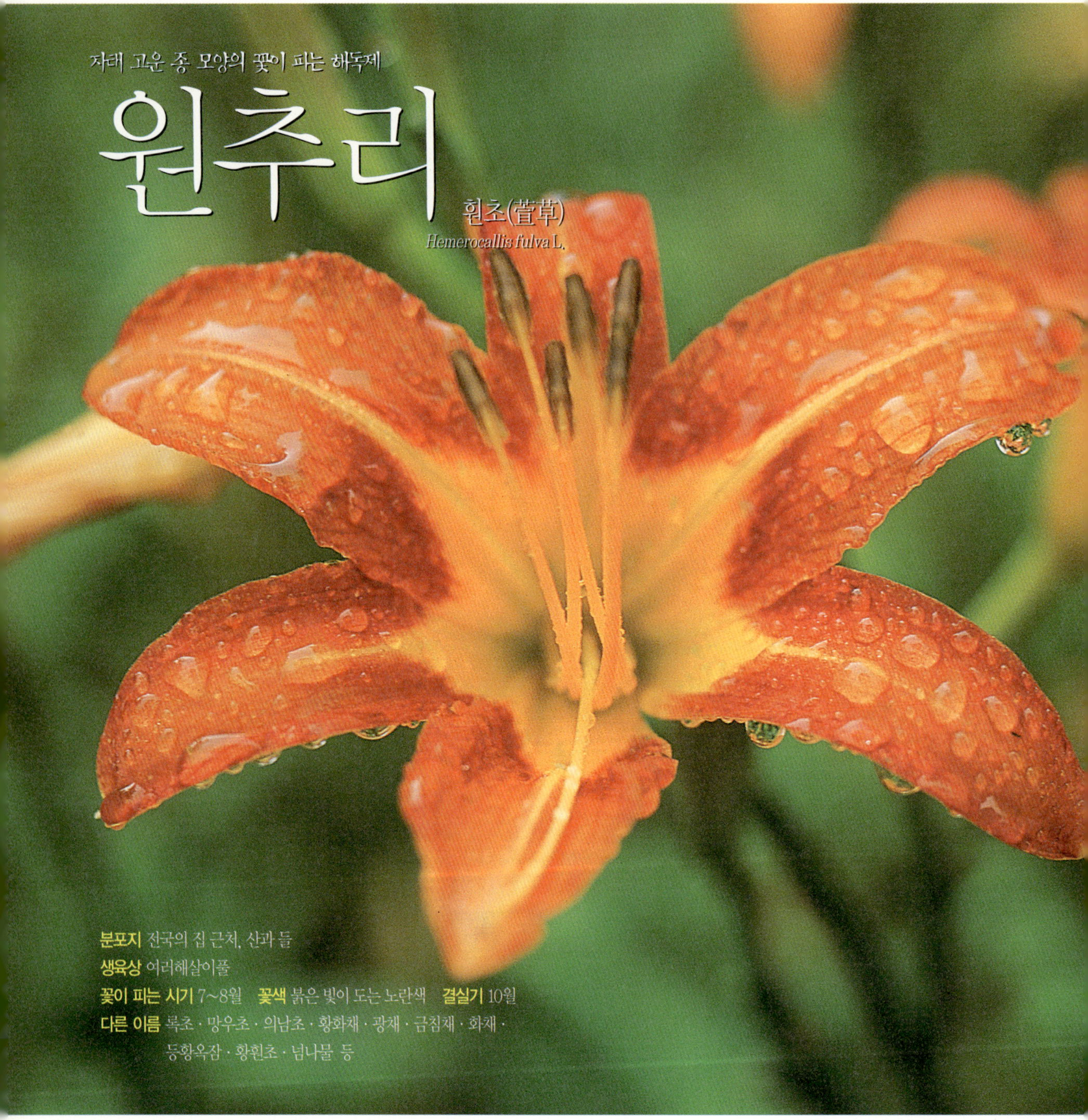

원추리는 독풀을 먹은 사슴이 해독제로 찾는 식물이다. 그래서 '사슴이 즐겨 먹는 검 같은 풀'이라는 뜻으로 '녹검'이라고 부른다. 또 원추리의 맛과 성질이 파와 비슷하기 때문에 '사슴이 즐겨 먹는 파 같은 풀'이라는 뜻으로 '녹총'이라고도 한다.

'넘나물'로도 불리는 원추리는 여름에 꽃줄기가 우뚝 나와 백합과 비슷한 황적색에 자흑점이 있는 종 모양의 꽃이 피는데, 그래서 '황화채'라 하며, 꽃봉오리를 '금침채'라고 하고, 또 그 모양이 너무 예뻐서 '기녀'라는 이름으로 불리기도 한다.

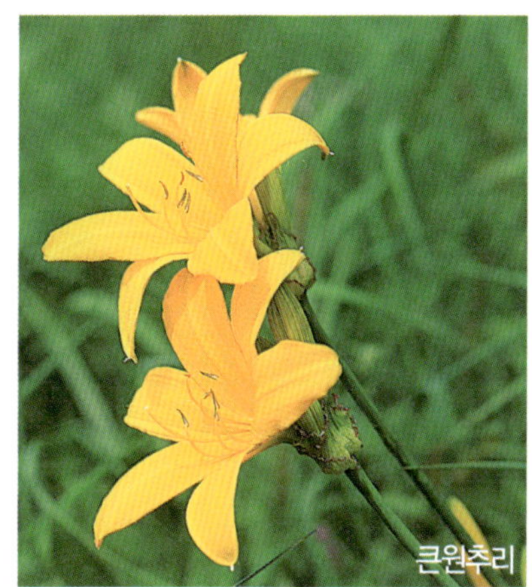
큰원추리

약으로 쓸 때는 훤초라 하는데, 훤(萱)은 '잊을 훤(諼)'에서 비롯된 것이며, 이 한자는 근심을 잊는다는 '망우(忘憂)'의 뜻을 갖고 있다.

어디에서, 어떻게 자랄까?

원래는 우리 나라 및 중국 등지의 산과 들에 흔히 자생하였으나 요즈음에는 길가 화단이나 집 근처에 흔히 심고 있는 백합과의 여러해살이풀이다. 높이는 1m 안팎이며 땅속의 뿌리가 방추형(紡錘形)으로 굵어지는 덩이뿌리가 있다.

잎은 길이 60~90cm, 너비 1.2~2.5cm로 밑에서 2줄로 마주달린다.

꽃줄기는 높이 1m 안팎으로 끝에서 짧은 가지가 갈라지고 6~8개의 꽃이 달린다.

7~8월에 붉은 빛이 도는 노란색의 꽃이 핀다. 꽃은 아침에 피었다가 저녁 때면 시드는데, 서로 다르게 순서대로 하루에 한 개씩 며칠간 피어난다. 꽃밥은 노란색이고 꽃의 길이는 10~13cm이다. 통부(筒部)의 길이는 1~2cm, 내화피(內花被)는 긴 타원형이고 가장자리가 막질이다. 6개의 수술은 통부 위 끝에 달리며 꽃잎보다 짧다. 10월에 씨가 익는다.

《만선식물자휘》에는 조선과 만주의 산과 들에 고루 자란다고 하였고, 싹과 꽃은 식용한다고 하였다. 꽃을 훤(萱·諼)·훤초화(萱草花) 또는 녹총화(鹿葱花)라 부른다고 하였다. 《삼재도회(三才圖會)》에 조선에서는 싹은 데쳐서 반찬으로 해먹고 꽃은 꽃술을 빼고 데쳐서 식초에 무쳐서 먹는다고 하였다.

《산림경제》에는 만주에서는 꽃을 넣어 밥을 짓는데 밥을 꽃의 색깔처럼 물들게 하며, 또는 고기와 섞어서 국을 끓여 먹는다고 하였다. 생약으로는 화채(花荣) 및 훤초근(萱草根)을 자양강장제로 쓴다고 하였다.

조선과 만주의 산과 들에 흔히 자생하고 백합과 닮은 붉은 빛을 띤 노란색의 아름답고 고운 꽃을 피운다고 하였다. 간간이 밭에서 재배된다고 하였다.

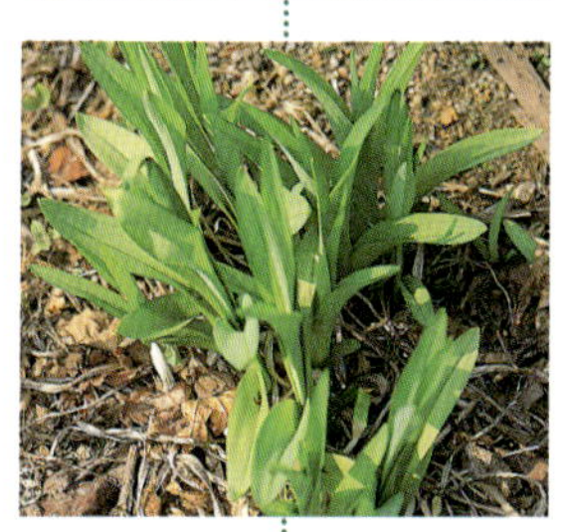

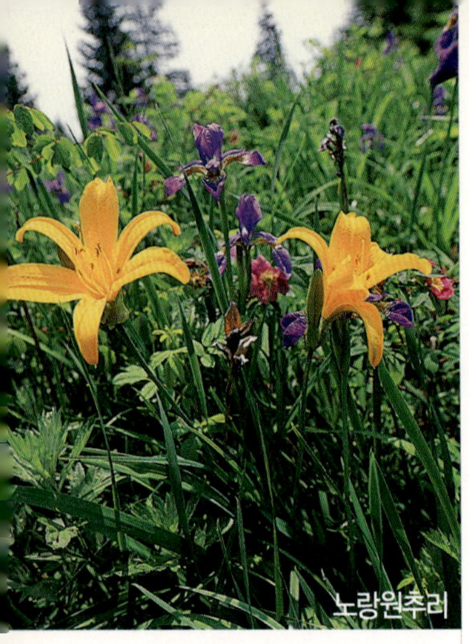

노랑원추리

원추리는 5월에 꽃을 따고 8월에 뿌리를 캔다. 뿌리는 끈 모양이고 끝에 길고 둥근 모양의 콩알만한 크기의 살진 노란 덩이구슬이 여러 개씩 매달려 있다. 맛은 달고 성질은 서늘하다. 뿌리에는 약간의 독이 있다. 뿌리에는 비타민 A·C 및 콜키친, 트레할라제, 아스파라긴, 프리델린, 시토스테롤-D-글루코사이드, 키리소파놀, 레인, 옵투시폴린 등이 함유되어 있다.

● 원추리 뿌리를 지나치게 복용하면 눈을 손상하거나 소변 실금증이 생길 수 있다. 그래서 일반적으로 3~6g씩 끓여 먹는다. 60℃ 이상으로 가열하면 독성이 줄어든다. 중독되었을 때는 황련이나 황백 등으로 풀 수 있다고 한다.

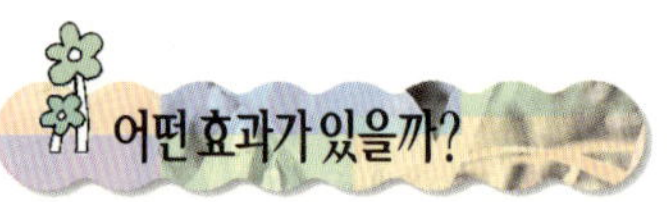

어떤 효과가 있을까?

이뇨 작용을 한다 소변이 붉고 잘 나오지 않을 때, 사림(비뇨기 결석)이 있을 때, 부종이 심할 때 습열·번열을 없앤다.

피를 맑게 하고 해독 작용을 한다 따라서 대하증·황달(특히 주달)·토혈·변혈· 소변 출혈·코피·부정기적 자궁 출혈· 유선염·월경불순·월경통·어린아이 해수를 다스리는 것을 비롯해서 결핵균을 억제하며, 주혈흡충의 충체를 위축시키며 생식기관을 퇴화시켜 구충한다.

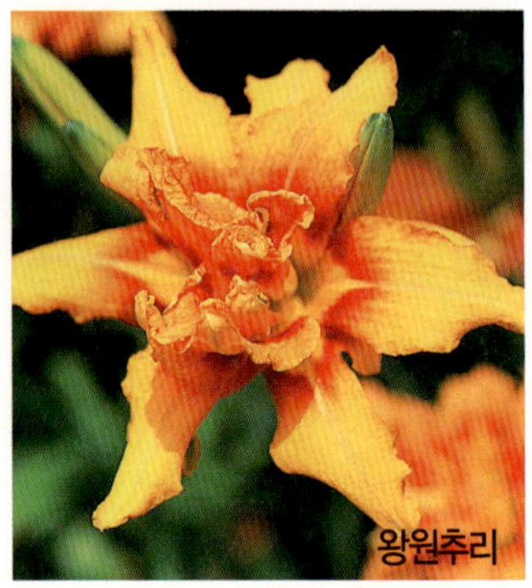

왕원추리

어떻게 먹으면 좋을까?

부종이 심할 때는 원추리의 잎·뿌리 등 전초를 말린 것을 곱게 가루낸 다음 4~8g씩을 미음에 타서 1일 3회, 공복에 복용한다.

사림(비뇨기 결석)에는 신선한 원추리로 생즙을 만들어 1회 200cc씩, 1일 2~3회 먹는다. 생즙을 먹을 때마다 만들어 즉시 먹는 것이 좋다.

소변이 시원하지 않을 때는 원추리 뿌리 100g에 물 1,000cc를 붓고 은근하게 달인 다음 하룻동안 여러 차례로 나누어 차처럼 마신다.

주달·유선염에는 원추리 뿌리를 짓찧어 생즙을 먹는다.

대변 출혈이 있을 때는 원추리 뿌리와 생강을 기름에 볶아 술로 먹는다고 《성제총록》에 소개되어 있다.

코피 나는 데는 뿌리 생즙 100cc에 생강즙 50cc를 타서 마신다.

싹은 데쳐서 양념하여 나물로 먹는다. 이것을 '훤채'라고 한다. 예전에는 어린 싹과 꽃으로 김치

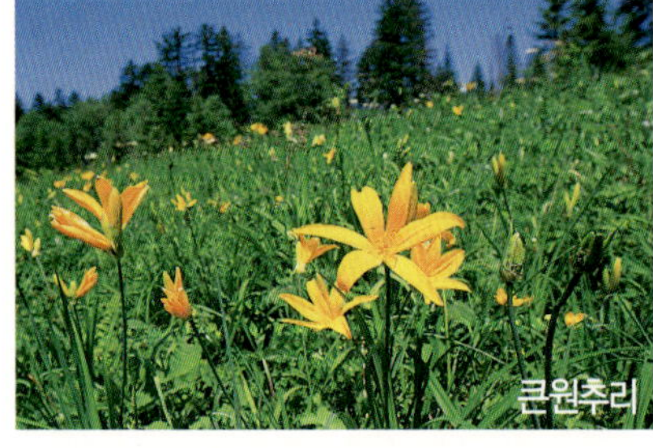

큰원추리

특효 비방 85 훤초망우탕

근심 걱정이 지나쳐서 금방 우울해지고
오한·발열 등이 있을 때 효과가 좋다

준비할 약재는요…
금침채(원추리) 30g, 계지 1.5g, 감초 1.5g, 백작약 4.5g, 진피
3g, 반하 3g, 울금 30g, 합환피 30g, 패모 30g, 복신 30g,
백자인 30g

이상의 약재를 물 500cc로 끓여 복용한다.

특효 비방 86 남부요통방

요통을 다스린다

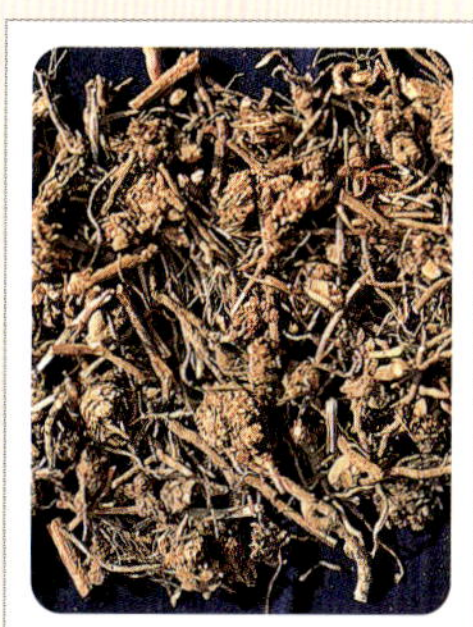

준비할 약재는요…
원추리 뿌리 15개, 돼지
콩팥 1개

이상의 약재를 물로
끓여 3회로 나누어 복
용한다.

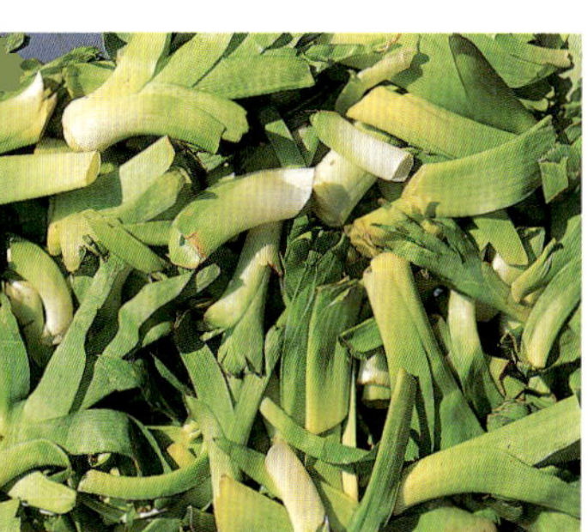

를 담가 먹기도 했다. 《본초도경》에는 원추리로 김
치를 만들면 가슴을 맑게 하고 오장을 편안하게 해
준다고 했으며, 몸이 가벼워지고 눈이 밝아진다고
했다. 궁중에서는 원추리탕이라 하여 토장국을 즐겼
다고 하며, 건조한 꽃은 중화요리의 중요한 재료로
쓰이고, 또 꽃을 샐러드에 섞어 모양을 내거나 설탕
에 절여 잼을 만들거나 소주에 담가 먹기도 한다.

다른 이용법은?

● 유선염에는 원추리
뿌리를 짓찧어 붙인다.

● 종기나, 뱀에 물린 데
에는 생뿌리를 짓찧어
붙인다.

● 타박상에는 원추리
새싹을 짓찧어 붙인다.

옛날옛적엔~ 몸에 지니기만 하면 마땅히 아이를 낳는 풀 …

주생낭낭이라는 여신은 관음보살이 손톱 하나를 잘라 한 여인의 태내에 던진 것에서 탄생했다고 하는
데, 《봉신연의》에는 이 여신의 이름을 '운소' 라고 했다. 이 여신은 꽃을 키우고 있는데 꽃이 피어 붉으면
여아, 희면 남아가 태어난다고 한다. 그 꽃이 몇 개 피는가 또 어떤 색을 띠는가는 이 여신이 관장하며,
이들 꽃에 물을 주고 벌레로부터 보호하는 역할은 화공과 화파라는 남녀가 맡고 있다고 한다. 만일 남아
나 여아를 낳으려고 하면 이 여신에게 빌어 꽃을 흰색이나 붉은색으로 바꿔 달라고 하는데, 이를 '이화
환두(移化換斗)' 라고 한다. 또 만일 결혼한 여자가 임신이 안 되면 이 여신에게 빌어 꽃을 받을 수 있도
록 기도하는데, 이것을 '재화환두(栽化換斗)' 라고 한다. 그리고 임신한 여인이 건강한 아이를 낳으려면
이 여신 뿐 아니라 화공과 화파에게도 기도해야 한다고 한다.

예로부터 임신한 여자가 원추리꽃을 허리춤에 차고 있으면 사내아이를 낳을 수 있다고 했는데, '마땅히
아들을 낳는 풀' 이라는 뜻으로 원추리를 '의남초' 라는 이름으로 부른다.

가을에 말라 버린 잎들이 엉켜서 겨울 동안 땅속의 싹을 덮고 있다가 새싹이 자랄 때 썩어서 거름이 되기
때문에 엄마 사랑 같은 풀이라는 뜻으로 '모애초' 라 불리기도 한다. 그래서 어머니를 뜻하는 '자당' 을
'훤당' 이라고도 한다.

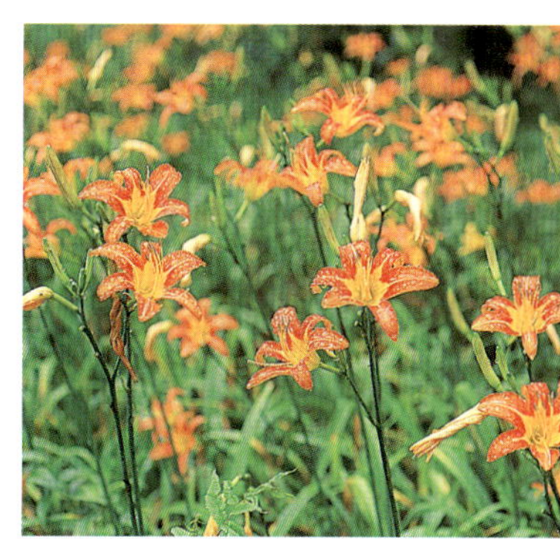

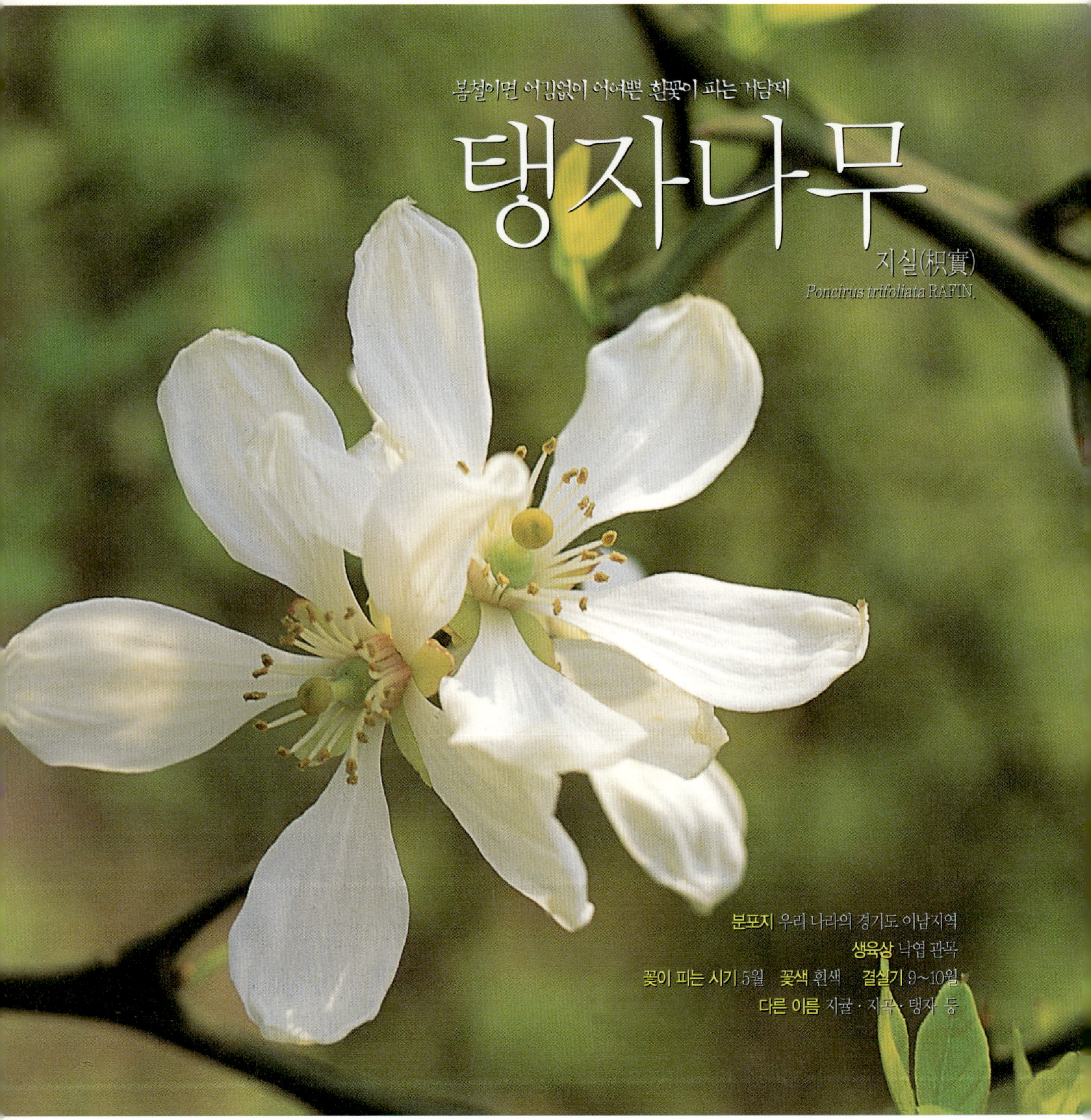

봄철이면 어김없이 어여쁜 흰꽃이 피는 거담제

탱자나무

지실(枳實)
Poncirus trifoliata RAFIN.

분포지 우리 나라의 경기도 이남지역
생육상 낙엽 관목
꽃이 피는 시기 5월 꽃색 흰색 결실기 9~10월
다른 이름 지귤 · 지극 · 탱자 등

탱자나무는 《동의보감》에서 '귤나무와 비슷한데 약간 작으며, 잎은 문설주와 비슷하고 가시가 많다'고 했다. 봄에 잎보다 먼저 흰 다섯 잎 꽃이 잎사귀에서 하나씩 피고, 가을에 직경 3~5cm의 둥근 열매가 노랗게 익는다. 이 탱자열매를 귤과 닮았다 해서 구귤(枸橘)이라 하며, '가시가 많아 피해를 준다(枳)'는 뜻으로 '지실'이라고 한다.

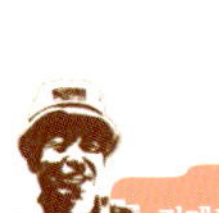

❀ 어디에서, 어떻게 자랄까?

우리 나라의 경기도 이남지역에서 자라는 운향과의 낙엽 관목이다.

높이 3m 안팎으로 가지는 약간 편평하고 녹색이며, 길이 3~5cm 정도의 가시가 어긋나게 달린다. 잎은 혁질(革質)이며 잎자루에 날개가 약간 있고, 길이 3~6cm로 가장자리에 둔한 톱니가 있다.

5월에 흰색의 꽃이 피는데 정생(頂生 ; 꽃 따위가 줄기의 꼭대기나 맨 끝에 남) 또는 액생(腋生 ; 싹이나 꽃이 잎겨드랑이에 착생함)하며 1개 또는 2개씩 달린다. 꽃받침잎과 꽃잎은 5개가 서로 떨어져 있고 수술이 많으며 씨방에 빽빽하게 난 털이 있다. 9~10월에 익는 열매는 지름 3cm 정도로 둥글고 향기가 좋으나 먹을 수 없으며 씨는 긴 타원형이다.

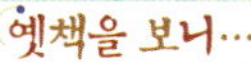

《만선식물자휘》에는 조선에서 지귤(枳橘)·지곡(枳殼)·지실(枳實)·탱자·탱자나무라 한다고 하였다. 지곡은 큰 열매를 가리키는 것이고 지실은 익지 않은 작은 열매를 말하는 것이라 하였다. 전라도에서 제주도에 걸쳐 자생한다고 하였다. 만주에서는 중국 본토의 원산을 여순(旅順)에 이식한 것을 볼 수 있다고 하였다.

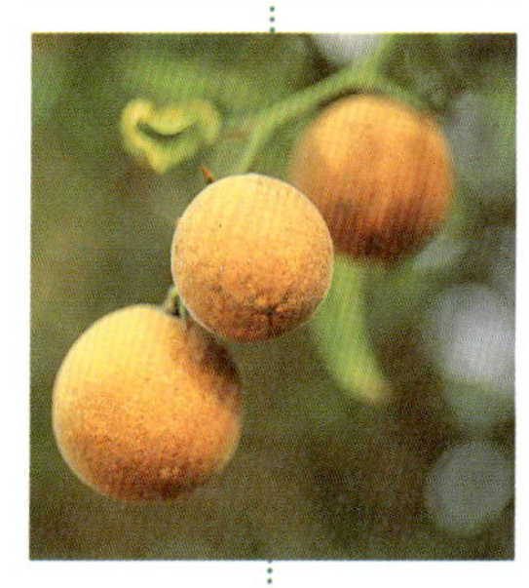

원래 우리 나라 남부지역에서는 탱자나무를 집 주변의 울타리용으로 많이 심었으나 지금은 시멘트 벽에 밀려 탱자나무 울타리를 거의 보기 어렵게 되었다.

그러나 전라남도 등지에는 아직도 과수원 등지의 울타리용으로 심고 있는데, 봄이면 흰꽃을 피워 아름답고 가을이면 탐스러운 황갈색의 열매가 많이 열려 보기 좋다.

그리고 경기도 강화군의 사기리 마을에는 우리 나라에서 가장 오래된 탱자나무의 거목이 있으며 보호수로 지정되어 보호를 받고 있다.

근래에는 가을에 잘 익어 떨어지는 탱자를 주워 소주에 쪼개어 담그면 그 탱자의 향이 술에 익어 맛좋은 건강주가 되기 때문에 애주가들의 기호품이 되기도 한다.

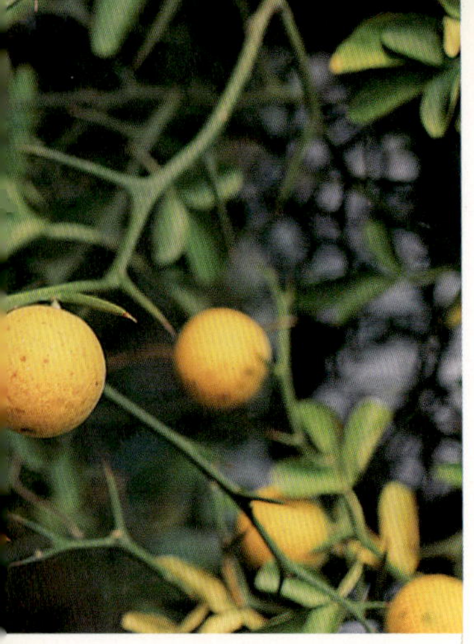

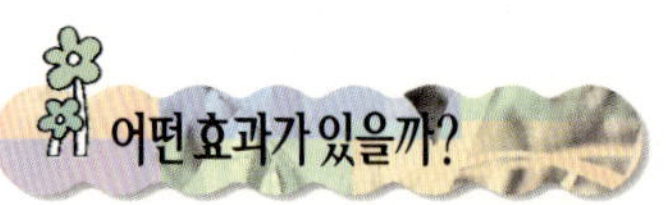

피부의 심한 가려움증을 가라앉히고 담을 삭힌다 《의학입문》에는 담을 삭히는 데 는 담장을 찌르고 벽을 넘어뜨릴 만큼 힘이 세다고 했다. 특히 담벽(痰癖 ; 비생 리적 체액이 흉협부에 고여 옆구리가 땅기며 때때로 물소리가 나고 신물이 올 라오며 마치 배가 고픈 것 같은 병증)을 치료한다.

위장 기능을 흥분시킨다 동물 실험에 의하면 위장의 연동 운동을 증강시키고, 연동 운동의 리듬을 조정한다는 보고가 있다. 따라서 헛배가 부르는 복부 창만 (복강 안에 액체가 괴어 배가 몹시 팽창하는 증세)과 명치끝이 그득하면서 아픈 것, 오랜 식체로 만성 소화불량증을 호소하는 것, 급성 위장염이나 세균성 설 사, 과민성 장 증세, 위하수 등을 다스린다.

자궁근의 수축 작용이 있다 집토끼의 실험에 의하면 자궁 수축력을 증강하고, 긴장도를 높인다는 보고가 있다.

혈압을 상승시키는 작용이 있다 저농도에서는 심장 수축을 증강시키고, 고농 도에서는 수축을 약화시킨다.

지경피(탱자나무줄기의 껍질)는 부종, 갑자기 생긴 풍증, 뼈마디가 몹시 오그라 드는 것을 다스린다.

지근피(탱자나무뿌리의 껍질)는 치질과 대변 출혈을 다스린다.

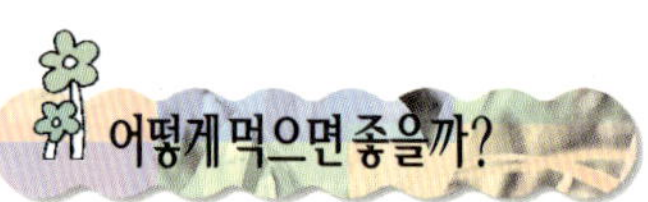

만성 간염 · 만성 위장염일 때는 지실 40g, 작약(프라이팬에서 덖은 것) 20g, 천 궁 20g, 인삼 20g을 가루내어 생강과 대추 달인 물 또는 따끈하게 데운 청주로 1회 8g씩을 1일 3회, 식전공복에 복용한다.

담음(비생리적 체액)이 몰려 속이 답답하며 가래가 나오고, 머리가 무겁고 눈앞이 어 찔거리며 메스껍고 구역이 나며 목과 등이 아플 때는 반하(법제한 것) 40g, 진피 40g, 지실 20g을 거칠게 가루내어 1회에 16g씩을 생강 1쪽과 함께 물로 달여 마신다.

왼쪽 옆구리가 아플 때나 늑간신경통에는 지실 20g, 천궁 20g, 감초 10g을 가루

탱자는 맛은 쓰고 시며 (쓰고 맵다고도 한다), 성질이 차며, 독이 없다. 리모넨 등으로 된 정유와 헤스페리딘, 아우란티아마린 등의 플라본 등이 함유되어 있다. 탱자나무 뿌리껍질을 '지근피'라 하는데, 지근피는 리모닌, 마르메신, 세세린, 폰키트린 등을 함유하고 있다.

특효 비방 87 저근백피환

습기와 열기가 비장을 손상시켜
유정·몽정하는 것을 다스린다

준비할 약재는요…

지실 8g, 구자(볶은 것) 40g, 백작약(볶은 것)
20g, 황백 12g, 지모(둘다 소금물로 축여 볶은
것) 12g, 모려(달군 것) 12g, 백출 8g, 복령 8g,
시호 8g, 승마 8g

위의 약재를 가루내어 신곡이라는 약재로 쑨
풀로 반죽해서 0.3 크기의 알약을 만들어 1회
50알씩 소금을 조금 넣고 끓인 물로 공복에 1일
2~3회 복용한다.

특효 비방 88 청심온담탕

간질을 치료하는 데 효과가 좋다

준비할 약재는요…

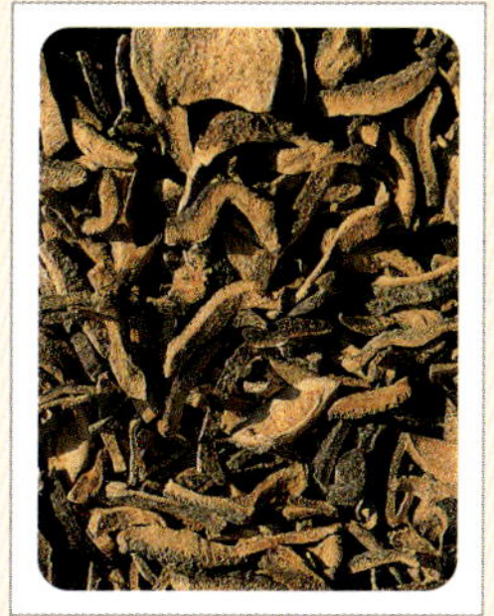

지실 4g, 진피 4g, 반하(법제한 것) 4g, 복령 4g, 죽여 4g, 백출
4g, 석창포 4g, 황련(생강즙을 축여 볶은 것) 4g, 향부자 4g, 당귀
4g, 백작약 4g, 맥문동 3.2g, 천궁 2.4g, 원지 2.4g, 인삼 2.4g,
감초 1.6g

이상의 약재를 2첩으로 나누어 생강 3쪽과 함께 물로 끓여 먹는다. 간질 뿐 아니라 간기울증으로
두통·어지럼·불면·초조·불안·가슴 두근거림·메스꺼움·헛배부름·대소변 불리·월
경불순 등의 증세가 있는 것을 함께 다스리는 처방이다. 일명 '청심억담탕' 으로 불리듯이
체내의 화기를 내리고 담을 삭히며, 심혈을 보해주며 담낭의 기운을 맑게 한다.

내어 1회 8g을 생강·대추를 달인 물로 복용한다.

  소화가 안 되고 명치밑이 뻐근하며 헛배가 부르며 메스꺼운 데는 지실(밀기울
과 함께 덖은 것), 인삼, 백출, 백복령, 포건강, 자감초를 같은 양씩 배합해
서 가루낸 뒤, 졸인 꿀로 10g 크기의 알약을 만들어 1회 1알씩 1일 2~3회,
따뜻한 물로 복용한다.

  위하수에는 지실만 진하게 끓여 매일 3회 복용한다. 위장의 긴장을 높이
고 복부 팽만을 가볍게 줄인다.

옛날옛적엔~ 질병을 옮기는 역신마저도 물리치고…

  옛말에 '귤나무가 회수를 건너가면 탱자나무가 된다[橘渡淮,爲枳]' 고 하였고, 또 '양자강 남쪽에서는
귤나무가 되고, 강 북쪽에서는 탱자나무가 된다[江南爲橘,江北爲枳]' 고 하였다.

  그러나 《본초강목》에 '지금 양자강 남쪽에는 귤나무와 탱자나무가 다 있고, 강 북쪽에는 탱자나무만
있고 귤나무는 없는 것으로 보아 딴 종류이며 변해서 된 것이 아니라는 것을 알 수 있다.' 고 했다.

  봄이면 예쁜 흰꽃이 피고 가을이면 향기가 대단한 황금색 둥근 열매를 맺는 것을 보면 얼싸안고 싶을
정도로 정감이 가는 나무이지만, 열매는 씨가 많고 신맛이 강해서 먹을 수 없을 뿐 아니라 무섭도록
날카로운 가시가 접근조차 못하게 한다.

  이 가시 달린 가지를 꺾어 섣달 그믐에 문 위에 걸어두면 질병을 전염시키며 다닌다는 역신조차
얼씬거리지 못한다고 한다.

탱자나무의 열매이면서 약이름이 다른
'지각(枳殼)'의 약효는…

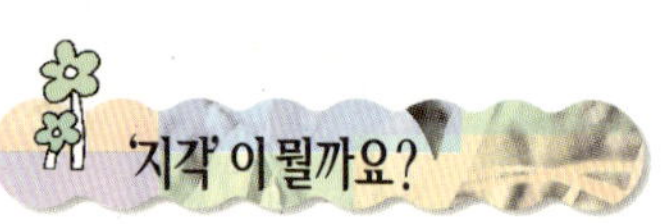

'지각'이 뭘까요?

'지각'은 탱자나무의 막 익으려는 열매이며, '지실'은 어린 열매[幼果]를 말린 것이다. '지각'은 크고 황자색이며 씨가 많고, '지실'은 작고 청색이며 속살이 충실하되 씨가 적다. 음력 7~8월에 열매를 따서 햇볕에 말리는데, 살이 두텁고 오래 묵혀둔 것이 좋다. 맛은 쓰고 시며(혹은 쓰고 맵다고도 한다), 성질은 차며(혹은 약간 차다고 한다), 독이 없다. 성분도 지실과 거의 같다. 단, 헤스페리딘 함유량이 적다.

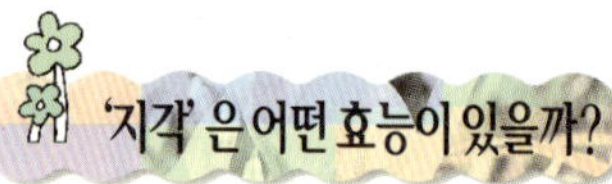

'지각'은 어떤 효능이 있을까?

가슴과 옆구리의 통증을 푼다 '간기울결증'으로 아플 때나, 타박상 등으로 기가 응체되고 어혈이 생겨서 몹시 아플 때 두루 쓰인다.

내장기 하수증을 다스린다 따라서 위하수는 물론 산후 자궁탈, 만성 설사 후의 탈항 등에 두루 쓰인다.

기침을 가라앉힌다 특히 폐기종 등 폐기가 응체하여 해수, 호흡곤란 등이 있을 때 좋다.

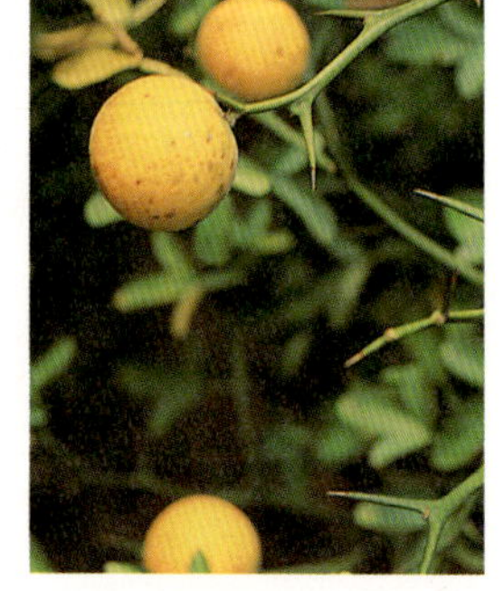

이외에도 가슴속에 몰려 있는 담을 없앤다. 대·소장을 잘 통하게 하며, 헛배부른 것을 내리고, 관격으로 몰리고 막힌 것을 열어준다. 풍기로 피부가 가렵거나 저리거나 마비된 것을 풀며, 풍기와 열기로

지각과 지실, 어떻게 다를까?

● 두 약재의 약효는 비슷하지만, 다음과 같은 차이점이 있다.

● '지각'의 약 기운은 주로 올라가고, '지실'의 약 기운은 주로 내려간다. '지각'은 올라가서 피부와 흉격의 병을 낫게 하고, '지실'은 내려가서 명치와 위장의 병을 낫게 한다.

● '지각'이 '지실'보다 약의 힘이 약하므로 허약체질에는 '지실'을 쓰지 않고 주로 '지각'을 쓴다.

● 소화불량증에 '지각'과 '지실' 둘다 쓸 수 있다. 하지만 음식을 삭히고 뭉친 것을 풀 때는 '지실'을 쓰고, 기를 운행시키면서 비·위장을 편하게 하는 데는 '지각'을 쓴다. 따라서 '지각'이 '지실'보다 임상에서 훨씬 더 많이 쓰인다.

눈병을 일으킨 경우, 예를 들어 급성 결막염 같은 데 좋다. 보약을 쓸 때 자양 성분이 많고 점성의 약재이기 때문에 소화 장애를 일으키기 쉬우므로 소량의 지각을 가미하면 소화 장애를 예방하고 장 출혈, 치질 등을 치료한다.

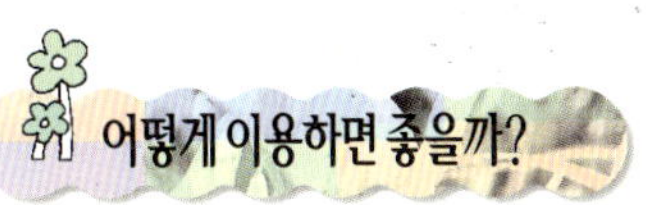

어떻게 이용하면 좋을까?

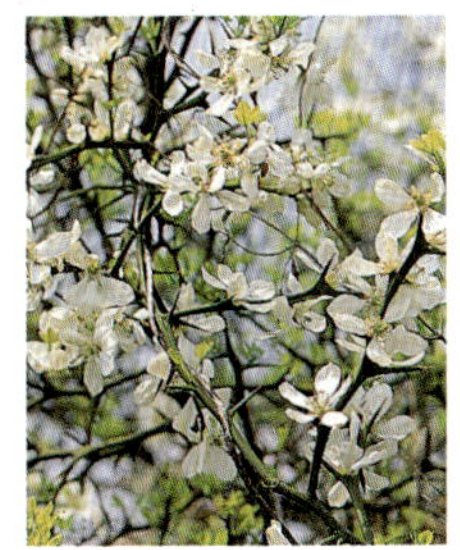

술을 마시고 성교를 하여 술기운이 모든 경맥을 손상시켜서 평소에 항상 정신이 얼떨떨한 게 맑지 않을 때는 지각 4g, 복신 4g, 산조인 4g, 감초 4g, 과루근 4g, 백작약 4g, 인삼 4g, 숙지황 8g을 물로 달여 복용한다.

숨이 차고 가래가 끓으며 기침하면서 열이 나는 데는 지각 40g, 반하(법제한 것) 40g, 황금 40g, 길경 40g, 감초 20g을 거칠게 가루내어 1회에 16g을 생강 3쪽, 상백피 4g, 매실 1개와 함께 물에 끓여 마신다.

열이 있는 해수에는 지각, 황련, 감초를 물에 끓여 복용한다.

명치 밑이 뻐근하게 아프며 소화가 안 되면서 달걀 썩은 냄새가 나는 트림을 할 때는 향부자 20g, 지각 20g, 백출 20g, 빈랑 8g을 가루내어 1회 8g씩을 1일 3회 미음에 타서 복용한다.

담석증, 만성 담도염, 만성 간염 등으로 옆구리가 찌르는 듯이 아플 때는 지각 50g, 자감초 15g을 가루내어 1회 6g씩을 파 흰 뿌리를 진하게 달인 물에 타서 복용한다.

흉부가 그득하여 숨쉬기 힘들 때는 길경 30g, 지각(구운 것) 30g을 거칠게 가루내어 물에 달여 찌꺼기를 버린 후 2번에 나누어 복용한다.

임신중에 헛배가 불러 복부가 그득해서 힘들 때는 지각(볶은 것) 90g, 황금 30g을 거칠게 가루내어 1회 8~12g을 물에 달여 식전공복에 복용한다.

꽃가루 없이 노란꽃을 피우는 폐암 치료제

약모밀

어성초(魚星草)

Houttuynia cordata THUNB.

분포지 울릉도 및 중부지역의 낮은 지대 습기 있는 곳

생육상 여러해살이풀

꽃이 피는 시기 6~7월 **꽃색** 노란색 **결실기** 8~9월

다른 이름 즙채 · 멸 · 취재 · 취질초 등

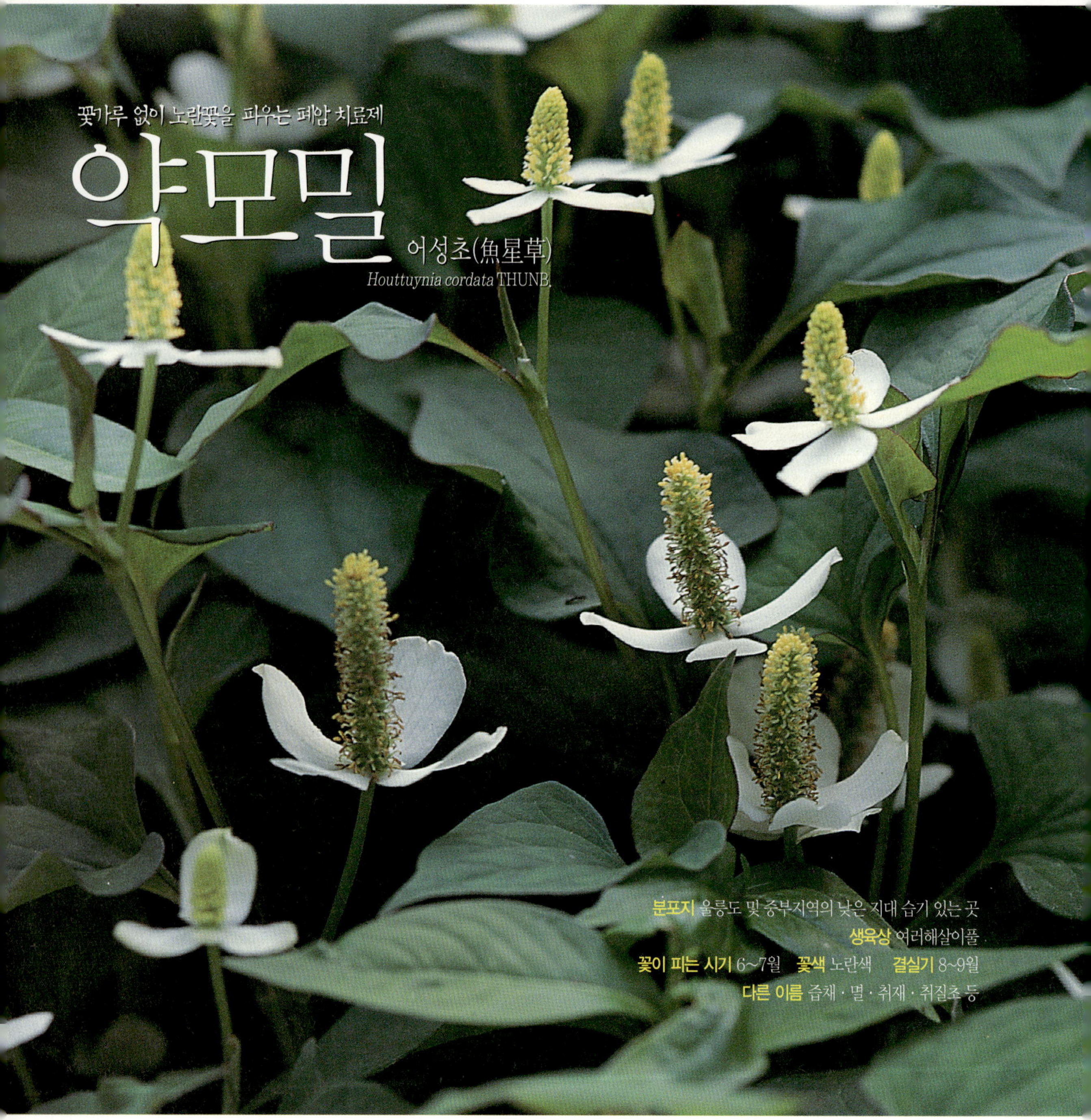

약모밀은 일명 '멸'이라고도 부른다. '어성초'는 그 잎과 줄기에 특이한 독취가 있어 마치 생선 비린내를 연상시켜 붙여진 또다른 이름이며, 그 냄새 때문에 '취채', 혹은 '취질초'라고도 한다. 흰꽃처럼 보이는 4장의 잎 중앙에 꽃잎이 없고, 꽃가루도 없는 노란색 꽃이 핀다. 그래서 '꽃술을 감춘 꽃'이라는 뜻으로 '즙채'라고 부른다.

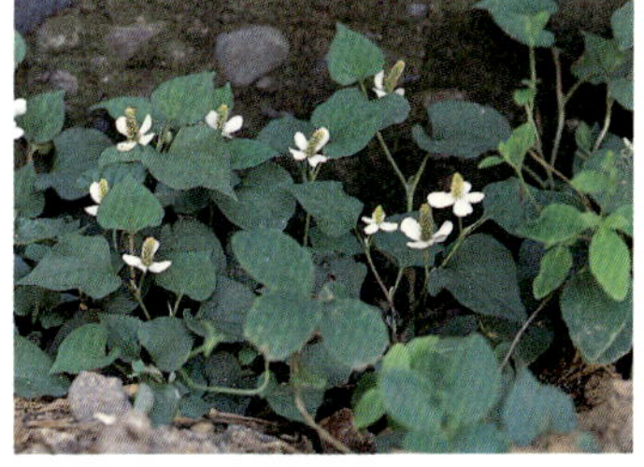

어디에서, 어떻게 자랄까?

울릉도 및 중부지역의 낮은 곳 그늘진 습지에서 자라는 삼백초과의 여러해살이풀이다.

뿌리는 흰색이며 연하고 옆으로 길게 뻗는다. 원줄기는 잎과 더불어 털이 없고 높이 20~50cm 정도이다. 6~7월에 노란색의 꽃이 핀다. 원줄기 끝에서 짧은 꽃줄기가 나와 그 끝에서 길이 1~3cm의 수상화서가 발달하며 많은 나화(裸花 ; 꽃부리와 꽃받침이 없는 불완전한 꽃)가 달린다. 꽃턱잎은 4개이고 화서 밑에 십자형으로 달리는데 흰색으로 꽃잎같이 보이며 길이 1.5~2cm이고 긴 타원형이다. 꽃은 꽃덮이가 없고 3개의 수술이 있으며 노란색으로 보인다.

씨방은 1개이고 상위(上位) 3실이며 3개의 암술대가 있다. 8~9월에 삭과되며 열매는 암술대 사이에서 갈라져 연한 갈색의 씨가 나온다.

《옥편(玉篇)》에는 조선에서 즙채(蕺菜)라 하며 즙(汁)은 필관채(筆管菜) 또는 교맥(蕎麥) 같다고 하였으며 멸초·밀시대·밀나물이라 한다고 하였으며, 중국에서는 즙채·어성초라 한다고 하였다.

일본 및 중국에서 주로 자라며, 음습지에 뻗어가는 것을 좋아한다고 하였다.

뿌리를 식용 및 약재로 쓰며 줄기와 잎도 약재로 쓴다고 하였다. 경엽(莖葉)은 이를 그늘에서 말려 쓰며 이뇨하독(利尿下毒)의 효과가 있다고 하였다.

우리 나라에는 중부지방 및 울릉도에 자생하는 약모밀(어성초)과 남쪽의 제주도 낮은 곳의 습지에 자생하는 삼백초가 있다. 하지만 이 두 종의 식물은 같은 과일 뿐 서로 다른 속의 식물이다. 전혀 다른 식물임에도 약모밀과 삼백초를 같은 것으로 알고 쓰는 경우가 간혹 있다.

삼백초는 꽃과 잎, 그리고 땅속의 뿌리가 모두 흰색인 데서 이름이 지어지고 또한 꽃이 필 무렵이면 꽃이삭 밑의 잎 세 개가 흰색으로 변하는 데서 온 이름이라 하기도 한다. 삼백초는 약모밀에 비해 잎이 훨씬 크며 식물의 높이도 약모밀보다 훨씬 큰 편이다.

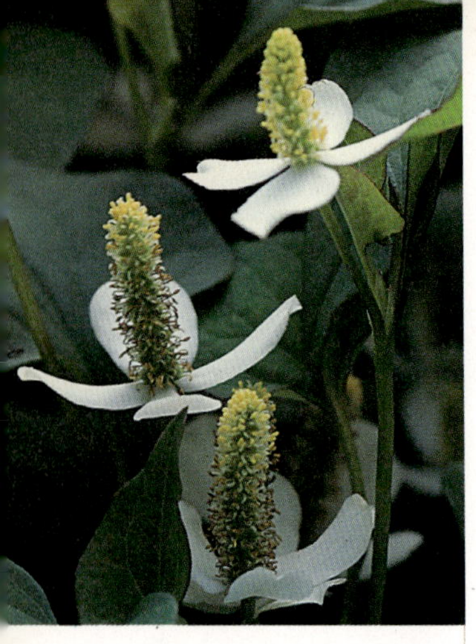

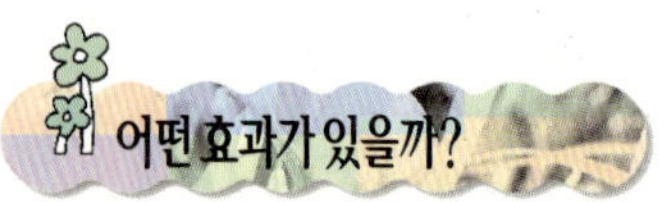

항균 작용을 한다 황색 포도상구균을 강하게 억제하며, 항바이러스 작용을 하여 바이러스에 의한 세포 변성을 억제하는 작용이 있다. 곰팡이의 발육을 막고 무좀균을 억제하는 등 뛰어난 항균 작용을 한다.

항염증 작용을 한다 찬 성질의 약물이기 때문에 소염·해독 작용을 한다. 특히 케르세틴(식물성 노란색 색소로 주로 배당체로 존재하며 혈관의 투과성을 감소시키므로 비타민 P라고 부르는데 뇌출혈이나 모세혈관 출혈 등의 예방에 쓰인다)이라는 성분을 함유하고 있어서 혈관을 확장해 주므로 염증을 없애고 소변을 원활하게 배출시키기도 한다.

폐 유기능 체계의 기관의 질환을 다스린다 폐의 유기능 체계에 속하는 폐·기관지·대장·피부·모발·코 등의 각종 질환을 다스린다. 폐렴·폐농양 등 폐질환과 백일해·기관지염·장염·피부병·비염 등에 효능을 발휘한다.

항암 작용을 한다 특히 폐암에 유효한 작용을 하는 것으로 널리 알려져 있다. 물론 식도암·위암·직장암 등에도 시험 삼아 사용해 보고 있다.

이뇨 작용을 한다 두꺼비와 개구리를 실험해 본 결과 어성초가 신장 모세혈관을 확장시켜 혈류량을 증가시켜서 소변량을 증가시켰다는 발표도 있다.

점액성·농성·만성 기관지염에 어성초 12g을 물 500cc를 붓고 끓여 반으로 줄면 하룻동안 나누어 마신다. 특히 감염이 속발되어 전신 증세가 있으면서 비린내 나는 끈적한 가래나 농과 피가 섞인 가래를 뱉으면서 가슴속에 열을 느끼거나 흉통이 있을 때 빠른 약효를 갖는다.

폐렴에는 어성초 20g을 물 500cc를 붓고 끓여 반으로 줄면 하룻동안 나누어 마신다. 폐렴 환자에게 어성초 전탕액을 1회 30cc씩 1일 3~4회 투여하면 발병 후 24시간 내지 3일 이내에 X-레이상 음영이 완전 흡수되며, 백혈구가 완전 회복될 때까지는 평균 3.9일이면 된다고 한다.

단순성 포진에 어성초 20g을 물 500cc를 붓고 끓여 반으로 줄면 하룻동안 나

약모밀을 약으로 쓸 때는 꽃이 피는 여름철에 줄기째 채취하여 바람이 잘 통하는 그늘에서 바삭바삭하게 말려 둔다. 약 이름은 '중약'이다. 맵고 휘발성이 있으며, 비릿하고 성질이 차므로 폐와 깊은 관계가 있는 약물이다. 그래서 '폐형초'라고도 부른다. 데카노일아세트알데히드, 카프먼알데히드, 로린알데히드, 코르다린, 이소큐에르시트린, 케르세틴 등을 함유하고 있다.

주의하세요

● 오랜 시간 끓이면 호흡기 기능을 원활하게 해줄 휘발성 성분들이 모두 없어지게 되므로 15분 이내의 짧은 시간 동안 끓이도록 한다.

● 어성초를 과량 복용하면 심장마비를 유발할 수 있다.

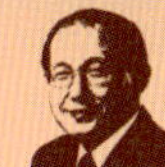
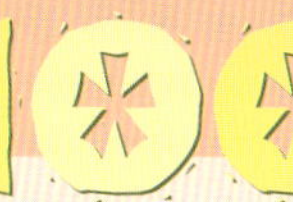
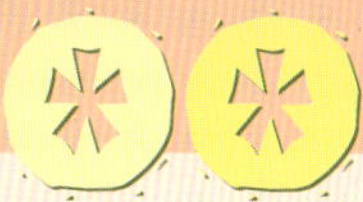

특효 비방 89 어성초길경탕

풍기나 열기로 생긴 폐옹을 다스린다

준비할 약재는요…
어성초 30g, 길경 15g

이상의 약재를 물 600cc를 붓고 끓여 반으로 줄면 1회 100cc씩, 1일 3회 복용한다. 폐옹에 걸리면 폐에 농양이 생겨 가슴이 아프고 기침이 나며 숨이 차고 고름과 피를 뱉는 증세가 생긴다. 증세가 심할 때는 노근 45g, 율무 30g, 동과인 24g, 도인(복숭아씨) 6g이 들어가는 '위경탕' 을 '어성초길경탕' 과 함께 끓여 마시면 더욱 효과를 볼 수 있다.

특효 비방 90 어성초동규자탕

폐암을 치료하는 중국 처방이다

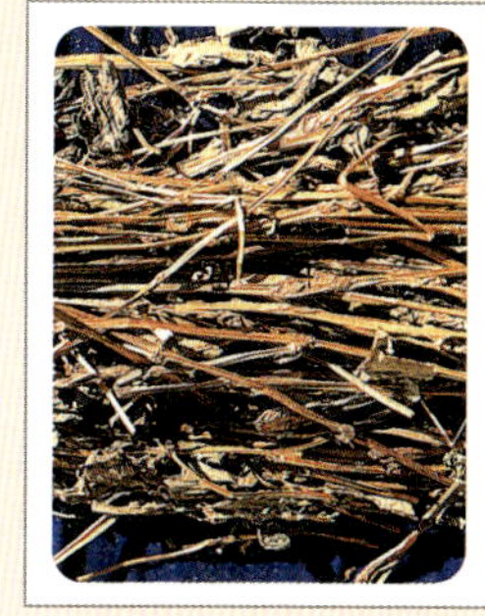

준비할 약재는요…
어성초 18g, 동규자 30g, 토복령 30g, 한련초 18g

이상의 약재를 배합하여 물 1,000cc를 붓고 끓여서 반으로 줄면 하룻동안 차처럼 수시로 나누어 복용한다. 중국의 임상 발표에 따르면 폐렴 등 호흡기 질환에 어성초를 끓인 약물을 내복시키면서 가래가 끈끈하고 분비물이 많은 때는 5% 용액을 분무 흡입하는 것을 겸하였더니 그 효과가 더 좋았다고 한다. 폐암의 경우에도 분비물이 많거나 할 때 이런 분무 흡입 방법을 겸하는 게 좋다고 한다.

누어 마신다. 어성초 전탕액을 1회 10~20cc씩 1일 3회 투여시킨 결과, 50명의 환자 중에서 48명에게서 유효했다는 보고가 있을 정도이다.

간염·황달에는 어성초 6g, 인진 6g, 시호 3g, 반하 3g, 계지 1g, 황금 1g, 인삼 1g, 백작약 1g, 생강 1g, 대추 1g, 감초 1g에 물 600cc를 붓고 끓이다 물이 3분의 1 가량으로 줄었을 때 복용한다.

고름이 생긴 여드름에는 어성초 15g, 토복령 5g, 초용담 2g에 물 4컵(800cc)을 붓고 물이 반으로 줄 때까지 달인 다음 짜서 마시면 좋다. 월경이 순조롭지 않고 호르몬 분비가 균형을 이루지 못하면 이마와 턱에 여드름이 나는데 이때도 좋은 치료제가 된다.

옛날옛적엔~ 원자폭탄의 폐허 속에서도 꿋꿋이 돋아나고…

김치를 '저채' 라 하고, 제사 김치는 '침채' 라 하며, 궁중 김치는 '젓국지' 혹은 '상건지' 라고 했다고 한다. 옛날 감치 재료로는 '나복함저' 또는 '황과담저' 라는 저(감치)의 종류가 있었듯이 주로 무·오이를 비롯해서 박·가지·부추·죽순·마늘 등이 주로 쓰였으며, 양념으로는 천초·생강·귤피 등이 쓰였고, 고추가 쓰이기 전에는 맨드라미꽃을 섞어 넣어 붉은색을 내었다고 한다.

고대 중국에도 김치가 있었다. 그 중 하나가 약모밀(즙채)로 만든 김치였다. 그래서 고대 중국의 진나라에서는 약모밀을 '저채' 라고 부르기까지 했다고 한다. 이 말에서 '저' 와 음이 비슷한 '즙채' 라는 이름이 생겼다는 이야기도 있다. 여하튼 히로시마 원자탄 투하 후 초토화된 그 땅에 이듬해 돋아난 풀이 바로 약모밀이었다는 말도 있듯이 공해시대를 이겨낼 마지막 김치 재료가 약모밀일지도 모른다.

생활 한방 정보

다른 이용법은?

● 축농증이 있거나 코가 막혀 답답할 때 어성초잎을 흐르는 물에 깨끗이 씻은 후 비벼서 부드럽게 만든 다음 둥글게 말아서 30분 정도 콧속 깊이 넣어 둔다.

● 무좀에는 식초에 어성초를 담가 열흘 가량 두었다가 뜨거운 물에 약하게 타서 환부를 담그면 잘 낫는다.

● 여드름이 났을 때는 잎을 물에 깨끗이 씻은 뒤 즙을 짜낸 다음 마시면서 하루 몇 차례씩 발라 준다.

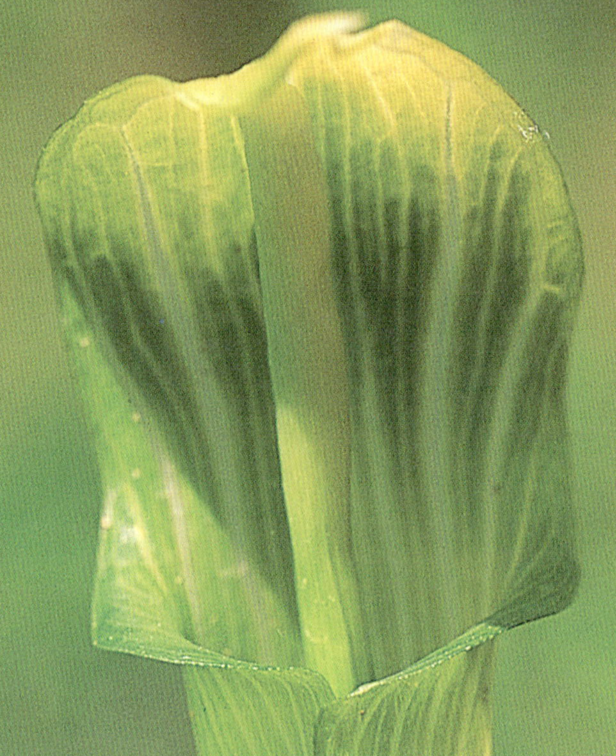

천남성

천남성(天南星)

Arisaema amurense var. serratum NAKAI.

분포지 전국의 산, 숲속 그늘
생육상 여러해살이풀
꽃이 피는 시기 5~7월   **꽃색** 녹색   **결실기** 9~10월
다른 이름 남성·호장초·사포곡·사두초 등

천남성은 잎새가 여러 갈래로 갈라져 마치 별 같은데, 특히 남방에 나타나는 별인 남성(南星 ; 노인성)의 모양과 비슷하다고 해서 '남성'이라고 불렀다. 또 뿌리 모양이 마치 호랑이 발바닥 같다고 해서 '호장(虎掌)', 뱀을 닮았다고 해서 '사포곡', 혹은 '사두초'라고 한다.

❀ 어디에서, 어떻게 자랄까?

전국의 산지 음습한 곳에 고루 자생하는 천남성과의 여러해살이풀이다.

땅속의 둥근줄기는 편평한 구형(求刑)이며 지름 2~4cm이고 주변에 작은 둥근줄기가 2~3개 달려 있고 윗부분에서 수염뿌리가 사방으로 퍼진다. 둥근줄기 위의 비늘잎은 얇은 막질(膜質)이고 원줄기의 겉은 녹색이며 때로는 자주색 반점이 있고 높이 15~30cm이며 1개의 잎이 달린다.

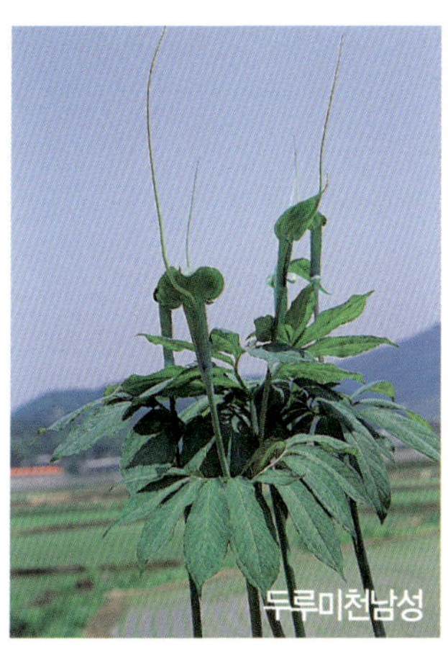

5~7월에 녹색의 꽃이 피며 2가화이다. 꽃턱잎은 통부(筒部)의 길이가 8cm 정도로 윗부분이 앞으로 휘어지고 타원형으로 끝이 뾰족하다. 화서의 연장부는 곤봉형이며 꽃턱잎의 속에 들어 있다. 9~10월에 장과(漿果)되며 열매는 붉은색으로 익으면서 옥수수 모양처럼 된다.

김태정 선생님의 꽃을 찾아서…

우리 나라의 산과 들에는 '섬천남성', '두루미천남성', '무늬천남성', '큰천남성', '넓은잎천남성', '점박이천남성', '천남성', '남산천남성', '둥근잎천남성' 등 많은 종이 산지의 숲속 그늘에 자생한다. 이들 모두 유독성 식물이며 관상용 및 약용식물에나 쓰이는 풀이다. 하지만 봄에 나오는 새싹이나 가을에 익어가는 열매는 누가 보아도 먹을 수 있는 식물같이 보여 봄이면 나물을 채취하는 초보자에게 곤혹스런 일이 생기기 마련이다. 여름이 다할 즈음 숲속에서 발견하는 탐스러운 열매는 먹을 수 있는 열매라 생각하기 쉽다.

그러나 천남성과의 모든 식물들은 사람이 잘못 꺾거나 손으로 만지고 살갗을 다시 만지게 되면 피부가 부풀어 오르는 지독한 독성을 지닌 풀임을 알아야 할 것이다.

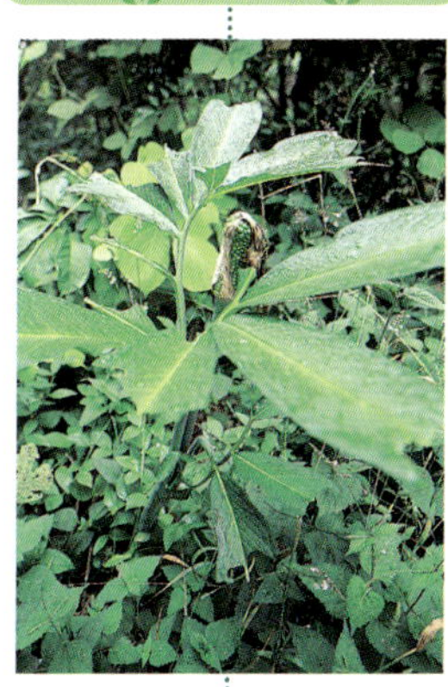

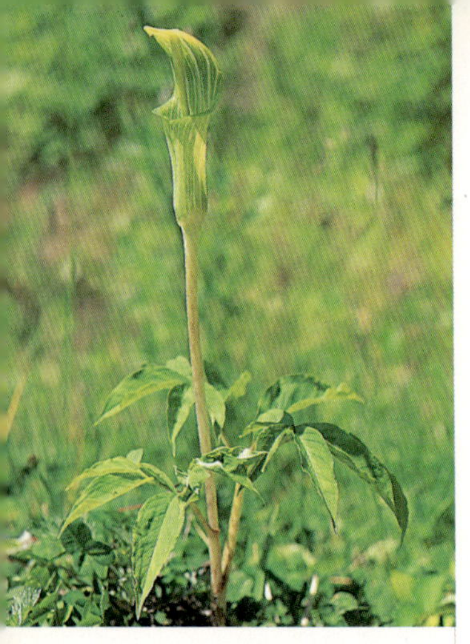

천남성은 주로
뿌리수염이 달린 덩이뿌리를
약재로 쓴다.
'생남성'은 쓰고 매우며 독이
많고, '제남성'은 약간 맵고
뜨거운 성질을 가지고 있으며,
'우담남성'은 맵고 쓰며
약간 더운 성질을 가지고 있다.
사포닌, 벤조익산, 아미노산,
d-만니톨 등을 함유하고 있다.

● 독성이 아주 강하므로 외용
만 하는 것이 안전하다. 중독이
되면 혀·후두가 가렵고 화끈
거리면서 부어오르며, 심하면
질식하여 호흡이 멎는다.

● 가벼운 중독일 때는 설탕을
바른 생강편을 복용하거나 생
강을 설탕에 재워 시럽을 내어
마신다.

● 임신부나 간장 질환이 있는
사람은 금기한다.

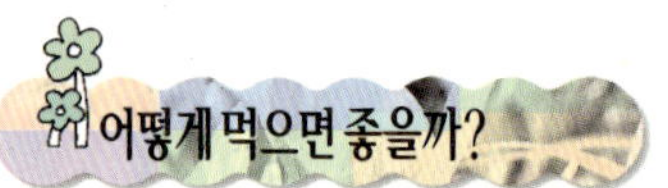

풍을 다스린다 담이 결릴 때나 중풍으로 가래가 막히고 구안와사(안면 신경마비)를 일으키거나 반신불수가 된 데, 또는 풍담(담이 간장 경락을 요동함으로써 발생한 병증)으로 어지럼증이 있을 때 쓴다. 또 어린이의 경기·간질 등을 다스린다.

가래를 없애는 효과가 있다 천남성이 함유하고 있는 사포닌은 위장 점막을 자극하여 반사적으로 기관지의 분비를 증가시켜 가래를 없앤다. 따라서 가래·기침에 좋다.

종양 치료에도 응용한다 실험 결과 신선한 천남성의 추출액은 헬라세포의 생장을 억제하고, 실험쥐의 종양을 억제하는 것으로 밝혀졌다. 이외에 구토증에도 쓸 수 있으며, 풍치에 효과 있는 약재로 쓰여 왔다.

담이 결린 듯 어깨가 아플 때는 특히 오른쪽 어깨가 아플 때는 천남성과 창출을 같은 양으로 배합해 거칠게 가루낸 다음 8g씩을 생강 3쪽과 함께 물 300cc를 붓고 끓여 반으로 줄면 2회로 나누어 복용한다.

종양에 남성을 쓴다. 최근 종양에 천남성을 응용하고 있는데, 신선한 천남성을 15g부터 차츰 증량하여 45g까지 끓여서 차처럼 마신다. 이 처방은 앞으로 더 관찰해 볼 가치가 있는 치료법으로 생각되고 있다. 그러나 위급한 병이 아닌 이상 다량으로 쓰는 것은 독성 때문에 바람직하지 않다.

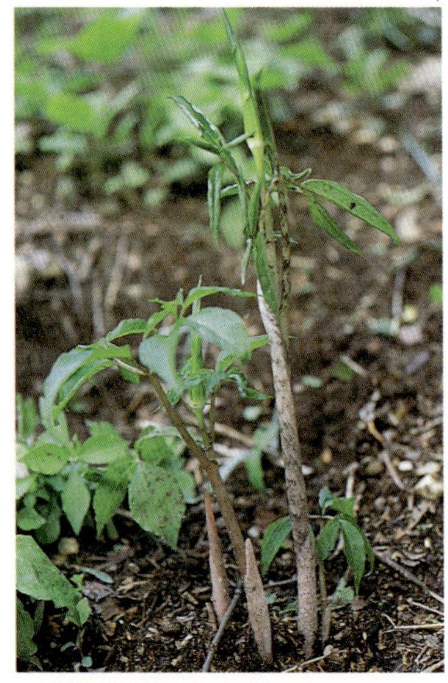

어린아이가 경기를 일으킬 때는 소의 쓸개 한 개에 천남성 가루를 가득 넣고 그늘에서 100일을 말린 '우담남성'을 다시 가루를 만들어, 이를 1일 3회

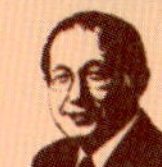
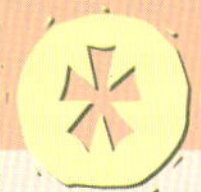
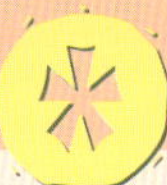

특효 비방 91 소풍활혈탕

통풍 발작기에 쓰이는 처방이다

준비할 약재는요…

남성 3.75g, 당귀 3.75g, 천궁 3.75g, 위령선 3.75g, 백지 3.75g, 방기 3.75g, 황백 3.75g, 창출 3.75g, 강활 3.75g, 계피 3.75g, 홍화 1.12g, 생강 5쪽

이상을 한 첩 양으로 끓여 마신다. 하룻동안 두 첩씩 재탕까지 해서 3회로 나누어 복용한다. 인체 상부에 통풍이 심할 때는 계지의 분량을 배로 늘리고(처방중의 계피를 빼고 계지로 대신한다), 의이인 7.5g을 가미한다. 인체 하부에 통풍이 심할 때는 우슬 2~4g, 모과 2~4g, 전갈 2~4g을 가미한다. 최근에는 방기 중에 광방기는 발암물질이 있는 것으로 밝혀졌으므로 구입할 때 주의해야 하며, 안심하려면 방기를 빼고 쓰는 것이 좋다. 이 처방은 통풍 발작기에 쓴다. 특히 통풍이 여러 부위에서 발생하고 통증이 심하여, 붓고 빨갛게 된 때에 좋다.

특효 비방 92 천남성환

중풍으로 수족마비 · 반신불수 · 구안와사 등이 있는 것을 다스린다

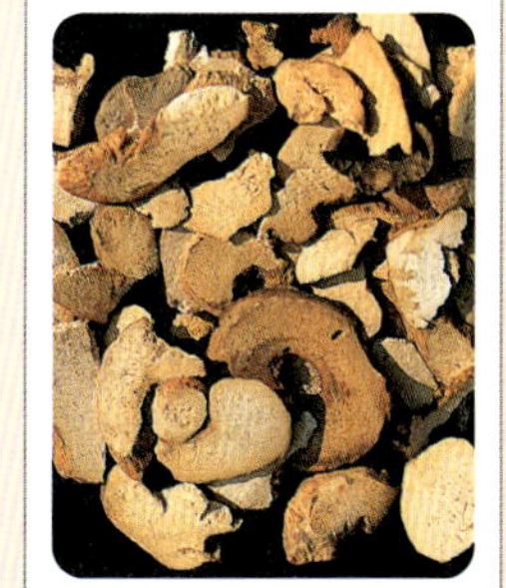

준비할 약재는요…

우담남성 0.9g, 방풍 45g, 백지 45g, 마황(마디를 제거한 것) 30g, 강활 15g, 독활 15g, 천궁 15g, 천마 15g, 백작약 15g, 길경(볶은 것) 15g, 세신 15g, 백강 잠(볶은 것) 15g, 자감초 0.45g, 건강(볶은 것) 0.3g, 빙편 3g, 사향 0.3g

이상의 약재를 곱게 가루내어 꿀로 반죽해서 살구씨 크기로 알을 빚어 주사(朱砂)로 옷을 입혀 1알씩, 따끈하게 데운 박하술로 복용한다.

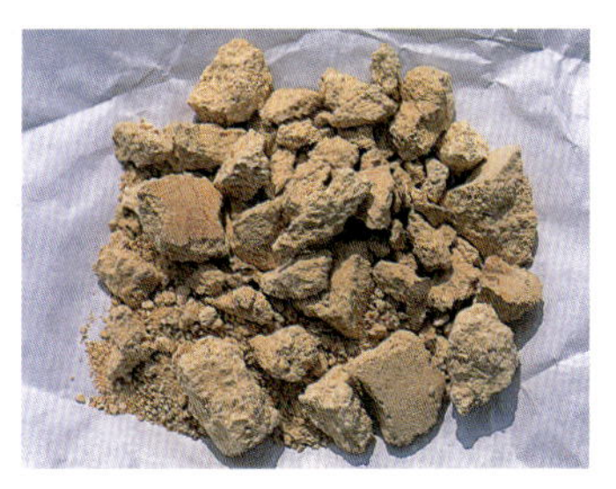

따뜻한 물과 함께 먹인다. 1회 적당한 복용량으로는 1~2세는 약 0.4g을, 3~5세는 약 0.8g을, 6~8세는 1.2g을, 10세 이상은 약 2g을 먹는다.

어린아이뿐 아니라 어른에게도 좋다. 걸핏하면 자그마한 일에도 잘 놀라고, 잘 자지 못하며, 뭔가에 쫓기는 듯 가슴이 잘 뛰는 경우에도 우담남성을 복용하면 아주 좋다. 경증일 때는 1회 약 4g을, 중증일 때는 1회 약 8g을 복용한다.

옛날옛적엔~ 태평성대를 알리는 남극노인성!

천남성은 남쪽의 '노인성'과 비슷하다 해서 붙인 이름이다. 노인성은 남극노인성이라 하며, '남극성'을 가리킨다. 즉 남극 하늘에 가까이 있는 별로 2월경에 남쪽 지평선 가까이에서 잠시 보이는 별이다.

중국 고대 천문설에서 사람의 수명을 맡아보는 별이라 하여 일명 '수성(壽星)'이라고 한다. 그래서 이것을 보면 오래 산다고 했으며, 또 이것이 나타나면 태평성대하고, 이것이 나타나지 않으면 전란이 일어난다고 믿었다.

고려 · 조선조 때 서울 남쪽에 노인성단이라는 제단을 만들어 남극노인에게 '노인성제'라는 제사를 보통 추분 날에 지내곤 했었다. 제사 지내는 법은 영성제(고구려의 '동맹' 같은 제사 유형)와 같았다고 한다. 또 곳곳에 노인성의 사당도 있었는데, 수명을 맡아보는 신당으로 섬겨져 왔다.

생활 한방 정보

다른 이용법은?

● 오십견에는 천남성 가루와 밀가루를 1:1(피부가 약한 경우는 1:3)의 비율로 배합한 것에 식초를 섞어 되게 반죽한 다음 거즈에 두텁고 고르게 발라 환부에 붙이고, 그 위에 스팀타월을 올려놓고 찜질을 하면 효험을 볼 수 있다.

● 어린아이가 침을 흘릴 때는 생남성 가루를 식초에 이겨 거즈에 두툼하고 고르게 펴 발라 발바닥 중앙 '용천' 경혈에 붙인다.

마치 연분홍 수정처럼 투명한 씨가 있는 설사 치료제

석류

석류피(石榴皮)

Punica granatum L.

분포지 유럽 동남부에서 히말라야에 걸쳐 분포, 우리 나라 남부지역

생육상 낙엽 소교목

꽃이 피는 시기 5~6월 **꽃색** 붉은색 **결실기** 9~10월

다른 이름 석류목 · 산석류 · 석류화 · 해류 · 안석류 등

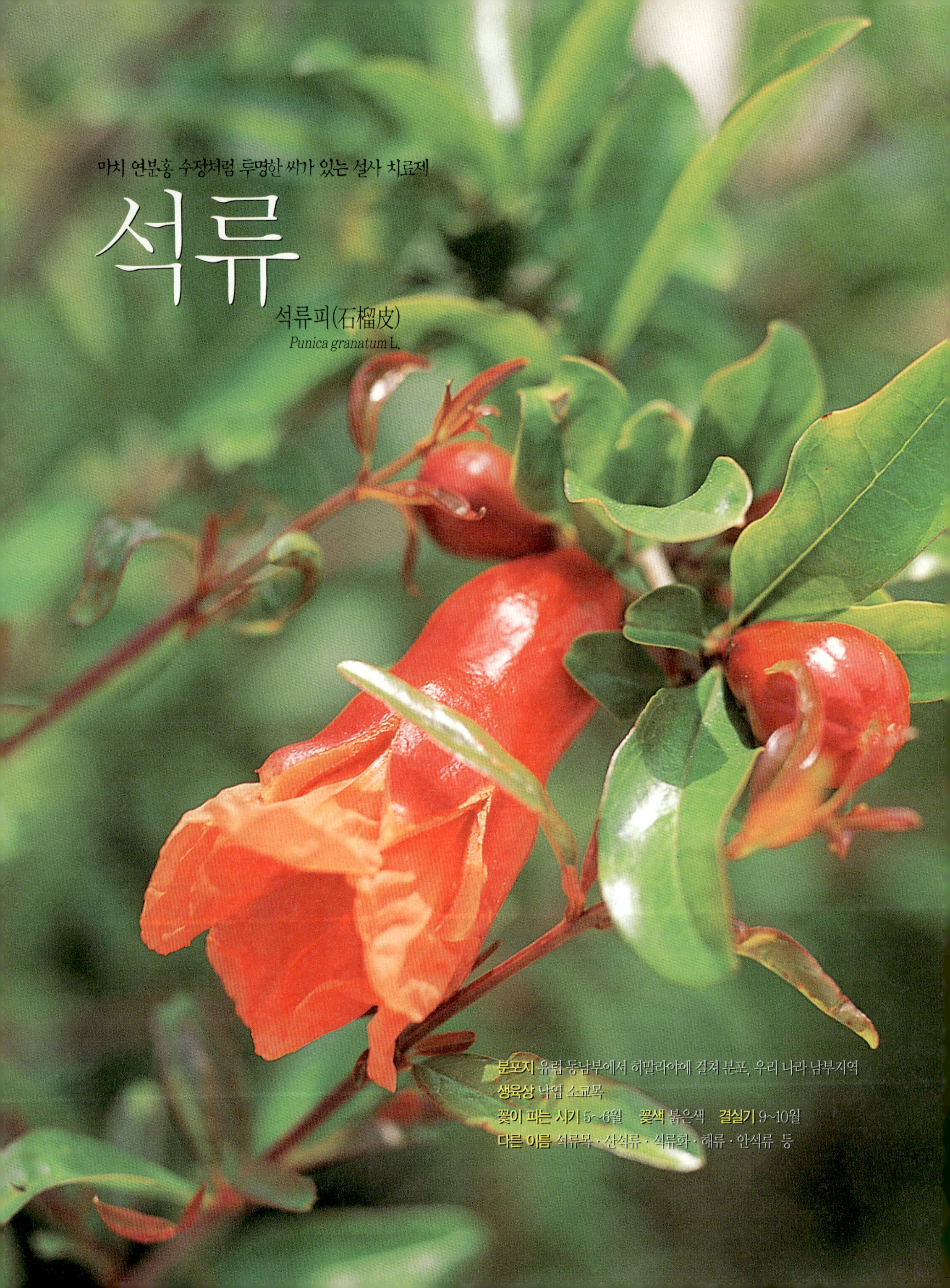

석류는 열매의 끝이 나발 주둥이 모양으로 못 생겼고, 게다가 마치 종양[瘤]을 앓는 것처럼 우툴두툴하기까지 하다. 그래서 '류(瘤)'의 의미로 '류(榴)'자를 붙여 '석류'라고 했다고 한다.

한나라 무제 때 장건에 의해 '버들밭'에서 자라던 나무 하나가 중국으로 들어왔다. 그래서 이 나무를 '석류(石榴)'라고 이름을 지었다고 한다. 둥근 열매가 익으면 불규칙하게 저절로 쪼개지면서 연분홍의 수정 같이 투명한 씨를 드러낸다. 그래서 '수정석류'라는 애칭도 갖고 있다.

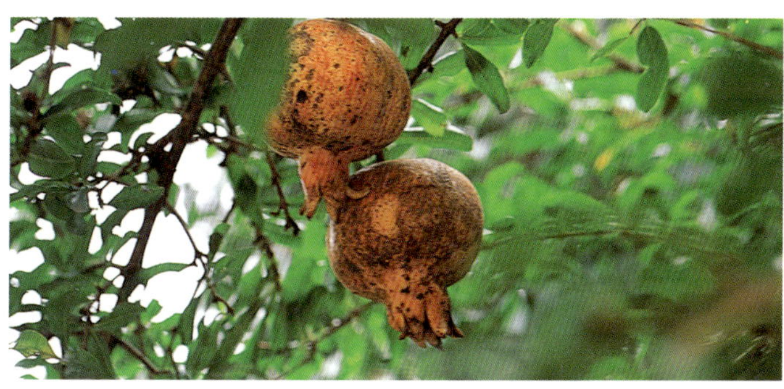

❋ 어디에서, 어떻게 자랄까?

유럽의 동남부에서 히말라야에 걸쳐 분포하는 석류과의 낙엽 소교목이다. 우리 나라는 대개 남부지역에서 심고 있으며, 북부지역에서는 화분에 심어 관상용으로 키우기도 한다.

어린 가지는 네모지고 털이 없으며 짧은 가지의 끝이 가시가 된다.

5~6월에 꽃이 피는데 양성(兩性)으로 붉은색이며, 가지 끝의 짧은 꽃자루 위에 1~5개씩 달린다. 꽃받침은 통형(筒形)으로 육질이고 6개로 갈라지며 붉은 빛이 돈다.

꽃잎도 6개이며 붉은색으로 겹겹이 포개진다. 수술은 많으며 씨방은 꽃받침통 기부(基部)에 붙어 있으며 상하 2단으로 되어 있다. 윗단은 5~7실, 아랫단은 3실이며 암술은 1개이다.

9~10월에 익는 열매는 둥글고 끝에 꽃받침열편이 달려 있다. 지름은 6~8cm 정도이고 노란색 또는 붉은 빛을 띤 노란색으로 익으며 육질이다. 대개는 겉껍질이 불규칙하게 터져서 씨가 드러난다.

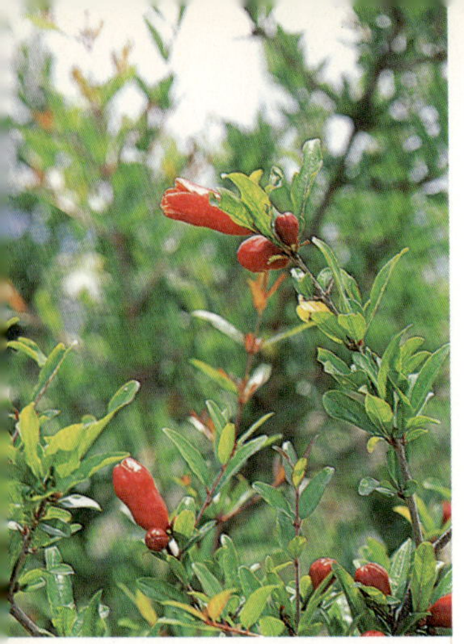

감석류는 달고 시고 떫으며 성질은 따뜻하다. 산석류는 맛이 시고 성질은 따뜻하며 떫다. 껍질은 맛은 달고 시며, 성질은 따뜻하며, 독이 없다. 타닌, 점액질, 고미질 등을 함유하고 있다. 가지껍질이나 뿌리껍질에는 펠레티에린, 이소펠리티에린, 메틸펠레티에린 만니트 등이 함유되어 있다.

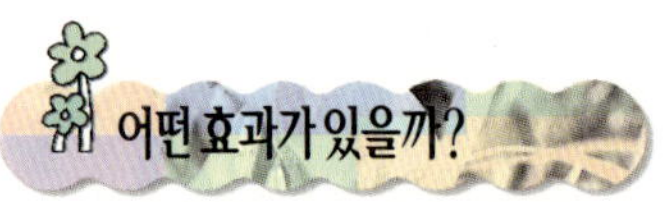

석류 열매는 설사·이질·복통·부정기적 자궁 출혈을 다스린다 인후병에도 쓰인다. '산석류'는 이상의 효능 외에도 갈증을 풀며 술독을 푼다.

석류 열매의 껍질(석류각)은 항균 및 항진균 작용을 한다 시험관을 통한 실험에 의하면 녹농균, 적리균 C군, 티푸스균에 대해 항균 작용을 한다고 하며, 여러 피부진균을 억제하며, 인플루엔자 바이러스를 억제하는 것으로 알려졌다. 목 안이 마르는 것과 갈증을 치료한다. 또 수렴 작용을 한다. 따라서 정액이 흐르는 것을 멎게 하고 장이 막히는 것과 적백 이질을 치료한다. 만성 설사, 비장이 허해서 오는 진흙처럼 걸쭉한 설사나 물 같은 설사 모두에 쓸 수 있다. 세균성 설사에도 효과가 뛰어나다. 인도에서는 이질 특효약으로 쓰인다.

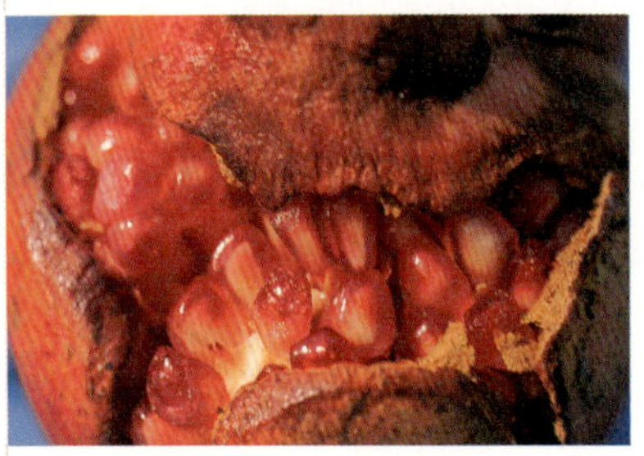

석류나무의 가지껍질 또는 뿌리껍질은 구충 작용이 크다 비교적 다량(25%)의 엘라직산을 함유하고 있기 때문에 조충(촌충류에 속하는 기생충의 총칭)도 구제한다. 또 위장 내의 과도한 효소를 제지하고, 장 점막을 수축하여 장의 분비를 감소케 한다.

설사에는 석류 열매껍질을 달여 먹거나 가루내어 복용한다. 벌겋게 태워 가루내어 1회 6g씩 미음에 타서 먹는다. 갑자기 물설사를 심하게 하면서 멎지 않는 것을 다스린다. 혹은 석류 5개를 껍질째 짓찧어 즙을 짜서 한 번에 20cc씩 자주 복용한다.

기생충병에는 석류를 복용한다. 특히 촌충을 몰아내려면 저녁밥을 먹지 말고 아침 4~5시 공복에 동쪽으로 뻗었던 석류나무 뿌리의 껍질 한 줌(100g)을 진하게 달여서 그 물에 빈랑 가루 4g을 타 먹는다. 먼저 돼지고기 100g 정도를 구워 잘 씹어서 고기는 버리고 즙만 먹은 다음 약을 먹으면 한낮이 되어 촌충이 다 나온다. 회충증에도 효과가 있다.

참고로 모든 기생충병에 꺼려야 할 약은 단맛이 나는 것이다. 기생충은 단맛

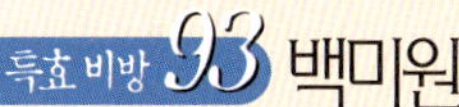

특효 비방 93 백미원

누정농출을 다스린다

준비할 약재는요…

석류피 10g, 백미(白薇) 20g, 방풍 10g, 강활 10g, 백질려(볶은 것) 10g

이상을 곱게 가루내어 쌀가루풀에 반죽해서 0.3g 크기로 알약을 만들어 1회 30알씩 끓인 물로 복용한다. '누정농출' 은 눈구석에 생긴 멍울이 헌 데가 되어 고름이 멎지 않고 나오는 것으로 빨리 치료하지 않으면 눈에 검은 점이 생기고 손상되어 치료하기 어렵게 된다.

특효 비방 94 백자부귀환

여성의 불임증을 다스린다

준비할 약재는요…

향부자 480g, 천궁 80g, 백작약 80g, 당귀 80g, 숙지황 80g, 아교주 80g, 묵은 약쑥 80g

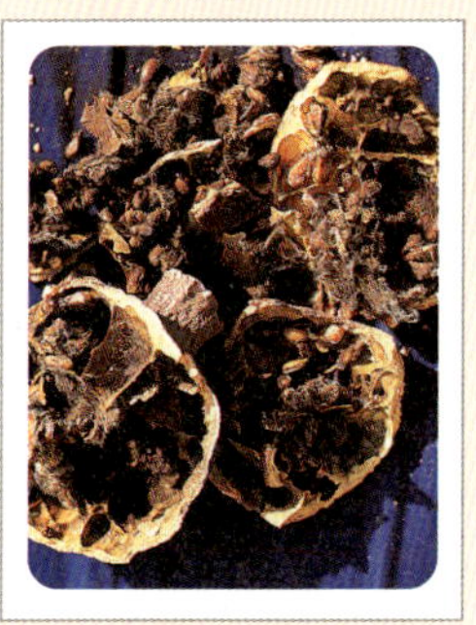

위 재료를 가루내어 석류(껍질째 짓찧은 것) 1개를 달인 물로 쑨 풀로 반죽해서 0.3g 크기의 알약을 만들어 1회 100알씩 식초를 넣고 끓인 물로 공복에 복용한다. 백 명의 자식을 둘 수 있다고 해서 '백자부귀환' 이라 불리며 월경불순에도 효과가 있다. 단, 한의사와 상의하고 복용한다.

을 만나면 움직이고, 신맛을 만나면 가만히 있으며, 쓴맛을 만나면 안정하고, 매운맛을 만나면 머리를 숙이고 내려가기 때문이다. 단맛이 나는 것은 감초·엿·꿀·사탕 같은 것이고, 신맛이 나는 것은 식초·오매·석류 같은 것이며, 쓴맛이 나는 것은 웅담·저담·황백·고삼 같은 것이며, 매운맛이 나는 것은 겨자·산초·생강 같은 것이다.

조충 구제에는 석류나무 뿌리껍질 25g에 물 300cc를 붓고 끓여 100cc가 되면 복용한다.

옛날옛적엔~ 촉나라 비단을 먹은 금빛누에가 시집가던 날…

금빛이 나는 누에가 있다. '금잠' 이라고 한다. 이 누에에게 촉나라 비단을 먹여 그 똥을 받아 음식에 넣으면 그 독으로 사람을 죽일 수 있다고 한다. 이 누에는 자신을 기르는 사람에게 재물이 생기게 하여 갑자기 부자가 되게 하지만, 내보내기는 매우 어렵다고 한다. 물이나 불이나 칼로도 죽일 수 없다고 한다. 그래서 이 누에를 내보내려면 많은 금이나 은과 섞어서 여러 갈래로 난 길모퉁이에 던지면 사람들이 그 금이나 은을 주워갈 때에 금빛누에가 묻어가게 되는데, 이렇게 금빛누에를 떠넘기는 것을 '금빛누에 시집보낸다[嫁金蠶]' 고 한다.

금빛누에의 독에 중독된 것을 '금잠고독' 이라고 부른다. 백반(白礬)의 맛이 떫지 않고 달다고 하며, 검정 생콩을 씹어도 비린내가 나지 않는다고 한다. 이 중독을 풀려면 석류 뿌리껍질을 진하게 달여 그 물을 마신다.

도가에서는 석류를 '삼시가 먹으면 취하는 술 같은 열매' 라는 뜻으로 '삼시주' 라고 부른다. 우리 몸 안에 있는 해로운 잡귀인 '삼시' 가 석류에는 꼼짝없이 취해서 잠에 빠지게 되어 해를 줄 수 없다고 한다.

생활 한방 정보

다른 이용법은?

● 수염과 머리털이 노랗게 되면서 희어지고 윤기가 없어질 때는 담반, 오배자, 백약전, 청호도피, 석류피, 가자피, 모과피, 저아조각, 하수오, 세신 각각 같은 양씩 배합해서 가루내어 꿀에 반죽해서 동전만하게 만들어 숯 속에 잘 파묻어 두었다가 쓸 때마다 따끈하게 데운 청주에 풀어서 외용한다.

● 장딴지에 생긴 헌 데가 점차 커지면서 긁어도 멎지 않고 참을 수 없이 가려울 때는 석류나무 뿌리껍질을 진하게 달여 약간 식혀 헌 데를 씻는다. 얼음이나 눈으로 씻는 것같이 시원해지면서 딱지가 앉는다.

● 탈항에는 석류나무껍질과 명반(백반)을 섞어 끓인 다음, 그 물로 씻는다.

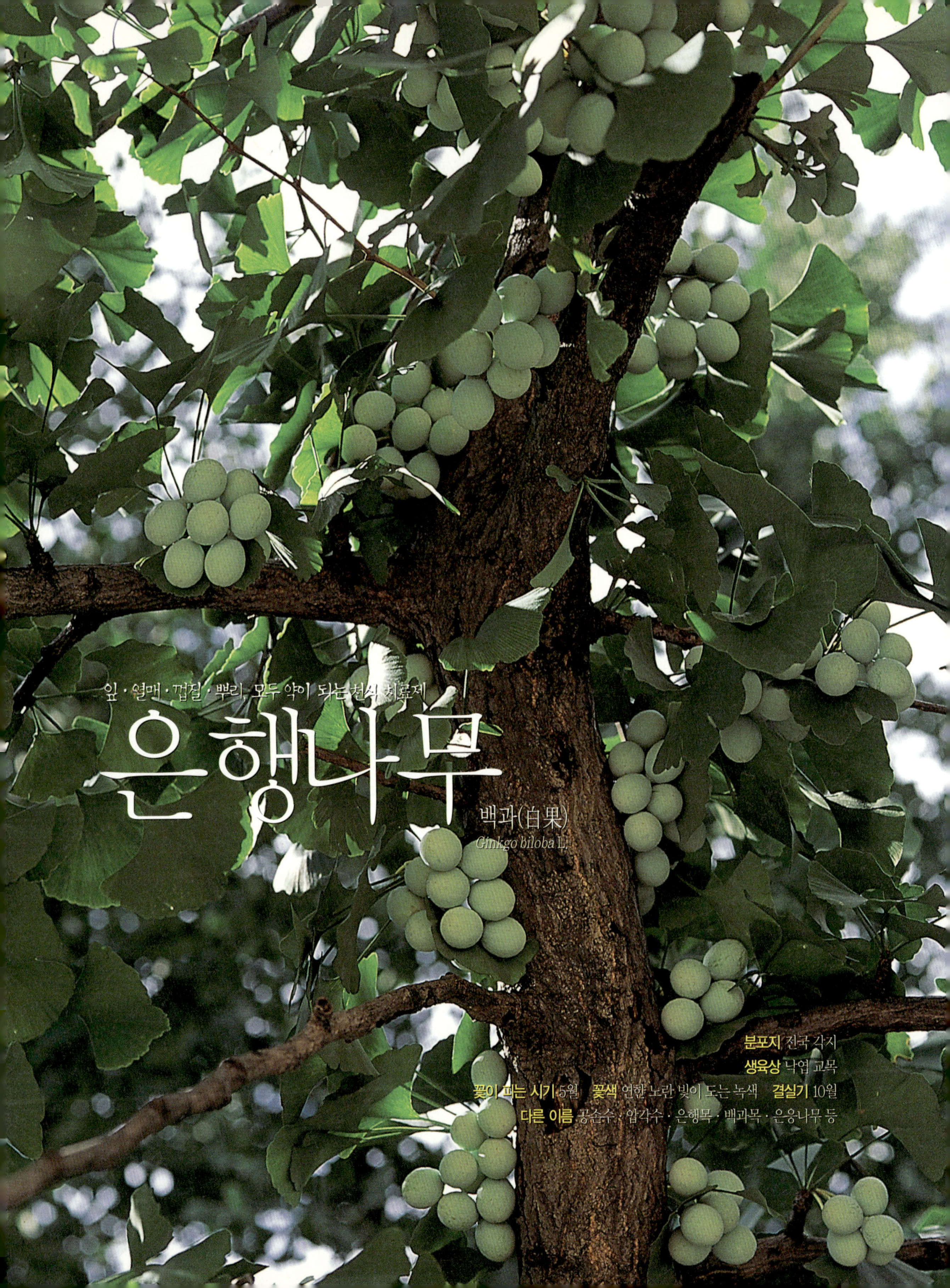
잎·열매·껍질·뿌리 모두 약이 되는 천연 치료제
은행나무
백과(白果)
Ginkgo biloba L.

분포지 전국 각지
생육상 낙엽 교목
꽃이 피는 시기 5월 꽃색 연한 노란 빛이 도는 녹색 결실기 10월
다른 이름 공손수·압각수·은행목·백과목·은옹나무 등

은행나무의 열매가 송나라 초기에 궁중으로 바쳐지게 된 때부터 귀한 이름으로 불려야 했기 때문에, 씨는 은처럼 하얗고, 노랗게 익은 열매 모양이 살구[杏] 같다고 해서 '은행' 이라 부르게 되었다고 한다.

한 가지에 수백 개의 열매가 열려 서리가 내리고 나면 익어 물러지는데, 악취나는 노란 빛의 씨앗(겉살)을 버리고 핵을 취하면 하얀 열매가 된다. 그래서 일명 '백과' 라고 한다. 혹은 부처님 손톱 같다고 해서 '불지갑' 이라 부르거나 영험한 눈동자 같다고 해서 '영안' 이라고 부른다.

✿ 어디에서, 어떻게 자랄까?

전국 각지에 흔히 자라고 있는 은행나무과의 낙엽 교목이다.

높이는 60m 안팎까지 자라며 지름은 4m 안팎이다. 잎은 어긋나게 달리지만 짧은 가지에서는 모여서 달린 것같이 보인다. 잎은 부채 모양이며, 맥이 우상(又狀)으로 갈라진다.

꽃은 2가화로 5월에 짧은 가지에 달리며 잎과 같이 핀다. 수꽃은 1~5개의 미상화서에 달리고 연한 노란 빛이 도는 녹색이며, 화서의 축은 길이 3~4cm이다. 암꽃은 한 가지에 6~7개씩 달리고 길이 2cm의 꽃자루에 각각 2개씩 배주(胚珠 ; 밑씨)가 달리지만 그 중 1개만이 결실한다.

10월에 열매가 익으며 열매의 노란색 종의(種衣 ; 껍질살)는 악취가 나며 빨리 썩는다. 씨는 난상 원형이고 2~3개의 능선이 있고 끝이 뾰족하며, 길이 1.5~2.5cm이다. 겉이 흰색이기 때문에 백과(白果)라는 이름으로도 불린다. 배젖(胚乳)은 황록색이고 식용한다.

김태정 선생님의 꽃을 찾아서…

근래 들어 우리 나라 곳곳에 은행나무를 많이 심고 있는데, 도로변 가로수로도 많이 가꾸어지고 있다. 가을이면 전국적으로 노랗게 물든 단풍이 매우 아름답다.

이 아름다운 노란색의 단풍 물결 때문인지 산지의 사원이나 도심의 옛 고궁에도 오래된 거목의 은행나무가 많이 있다. 경기도 양평군의 용문면 용문사의 경내에 근 1,000년이 다 되어 가는 가장 오래된 거목이 있어 지금도 가을이면 굵은 은행알이 열린다. 그 나무 밑에는 작은 은행나무의 싹이 자라고 있다.

《만선식물자휘》에는 조선에서 공손수(公孫樹) · 압각수(鴨脚樹) · 은행목(銀杏木) · 은행나무 · 백과목(白果木) · 은응나무라 부른다고 하였다. 중국에서는 공손수 · 압각수 · 은행목 · 백과목이라고 하였다.

조선 및 만주에서는 곳곳에 간간이 재배종을 보게 되지만 일본에 비하면 무척 적다고 하였다. 나무는 그릇이나 가구를 만드는 재료로 쓰인다고 하였으며, 조선에서는 은행을 백과로서 저장하고 필요에 따라 겉껍질을 벗겨 꼬치에 끼워 굽거나 또는 쪄 먹는다고 하였다. 제삿날이나 잔치 등에 쓰며 그밖에 신선로 등의 요리용 고명으로 쓴다고 하였다.

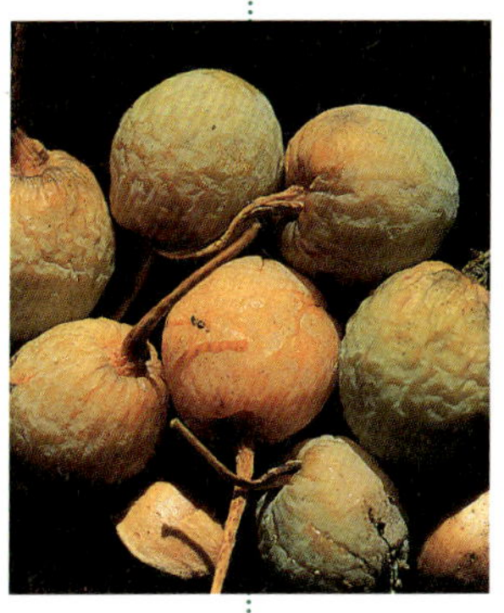

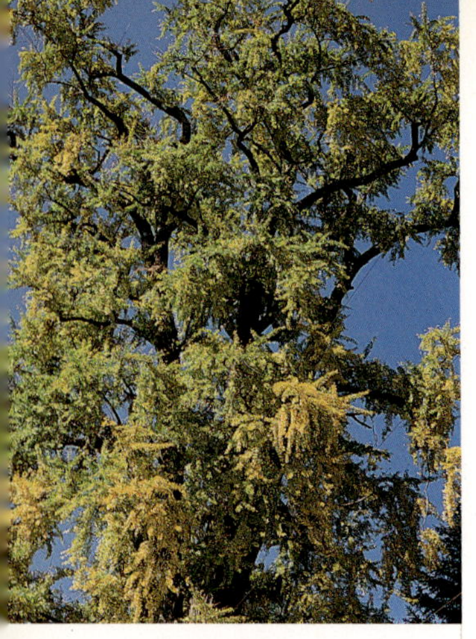

은행은 맛이 달고(혹은 달면서 쓰다고 한다), 성질은 차며(혹은 평하다고도 한다), 독이 있다. 외종피에는 진놀, 징콜릭산, 하이드로징콜리닉산, 빌로볼 등을, 씨에는 깁베렐린, 키토키닌 유사물질 및 타닌, 칼륨염, 당, 회분, 칼슘, 인, 망간, 철분, 비타민 A · B_1 · B_2 · C, 나이아신 등을 함유하고 있다.

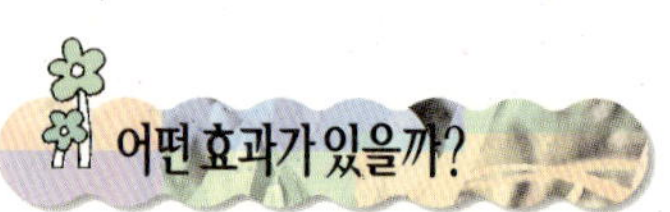

어떤 효과가 있을까?

가래를 삭히며, 기침 · 천식을 가라앉힌다 폐장의 열로 해수 · 호흡곤란이 있을 때 쓰인다. 특히 만성 천식성 기관지염에 적합하다.

항이뇨 작용을 한다 소변빈삭 · 야뇨증 · 소변백탁 등을 다스린다.

시험관에서 결핵균에 대하여 억제 작용이 있다 모르모트 실험 결과에 의하면 결핵을 억제하며, 유효 성분은 하이드로징콜릭산이다.

질염을 다스린다 여성들에게 흔한 질염, 특히 습기와 열기가 함께 응체하여 냉이 흐르는 질염에 효과가 있다.

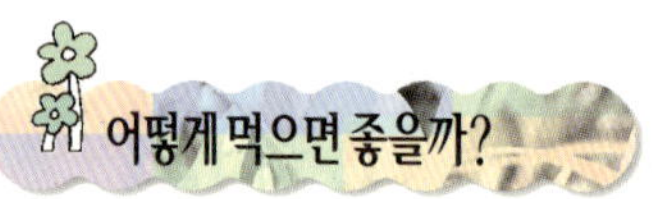

어떻게 먹으면 좋을까?

기침 · 천식에는 은행이 들어 있는 '오과다' 라는 처방을 쓴다. 호두 10개, 은행 15개, 대추 7개, 생밤(속껍질이 있는 채로 쓴다) 7개, 생강 1쪽으로 구성된 처방인데 《동의보감》에 나와 있는 처방이다. 물로 끓여 꿀이나 설탕을 타서 마신다. 노인, 어린아이, 기가 허한 사람의 외감성 만성의 해수 · 천식에 쓰인다.

가래가 많은 천식에는 은행 7개를 구워, 쑥을 익혀서 7개의 알약을 만든 다음 이 알약 속에 은행 1개씩을 넣고 한지에 싸서 다시 불에 구워 향내가 나면 꺼내어 쑥을 버리고 먹는다.

임질에는 날 은행 20여 알을 알맹이만 으깨어 꿀물에 타서 공복에 마신다.

소변이 자주 나오거나 소변이 쌀뜨물과 같이 흐린 것을 멎게 하려면 은행을 익혀

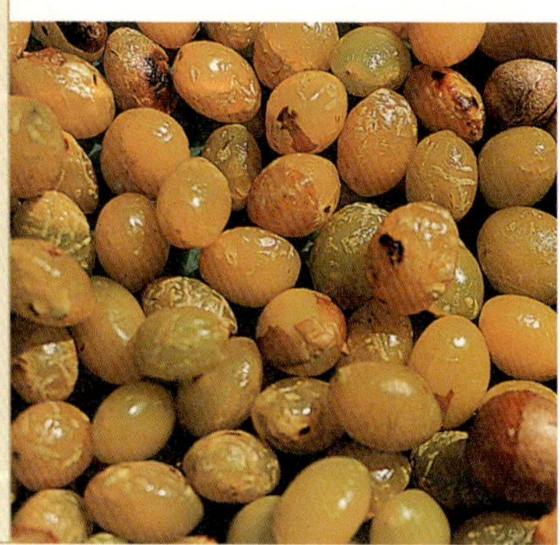

먹는다. 익힌 은행은 백탁 · 유뇨 · 야뇨 등에 응용된다. 시집가는 신부에게 구운 은행을 먹여서 소변을 자주 보지 못하게 예방하던 중국 풍습과 같이 소변을 질금거리는 아이들에겐 그만큼 효과가 큰 것도 없다. 취침 3~4시간 전에 구운 은행 댓 알을 먹이면 거의 완치된다. 이 방법은 속칭 '냉' 이라 불리는 대하증에도 좋다. 원래 대하증에는 다섯 종류의 분류가 있는

특효 비방 95 정천탕

만성 천식성 기관지염을 다스린다

준비할 약재는요…
은행(겉껍질을 벗기고 잘게 쪼개 프라이팬에서 누런 색이 되도록 볶은 것) 12g, 관동화 9g, 상백피 9g, 소자 9g, 마황 3g, 반하(생강) 3g, 황금 6g, 행인 6g, 감초 5g

분량의 약재에 물을 붓고 달여 1일 2회로 나눠 복용한다.

특효 비방 96 역황탕

습열에 의한 대하증을 다스린다

준비할 약재는요…
은행 9g, 감실(볶은 것) 30g, 산약 30g, 황백 6g, 차전자 6g

분량대로 준비한 약재에 물을 붓고 달여 복용한다.

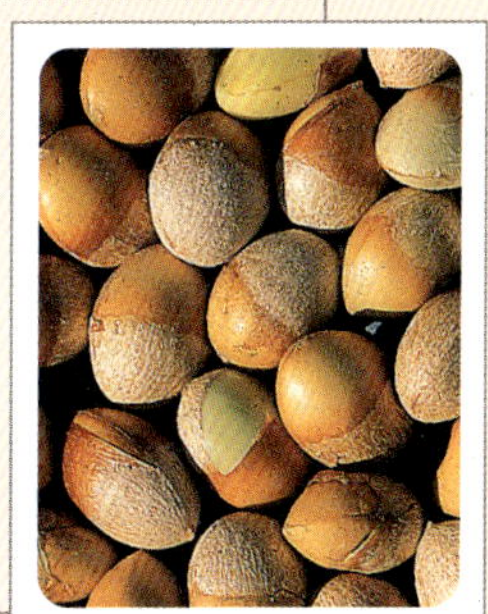

데 이 중 색이 흰 분비물이 수반되는 백대하증에 더 효과가 좋다.

　과도한 성행위로 정액을 많이 소모해서 오후가 되면 미열이 오르고 양볼이 발그스레해지고 피로·갈증·마른기침 등이 있을 때 겉껍질을 벗긴 은행을 참기름에 담가 두었다가 먹거나, 대추의 씨를 발라 버리고 겉껍질을 벗긴 은행과 함께 구워 식혀 먹거나, 겉껍질을 벗겨 볶은 은행을 으깨어 벌꿀과 물로 조청을 만들어서 공복에 먹는다.

옛날옛적엔~ 　싹이 트고 꽃을 피운 아론의 지팡이…

　하나님이 약속했다는 땅 가나안에 가려고 이스라엘 민족이 이집트를 탈출할 때, 아론의 지팡이가 큰 기적을 불러일으킨 것은 성경을 통해 이미 잘 알려져 있다. 이 지팡이는 이스라엘의 각 조상의 어른이 되는 열두 사람에게 주어진 지팡이 중 하나인데 유독 아론의 지팡이만 싹이 트고 꽃이 피고, 은행의 열매가 맺혔다고 한다. 기적의 지팡이와 은행을 연계시켰던 까닭은 모르겠지만, 천 년 이상 살 정도로 수명이 긴 나무이기 때문에 중국에서도 은행나무를 '장수목'이니 '공손수'니 하고 존귀한 명칭을 지어 불렀던 걸 보면 예로부터 은행나무를 무척 고귀하게 여겼던 것만은 사실이다.

　옛 중국의 문인들에게는 은행잎을 책갈피에 끼우던 풍습이 있었다. 은행잎에는 살균 작용이 있어서 곰팡이나 좀벌레의 침식을 방지할 수 있기 때문이다. 열매인 은행도 은행잎 못지않은 살균 작용이 있다. 몹시 구린내를 풍기며, 피부에 닿으면 옻이나 염증을 일으키는 독성 물질이 다량 함유되어 있는 것이다. 이 독성이 살균 작용을 나타낼 뿐 아니라 외계로부터 자신을 보존하여 고대로부터 지금까지 1억 5000만 년 이상이나 은행나무가 번식할 수 있었던 이유이기도 하다. 세계에 1과 1속 1종뿐인, 일가친척이 없는 외로운 나무라고 한다. 세모난 은행열매를 숫은행, 두모난 것을 암은행이라고 하여 경칩날 여성에게는 숫은행을, 남성에게는 암은행을 보내 구애하는 풍습이 있었다고 한다. 음액이 남달리 풍부한 여자들이 있다. 옛날 중국의 호사들은 이런 여성을 골라, 그 질 속에 은행을 끼워 두고 충만한 음기를 취하게 한 후 꺼내어 먹었다고 한다. 그렇게 하지 않아도 은행은 정력에 그만이다.

은행독을 해독하려면…

　은행의 씨나 껍질의 독이 피부에 닿아 피부염 등 중독을 일으키는 경우가 있다. 이럴 때는 '황련해독탕'에 금은화·선의·형개·고삼 등을 넣고 끓여 마시면서 생지유를 달여 따뜻해지면 흠뻑 발라주거나 삼목 끓인 물, 또는 자소엽 끓인 물, 또는 게 삶은 물 등으로 씻어준다.

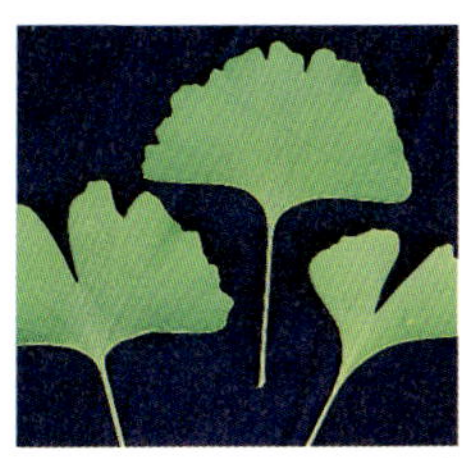

은행나무의 또다른 효능은…

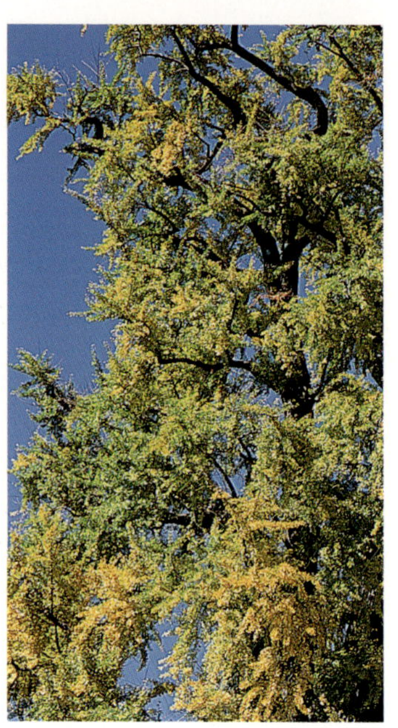

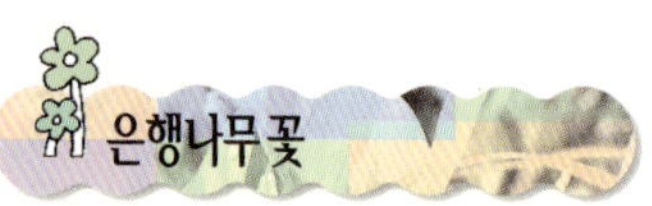

은행나무꽃

암꽃과 수꽃이 다른 나무에서 핀다. 수꽃은 3~4cm 길이의 꽃대에 끄나풀 모양으로 많은 것이 뭉쳐 피며, 암꽃은 6~7개의 꽃대에 각기 두 개의 배주가 달리는데, 깨알 만큼 작고 풀빛이기 때문에 눈에 잘 띄지 않는다고 한다. 《본초강목》에는 "청백색의 꽃이 몰아서 피고 나면 두 차례 더 꽃이 피지만 금방 떨어지기 때문에 본 사람이 드물다."고 하면서 "은행의 꽃은 밤에 핀다. 사람은 볼 수 없다. 그래서 음독(陰毒)의 식물이다. 그런 까닭에 능히 충을 죽이고 독을 없앤다."고 설명하고 있다. 꽃가루에는 안기산 등이, 수꽃에는 면자당 등이 함유되어 있다.

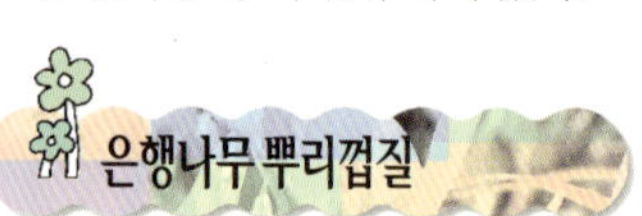

은행나무 뿌리껍질

기운을 돋우며 허약한 체질을 보강한다. 맛이 달고 성질은 따뜻하면서 평하고 독이 없다.

백대하증 · 유정 · 몽정 등에는 은행나무 뿌리껍질 80g, 신선한 하수오 80g, 좌전등(인동덩굴) 80g, 나미(찹쌀) 300g을 돼지 밥통 속에 넣고 중탕해서 얻은 약즙에 얼음설탕을 넣고 맛을 내어 여러 차례로 나누어 조금씩 먹는다.

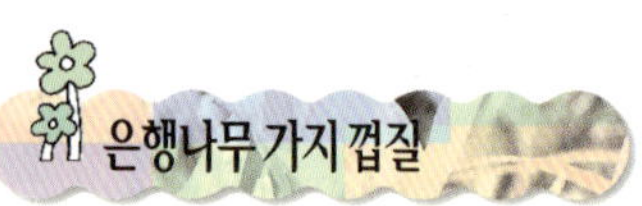

은행나무 가지 껍질

모유가 부족할 때는 은행나무 가지 부분에 유방과 비슷한 혹이 생긴 것을 떼어내 달여 먹는 민간요법이 있다. 필자의 견해로는 이 혹을 암 치료 보조요법으로 응용할 수 있을 것으로 생각된다.

술에 체한 데는 은행나무 가지를 썰어 달여서 즙을 마신다.

우피선에 은행나무 가지껍질을 태운 잿가루를 참기름에 개어 바른다. 만성 피부 가려움증의 하나로 대개 목 주위, 즉 경부에 생기는데 환부의 피부가 소의 목 가슴처럼 두꺼우면서 딴딴해지기 때문에 '우피선' 이라는 병명이 붙었다. 팔꿈치 · 오금 · 윗눈꺼풀 · 회음부 · 대퇴부 내측 등에 잘 생긴다.

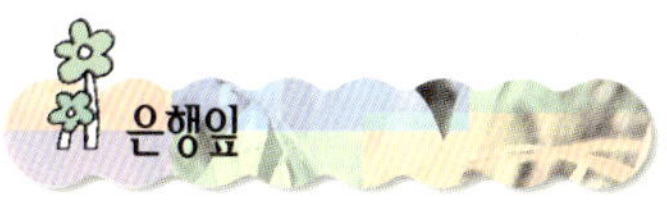

●은행잎에는 어떤 성분이 들어 있을까?

9~10월에 채취한 것을 말려서 맛이 약간 떫고 청향한 기운이 있으며, 색이 황록색인 것을 약으로 쓰는 것이 좋다. 맛은 달면서 쓰고 떫으며, 성질은 평하다. 징케틴·쿠에르세틴·캄페놀·이소함네틴·루틴·징케틴·이소징케틴·진놀·쉬키믹산 등을 함유한다.

●은행잎에는 어떤 효과가 있을까?

혈청 콜레스테롤 수치를 저하시킨다 유효 성분은 징케틴이다. 은행잎을 복용한 후 혈청 콜레스테롤이 20~40mg% 혹은 40mg% 이상이 강하한 경우가 51.02%에 이른다.

관상동맥을 확장한다 따라서 흉통·심통·심계항진 등을 다스린다. 특히 협심증의 통증을 완화시키며, 심전도 소견의 개선에 유효하였다는 보고가 있다. 매회 은행잎 2장에 해당하는 양을 1일 3회 복용한 결과 139명의 환자에게서 현저한 효과를 본 예는 34.5%이며, 유효한 예는 43.2%였다. 대부분이 3~10일 이내에 효과를 보게 되며, 소수의 경우에는 20~40일에 효과가 나타났다는 임상보고가 있다. 개선 후 복용을 중지한 경우 부분적으로 병이 재발했지만, 그 정도가 예전보다 훨씬 가벼웠다. 또 혈압강하제와 병용한 경우에는 현저한 혈압강하 작용을 보인다고 한다.

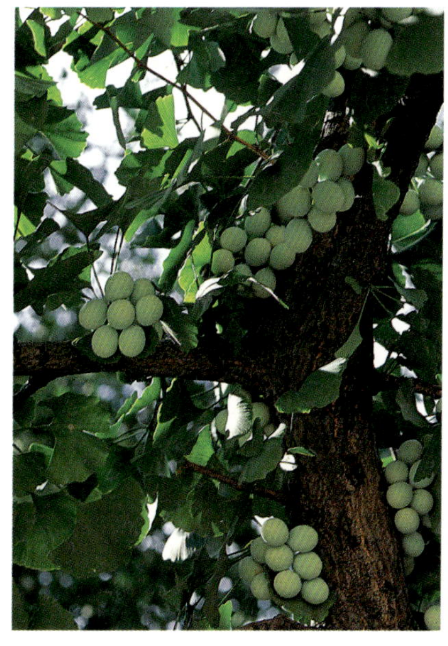

가래·기침·천식 등을 다스린다 설사·흰 냉이 흐르는 대하증·소변이 뿌옇고 탁한 백탁증·상피퇴 등을 다스린다. 또 암세포의 성장을 크게 억제하며, 혈류장애·류머티즘·당뇨병·치매 등에도 효과가 있다고 한다.

●은행잎을 어떻게 먹을까?

협심증 통증에 중국에서는 은행잎 9g, 천궁 15g, 홍화 15g을 당의정으로 만들어 3회로 나누어 복용하는 방법을 쓰고 있다. 이 처방을 '은천홍편'이라고 한다. 쿠에르세틴, 캄페놀, 이소함네틴의 3종의 플라본 배당체의 제닌(즉, 징코제닌)이 협심증의 통증을 완화시키는 것으로 알려져 있다. 매일 3회 복용시킨 60명의 환자 중 8주 후에 효과를 본 예는 75.5%이며, 그 중 현저한 효과를 본 경우는 17%로 이들은 2~5주에 효과를 보이고 있다.

다른 이용법은
●현재 유럽 등지에서는 은행잎을 이용해 화장품 원료를 만들고 있다고 한다.
●동상, 화상에 푸른 은행잎을 말려 달여서 그 즙으로 찜질한다.

얼음을 뚫고 싹을 틔우는 강한 생명력의 항암제

애기똥풀

백굴채(白屈菜)

Chelidonium majus LINNE var. asiaticum (HARA) OHWI.

분포지 전국의 산과 들, 대개 길가 풀숲 또는 집 근처 언덕
생육상 두해살이풀
꽃이 피는 시기 4~8월
꽃색 노란색　　**결실기** 7월
다른 이름 산황연 · 우금화 · 단장초 · 황연 · 기황연 · 토황연
산서과 · 단장산 · 까치다리 · 씨아똥 · 젖풀 · 아기똥풀 등

봄철에 4장의 꽃잎과 많은 수술을 가진 작으면서 노란꽃이 잎겨드랑에서 피는데, 잎과 줄기에서 애기의 똥물처럼 누런 빛의 진이 난다. 그래서 '애기똥풀'이라고 한다. 또 잎이 무 잎과 비슷하고 아랫면은 분처럼 희기 때문에 '백굴채'라고 불리기도 한다.

'까치다리'라는 이름은 이 풀의 줄기가 자라면서 무척 억세지기 때문에 '가늘면서 억세다'는 뜻에서 붙여진 것이다.

🍀 어디에서, 어떻게 자랄까?

전국의 산과 들 집 근처의 울타리 밑 또는 길가의 구릉지 등에서 흔히 자라는 양귀비과의 두해살이풀이며 유독성 식물이다.

높이는 30~80cm이고 원뿌리는 땅속 깊이 들어가며 뿌리의 색깔이 등황색이다. 잎과 더불어 원줄기는 분백색(粉白色)이 돌며 다세포로 된 곱슬털이 있으나 나중에는 거의 다 없어진다.

잎은 어긋나게 붙고 1~2회 깃 모양으로 갈라지며 길이 7~15cm, 너비 5~10cm로 끝이 둥글고 가장자리에 둔한 톱니와 더불어 결각이 있다.

4~8월에 노란색의 꽃이 피며 꽃받침잎은 2개로 길이 0.6~0.8cm로 일찍 떨어지고 겉에 잔털이 있다. 꽃잎은 4개이며 길이 1.2cm 정도이고 많은 수술과 1개의 암술이 달리고 암술머리는 2개로 갈라진다.

6월부터 씨가 익으며 꼬투리 속의 작은 씨는 땅에 떨어져 9~10월 경에 새싹이 돋아나와 겨울을 나며, 혹은 봄에 싹이 트이기도 한다.

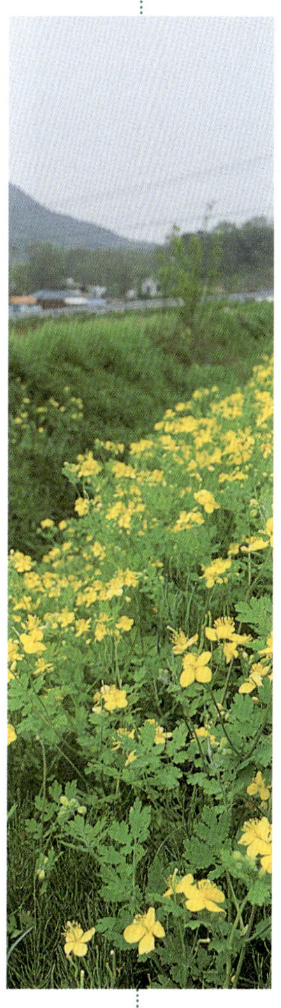

이 풀의 줄기를 자르면 등황색의 유액이 나오기 때문에 애기똥풀이란 이름을 가졌으며, 이 유액이 옷에 묻으면 절대로 지워지지 않는다. '젖풀'이란 이름도 이런 뜻에서 나왔으며 '산황련'(山黃連), '가황련'(假黃連) 등은 꽃이 황련을 닮은 데서 온 이름이다.

독성이 많은 식물이기 때문에 전문가의 처방에 따라 약으로 쓰며, 민간약으로 쓰기에는 위험한 풀이다. 생명력이 대단히 강한 풀로 이른 봄, 눈과 얼음이 있는 속에서도 새싹이 먼저 돋아나와 자라며 또한 번식력이 대단히 왕성한 식물이다.

봄이면 마치 갓 깨어난 병아리처럼 귀여운 꽃을 피우고 전국 어디서나 쉽게 만날 수 있다. 전세계적으로 단 2종이 분포하며, 우리 나라에 1종인 애기똥풀이 자란다.

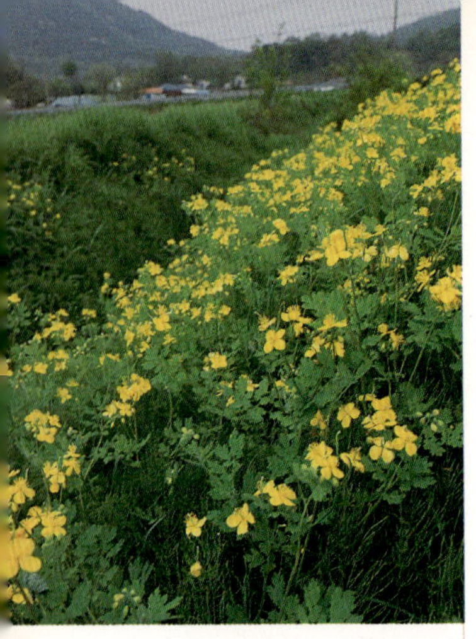

애기똥풀은

5~7월에 꽃과 잎이 달린 전초를 채취하여 통풍이 잘 되는 곳에서 말려 약으로 쓴다. 맛은 쓰고 매우며 성질은 약간 따뜻하고(혹은 차다고 한다), 뿌리는 쓰고 떫으며 성질은 약간 따뜻하다. 독이 있다. 코프티신, 코리사민, 첼리루빈, 첼리디메린, 스피나스테롤, 에르고스테롤 등을 함유하고 있으며, 잎에는 비타민 C가 많다.

● 다량을 쓰면 중독된다. 위장에 강렬한 자극 증세를 일으키며, 경련, 점막의 염증, 혈뇨, 눈동자의 수축 마비 등이 일어나며 심하면 혼수와 혈관운동중추의 마비가 올 수 있다.

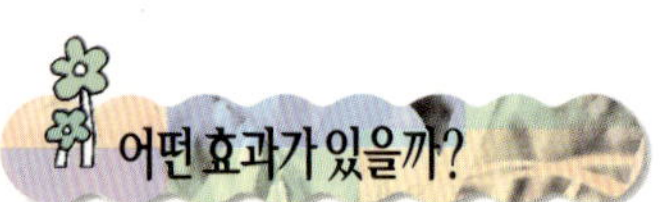

어떤 효과가 있을까?

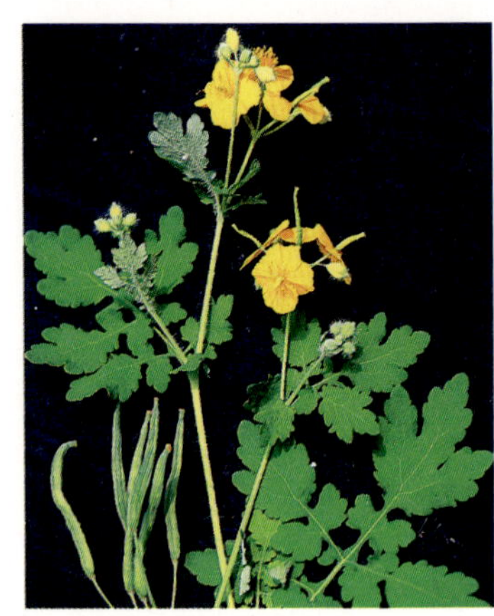

진통 작용을 한다 위통, 위궤양 통증, 월경통 등 여러 종류의 통증을 가라앉히는 데 효과가 있다.

해열·이뇨 작용을 한다 간경화에 의해 복수가 차오를 때나 부종을 동반한 황달 증세가 있을 때 효과가 좋다.

해독·살균 및 기침을 가라앉히는 작용을 한다 따라서 만성 기관지염이나 백일해 등을 치료한다.

항암 작용을 한다 특히 위암이나 피부암 등을 치료하는 데 효과가 있다.

각종 피부 질환에 응용된다 습진, 피부 결핵, 무좀, 악성 종기를 치료한다.

뿌리는 어혈을 풀고 월경을 순조롭게 한다 따라서 월경불순이나 월경통 등을 치료하는 효과가 있다.

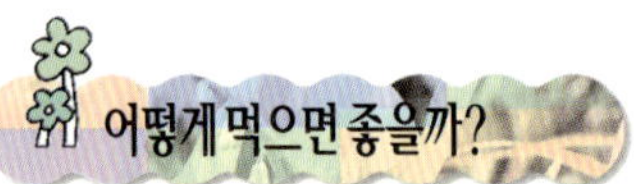

어떻게 먹으면 좋을까?

쥐어뜯는 듯한 위통의 느낌이 클 때는 백굴채를 차처럼 묽고 따뜻하게 끓여 마신다. 백굴채는 모르핀과 유사한 진통 작용이 있는 애기똥풀이다. 1일 2~4g을 물 300cc를 붓고 끓여 반으로 줄면 하룻동안 여러 차례로 나누어 수시로 차처럼 따뜻하게 마신다. 백굴채차를 마시는 것은 설사나 해수에도 도움이 된다.

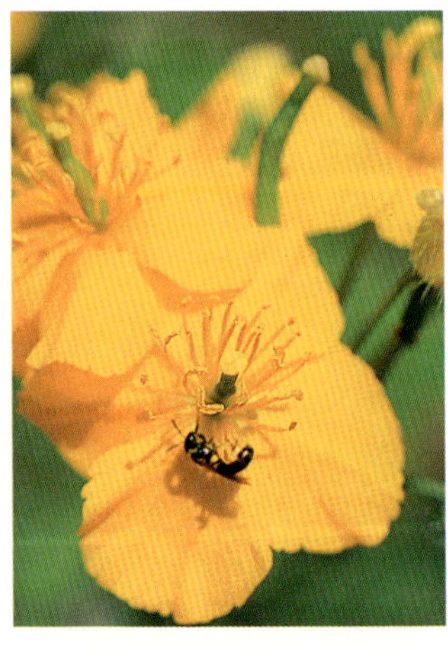

만성 기관지염에는 백굴채 600g, 생감초 40g을 함께 3탕까지 끓여 약물을 혼합하여 다시 농축한 뒤 1회 30cc씩, 1일 3회로 나누어 복용한다.

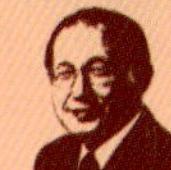
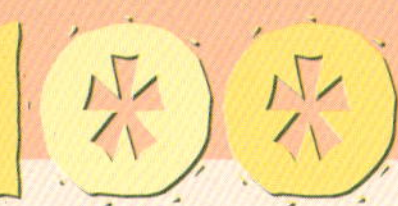

특효 비방 97 백굴채향련환

복통·위통·설사를 다스린다

준비할 약재는요…
백굴채 15g, 황련 60g, 오수유 20g, 목향 15g

황련 60g을 오수유 20g과 함께 프라이팬에서 볶은 후 오수유를 제거하고, 목향 15g, 백굴채 15g을 배합하여 가루 내어 식초로 반죽해서 3g 크기의 알약을 만들어 1일 2~3회, 1회에 1알씩 따뜻한 물로 복용한다.

특효 비방 98 백굴채양부환

위궤양·위경련 등을 치료한다

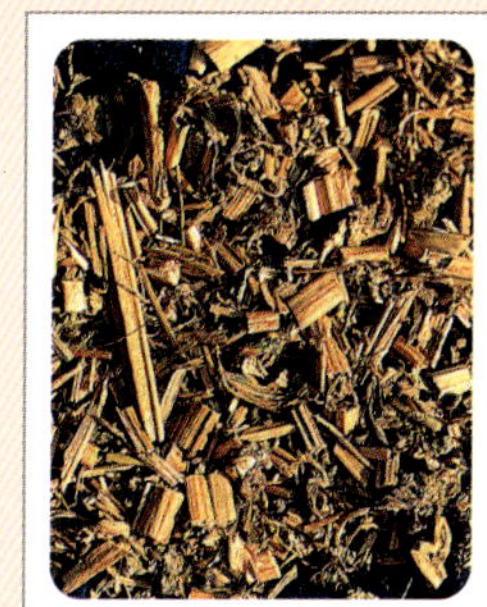

준비할 약재는요…
백굴채 8g, 고양강 8g, 향부자 8g

위의 분량대로 준비한 백굴채, 고양강, 향부자를 모두 함께 섞어서 곱게 빻아 가루로 만든 다음 1회 1.5g씩 1일 3회, 따뜻한 물로 복용한다.

기관지염이나 천식에는 백굴채 뿌리와 고백반을 7대 3의 비율로 배합해서 곱게 가루내어 1회 4g씩, 1일 3회 복용한다.

위경련 통증에는 백굴채와 지유를 각각 같은 양으로 배합한 다음 함께 끓여 조청처럼 만들어 1회 1~2g씩, 1일 3회 복용한다.

월경통에는 백굴채 뿌리 4g을 첨주(甜酒 ; 포도주 등의 단 술)로 끓여 따끈할 때 먹으면 치료 효과가 좋다.

생활 한방 정보

다른 이용법은?

● 사마귀, 습진, 무좀, 악성 종기 등에 잎과 뿌리 등 신선한 전초를 맑은 물에 헹궈 씻은 다음 물기를 빼고 분마기에 곱게 짓찧어 환부에 그 즙을 바른다. 하루에 여러 차례씩, 꾸준히 바르면 증세가 좋아지는 효과가 좋다.

옛날옛적엔~ 들꽃이지만 저마다 의미를 지닌 이름으로…

풀꽃이나 꽃나무의 이름 중에는 앙증맞게 귀엽거나 고운 이름들이 있는가 하면 예상치 못하게 사람들을 당황스럽게 만드는 이름들도 있다.

강아지풀, 월하미인, 골무꽃, 꿀방망이, 달맞이꽃, 별꽃은 그 이름만 들어도 왠지 가슴이 떨리면서 꼭 한 번 보았으면 하는 생각이 들게 만드는 예쁜 이름들이다.

하지만 노루오줌, 말오줌나무, 쥐오줌풀, 여우오줌풀, 쥐똥나무, 개똥나무, 개똥쑥, 방가지똥, 이질풀, 애기똥풀 같은 이름도 있다. 꽃이름으로는 참으로 어울리지 않아 보인다. 이런 이름들에는 분명히 뭔가 재미있는 이유가 있을 법하다. 그렇지 않고서야 어찌 이런 이름들을 붙일 것인가.

여기에 한술 더 떠 개불알꽃, 홀아비꽃, 수자해좃, 괴좆나무, 중대가리풀, 송장풀, 도둑놈풀, 며느리밑씻개, 소경불알, 요강나물 등은 듣기에도 민망한 이름을 갖고 있는 꽃들이다. 대충 꽃의 모양을 보고 지었을 것 같은데, 어찌 하필이면 이렇게 부르기에 난감한 이름을 붙여 주었을까?

어쨌든 꽃이름들을 자세히 보면 너무나도 실제의 꽃의 특성을 한 마디로 잘 정리해 놓았다는 느낌을 받는다. 이 또한 자연 속에서 살아가던 우리 조상들의 지혜의 일면을 보는 것 같다.

애기똥풀은 한방에서 위궤양·간장약·장진경·진통·위암·진해·진정 및 모든 암에 두루 쓰이는 약재이지만, 유독성 식물이므로 한의사의 처방에 따라 쓰는 것이 좋다.

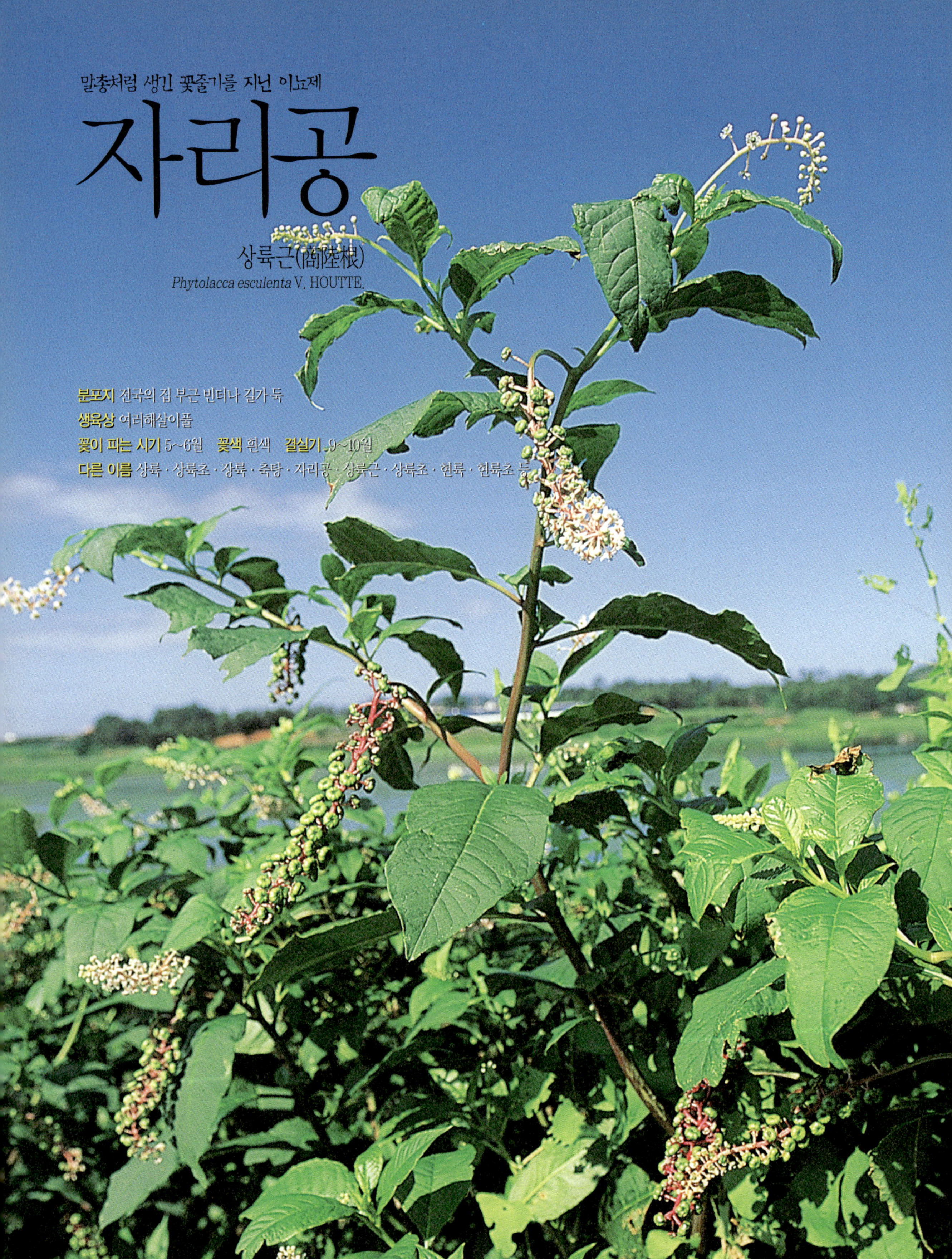
말총처럼 생긴 꽃줄기를 지닌 이뇨제

자리공

상륙근(商陸根)
Phytolacca esculenta V. HOUTTE.

분포지 전국의 집 부근 빈터나 길가 둑
생육상 여러해살이풀
꽃이 피는 시기 5~6월 꽃색 흰색 결실기 9~10월
다른 이름 상륙 · 상륙초 · 장륙 · 축탕 · 자리공 · 상륙근 · 상륙초 · 현륙 · 현륙초 등

자리공은 번식력이 좋다. 전국 어디에서든 잘 자란다. 그래서 '길'이라는 뜻의 '륙'자를 붙여 '상륙', '당륙'이라고도 한다.

꽃줄기가 말총처럼 생겼다고 해서 '마미'라 하며, 뿌리는 흑갈색으로 모양이 무와 비슷하기 때문에 '산무, 들무'라는 뜻으로 '산나복, 야나복'이라고 부른다.

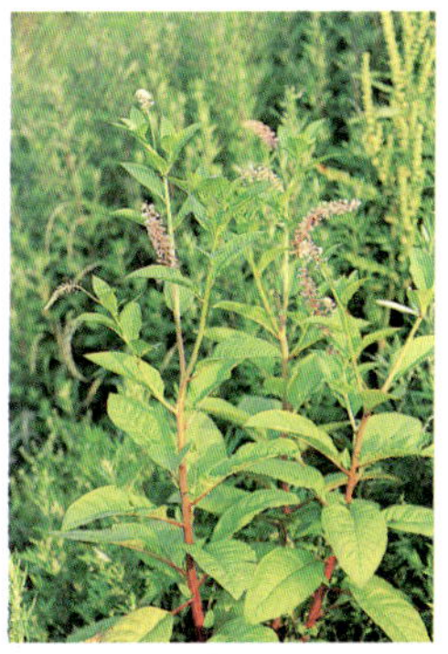

🍀 어디에서, 어떻게 자랄까?

집 부근 울타리나 텃밭 등에 자생하는 상륙과의 여러해살이풀이며, 유독성 식물이다. 높이는 1m 안팎이고 땅속뿌리가 비대해지며, 5~6월에 흰꽃이 핀다. 총상화서로 길이 5~12cm로 곧게 서거나 옆으로 비스듬히 위를 향하고 있다.

꽃자루는 길이 10~12mm이고, 꽃받침열편은 5개로 끝이 둥글며 꽃잎은 없다. 꽃잎처럼 보이는 것은 꽃받침잎이다. 8개의 수술과 꽃밥은 연한 붉은색이며 씨방은 8개로, 돌려나고 1개의 암술대가 밖으로 젖혀진다.

9~10월에 열매가 검은색으로 익는데, 열매에서 자주색의 즙액이 나오며 속에 검은색 씨가 1개씩 들어 있다.

우리 나라 전국 각지에는 같은 속의 자리공들이 자라고 있다. 그 중 울릉도에서 자라는 '섬자리공'은 열매의 이삭이 곧게 서며 울릉도에서만 볼 수 있다. 내륙지방의 곳곳에도 '자리공'이 자라고 있다.

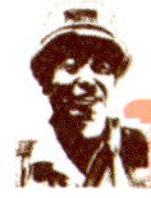

김태정 선생님의 꽃을 찾아서…

자리공보다 훨씬 식물체가 큰 '미국자리공'이 같이 자라고 있다. 미국자리공은 열매가 밑으로 늘어지며 많이 열리고 줄기가 굵으며 정자나무 형태로 자란다. 한때 미국자리공으로 인해 환경의 파괴가 심각하다고 했지만 도시 주변이나 지방 마을 주변에서 흔하게 자라고 있다. 열매는 자주색 염료제로, 땅속의 굵은 뿌리줄기는 약용으로 쓰였었는데 지금은 재배하는 곳이 없고 야생상으로 퍼져나가 길가의 초원지 등에 자라고 있다.

우리의 자생종 자리공은 식물체가 작고 차분하면서 연약하게 생겨 한눈에 구분된다.

《만선식물자휘》에는 조선에서 상륙(商陸)·상륙초(商陸草)·장륙(章陸)·축탕(蓫薚)·자리공·상류근(商柳根)이라 한다고 하였으며, 중국에서는 상륙·상륙초·현륙(莧陸)·현륙초(莧陸草)·상륙근(商陸根)이라 한다고 하였다.

조선과 만주 각지의 텃밭에서 재배된다고 하였으며 유독성 식물이지만 어린 잎은 데쳐서 나물로 먹고 뿌리줄기는 수종(水腫)을 고치는 데 효과가 있어 주로 이뇨제로 쓰인다고 하였다.

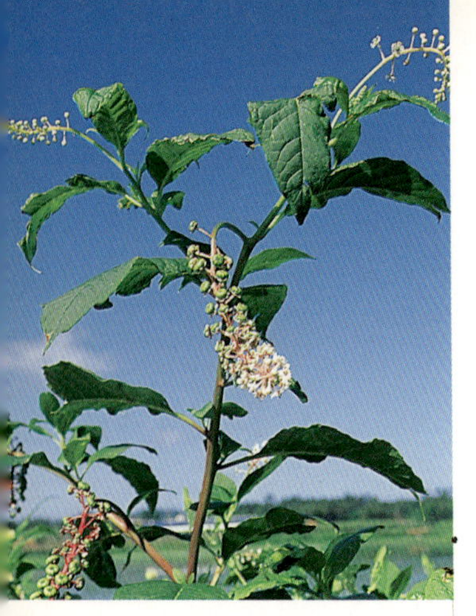

자리공은 흰색과 붉은색이 있는데 흰색의 비대한 것이 좋은 품질이며, 붉은 것은 독이 있어 외용만 할 뿐 내복할 수 없다. 뿌리의 맛은 쓰고, 성질은 차며, 독이 있다. 다량의 초산칼슘, 피토락카톡신, 옥시미리스틴산, 사포닌 등을 함유한다.

● 위장이 약하거나 대소변이 원활하지 못하고, 기가 허해서 잘 붓는 경우, 임신부는 금기다.

● 자리공이 처방된 약을 먹기 전·먹은 후에는 절대로 개고기를 먹어서는 안 된다.

● 자리공에 함유된 독성은 피토락카톡신이다. 중추신경 마비를 일으켜 호흡곤란·운동 장애·언어 장애·근육경련 등을 일으키며, 심한 경우에는 심장마비를 일으켜 사망한다. 중독 증세가 가벼울 때는 열이 나면서 호흡이 빨라지고 혈압이 오르며 어지럼증·두통·설사가 일어난다.

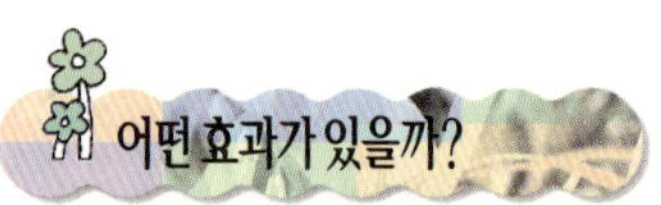

어떤 효과가 있을까?

이뇨 작용이 뚜렷하다 혈관운동 신경중추를 자극하여 신장의 혈류를 증가시켜 이뇨 작용을 증가시킨다. 함유한 칼륨염도 이뇨 작용에 관계한다. 그래서 부종을 해소하는 풀이라 해서 '소종소'라고 불린다. 따라서 신장염, 간경화증 등에 의한 부종 증세를 가라앉히는 데 응용한다.

배변을 촉진한다 장의 점막을 자극하여 설사를 일으킨다. 따라서 만성 변비를 치료한다. 그러나 붉은색 자리공을 내복하면 혈변이 그치지 않고 죽을 수도 있다.

거담·진해 작용을 한다 기관지염, 천식 등에 의한 짙은 가래를 삭힌다.

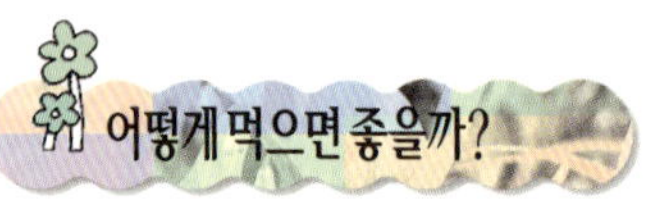

어떻게 먹으면 좋을까?

만성 신장염으로 소변의 양이 적어지고 몸이 부으면서 허리가 아프고 때때로 혈압이 오르는 경우에는 상륙 1.5g, 택사 2.25g, 두충 2.25g을 1,000cc의 물에 넣고 3~4시간 이상 끓여 물의 양이 300cc로 줄면 1일 3회로 나누어 식후에 100cc씩 따뜻하게 복용한다. 상륙, 즉 자리공은 독성이 강하므로 3~4시간 이상 끓이는 것이 좋으며, 20여 일 정도 복용하고 나서 4~6일 동안 약을 끊고 필요에 따라 다시 복용한다. 그래도 독성을 조심해야 한다.

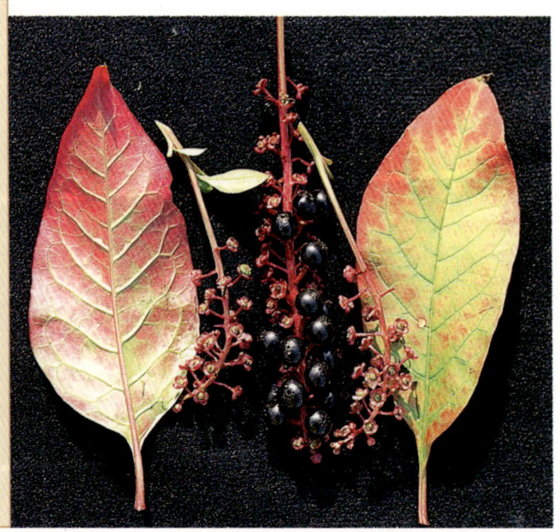

건망증·어지럼증·가슴답답함 등에 자리공의 꽃을 따서 100일 동안 바람이 잘 통하는 음지에서 말려 짓찧은 다음 곱게 가루내어 저녁에 따끈하게 데운 청주로 1g씩을 지속적으로 복용한다. 예전에는 '섬자리공'도 약으로 썼지만, '섬자리공'은 울릉도 특산식물로 사라질 위기에 있어 법정 보호식물로 지정되어 약으로 쓸 수 없다.

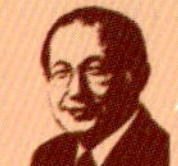

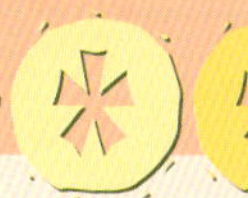

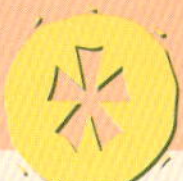

특효 비방 99 적소두탕

종기가 잘 나고, 잘 붓는 것을 다스린다

준비할 약재는요…

상륙 3g, 적소두 3g, 저령 3g, 상백피 3g, 방기 3g, 연교 3g, 택사 3g, 당귀3g, 적작약3g, 생강5쪽

분량의 약재를 물 500cc로 끓여 반으로 줄면 하룻동안 나누어 마신다. 심한 경우에는 위 약재를 1첩 양으로 하여 1일 2첩 양을 3회에 나누어 복용한다. 젊은 사람이 기혈에 열이 많아 헌 데가 잘 나고 종기가 잘 나면서 몸이 붓고 복부가 그득해지며, 소변이 잘 나오지 않고 대변이 굳는 경우에 쓴다. 혹은 신우신염, 신염 등에 쓴다. 《동의보감》에 나오는 처방이지만 처방 중에 상륙은 독성이 강한 약재이므로 주의해야 한다.

특효 비방 100 상륙환

부종 · 소변불통을 다스린다

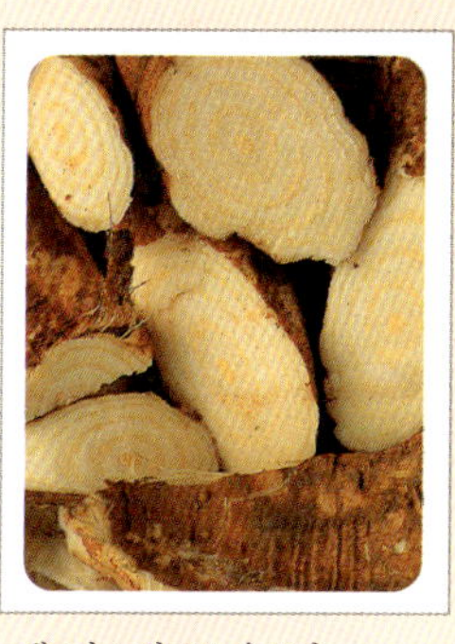

준비할 약재는요…

상륙37.5g, 황련18.75g

분량의 상륙과 황련을 준비하여 프라이팬에서 살짝 불기를 쬔 후 가루내어 생강즙을 섞어 쑨 밀가루풀로 0.3g 크기의 알약을 만들어 1회 30알씩, 공복에 1일 2회 복용하는데, 자소엽 20g을 1일 양으로 하여 물 500cc로 끓여 300cc로 줄인 물로 복용하거나, 혹은 파 흰 뿌리 3~5개를 잘게 썰어 물 500cc로 끓여 300cc로 줄인 물로 복용한다. 단, 독성이 있으므로 복용에 신중해야 한다.

자리공을 복용하여 중독되었을 때는 '감초와 묽은 죽을 차게 해서 수시로 복용한다.' 고 의서에 기재되어 있으나 이것만으로 중독을 해독하지 못할 경우도 많으므로 여하튼 복용에 신중해야 한다. 임상보고에 의하면 자리공 3g에 오화육(五花肉 ; 돼지 뒷다리 넓적살) 60g을 넣고 함께 삶아 그 물을 마시면 독성을 적게 할 수 있다고 한다. 그러나 독성이 강하므로 복용에 신중해야 하고, 한의사의 처방을 따르는 것이 안전하다.

옛날옛적엔~ 어디서든 잘 자라고 잉크 원료로도 한 몫을…

잉크의 원료로 무엇이 쓰였을까? 목탄, 또는 송진이 많은 솔 그을음에 고무질을 섞어 썼는데, 이때 식초를 배합하면 글씨가 오래 보존되며, 향쑥의 즙을 넣으면 생쥐의 피해를 막을 수 있다고 해서 이런 재료들이 함께 쓰여졌다고 한다. 오징어의 먹물도 잉크로 쓰였는데, 이것을 '세피아' 라고 했다고 한다. 그 후 중세에 이르러 몰식자에 황화철과 아라비아 고무를 혼합한 잉크가 쓰여졌다고 한다. 붉은색 잉크는 붉은흙 · 홍아연광 · 주사 · 진사 등을 원료로 했는데, 자리공도 붉은색 잉크의 원료로 쓰였다고 한다. 자리공은 잎이 담뱃잎과 비슷하며, 작은 흰색 꽃에 붉은빛이 도는 자주색 열매가 맺는다. 포크 위드(Poke-weed)로 불리지만 포크 루트, 또는 포크 베리로 불리기도 한다. 잉크로 쓰였지만 포도주의 색을 내기 위해 쓰여지기도 했으며, 자주색 염료로 쓰이기도 했다. 그래서 '염료 포도(Dye's grape)' 라는 이름으로 불리기도 한다. 그늘을 좋아하는 꽃이지만 어디서든지 잘 자라며, 강산성의 토양에서 잘 자라며 또 주위 토양을 강산성으로 변화시켜 생태계를 파괴하고 주위의 다른 식물을 고사시켜 황무지를 초래하는 못된 꽃으로 낙인찍히기도 한다.

생활 한방 정보

'자리공'의 독성을 줄이려면?

가을에 뿌리를 채취하여 쌀뜨물로 씻고 껍질을 벗겨 햇볕에 말려 쓰지만 독성을 감소시키기 위해서 검은콩의 잎과 자리공의 뿌리를 같은 양씩 잘 섞어 10시간 동안 찐 후 콩잎을 버리고 햇볕에 말려 약용한다. 만일 검은콩의 잎을 구하기 어려우면 검은콩이나 녹두와 함께 찐 후 말려 쓸 수 있다.

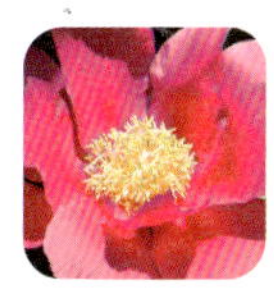
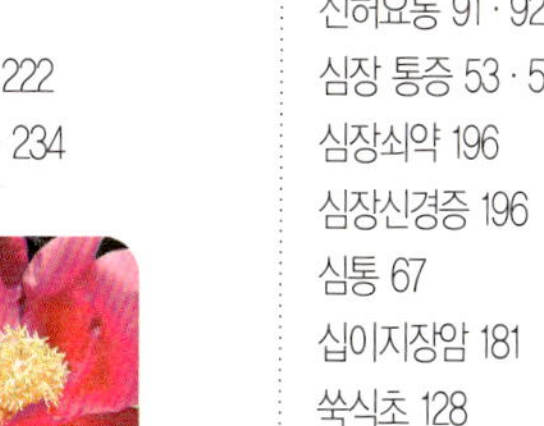

I·N·D·E·X

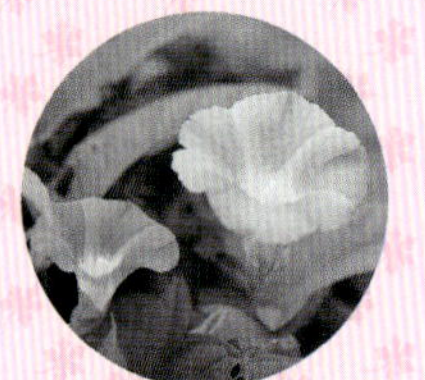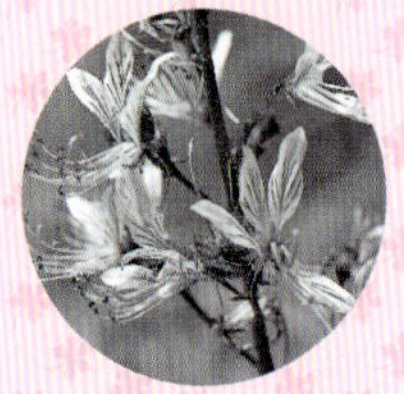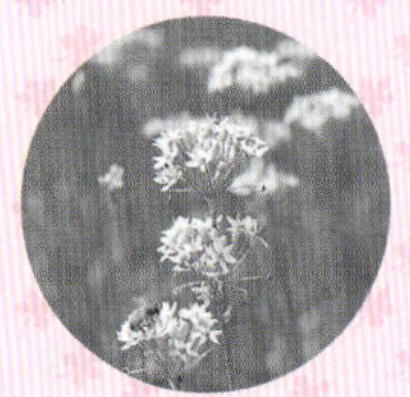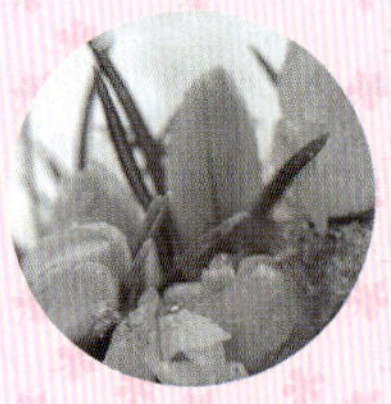

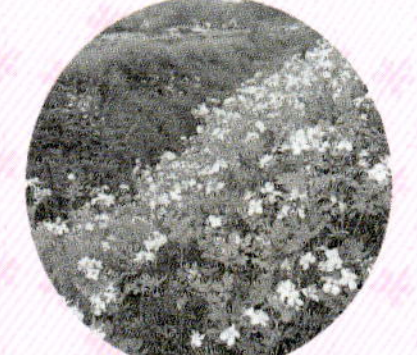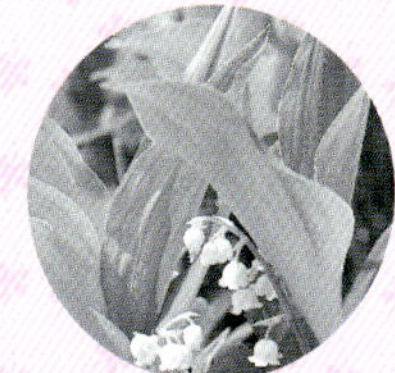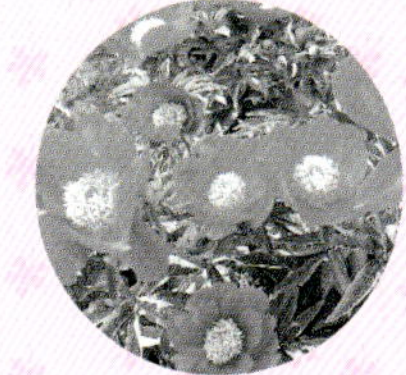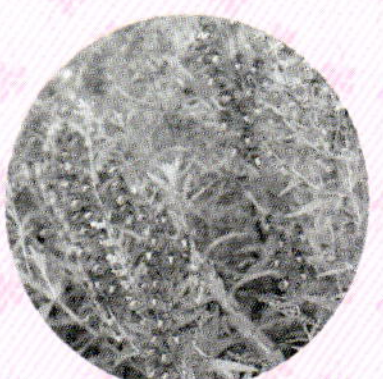